高等医药院校系列教材

推拿治疗学

李同军　主编

科学出版社

北　京

内 容 简 介

　　推拿治疗学是中医推拿学的重要组成部分，是一门在运用中医基础理论、熟练推拿手法运用、掌握推拿治疗方法基础上，研究推拿对疾病的预防、治疗的课程，是针灸推拿学专业学生的主干课程。本书内容共分三篇，13 章。基础篇：推拿治疗学发展简史、推拿治疗的作用原理、推拿治疗的原则和基本治法、推拿治疗的适应证和禁忌证、推拿异常情况的预防与处理和推拿常用专科检查方法；治疗篇：伤科病症、内科病症、儿科病症、妇科病症、五官科病症、皮肤科病症；保健篇：全身保健推拿、美容保健推拿、儿科保健推拿和足底保健推拿。

　　本书适用于高等中医药院校中医学、中西医结合临床医学、针灸推拿学等专业本科生教学使用，同时也可以作为推拿专科医师的参考书。

图书在版编目（CIP）数据

推拿治疗学 / 李同军主编. —北京：科学出版社，2021.9

ISBN　978-7-03-069892-6

Ⅰ.①推…　Ⅱ. ①李…　Ⅲ.①推拿-医学院校-教材　Ⅳ.①R244.1

中国版本图书馆 CIP 数据核字（2021）第 193984 号

责任编辑：郭海燕　孙　曼 / 责任校对：申晓焕
责任印制：赵　博 / 封面设计：蓝正设计

科 学 出 版 社 出版

北京东黄城根北街 16 号
邮政编码：100717
http://www.sciencep.com

三河市骏杰印刷有限公司印刷
科学出版社发行　各地新华书店经销

*

2021 年 9 月第 一 版　开本：787×1092　1/16
2025 年 2 月第四次印刷　印张：20 3/4
字数：545 000

定价：78.00 元
（如有印装质量问题，我社负责调换）

《推拿治疗学》编委会

主　　编　李同军

副主编　于志国　　　李　羡　　　史珊怡

　　　　　张洪坤　　　刘旭东　　　武良群

编　　委（以下按姓氏笔画排序）

　　　　　于志国　　　万金龙　　　史珊怡

　　　　　刘旭东　　　李　羡　　　李同军

　　　　　张洪坤　　　武良群　　　相翀宇

前　言

推拿治疗学是一门在运用中医基础理论、熟练推拿手法运用、掌握推拿治疗方法基础上，研究推拿对疾病的预防、治疗的课程。

本教材在编写过程中参考了相关推拿治疗学的编写范例，教材由基础篇、治疗篇和保健篇三篇组成。基础篇包括推拿治疗学发展简史、推拿治疗的作用原理、推拿治疗的原则和基本治法、推拿治疗的适应证和禁忌证、推拿异常情况的预防与处理和推拿常用专科检查方法；治疗篇包括伤科病症、内科病症、儿科病症、妇科病症、五官科病症、皮肤科病症；保健篇包括全身保健推拿、美容保健推拿、儿科保健推拿和足底保健推拿。

教材第一章、第二章由李同军、于志国编写，第三章、第四章、第五章由于志国、武良群编写，第六章由张洪坤、万金龙编写，第七章第一节、第五节由于志国、相翀宇编写，第七章第二节、第六节由武良群、相翀宇编写，第七章第三节、第四节由张洪坤、万金龙编写，第七章第七节、第八节由刘旭东、相翀宇编写，第八章由史珊怡、李羡编写，第九章由于志国、刘旭东、张洪坤、李羡编写，第十章由李羡、史珊怡、武良群编写，第十一章由李同军、刘旭东、史珊怡、李羡、武良群编写，第十二章由史珊怡、万金龙编写，第十三章由于志国、张洪坤编写。

本书在编写过程中得到了各编委的大力支持，在此表示衷心感谢。真诚欢迎读者提出宝贵意见，便于今后修订提高。

编　者
2021 年 9 月

目　　录

基　础　篇

第一章　推拿治疗学发展简史 ……………2

　第一节　先秦、秦汉时期 ……………2

　第二节　魏晋南北朝隋唐时期 ……………3

　第三节　宋金元时期 ……………3

　第四节　明清时期 ……………4

　第五节　民国时期 ……………7

　第六节　新中国成立后推拿的全面

　　　　　发展 ……………7

第二章　推拿治疗的作用原理 ……………9

　第一节　经络 ……………9

　第二节　腧穴 ……………11

　第三节　气血理论 ……………81

　第四节　筋骨并重理论 ……………82

　第五节　现代医学原理 ……………82

第三章　推拿治疗的原则和基本治法 ……………91

　第一节　推拿治疗的原则 ……………91

　第二节　推拿治疗的基本治法 ……………94

第四章　推拿治疗的适应证和禁忌证 ……………101

　第一节　推拿治疗的适应证 ……………101

　第二节　推拿治疗的禁忌证 ……………104

第五章　推拿异常情况的预防与处理 ……………106

第六章　推拿常用专科检查方法 ……………112

治　疗　篇

第七章　伤科病症 ……………134

　第一节　颈项部疾病 ……………134

　第二节　肩部疾病 ……………152

　第三节　肘部疾病 ……………164

　第四节　腕部疾病 ……………168

　第五节　腰骶部疾病 ……………172

　第六节　胯部疾病 ……………201

　第七节　膝部疾病 ……………211

　第八节　踝部疾病 ……………218

第八章　内科病症 ……………224

　第一节　头痛 ……………224

　第二节　眩晕 ……………227

　第三节　失眠 ……………230

　第四节　中风 ……………233

　第五节　面瘫 ……………237

　第六节　胃痛 ……………241

第七节　便秘 ················· 243

第八节　虚劳 ················· 246

第九章　儿科病症 ················· 249

第一节　发热 ················· 249

第二节　儿童单纯性肥胖 ········· 250

第三节　感冒 ················· 253

第四节　咳嗽 ················· 255

第五节　厌食 ················· 257

第六节　疳证 ················· 259

第七节　便秘 ················· 261

第八节　腹泻 ················· 262

第九节　夜啼 ················· 264

第十节　汗证 ················· 266

第十一节　遗尿 ················· 267

第十二节　小儿肌性斜颈 ········· 269

第十三节　小儿脑性瘫痪 ········· 271

第十章　妇科病症 ················· 275

第一节　月经不调 ············· 275

第二节　痛经 ················· 278

第三节　闭经 ················· 281

第四节　绝经前后诸证 ·········· 284

第五节　带下病 ················· 288

第六节　妇人腹痛 ············· 289

第七节　产后身痛 ············· 292

第八节　产后缺乳 ············· 294

第九节　乳痈 ················· 296

第十节　乳癖 ················· 298

第十一章　五官科病症 ············ 301

第一节　近视 ················· 301

第二节　斜视 ················· 303

第三节　上睑下垂 ············· 305

第四节　溢泪症 ················· 306

第五节　颞颌关节紊乱症 ········· 307

第六节　咽喉炎 ················· 309

第七节　牙痛 ················· 310

第十二章　皮肤科病症 ············ 313

牛皮癣 ····················· 313

保　健　篇

第十三章　保健推拿 ··············· 316

第一节　全身保健推拿 ·········· 316

第二节　美容保健推拿 ·········· 319

第三节　儿科保健推拿 ·········· 320

第四节　足底保健推拿 ·········· 322

参考文献 ···························· 324

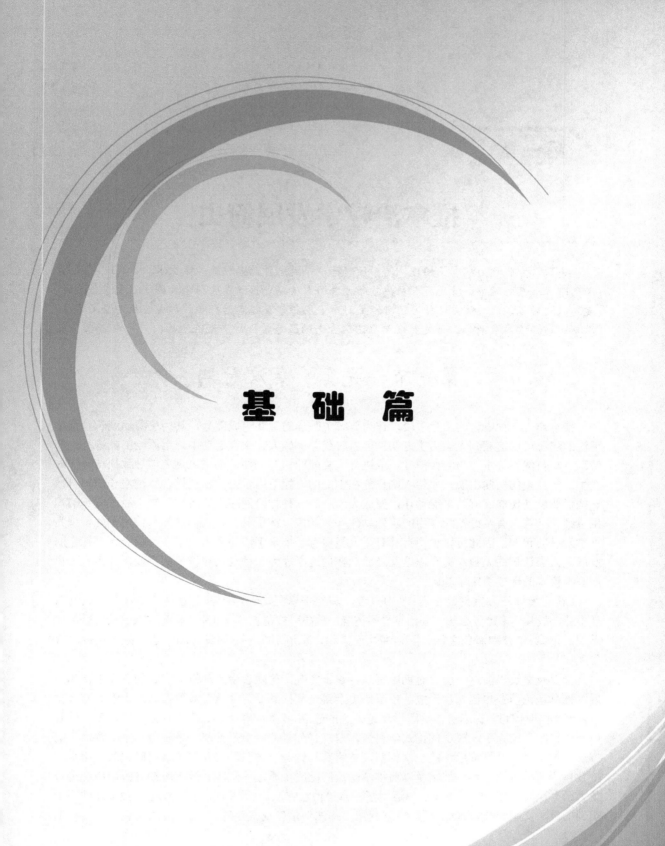

基 础 篇

第一章

推拿治疗学发展简史

推拿，古代称为按摩、按跷，是中国起源很早的一种治病防病的养生术。在还没有中药汤剂给人治病的时候，就已有人用推拿的方法给人治病。推拿发展到今天已有五千多年的历史。通过对推拿发展简史的学习，可以更好地了解推拿及推拿治疗学的形成过程，坚定学术思想，增强学术自豪感，为更好地学习这门古老的医疗学科打下坚实的基础。

第一节　先秦、秦汉时期

推拿作为一种古老的治疗手段，作为传统中医学的重要组成部分，其历史源远流长。推拿手法的起源可以追溯到人类历史之初。远古时代，原始人在生存活动中，用原始工具进行生产劳动，与自然界抗争，与野兽搏斗，或进行人类间的相互争斗，都不可避免地导致损伤病痛的发生。一旦损伤病痛出现，原始人则只能在本能的支配下用手去按压抚摸。经过漫长的岁月，一些偶然能使伤痛缓解的本能动作，便成为人类的一种体验而随历史沉淀下来。经过漫长的积累总结，一些具有良好治疗作用的特殊动作（如抚摸、按压等）为人们认知和使用，此可视为推拿治疗的起源。因此可以说，自从有了人类便有了推拿手法的运用。于是，随着人类社会的发展，人类认识的无数次提高，这些经验动作便逐渐成为一种与疾病抗争的手段，并为人类早期医学模式的形成奠定了基础。

《素问·异法方宜论》记载："中央者，其地平以湿，天地所以生万物者也众，其民食杂而不劳，故其病多痿厥寒热，其治宜导引按跷，故导引按跷者，亦从中央出也。"《吕氏春秋·仲夏纪》记载："昔陶唐氏之始，阴多滞伏而湛积，水道壅塞……筋骨瑟缩不达，故作为舞以宣导之。"

秦汉及秦汉以前这一历史时期中医理论逐步完善。伴随着中医理论与实践的逐步丰富和发展，推拿理论萌芽也已初步形成。中国历史上第一部推拿专著《黄帝岐伯按摩》十卷，与《黄帝内经》同时问世，标志着推拿医学理论体系的建立。《黄帝内经》中最早出现了"按摩"一词，由此"按摩"成为手法医学的正式学科名。东汉张仲景的《金匮要略》最早提出了"膏摩"的方法，这是对中医推拿手法的一次创新，并将其与针灸、导引等法并列，且明确记载了用手法抢救自缢死的方法。春秋战国及以前推拿就被广泛应用于医疗实践。战国时期名医扁鹊在抢救虢太子"尸厥"暴疾时，曾成功地运用了推拿等治疗方法（《周礼注疏》），这是有关本疗法医治实例的最早文献记载。《韩非子》中记载用"弹法"治疗皮肤痤疮。

第二节　魏晋南北朝隋唐时期

两晋南北朝时期，自我保健按摩有了进一步的发展，出现了大量的膏摩方，推拿还被用于卒心痛、卒腹痛等急症的治疗。晋代葛洪的著作《肘后救卒方》（又名《肘后备急方》）中捏脊法和腹部抄举法等已经出现。《肘后备急方》云："闭气忍之数十度，并以手大指按心下宛宛中取愈。"《肘后备急方》为指针、捏脊之始。葛洪还非常重视膏摩的应用，《肘后救卒方》首次对我国汉代以前已经出现的膏摩法做了系统总结。历代广为流传的"苍梧道士陈元膏"即出于此。陶弘景总结编撰的《养性延命录》《真诰》中有许多自我按摩保健与治疗的内容。《养性延命录》曰："《导引经》云：清旦未起，啄齿二七……。便起，狼踞鸱顾，左右自摇曳，不息，自极复三，便起下床，握固不息，顿踵三还，上一手，下一手，亦不息，自极三。又叉手项上，左右自了戾，不息，复三。又伸两足及叉手前却，自极复三……平旦以两掌相摩令热，熨眼三过；次又以指按目四（眦），令人目明。"《真诰》则记载了以"北帝曲折法"治疗"风痹不授"（中风肢体瘫痪）。

魏晋隋唐时期，设有按摩科，又相应建立了按摩医政。《隋书·五官志》中有按摩博士 2 人的记载，这说明隋代已设有按摩博士的官职。《旧唐书·职官志》载有按摩博士 1 人，保健按摩师 4 人，按摩工 16 人，按摩生 15 人。按摩博士在保健按摩师和按摩工的协助下，指导按摩生学习按摩导引之法，开始了在官府重视下有组织地开展按摩教学活动。此时有按摩专著问世，如《按摩导引经十卷》。隋代的《诸病源候论》，每卷之末均有导引按摩之法；《备急千金要方》云"小儿虽无病，早起常以膏摩囟上及手足心……"；唐代王冰认为"按，谓抑按皮肉；跷，谓捷举手足"，说明本疗法既有在体表的按摩搓揉手法，又有举足投手的肢体活动。《唐六典》曰："按摩可除八疾，'风、寒、暑、湿、饥、饱、劳、逸'。"在这一时期，已经基本上形成了系统的按摩疗法。隋唐时期设立了按摩专科，有按摩博士、按摩师、按摩工等职别，并在太医署展开了有组织的教学活动。嗣后各朝代均将推拿列为临床专科，促进了推拿疗法的普及和发展。

《理伤续断方》是我国现存最早的骨伤科专著，是唐代中期蔺道人著《理伤续断秘方》残本，提出了治疗闭合性骨折的四大手法，即"揣摸""拔伸""搏捺""捺正"。这对后世正骨推拿流派的形成和手法治疗奠定了基础。

第三节　宋金元时期

北宋末年，另一部大型官修方书《圣济总录》对推拿做了理论和应用上的发挥，是对《黄帝内经》推拿理论的一次全面总结整理，对推拿理论发展做出了较大的贡献。《圣济总录》有按摩疗法的专论："可按可摩，时兼而用，通谓之按摩。按之弗摩，摩之弗按。按止以手，摩或兼以药。曰按曰摩，适所用也""《通评虚实论》曰：痛不知所，按之不应手，乍来乍已""此按不兼于摩也……此摩不兼于按，必资之药也。世之论按摩，不知析而治之，乃合导引而解之。夫不知析而治之，固已疏矣；又合以导引，益见其不思也。大抵按摩法，每以开达、抑遏为义……惟按之则气足以温之，快然而不痛。前所谓按之痛止、按之无益、按之痛甚、按之快然，有如此者。夫可按不可按若是，则摩之所施，亦可以理推矣。"这是关于推拿按摩的一篇重要文献，对宋以前尤其是对《黄帝内经》中关于按摩的文献进行了总结。作者认为按摩导引不应该混为一谈，同时还将"按"与"摩"进行了区分。"按"作为单纯的手法，而"摩"则可以配合药物进行，有助于药物发挥作用。

《圣济总录》在肯定了推拿的"开达抑遏"作用以外，更结合外用药物，对推拿的补虚作用做了充分肯定。"大补益摩膏"摩腰补肾，则是推拿补虚理论的大胆实践。《圣济总录》用大补益摩膏治疗五劳七伤，腰膝疼痛，头发早白，疝气，耳聋眼暗，痔疮，不孕，产后诸疾和赤白带下。《圣济总录》曰："治五劳七伤，腰膝疼痛，鬓发早白，面色萎黄，水脏久冷，疝气下坠，耳聋眼暗，痔漏肠风。凡百疾病，悉能疗除。兼治女人子脏久冷，头鬓疏薄，面生，风劳血气，产后诸疾，赤白带下。大补益摩膏方：木香、丁香、零陵香、附子（炮裂）、沉香、吴茱萸、干姜（炮）、舶上硫黄（研）、桂（去粗皮）、白矾（烧灰研），各一两，麝香（研）、腻粉（研），各一分。上一十二味，捣罗八味为末，与四味研者和匀，炼蜜，丸如鸡头实大。每先取生姜自然汁一合，煎沸，投水一盏，药一丸同煎。良久化破，以指研之，就温室中蘸药摩腰上，药尽为度。仍加绵裹肚系之，有顷，腰上如火。久用之，血脉舒畅，容颜悦泽。"该书首次有"生铁熨斗子"作为摩顶工具的记载。

北宋王怀隐编撰的医学巨著《太平圣惠方》，成书于 992 年。该书收集了大量的膏摩、药摩方，是对宋以前膏摩疗法的总结。摩膏的制备较唐代有了改进，膏摩应用向专病发展，对膏摩的部位也有了新的认识。《太平圣惠方》还首次载有摩腰方，后世摩腰膏、摩腰丹都是在此基础上发展而来的。摩顶膏治疗眼疾的具体膏摩法也首次提及，出现了铁匙等膏摩工具。

第四节　明　清　时　期

明代初期，太医院重启唐制，按摩再次成为医学十三科之一，为按摩学发展创造了一定条件。推拿学术的主要特点是推拿与导引相结合，形成了以保健推拿为主的养生学体系。如《活人心法》《遵生八笺》《新刻养生导引法》等著作皆有此特点。而徐春甫的《古今医统》除载有对多种病症的导引按摩疗法外，并与中医宣通壅滞的医理联系起来，从而使推拿应用更加广泛。

明隆庆五年（1571 年），按摩科与祝由科同时被取消，官方的医疗机构缩减为 11 科。由于受到当时政治的影响及封建礼教等对推拿的限制，加之推拿本身受历史条件及本身发展水平的制约，手法意外等负面影响，导致明中后期的推拿向小儿推拿、民间养生保健及正骨方向发展。

"按摩"一词在明后期被"推拿"代替，成为专有的学术用语。"推拿"一词最早记录于1574 年张四维的《医门秘旨》。

明代后期，小儿推拿逐渐发展并流向于南方。最早的小儿推拿专题文献是庄应祺于 1574 年补辑的《补要袖珍小儿方论》第十卷中的"秘传看惊掐筋口授手法论"。首次论述了三关、六腑等小儿推拿特定穴位的定位、操作和主治。书中记载的大手法有"龙入虎口"和"苍龙摆尾"两种，还有手足推拿穴位图谱，手法以推、擦为主而称为掐筋，主要的适应证是小儿惊风。其内容反映了元以前小儿推拿的发展成就。

小儿推拿体系建立的标志是《小儿按摩经》的问世和一批小儿推拿专著的诞生。《小儿按摩经》收录于明代杨继洲 1601 年刊行的《针灸大成》，作为其独立的第十卷。该书首次对小儿推拿的穴位、手法、治疗等进行了全面阐述。书中载有"手法歌""阳掌图各穴手法仙诀""阴掌图各穴手法仙诀""治小儿诸惊推揉等法"。至明末，小儿推拿理论体系形成。从此涌现出大量的儿科推拿文献，刊印了一批推拿专著。如龚廷贤的《小儿推拿活婴全书》、龚居中的《幼科百效全书》、周于蕃的《小儿推拿仙术秘诀》等。

推拿在清代发展缓慢，推拿手法主要在民间发展，太医署医学分科中，太医院将医学分为九科，无按摩科。推拿手法的主要成就体现在两个方面：以《医宗金鉴》"正骨八法"为代表的伤科推拿手法于正骨科中确立地位；小儿推拿由南方向全国发展，治疗病种及手法增加。

清代的太医院教科书《医宗金鉴》对正骨手法做了全面总结。其"正骨之首务"的论述，确立了手法在正骨科中的地位。《医宗金鉴》曰："夫手法者，谓以两手安置所伤之筋骨，使仍复于旧也。但伤有重轻，而手法各有所宜。其痊可之迟速，及遗留残疾与否，皆观乎手法之所施得宜，或失其宜，或未尽其法也。盖一身之骨体，既非一致，而十二经筋之罗列序属，又各不同，故必素知其体相，识其部位。一旦临证，机触于外，巧生于内，手随心转，法从手出。或拽之离而复合，或推之就而复位，或正其斜，或完其阙，则骨之截断、碎断、斜断，筋之弛、纵、卷、挛、翻、转、离、合，虽在肉里，以手扪之，自悉其情。法之所施，使患者不知其苦，方称为手法也。况所伤之处，多有关于性命者。如七窍上通脑髓，膈近心君，四末受伤，痛苦入心者。即或其人元气素壮，败血易于流散，可以克期而愈，手法亦不可乱施。若元气素弱，一旦被伤，势已难支，设手法再误，则万难挽回矣。此所以尤当审慎者也。盖正骨者，须心明手巧，既知其病情，复善用夫手法，然后治自多效。诚以手本血肉之体，其宛转运用之妙，可以一己之卷舒，高下疾徐，轻重开合。能达病者之血气凝滞，皮肉肿痛，筋骨挛折，与情志之苦欲也。较之以器具从事于拘制者，相去甚远矣。是则手法者，诚正骨之首务哉。"

《医宗金鉴》详细论述了"摸、接、端、提、推、拿、按、摩"之正骨八法，这是对正骨手法的首次科学总结。《医宗金鉴》载"摸法：摸者，用手细细摸其所伤之处，或骨断、骨碎、骨歪、骨整、骨软、骨硬、筋强、筋柔、筋断、筋走、筋粗、筋翻、筋寒、筋热，以及表里虚实，并所患之新旧也。先摸其或为跌仆，或为错闪，或为打撞，然后依法治之""接法：接者，谓使已断之骨，合拢一处，复归于旧也。凡骨折跌伤错落，或断而两分，或折而陷下，或碎而散乱，或歧而旁突，相其形势，徐徐按之，使断者复续，陷者复起，碎者复完，突者复平""端法：端者，两手或一手擒定应端之处，酌其重轻，或从下往上端，或从外向内托，或直端、斜端也""提法：提者，谓陷下之骨，提出如旧也。其法非一，有用两手提者，有用绳帛系高处提者，有提后用器具辅之不致仍陷者，必量所伤之轻重浅深，然后施治""按摩法：按者，谓以手往下抑之也。摩者，谓徐徐揉摩之也。此法盖为皮肤筋肉受伤，但肿硬麻木，而骨未断折者设也""推拿法：推者，谓以手推之，使还旧处也。拿者，或两手一手捏定患处，酌其宜轻宜重，缓缓焉以复其位也。若肿痛已除，伤痕已愈，其中或有筋急而转摇不甚便利，或有筋纵而运动不甚自如，又或有骨节间微有错落不合缝者，是伤虽平，而气血之流行未畅，不宜接、整、端、提等法，惟宜推拿，以通经络气血也。盖人身之经穴，有大经细络之分，一推一拿，视其虚实酌而用之，则有宣通补泻之法，所以患者无不愈也"，其中的摸法为诊断手法，又称扪诊。接、端、提主要是骨折整复手法；推拿、按摩主要是用于骨折后的关节或软组织的治疗。

《按摩经》当为现存最早的一部成人推拿专著，对《黄帝内经》首创的动脉按压法做了系统总结，并丰富、发展了这一独特的推拿术。书中多处记载了股动脉、锁骨下动脉、腹主动脉、腋动脉、腘动脉按压术。该书作者认为按压动脉有发散四肢脉气、引邪热下降等作用。另外还有一套相当于小儿推拿"大手法"的按摩术。

《理瀹骈文》是吴尚先的一部外治法专著。重视膏摩及推拿的外治作用。《理瀹骈文》曰："外治之理即内治之理，外治之药亦即内治之药，所异者法耳。医理药性无二，而法则神奇变幻。"《理瀹骈文》曰："若下真寒上假热症，不敢用八味丸，先用力擦其足心令热，以吴茱萸、附子、飞面、麝香调敷涌泉穴，引热下行，则下一身热而上部之火自息矣。凡虚火上炎症，及逼阳于上之假症，与一切疑症。皆当仿此推用。"《理瀹骈文》曰："以一手托肾囊，一手摩脐下，暖肾固精，并擦背后肾堂及命门穴。"又载有"按摩补五脏法：热摩手心，熨两眼，每二七遍，使人眼目自然无障翳，明目祛风""伤寒初起，邪在太阳，古用羌活汤所以解太阳之表也。背为心、肺、膀胱经所属，邪中于背故脊强。然则以羌活汤内服，亦不若以羌活汤擦背"等。《理瀹骈文》还运用"捏脊疗法"治疗外感等疾病，"无论风寒、外感及痘疹，皆可用……脐下丹田、背后两饭匙骨下及背脊骨节间各捏一下，任其啼叫，汗出肌松自愈，避风为要"。

明代后期小儿推拿兴起，流行于中国南方地区的民间。清代小儿推拿则继续发展并向全国推广。《厘正按摩要术》云："按摩一法，北人常用之。曩在京师见直隶满洲人，往往饮啖后，或小有不适，辄用此法，云能消胀懑，舒经络，亦却病之良方也。南人专以治小儿，名曰'推拿'。习是术者，不必皆医。每见版镂'某某氏推拿惊科'悬诸市。故知医者略而不求，而妇人女子藉为啖饭地也。"除了在民间流传外，小儿推拿也得到了一些医生的重视。夏鼎所著《幼科铁镜》一书，就以推拿为主。小儿推拿的适应证也从早期的以惊风为主扩大为儿科大多数病症。这一时期小儿推拿著作的数量明显增加，但主要以继承为主，在理论、手法和临床上未见重大创新。清代质量较高的小儿推拿著作有《小儿推拿广意》《幼科铁镜》《厘正按摩要术》等。

《小儿推拿广意》为清代熊应雄（字运英）辑，陈世凯（字紫山）重订，约成书于清康熙十五年（1676 年），又名《推拿广意》。本书是清代第一部小儿推拿专著，也是影响最大的小儿推拿著作，共三卷。上卷目列总论，首先论述推拿在小儿惊风治疗中的作用，其大旨源于《补要袖珍小儿方论》。次叙儿科诊断和治疗手法，介绍了手足 45 个小儿推拿特定穴的主治，以图谱示之；手法着重介绍推法和拿法，并提出了"推拿手部次第"和"推拿面部次第"，即手部和头面部的推拿操作常规程序；还绘有 21 幅手法操作图，并有文字详解，如"推坎宫""推攒竹""打马过天河"等。最后为"脏腑歌"，源于《小儿按摩经》"手法歌"和《小儿推拿秘旨》"五脏主病歌"，论述脏腑病症的小儿推拿方法。中卷主要论述胎毒、惊风、诸热等病症的推拿治疗。下卷附有治疗儿科常见病的内服、外用方剂 187 首。明代的小儿推拿，大多以治疗惊风为主，其他疾病往往述之不详。本书除专设惊风一门外，还设诸热、伤寒、呕吐、泄泻、腹痛、痢疾、疟疾、积症、疳疾、咳嗽、肿胀、目疾、杂症诸门，扩大了小儿推拿的治疗范围。如推拿治疗小儿高热，"壮热者，一向不止，皆因血气壅实，五脏生热，蒸熨于内，故身体壮热，眠卧不安，精神恍惚，蒸发于外，则表里俱热甚则发惊也。治法：三关，六腑，分阴阳，推二扇门，清心经、天河、五经、总经，运斗肘，捞明月，飞经走气"。推拿治疗小儿咳嗽，"治宜推三关，六腑，肺经（往上一百二十），二扇门，二人上马，五总（六转六掐），多揉肺俞穴，合谷，运八卦，多揉大指根，掐精宁穴，涌泉，天门入虎口，板门。痰壅气喘：掐精灵穴，再掐板门；痰结壅塞：多运八卦；干咳：退六腑；痰咳：推肺经，推脾，清肾，运八卦；气喘：掐飞经走气，四横纹"。

《幼科铁镜》夏鼎（字，禹铸）撰，成书于康熙三十四年（1695 年）。本书为儿科专著，但作者特别重视小儿推拿，对儿科推拿术多有发挥，为后世医家所推崇。本书卷一主要论述小儿推拿法的应用，凡例中亦有小儿推拿内容。书中载有"面各穴图""掌面推三关退六腑运八卦图""掌面水底捞月引水上天河图""手背面推三关揉五指节图"等。书中所录小儿推拿法，均为作者家传或临床亲验，图穴亦经两代考察。对临床不效者，如"老汉扳罾""猿猴摘果"之类，均予删除。作者认为用推拿就是用药味，故作"推拿代药赋"。在《幼科铁镜》中指出："寒热温平，药之四性，推拿掐揉，性与药同。用推即是用药，不明何可乱推。推上三关，代替麻黄、肉桂；退下六腑，替代滑石、羚羊。水底捞月，便是黄连犀角。天河引水，还同芩柏连翘。大指脾面旋推，味似人参白术，泻之则为灶土石膏；大肠侧推虎口，何殊诃子炮姜，反之则为大黄枳实。涌泉右转不揉，朴硝何异；一推一揉右转，参术无差。食指泻肝，功并桑皮桔梗；旋推止嗽，效争五味冬花。精威拿紧，岂羡牛黄贝母；肺俞重揉，漫夸半夏南星。"夏氏还认为，推拿须在下午，不宜在早晨；慢惊属虚，宜药不宜推等观点，亦成一家之言。《幼科铁镜》有一种指压气海穴治喉内痰壅的推拿法，"儿胃有实痰，药解不散，惟有取法"。

《厘正按摩要术》又名《小儿按摩术》，对明代以来流行的按、摩、掐、揉、推、运、搓、摇小儿推拿八种基本手法做了全面总结，介绍了 20 种外治法的具体运用，还介绍 24 种小儿常见病症的辨证、推拿和方药治疗，并将胸腹按诊法引入了小儿推拿。

第五节　民　国　时　期

中国近代，积贫积弱，诸多领域都发展缓慢，尤其是中医学受到了西方医学的严重冲击，加上国家政策对中医的不支持不重视，推拿只能依附于民间发展。由于受到环境的制约，加之当时的通信不便，交通闭塞，缺乏广泛的交流，推拿的发展只能就地取材，多停留在家传口授的境况。

近代推拿手法著作主要以小儿推拿为主，手法理论主要受到西方医学的冲击影响，逐渐融合发展，如结合了古法秘本与现代西医生理、病理、解剖、组织等知识。如丁季峰著《推拿医术原理简论》、杨华亭的《华氏按摩术》，均是以古法为经，新法为维，开创了近代推拿手法的新局面。

第六节　新中国成立后推拿的全面发展

新中国成立后，推拿得到了全面的发展。在推拿古籍整理、出版，推拿的临床、教学、科研，推拿专业新著译作的出版，以及推拿人才队伍的建设方面，都出现了空前的繁荣景象。推拿作为治疗方法源远流长，历经时代考验，拥有强大的生命力。推拿学再次得到了复兴。1956年上海中医学院附属推拿学校成立，为中国第一所推拿专科学校；1958 年上海建立了国内第一所中医推拿门诊部。国家通过设科办校，使推拿专业人才的培养除了"师带徒"的形式外，还有了课堂集体教育的方式，培养了一大批推拿专业的后继人才，继承和整理了推拿的学术经验。20 世纪 60 年代整理出版了推拿专业教材和专著，开展了推拿的实验观察和文献研究。1977 年上海中医学院等高等中医院校正式设置推拿专业，针灸推拿系招收针灸、推拿、伤科专业的本科生，培养五年制大学本科学生。1982 年上海中医学院又招收五年制推拿专业本科生，1986 年上海中医学院推拿系成立，并招收了全国第一批推拿硕士研究生培养推拿高级中医师；全国的医疗机构、康复（保健）机构，普遍设立推拿（按摩）科，推拿被更为广泛地应用到临床各科。1987 年成立了全国性的推拿学术团体，即中华中医药学会推拿分会。1991 年上海市中医药研究院推拿研究所成立，为国内第一家专业性推拿科研机构。全国多数中医院校的推拿专业从专科教育发展到本科教育。1997 年在上海首次招收推拿学专业博士研究生，2000 年以后成都、南京、长春、北京、天津、山东等中医院校也开始招收推拿学专业博士研究生，不断为推拿教学、临床、科研输送高素质的专业人才。2002 年以后，上海、天津、浙江、长春、广西、云南、福建等地的中医院校及其附属医院的推拿学科（推拿科）成为国家级重点学科（专科），推拿学科的发展逐渐得到各地中医主管部门的重视。

第二章

推拿治疗的作用原理

第一节 经 络

一、经络的组成

经络是运行气血、联系脏腑和体表及全身各部的通道，是人体功能的调控系统。经络是经脉和络脉的总称。《灵枢·本脏》云："经脉者，所以行气血而营阴阳，濡筋骨，利关节者也。"

经：系指经脉，其原意是"纵丝"，就是直行的主干线，有路径的含义，起着贯通上下、沟通内外的作用，为经络系统的主体部分。《灵枢·海论》曰："夫十二经脉者，内属于脏腑，外络于肢节。"经脉包括十二正经、奇经八脉、十二经别、十二经筋、十二皮部。

络：有网络的含义。络脉是经脉别出的分支，较经脉细小，纵横交错，遍布全身。起网络与联系的作用。《灵枢·脉度》曰："经脉为里，支而横者为络，络之别者为孙。"经络遍布全身，是人体气、血、津液运行的主要通道，内属脏腑，外络肢节。络脉包括十五络脉及三百六十五腧穴。

十二经脉，即手三阴、手三阳、足三阴、足三阳的总称。由于他们属于十二脏腑，为经络系统中的主体，故又称为"正经"。十二经脉的命名是根据阴阳学说结合脏腑学说命名的。《素问·至真要大论》说"愿闻阴阳之三也，何谓？""气有多少异用也"，因"内属于脏腑，外络于肢节"，故起着贯通上下、沟通内外的作用。

二、十二经的表里络属关系

十二经脉在体内与脏腑相联系，由于脏腑有表里相合的关系，因此，十二经脉之阴经与阳经亦有明确的脏腑属络和表里关系。阴经属脏络腑，阳经属腑络脏，阴阳配对，这样就在脏腑阴阳经脉之间形成了六组表里属络关系。

三、十二经的循行和分布

1. 分布特征

1）分布于头部的为阳经：前头为阳明经，侧头为少阳经，后头为太阳经。

2）分布于四肢内侧的为阴经，四肢外侧为阳经。

3）分布于胸腹部的为阴经（足阳明经除外）。

4）分布于腰背的为阳经。

2. 走向特征 手之三阴胸内手，手之三阳手外头，足之三阴足内腹，足之三阳头外足。

排列特征（四肢）如下。

内侧：前为太阴，中为厥阴，后为少阴。

外侧：前为阳明，中为少阳，后为太阳。

3. 经气传递、衔接特征（流注关系）　十二经脉经气传递、衔接特征见图2-1。

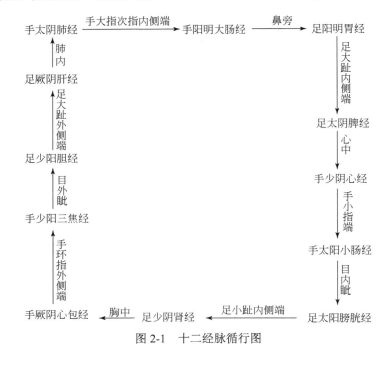

图 2-1　十二经脉循行图

四、十 二 经 筋

十二经筋，是指与十二经脉相应的筋肉部分，其分布范围与十二经脉大体一致。"筋"，《说文解字》解作"肉之力也"。经筋起到约束骨骼、疏利关节的作用。

五、十 二 经 别

十二经别是从十二经脉另行分出，深入体腔，以加强表里相合关系的支脉，又称"别行之正经"。十二经别沟通了表里两经，加强了经脉与脏腑的联系，突出了心和头的重要性。

六、十 二 皮 部

十二皮部指与十二经脉相应的皮肤部分，属十二经脉及其络脉的散布部分，起卫外屏障的作用。

七、十 五 络 脉

十二经脉在四肢部各分出一络，再加躯干前面的任脉络，躯干后面的督脉络，躯干侧面的脾之大络，共十五条，称为"十五络脉"。十五络脉有沟通表里两经、补充经脉循行不足的作用。

八、奇 经 八 脉

奇经八脉由督脉、任脉、冲脉、带脉、阴跷脉、阳跷脉、阴维脉、阳维脉组成。《难经·二十七难》云："脉有奇经八脉者，不拘于十二经。"奇经八脉对经络起统率、联络和调节的作用。

第二节　腧　　穴

一、腧 穴 概 述

腧穴是人体脏腑经络气血输注出入于体表的特殊部位，腧，本写作"输"，或从简作"俞"。输注之意，比喻脉气如水流输转，灌注。穴是空隙的意思，比喻气至此如居空洞之室。

（一）腧穴的分类

（1）经穴：指归属于十二经脉和任脉、督脉的腧穴。经穴有具体的穴名，有固定的位置，有明确的针灸主治证，分布在十四经循行路线上。经穴总数为 361 个。

（2）奇穴：凡未归入十四经穴范围，而有具体的位置和名称的经验效穴，统称"经外奇穴"。奇穴没有具体的穴名，可一名一穴，也可一名多穴；奇穴有固定的位置，但分布较分散：有的在十四经循行路线上，有的不在十四经循行路线上；奇穴主治范围比较单一，但有特殊疗效；奇穴名为奇穴，实为经穴。

（3）阿是穴：指既无具体名称，亦无固定位置，而是以压痛点或其他反应点作为针灸施术部位的腧穴。无具体名称；无固定位置；多分布在病变附近；以痛为腧；补充经穴和经外奇穴的不足。

（二）腧穴的命名

（1）天象地理类

1）以日月星辰命名：如日月、上星、天枢等。

2）以山谷丘陵命名：如承山、合谷、梁丘、大陵等。

3）以大小水流命名：如曲池、水泉、后溪、照海、经渠等。

4）以交通要冲命名：如水道、太冲、内关、关冲等。

（2）人事物象类

1）以动植物名称命名：如鸠尾、伏兔、犊鼻、鱼际、攒竹等。

2）以建筑居处命名：如曲垣、天窗、地仓、玉堂、内庭、紫宫、库房、梁门、府舍等。

3）以生活用具命名：如地机、颊车、天鼎、大钟、缺盆等。

4）以人事活动命名：如人迎、百会、归来等。

（3）形态功能类

1）以解剖部位命名：如腕骨、大椎、巨骨等。

2）以脏腑功能命名：如魄户、魂门、意舍、心俞等。

3）以经络阴阳命名：如三阴交、三阳络、阴陵泉、阳陵泉等。

4）以穴位作用命名：如承泣、听会、气海、血海、光明、水分、迎香等。

（三）腧穴的作用

（1）诊断作用：反映病症、协助诊断。《灵枢·九针十二原》云："五脏有疾也，应出十二原。"

（2）治疗作用

1）近治作用：是所有腧穴所共有的主治作用特点，即腧穴具有治疗其所在部位及邻近部位病症的作用。

2）远治作用：是经穴，尤其是十二经脉肘、膝关节以下的腧穴所具有的主治作用特点，即这些腧穴不仅能治疗局部病症，还能治疗本经循行所到达的远隔部位的病症。

3）整体作用：是某些腧穴所具有的主治作用特点，针灸这些腧穴，可起到整体性的调整作用，是远治作用的扩大。

（四）特定穴

特定穴指十四经中具有特殊治疗作用，并按特定称号归类的腧穴，包括五输穴、原穴、络穴、郄穴、背俞穴、募穴、八会穴、八脉交会穴、下合穴、交会穴。

1. 五输穴

（1）定义：五输穴指十二经脉在四肢肘、膝关节以下的井、荥、输、经、合五个特定穴，见表 2-1。

表 2-1　五输穴表

五输穴	比喻	经气流注	部位
"所出为井"	喻水之源头	为经气所出部位	分布于指、趾末端
"所流为荥"	喻水微流	为经气流过之处	分布于掌指或跖趾关节之前
"所注为输"	喻水流由浅入深	为经气灌注之处	分布于掌指或跖趾关节之后
"所行为经"	喻水如江河畅通无阻	为经气盛行之处	分布于前臂或胫部
"所入为合"	喻百川汇入湖海	为经气充盛入合于脏腑之处	分布于肘、膝关节附近

（2）井荥输原经合歌

少商鱼际与太渊，经渠尺泽肺相连；
商阳二三间合谷，阳溪曲池大肠牵；
隐白大都太白脾，商丘阴陵泉要知；
厉兑内庭陷谷胃，冲阳解溪三里随；
少府少冲属于心，神门灵道少海寻；
少泽前谷后溪腕，阳谷小海小肠经；
涌泉然谷与太溪，复溜阴谷肾所宜；
至阴通谷束京骨，昆仑委中膀胱知；
中冲劳宫心包络，大陵间使传曲泽；
关冲液门中渚焦，阳池支沟天井索；
大敦行间太冲看，中封曲泉属于肝；
窍阴侠溪临泣胆，丘墟阳辅阳陵泉。

（3）五输穴与五行配属见表2-2、表2-3。

表 2-2　六阴经五输穴与五行配属表

六阴经	井（木）	荥（火）	输（土）	经（金）	合（水）
肺（金）	少商	鱼际	太渊	经渠	尺泽
肾（水）	涌泉	然谷	太溪	复溜	阴谷
肝（木）	大敦	行间	太冲	中封	曲泉
心（火）	少冲	少府	神门	灵道	少海
脾（土）	隐白	大都	太白	商丘	阴陵泉
心包（相火）	中冲	劳宫	大陵	间使	曲泽

表 2-3　六阳经五输穴与五行配属表

六阳经	井（木）	荥（火）	输（土）	经（金）	合（水）
大肠（金）	商阳	二间	三间	阳溪	曲池
膀胱（水）	至阴	足通谷	束骨	昆仑	委中
胆（木）	足窍阴	侠溪	足临泣	阳辅	阳陵泉
小肠（火）	少泽	前谷	后溪	阳谷	小海
胃（土）	厉兑	内庭	陷谷	解溪	足三里
三焦（相火）	关冲	液门	中渚	支沟	天井

（4）临床应用：①虚则补其母，实则泻其子；②按季节因时而刺：春刺井，夏刺荥，季夏刺输，秋刺经，冬刺合；③井主心下满，荥主身热，输主体重节痛，经主喘咳寒热，合主逆气而泄。井穴主治神志昏迷；荥穴主治热病；输穴主治关节痛；经穴主治喘咳；合穴主治六腑病症。

2. 原穴

（1）原穴是指脏腑原气（元气）经过和留止的腧穴。十二经脉在腕、踝关节附近各有一个原穴，又称"十二原"。

十二原穴歌

胆出丘墟肝太冲，小肠腕骨是原中；

心出神门原内过，或胃冲阳气不通；

脾出太白肠合谷，肺原本出太渊内；

膀胱京骨阳池焦，肾出太溪大陵包。

（2）临床应用：主要体现在以下两个方面。①诊断："五脏有疾也，应出十二原，十二原各有所出，明知其原，睹其应而知五脏之害矣"。②治疗："五脏有疾也，应取之十二原"。

3. 络穴

（1）络脉由经脉分出的部位各有一个腧穴，称为络穴。十二经在肘、膝关节以下各有一个络穴，加任脉、督脉络穴及脾之大络，称为"十五络穴"。

十五络穴歌

肺经列缺胃丰隆，通里心经肾大钟；

支正小肠大偏历，内关包肝蠡沟逢；

飞扬膀胱三焦外，胆是光明别络从；

督脉长强任尾翳，公孙脾络大包同。

（2）临床应用：①主治相应络脉病症；②治疗本经病；③治疗其相表里经脉病症；④原络配穴应用。

4. 郄穴

（1）郄穴指各经脉在四肢部经气深聚的部位，多分布于四肢肘、膝关节以下。十二经脉及阴跷脉、阳跷脉、阴维脉、阳维脉各有一个郄穴，总称"十六郄穴"。

十六郄穴歌

郄犹孔隙义，本是气血聚，病症反应点，临床能救急；

肺向孔最取，大肠温溜郄，胃经是梁丘，脾主地机宜；

心须取阴郄，小肠养老名，膀胱金门求，肾向水泉觅；

心包郄门寻，三焦会宗居，胆经是外丘，肝经中都立；

阳维取阳交，阴维筑宾取，阳跷系跗阳，阴跷交信毕。

（2）临床应用：主要体现在以下两个方面。①诊断：郄穴在生理上为气血深聚之处，所以其穴点较为敏感，所以古代医家对其总结为"病证反应点"。当某一经脉有病变之后，就会在相应经脉的郄穴处出现病理变化，如在穴位处出现压痛、变异、条索、硬结等变化，尤其是急性病症更能有效地反映疾病现象。②治疗：治疗本经循行所过部位的病症；治疗所属脏腑的急性病症；阴经郄穴多治疗血证，阳经郄穴多治疗急性疼痛。

5. 背俞穴

（1）背俞穴指脏腑之气输注于背腰部的腧穴。五脏六腑各有一对背俞穴，均分布于背腰部足太阳膀胱经的第一侧线上。

（2）临床应用：①多用于治疗与其相应脏腑的病症；②治疗与五脏相关的五官九窍、皮肉筋骨等病症。

6. 募穴

（1）募穴指脏腑之气结聚于胸腹部的腧穴。五脏六腑各有一个募穴，其位置与相关脏腑所在部位相近。

十二募穴歌

大肠天枢肺中府，小肠关元心巨阙；

膀胱中极肾京门，肝募期门胆日月；

胃中脘兮脾章门，包膻三焦石门穴。

（2）临床应用：主要体现在以下两个方面。①诊断：观察、触扪（俞）募穴的异常变化，协助诊断其相应脏腑疾病。②治疗：多用于对相关脏腑病症的治疗；俞募配穴应用。

7. 八会穴

（1）八会穴指脏、腑、气、血、筋、脉、骨、髓精气所汇聚的八个腧穴。

八会穴歌

腑会中脘脏章门，髓会绝骨筋阳陵；

骨会大杼血膈俞，气会膻中脉太渊。

（2）临床应用：主治其有关病症。

8. 八脉交会穴

（1）八脉交会穴指四肢部通向奇经八脉的八个经穴，分别位于肘、膝关节以下，腕、踝关节附近。

八脉交会穴歌

公孙冲脉胃心胸，内关阴维下总同；

临泣胆经连带脉，阳维目锐外关逢；

后溪督脉内眦颈，申脉阳跷络亦通；

列缺任脉行肺系，阴跷照海膈喉咙。

（2）临床应用：①治疗其本经病症；②治疗其所通的奇经病症；③配穴应用，主要体现在远近配穴（配头身部腧穴）和上下配穴（上下八脉交会穴配合应用）两个方面。

9. 下合穴

（1）下合穴指六腑之气下合于足三阳经的六个腧穴，均在膝关节以下或附近。

下合穴歌

胃经下合三里乡，上下巨虚大小肠；

膀胱当合委中穴，三焦下合数委阳；

胆经之合阳陵泉，腑病用之效必彰。

（2）临床应用：治疗六腑病的重要穴位。

10. 交会穴

（1）交会穴指两经或数经相交汇合的腧穴。

（2）临床应用：既能治疗其所属经脉的病症，又能治疗其相交会经脉的病症。

二、腧穴定位法

（一）体表标志定位法

（1）固定标志定位：指利用五官、毛发、爪甲、乳头、脐窝和骨节凸起、凹陷及肌肉隆起等固定标志取穴的方法。

（2）活动标志定位：指利用关节、肌肉、皮肤随活动而出现的孔隙、凹陷、皱纹等活动标志来取穴的方法。

（二）骨度分寸法

骨度分寸法指以体表骨节为主要标志测量周身各部的大小、长短，并依其尺寸按比例折算作为定穴的标准，用以确定腧穴位置的方法。

1. 注释

天突：前正中线上，胸骨上窝中央。

歧骨：剑胸结合。

完骨：乳突。

横骨上廉：耻骨联合上缘。

季胁：此处指第 11 肋端下方。

髀枢：指股骨大转子高点。

内辅骨上廉：指股骨内侧髁。

内辅骨下廉：指胫骨内侧髁。

膝中：前平髌骨下缘，后平腘横纹。

2. 常用骨度分寸表　见表 2-4。

表 2-4　常用骨度分寸表

部位	起止点	折量寸	度量法
头部	前发际至后发际	12 寸	直寸
	前后发际不明，从眉心量至大椎穴	18 寸	直寸
	眉心至前发际	3 寸	直寸
	大椎穴至后发际正中	3 寸	直寸
	前两额头角之间	9 寸	横寸
	耳后两完骨之间	9 寸	横寸
胸腹部	天突至歧骨	9 寸	直寸
	歧骨至脐中	8 寸	直寸
	脐中至横骨上廉	8 寸	直寸
	两乳头之间	8 寸	横寸
背腰部	两肩胛骨内侧缘之间	6 寸	横寸
	大椎以下至尾骶	21 寸	直寸
身侧部	腋以下至季胁	12 寸	直寸
	季胁以下至髀枢	9 寸	直寸
上肢部	腋前纹头（腋前皱襞）至肘横纹	9 寸	直寸
	肘横纹至腕横纹	12 寸	直寸
下肢部	横骨上廉至内辅骨上廉	18 寸	直寸
	内辅骨下廉至内踝尖	13 寸	直寸
	髀枢至膝中	19 寸	直寸
	膝中至外踝尖	16 寸	直寸
	外踝尖至足底	3 寸	直寸

（三）手指比量法

（1）直指寸（中指同身寸）：以患者中指屈曲时中节内侧两端纹头之间的距离为 1 寸（该法与骨度分寸相比偏长，仅用于小腿部和下腹部取穴时直量）。

（2）横指寸

1）拇指同身寸：以患者拇指指间关节的宽度为 1 寸，用于四肢部的直寸取。

2）一夫法（横指同身寸）：以患者第 2～5 指并拢时，中指近侧指间关节横纹水平的四指宽度为 3 寸。用于上下肢、下腹部的直量和背部的横量。

三、腧穴部位

（一）手太阴肺经

1. 手太阴经脉

（1）循行

《灵枢·经脉》：肺手太阴之脉，起于中焦[1]，下络大肠，还循胃口[2]，上膈属肺。从肺系[3]，横出腋下，下循臑内[4]，行少阴[5]、心主之前，下肘中，循臂内上骨下廉，入寸口，上鱼，循鱼际，出大指之端。

其支者，从腕后，直出次指内廉，出其端。

注释

1）中焦：宋代王惟一《铜人腧穴针灸图经》（简称《铜人》）注："中焦者，在胃中脘，主腐熟水谷，水谷精微上注于肺。"

2）胃口：《铜人》注："胃之上口，名曰贲门。"

3）肺系：元代滑伯仁《十四经发挥》注："谓喉咙也。"喉咙，兼指气管而言。

4）臑内：臑，音"闹"，指上臂。屈侧称臑内，当肱二头肌部；伸侧称臑外，当肱三头肌部。

5）少阴：此处指手少阴心经。

释义

手太阴肺经：起始于中焦，向下联络大肠，回过来沿着胃上口，穿过膈肌，属于肺脏。从肺系——气管、喉咙部横出腋下（中府、云门），下循上臂内侧，走手少阴、手厥阴经之前（天府、侠白），下向肘中（尺泽），沿前臂内侧桡骨边缘（孔最），进入寸口——桡动脉搏动处（经渠、太渊），上向大鱼际部，沿边际（鱼际），出大指的末端（少商）。

它的支脉：从腕后（列缺）走向示指内（桡）侧，出其末端，接手阳明大肠经。

（2）病候

《灵枢·经脉》：是动则病[1]，肺胀满，膨膨而喘咳，缺盆[2]中痛，甚则交两手而瞀[3]，此为臂厥[4]。是主肺所生病者[5]：咳，上气，喘喝[6]，烦心，胸满，臑臂内前廉痛厥，掌中热。气盛[7]有余，则肩背痛，风寒汗出中风，小便数而欠[8]；气虚[9]，则肩背痛、寒，少气不足以息，溺色变[10]。

注释

1）是动则病：张景岳《类经》注："动言变也，变则变常而为病也。"指这一经脉发生异常变化就可能出现有关病症。

2）缺盆：指锁骨上窝部。缺盆中，包括喉咙部分。

3）瞀：音"茂"，指心胸闷乱、视物模糊而言。

4）臂厥：指前臂经脉所过发生气血阻逆的见症。

5）是主肺所生病者：指这一经脉（腧穴）能主治有关肺方面所发生的病症。

6）喘喝：气喘声粗。"喝"或误作"渴"。

7）气盛：指实证、阳证，与气虚相对而言。

8）欠：指呵气。《黄帝内经太素》（简称《太素》）杨上善注："阴阳之气，上下相引，故多欠也。"有作小便量少解，不确切。此处属实证，当指张口出气。

9）气虚：指虚证、阴证，与气盛相对而言。

10）溺色变：溺，读作"尿"。小便颜色异常。

释义

本经有了异常变动就表现为下列病症：肺部胀满，膨膨气喘、咳嗽，锁骨上窝（缺盆）内（包括喉咙部分）疼痛；严重的则交捧着两手，感到胸部烦闷，视物模糊；还可发生前臂部的气血阻逆（如厥冷、麻木、疼痛等症）。

本经所属腧穴能主治有关"肺"方面所发生的病症，如咳嗽、气上逆而不平，喘息气粗，心烦不安，胸部满闷，上臂、前臂的内侧前边（经脉所过处）疼痛或厥冷，或掌心发热。

本经气盛有余的实证，多见肩背疼痛，感冒风寒自汗出，伤风，小便频数，张口嘘气；本经气虚不足的虚证，多见肩背疼痛怕冷，气短、呼吸急促，小便的颜色异常。

（3）主要病候：咳嗽，气喘，少气不足以息，咯血，伤风，胸部胀满，咽喉肿痛，缺盆部和手臂内侧面前缘痛，肩背部寒冷、疼痛等。

（4）主治概要：本经腧穴主要治疗肺、胸、喉、头面和经脉循行部位的其他病症。

2. 手太阴经腧穴　左右各 11 穴，共 22 穴。

（1）中府　LU1　肺募穴，手、足太阴交会穴

定位：正坐或仰卧。在胸前壁的外上方，云门下 1 寸，平第 1 肋间隙，前正中线旁开 6 寸。

解剖：位于胸大肌、胸小肌处，内侧深层为第 1 肋间内、外肌；上外侧有腋动、静脉，胸肩峰动、静脉；分布有锁骨上神经中间支，胸前神经分支及第 1 肋间神经外侧皮支。

穴义：收募三焦腑中的气态物输供手太阴肺经。

主治：①咳嗽，气喘，胸痛，胸中烦满；②肩背痛，咽喉痛，腹痛；③呕吐，浮肿；④支气管炎，支气管哮喘，肺炎。

配伍：配尺泽治咳嗽；配肩髎治肩痛。

常用手法：一指禅推、点、按、揉、摩。

（2）云门　LU2

定位：正坐或仰卧，在胸壁前外上方，肩胛骨喙突上方，锁骨下窝凹陷处，前正中线旁开 6 寸。

简易取穴：当手叉腰时在锁骨外端下缘出现一个三角形的凹陷，其中心即是云门。

穴义：手太阴肺经少气多血，肺经气血由此传输四极。

主治：①咳嗽，气喘，胸痛；②肩关节内侧痛。

解剖：有胸大肌，皮下有头静脉通过，深部有胸肩峰动脉分支；布有胸前神经的分支，臂丛外侧束、锁骨上神经中后支。

配伍：配云门、中府、隐白、期门、肺俞、魂门、大陵治胸中痛。

常用手法：一指禅推、点、按、揉、摩。

（3）天府　LU3

定位：正坐，上臂自然下垂。在臂内侧面，肱二头肌桡侧缘，腋前纹头下 3 寸处。

简易取穴：臂向前平举，俯头鼻尖接触上臂内侧面处是穴。

穴义：输供肺经的阳热之气上达于天。

主治：①咳嗽，气喘；②瘿气；③鼻衄；④肩及上臂内侧痛。

解剖：肱二头肌外侧沟中；有头静脉及肱动、静脉分支和属支；分布着臂外侧皮神经及肌皮神经。

配伍：配曲池治疗臂痛。

常用手法：一指禅推、点、按、揉、摩。

（4）侠白 LU4

定位：正坐，上臂自然下垂。在臂内侧面，肱二头肌桡侧缘，腋前纹头下4寸，或肘横纹上5寸处。

简易取穴：肱二头肌桡侧，当天府穴下1寸处是穴。

穴义：肺经气血在此分清降浊。

主治：①咳嗽，气喘；②干呕，烦满；③上臂内侧痛。

解剖：肱二头肌外侧沟中；当头静脉及桡动、静脉分支和属支；布有臂外侧皮神经，当肌皮神经经过处。

配伍：配曲池、肩髎治肩臂痛。

常用手法：一指禅推、点、按、揉、摩。

（5）尺泽 LU5 合穴

定位：仰掌，微屈肘。在肘横纹中，肱二头肌腱桡侧凹陷处。

主治：①咳嗽，气喘，咯血，潮热，胸部胀满；②咽喉肿痛；③急性腹痛，吐泻，小儿惊风；④肘臂挛痛。

解剖：在肘关节，当肱二头肌腱之外方，肱桡肌起始部；有桡侧动、静脉分支和属支及头静脉；布有前臂外侧皮神经，直下为桡神经。

配伍：配太渊、经渠治咳嗽、气喘；配孔最治咯血、潮热；配曲池治肘臂挛痛。

常用手法：一指禅推、点、按、揉、擦。

（6）孔最 LU6 郄穴

定位：微屈肘，掌心相对；或伸前臂仰掌，在前臂掌面桡侧，当尺泽与太渊连线上，腕横纹上7寸。

解剖：有肱桡肌，在旋前圆肌上端之外缘，桡侧腕长、短伸肌的内缘；有头静脉，桡动、静脉；布有前臂外侧皮神经、桡神经浅支。

主治：①咳嗽，气喘，咽喉肿痛，咯血，鼻衄，热病无汗；②痔血；③肘臂挛痛。

配伍：配肺俞、尺泽治咳嗽、气喘；配鱼际治咯血。

常用手法：一指禅推、点、按、揉、拿。

（7）列缺 LU7 络穴 八脉交会穴 通任脉

定位：微屈肘，侧腕掌心相对。在前臂桡侧缘，桡骨茎突上方，腕横纹上1.5寸。当肱桡肌与拇长展肌腱之间。

简易取穴：两手虎口交叉，一手示指按在另一手桡骨茎突上，示指尖端所压处是穴。

主治：①咳嗽，气喘，咽喉痛；②半身不遂，口眼㖞斜，牙痛；③外感头痛，项头痛，项强痛；④腕痛无力。

配伍：配合谷治伤风头痛、项强；配肺俞治咳嗽、气喘。

常用手法：一指禅推、点、按、揉。

（8）经渠 LU8 经穴

定位：伸臂仰掌。在前臂掌面桡侧，桡骨茎突与桡动脉之间凹陷处，腕横纹上1寸。

解剖：桡侧腕屈肌腱的外侧，有旋前方肌当桡动、静脉外侧处；布有前臂外侧皮神经和桡神经浅支混合支。

主治：①咳嗽，气喘；②胸痛，咽喉肿痛，手腕痛。

配伍：配肺俞、尺泽治咳嗽。

常用手法：一指禅推、点、按、揉。

（9）太渊　LU9　输穴　原穴　八会穴

定位：伸臂仰掌，在腕掌侧横纹桡侧，桡动脉搏动处。

解剖：桡侧腕屈肌腱的外侧，拇长展肌腱内侧；有桡动、静脉；布有前臂外侧皮神经和桡神经浅支混合支。

主治：①感冒，咳嗽，气喘，咯血；②胸痛，咽喉肿痛；③无脉症；④手腕痛。

配伍：配尺泽、鱼际、肺俞治咳嗽、咯血、胸痛；配人迎治无脉症。

常用手法：一指禅推、点、按、揉、摩。

（10）鱼际　LU10　荥穴

定位：侧腕掌心相对，自然半握拳。在手拇指本节（第 1 掌指关节）后凹陷处，约当第 1 掌骨中点桡侧，赤白肉际处。

解剖：有拇短展肌和拇指对掌肌；血管当拇指静脉回流支；布有前臂外侧皮神经和桡神经浅支混合支。

主治：①咳嗽，咯血，发热；②咽干，咽喉肿痛，失声；③乳痈，掌中热，小儿疳疾。

配伍：配孔最、尺泽治咳嗽、咯血；配少商治咽喉肿痛。

常用手法：一指禅推、点、按、揉、摩。

（11）少商　LU11　井穴

定位：伸拇指。在拇指末节桡侧，距指甲角 0.1 寸（指寸）。

解剖：有指掌固有动、静脉所形成的动、静脉网；布有前臂外侧皮神经和桡神经浅支混合支，正中神经的掌侧固有神经的末梢神经网。

主治：①咽喉肿痛，咳嗽，失声；②鼻衄，高热，中暑，呕吐；③癫狂，中风昏迷，小儿惊风；④指肿、麻木。

配伍：三棱针点刺出血，配合谷治咽喉肿痛；配中冲治昏迷、发热。

常用手法：点、按、掐。

（二）手阳明经络与腧穴

1. 手阳明经络

（1）循行

《灵枢·经脉》：大肠手阳明之脉，起于大指次指之端，循指上廉，出合谷两骨之间，上入两筋之中，循臂上廉，入肘外廉，上臑外前廉，上肩，出髃骨之前廉，上出于柱骨之会上，下入缺盆，络肺，下膈属大肠。

其支者，从缺盆上颈贯颊，入下齿中；还出挟口，交人中，左之右，右之左，上挟鼻孔。

释义

本经自示指桡侧端（商阳）起始，沿示指桡侧上行，出走于两骨（第 1、2 掌骨）之间，进入两筋（拇长、短伸肌腱）之中（阳溪），沿着前臂桡侧，向上进入肘弯外侧（曲池），再沿上臂后边外侧上行，至肩部（肩髃），向后与督脉在大椎穴处相会，然后向前进入锁骨上窝，联络肺脏，向下贯穿膈肌，入属大肠。

它的支脉，从锁骨上窝走向颈部，通过面颊，进入下齿中，回过来挟着口唇两旁，在人中（水沟）处左右交叉，上挟鼻孔两旁（迎香）。

（2）病候

《灵枢·经脉》：是动则病，齿痛，颈肿。是主津所生病者：目黄，口干，鼽衄，喉痹，肩前臑痛，大指次指痛不用。气有余，则当脉所过者热肿；虚，则寒栗不复。

释义

本经异常会出现下列病症：齿痛，面颊部肿胀。本经穴主治有关"津"方面所发生的病症：眼睛昏黄，口干，鼻流清涕或出血，喉咙痛，肩前、上臂部痛，示指疼痛、活动不利。当气盛有余时，经脉所过部位发热、肿胀；而气虚不足时，则发冷、战栗，难以复温。

（3）主要病候：腹痛、肠鸣、泄泻、便秘、痢疾、咽喉肿痛、齿痛、鼻流清涕或出血和本经循行部位疼痛、热肿或寒冷等症。

（4）主治概要：本经腧穴主治头面、五官、咽喉、热病、神志病和经脉循行部位的其他病症。

2. 手阳明经腧穴　手阳明经腧穴左右各 20 穴，共 40 穴。

（1）商阳　LI1　井穴

定位：伸示指，在示指末节桡侧，距指甲角 0.1 寸（指寸）。

解剖：此腧穴处有指及掌背动、静脉网；布有来自正中神经的指掌侧固有神经，桡神经的指背侧神经。

主治：①耳聋，齿痛，咽喉肿痛，颌肿；②热病，昏迷；③手指麻木。

常用手法：掐、揉。

（2）二间　LI2　荥穴

定位：侧腕对掌，半握拳，在示指本节（第 2 掌指关节）前，桡侧凹陷处。

解剖：皮肤→皮下组织→第 1 蚓状肌腱→示指近节指骨基底部。浅层神经由桡神经的指背神经与正中神经的指掌侧固有神经双重分布。血管有第 1 掌背动、静脉的分支和示指桡侧动、静脉的分支。深层有正中神经的肌支。

主治：①目痛，齿痛，鼻衄，咽喉肿痛，口眼㖞斜；②热病。

常用手法：掐、揉。

（3）三间　LI3　输穴

定位：侧腕对掌，自然半握拳，在手示指本节（第 2 掌指关节）后，桡侧凹陷处。

解剖：皮肤→皮下组织→第 1 骨间背侧肌→第 1 蚓状肌与第 2 掌骨之间→示指的指浅、深屈肌腱与第 1 骨间掌侧肌之间。浅层神经由桡神经的指背神经与正中神经的指掌侧固有神经双重分布。血管有手背静脉网，第 1 掌背动、静脉和示指桡侧动、静脉的分支。深层有尺神经深支和正中神经的肌支。

主治：①目痛，齿痛，咽喉肿痛；②身热，腹满，肠鸣；③手背肿痛。

常用手法：掐、揉。

（4）合谷　LI4　原穴

定位：侧腕对掌，自然半握拳，在手背，第 1、2 掌骨间，第 2 掌骨桡侧的中点处。

解剖：皮肤→皮下组织→第 1 骨间背侧肌→拇收肌。浅层布有桡神经浅支，有手背静脉网桡侧部和第 1 掌背动、静脉的分支或属支。深层分布有尺神经深支的分支等。

主治：①头痛，目赤肿痛，鼻衄，齿痛，牙关紧闭，口眼㖞斜，耳聋，疟腮，咽喉肿痛；

②热病，多汗，无汗；瘾疹，疟疾；③腹痛，便秘；经闭，滞产；④小儿惊风，半身不遂，上肢疼痛。

常用手法：按、揉。

（5）阳溪 LI5 经穴

定位：侧腕对掌，伸前臂，在腕背横纹桡侧，手拇指向上翘起时，当拇短伸肌腱与拇长伸肌腱之间的凹陷中。

解剖：皮肤→皮下组织→拇长伸肌腱与拇短伸肌腱之间→桡侧腕长伸肌腱的前方。浅层布有头静脉和桡神经浅支。深层分布桡动、静脉的分支或属支。

主治：①头痛，目赤肿痛，耳鸣，耳聋，齿痛，咽喉肿痛；②臂腕疼痛。

常用手法：掐、按、拿、揉、一指禅推。

（6）偏历 LI6 络穴

定位：侧腕对掌，伸前臂，屈肘，在前臂背面桡侧，当阳溪与曲池连线上，腕横纹上3寸。

解剖：皮肤→皮下组织→拇短伸肌→桡侧腕长伸肌腱→拇长展肌腱。浅层布有头静脉的属支，前臂外侧皮神经和桡神经浅支。深层有桡神经的骨间后神经分支。

主治：①耳鸣，耳聋，目赤，鼻衄，喉痛；②臂腕酸痛；③水肿。

常用手法：掐、拿、揉。

（7）温溜 LI7

定位：屈肘，在前臂背面桡侧，当阳溪与曲池的连线上，腕横纹上5寸。

解剖：皮肤→皮下组织→桡侧腕长伸肌腱→桡侧腕短伸肌腱。浅层布有头静脉、前臂外侧皮神经和前臂后皮神经。深层在桡侧腕长伸肌腱和桡侧腕短伸肌腱之间有桡神经浅支。

主治：①头痛，面肿，咽喉肿痛；②肠鸣腹痛；肩背酸痛。

常用手法：掐、拿、揉。

（8）下廉 LI8

定位：在前臂背面桡侧，当阳溪与曲池的连线上，肘横纹下4寸。

解剖：皮肤→皮下组织→肱桡肌→桡侧腕短伸肌→旋后肌。浅层布有前臂外侧皮神经和前臂后皮神经。深层有桡神经深支的分支。

主治：①头痛，眩晕、目痛；②腹胀，腹痛；③肘臂痛。

常用手法：掐、拿、揉。

（9）上廉 LI9

定位：在前臂背面桡侧，当阳溪与曲池的连线上，肘横纹下3寸。

解剖：皮肤→皮下组织→桡侧腕长伸肌腱后方→桡侧腕短伸肌→旋后肌→拇长展肌。浅层布有前臂外侧皮神经、前臂后皮神经和浅静脉。深层有桡神经深支穿旋后肌。

主治：①手臂麻木，肩膊酸痛，半身不遂；②腹痛，肠鸣。

常用手法：掐、拿、揉。

（10）手三里 LI10

定位：侧腕对掌，伸前臂，在前臂背面桡侧，当阳溪与曲池连线上，肘横纹下2寸。

解剖：皮肤→皮下组织→桡侧腕长伸肌→桡侧腕短伸肌→指伸肌的前方→旋后肌。浅层布有前臂外侧皮神经、前臂后皮神经。深层有桡侧动、静脉的分支或属支及桡神经深支。

主治：①肘臂疼痛，上肢瘫痪麻木；②腹痛，腹泻，腹胀；③齿痛颊肿，失声。

常用手法：滚、按、揉、一指禅推、擦。

（11）曲池　LI11　合穴

定位：侧腕，屈肘，在肘横纹外侧端，屈肘，当尺泽与肱骨外上髁连线中点。

解剖：皮肤→皮下组织→桡侧腕长伸肌和桡侧腕短伸肌→肱桡肌。浅层布有头静脉的属支和前臂后皮神经。深层有桡神经，桡侧动、静脉和桡侧副动、静脉间的吻合支。

主治：①瘾疹；②半身不遂，手臂肿痛无力，瘰疬；③热病，咽喉肿痛，目赤肿痛，齿痛；④高血压，头痛、眩晕、癫狂；⑤腹痛吐泻，痢疾，月经不调。

常用手法：一指禅推、按、揉、拿、擦。

（12）肘髎　LI12

定位：正坐屈肘，自然垂上臂，在臂外侧，屈肘，曲池上方 1 寸，当肱骨边缘处。

解剖：皮肤→皮下组织→肱桡肌→肱肌。浅层布有前臂后皮神经等结构。深层有桡侧副动、静脉的分支或属支。

主治：①肘臂酸痛、麻木、挛急；②嗜卧。

常用手法：一指禅推、按、揉、拿、擦。

（13）手五里　LI13

定位：正坐，自然垂上臂，在臂外侧，当曲池与肩髃连线上，曲池上 3 寸处。

解剖：皮肤→皮下组织→肱肌。浅层布有臂外侧下皮神经和前臂后皮神经。深层有桡侧副动、静脉和桡神经。

主治：①肘臂疼痛、挛急；②瘰疬；③嗜卧，身黄。

常用手法：按、揉、一指禅推。

（14）臂臑　LI14

定位：正坐，自然垂上臂，在臂外侧，三角肌止点处，当曲池与肩髃连线上，曲池上 7 寸。

解剖：皮肤→皮下组织→三角肌。浅层布有臂外侧上、下皮神经。深层有肱动脉的肌支。

主治：①肩臂疼痛，颈项拘挛；②目疾，瘰疬。

常用手法：擦、按、揉、拿、捏。

（15）肩髃　LI15　手阳明、阳跷交会穴

定位：外展上臂平肩（肩臂活动困难者可自然垂臂），三角肌上部中央凹陷处。上臂外展至水平位时，或向前平伸时，当肩峰前下方凹陷处。

简易取穴：上臂外展或向前平举时，肩部出现两个凹陷，前面的凹陷即是本穴。

解剖：皮肤→皮下组织→三角肌→三角肌下囊→冈上肌腱。浅层布有锁骨上外侧神经、臂外侧上皮神经。深层有旋肱后动、静脉和腋神经的分支。

主治：①肩臂疼痛，手臂挛急，肩周炎，臂神经痛；②上肢不遂；③瘾疹，瘰疬。

常用手法：擦、按、揉、一指禅推。

（16）巨骨　LI16

定位：在肩上部，当锁骨肩峰端与肩胛冈之间凹陷处。

解剖：皮肤→皮下组织→肩锁韧带→冈上肌。浅层布有锁骨上外侧神经。深层布有肩胛上神经的分支和肩胛上动、静脉的分支或属支。

主治：①肩臂挛痛不遂；②瘰疬，瘿气。

常用手法：擦、按、揉、一指禅推。

（17）天鼎　LI17

定位：在颈外侧部，胸锁乳突肌后缘，当结喉旁，扶突穴与缺盆连线的中点。

解剖：皮肤→皮下组织→胸锁乳突肌后缘→斜角肌间隙。浅层内有颈横神经、颈外静脉和颈阔肌。深层布有颈升动、静脉分支和属支，在斜角肌间隙内分布着臂丛神经等结构。

主治：①咽喉肿痛，暴喑；②瘰疬，瘿气。

常用手法：**滚、按、揉、一指禅推**。

（18）扶突　LI18

定位：在颈外侧部，结喉旁，当胸锁乳突肌的前、后缘之间。

解剖：皮肤→皮下组织→胸锁乳突肌的胸骨头与锁骨头之间→颈血管鞘的后缘。浅层内有颈横神经、颈阔肌。深层有颈血管鞘。

主治：①瘿气，暴喑，咽喉肿痛；②咳嗽，气喘。

常用手法：**滚、按、揉、一指禅推**。

（19）口禾髎　LI19

定位：取正坐或仰卧位，在上唇部、鼻孔外缘直下，平水沟穴。

解剖：皮肤→皮下组织→口轮匝肌。浅层有上颌神经的眶下神经分支。深层有上唇动、静脉和面神经颊支等分布。

主治：①鼻塞，鼽衄；②口喎，口噤。

常用手法：**按、揉、掐，一指禅推、擦**。

（20）迎香　LI20　手、足阳明交会穴

定位：取正坐或仰卧，在鼻翼外缘中点旁，当鼻唇沟中。

解剖：皮肤→皮下组织→提上唇肌。浅层有上颌神经的眶下神经分支。深层有面动、静脉的分支或属支，面神经颊支。

主治：①鼻塞，鼽衄，鼻息肉；②口喎，面痒；③胆道蛔虫病。

常用手法：**按、揉、掐，一指禅推、擦**。

（三）足阳明经络与腧穴

1. 足阳明经络

（1）循行

《灵枢·经脉》：胃足阳明之脉，起于鼻，交頞中，旁约太阳之脉，下循鼻外，入上齿中，还出挟口，环唇，下交承浆，却循颐后下廉，出大迎，循颊车，上耳前，过客主人，循发际，至额颅。

其支者，从大迎前，下人迎，循喉咙，入缺盆，下膈，属胃，络脾。

其直者，从缺盆下乳内廉，下挟脐，入气街中。

其支者，起于胃下口，下循腹里，下至气街中而合，以下髀关，抵伏兔，下入膝膑中，下循胫外廉，下足跗，入中指内间。

其支者，下膝三寸而别，以下入中趾外间。

其支者，别跗上，入大趾间，出其端。

释义

循行部位起于鼻翼旁（迎香穴），挟鼻上行，左右侧交会于鼻根部，旁行入目内眦，与足太阳经相交，向下沿鼻柱外侧，入上齿中，还出，挟口两旁，环绕嘴唇，在颏唇沟承浆穴处左右相交，退回沿下颌骨后下缘到大迎穴处，沿下颌角上行过耳前，经过上关穴（客主人），沿发际，到额前。

本经脉分支从大迎穴前方下行到人迎穴，沿喉咙向下后行至大椎，折向前行，入缺盆，下行穿过膈肌，属胃，络脾。

直行向下一支是从缺盆出体表，沿乳中线下行，挟脐两旁（旁开 2 寸），下行至腹股沟外的气街穴。

本经脉又一分支从胃下口幽门处分出，沿腹腔内下行到气街穴，与直行之脉汇合，而后下行股前侧，至膝膑沿下肢胫骨前缘下行至足背，入足第 2 趾外侧端（厉兑穴）。

本经脉另一分支从膝下 3 寸处（足三里穴）分出，下行入中趾外侧端。

又一分支从足背上冲阳穴分出，前行入足大趾内侧端（隐白穴），交于足太阴脾经。

（2）病候

《灵枢·经脉》：是动则病，洒洒振寒，善呻，数欠，颜黑，病至则恶人与火，闻木声则惕然而惊，心欲动，独闭户塞牖而处；甚则欲上高而歌，弃衣而走；贲响腹胀，是为骭厥。是主血所生病者，狂，疟，温淫，汗出，鼽衄，口㖞，唇胗，颈肿，喉痹，大腹水肿，膝膑肿痛；循膺、乳、气街、股、伏兔、骭外廉、足跗上皆痛，中指不用。气盛，则身以前皆热，其有余于胃，则消谷善饥，溺色黄；气不足，则身以前皆寒栗，胃中寒则胀满。

释义

本经异常变动则表现为下列病症：溲溲战抖发冷，喜欢伸腰，屡屡呵欠，颜面暗黑。病发时，厌恶别人和火光，听到木器声音就惊慌，心要跳动，独自关闭房门，遮塞窗户而睡。严重的则可能登高而歌，不穿衣服就走。胸膈部响，腹部胀满。还可发为小腿部的气血阻逆，见厥冷、麻木、酸痛等症。本经腧穴主治"血"方面所发生的病症：躁狂，疟疾；温热病，自汗出，鼻塞流涕或出血，口㖞，唇生疮疹，颈部肿，喉咙痛，大腹水肿，膝关节肿痛；沿着胸前、乳部、气街（气冲穴部）、腹股沟部、大腿前侧、小腿外侧、足背上均痛，足中趾不能运用。凡属于气盛有余的症状，则身体发热，有余的症状表现在胃部，则消化强而容易饥饿，小便颜色黄；属于气虚不足的症状，则身体发冷，寒战，胃部寒冷则感到胀满。

（3）主要病候：肠鸣腹胀、水肿、胃痛、呕吐或消谷善饥、口渴、咽喉肿痛，鼻衄、胸及膝膑等本经循行部位疼痛、热病、发狂等症。

（4）主治概要：本经腧穴主治胃肠病和头面、目、鼻、口齿病和神志病，以及经脉循行部位的其他病症。

2. 足阳明经腧穴 左右各 45 穴，共 90 穴。

（1）承泣 ST1

定位：取正坐或仰靠、仰卧位。在面部，瞳孔直下，当眼球与眶下缘之间。

解剖：在眶下缘上方，眼轮匝肌中，深层眶内有眼球下直肌、下斜肌；有足阳明胃经眶下动、静脉分支和属支，眼动、静脉的分支和属支；布有眶下神经分支及动眼神经下支的肌支，面神经分支。

主治：①目赤肿痛，流泪，夜盲，近视，眼睑𤺡动；②口眼㖞斜，面肌痉挛。

配伍：配太阳治目赤肿痛，配阳白治口眼㖞斜。

常用手法：掐、揉。

（2）四白 ST2

定位：正坐，或仰靠，或仰卧。在面部，瞳孔直下，当眶下孔凹陷处。

解剖：皮肤→皮下组织→眼轮匝肌→提上唇肌→眶下孔或上颌骨。浅层布有眶下神经的分支，面神经的颧支。深层在眶下孔内有眶下动、静脉和神经穿出。

主治：①目赤痛痒，迎风流泪，目翳，眼睑瞤动；②口眼喎斜；③头面疼痛。

配伍：①配丰隆、太白、太冲，有涤痰通络、疏肝明目的作用，主治目翳、眼睑瞤动、青光眼。②配颊车、攒竹、太阳，有通经活络的作用，主治口眼喎斜、角膜炎。③配涌泉、大杼，有滋阴潜阳的作用，主治头痛目眩。

常用手法：掐、揉、按、一指禅推。

（3）巨髎　ST3　足阳明胃经与阳跷脉交会穴

定位：在面部，瞳孔直下，平鼻翼下缘处，当鼻唇沟外侧。

解剖：浅层为上唇方肌，深层为犬齿肌；有面动、静脉及眶下动、静脉；布有面神经及眶下神经的分支。

主治：口眼喎斜，眼睑瞤动，鼻衄，齿痛，唇颊肿。

配伍：配合谷治齿痛；配地仓、颊车治口喎。

常用手法：掐、按、揉、一指禅推。

（4）地仓　ST4　手足阳明经、阳跷脉交会穴

定位：在面部，口角外侧，上直对瞳孔。

解剖：在口轮匝肌中，深层为颊肌；有面动、静脉；布有面神经和眶下神经分支，深层为颊肌神经的末支。

主治：口喎，流涎，眼睑瞤动。

配伍：配颊车、合谷治口喎、流涎。

常用手法：掐、按、揉、一指禅推。

（5）大迎　ST5

定位：在下颌角前方，咬肌附着部前缘，当面动脉搏动处。

解剖：在咬肌附着部前缘；前方有面动、静脉；布有面神经及颊神经。

主治：口喎，口噤，颊肿，齿痛。

配伍：配颊车治齿痛。

常用手法：按、揉、一指禅推。

（6）颊车　ST6

定位：在面颊部，下颌角前上方约一横指，当咀嚼时咬肌隆起，按之凹陷处。

解剖：在下颌角前方，有咬肌；有咬肌动、静脉；布有耳大神经、面神经及咬肌神经。

主治：口喎，齿痛，颊肿，口噤不语。

配伍：配地仓治口眼喎斜。

常用手法：掐、按、揉、一指禅推。

（7）下关　ST7　足阳明、足少阳经交会穴

定位：在面部耳前方，当颧弓与下颌切迹所形成的凹陷中。

解剖：当颧弓下缘，皮下有腮腺，为咬肌起始部；有面横动、静脉，最深层为上颌动、静脉；正当面神经颧眶支及耳颞神经分支，最深层为下颌神经。

主治：耳聋，耳鸣，聤耳，齿痛，口噤，口眼喎斜。

配伍：配翳风治耳疾。

常用手法：按、揉、一指禅推。

（8）头维　ST8　足阳明经、足少阳经与阳维脉交会穴

定位：在头侧部，当额角发际上 0.5 寸，头正中线旁 4.5 寸。

解剖：在颞肌上缘帽状腱膜中；有颞浅动、静脉的额支；布有耳额神经的分支及面神经额支。布有耳颞神经的分支，面神经的颞支，颞浅动、静脉的额支等。

主治：头痛，目眩，口痛，流泪，眼睑𥆨动。

配伍：配合谷治头痛；配太冲治目眩。

常用手法：按、揉、一指禅推。

（9）人迎 ST9 足阳明经、足少阳经交会穴。

定位：在颈部，喉结旁，当胸锁乳突肌的前缘，颈总动脉搏动处。

解剖：有颈阔肌，在胸锁乳突肌前缘与甲状软骨接触部，有甲状腺上动脉；当颈内、外动脉分歧处，有颈前浅静脉，外为颈内静脉；布有颈皮神经，面神经颈支，深层为颈动脉球，最深层为交感神经干，外侧有舌下神经降支及迷走神经。

主治：咽喉肿痛，气喘，瘰疬，瘿气，高血压。

配伍：配大椎、太冲治高血压。

常用手法：按、揉、一指禅推。

（10）水突 ST10

定位：在颈部，胸锁乳突肌的前缘，当人迎与气舍连线的中点。

解剖：有颈阔肌，在甲状软骨外侧，胸锁乳突肌与肩胛舌骨肌上腹的交叉点；外侧为颈总动脉；布有颈皮神经，深层为交感神经发出的心上神经及交感干。

主治：咽喉肿痛，咳嗽，气喘。

配伍：配天突治咳嗽、气喘。

常用手法：按、揉、一指禅推。

（11）气舍 ST11

定位：在颈部，当锁骨内侧端的上缘，胸锁乳突肌的胸骨头与锁骨头之间。

解剖：有颈阔肌，胸锁乳突肌起始部；有颈前浅静脉，深部为颈总动脉；布有锁骨上神经前支，舌下神经的分支。

主治：咽喉肿病，气喘，呃逆，瘿瘤，瘰疬，颈项强。

配伍：配水突治瘿瘤。

常用手法：按、揉、一指禅推。

（12）缺盆 ST12

定位：在锁骨上窝中央，距前正中线4寸。

解剖：在锁骨上窝之中点，有颈阔肌，肩胛舌骨肌；上方有颈横动脉；布有锁骨上神经中支，深层正当肩丛的锁骨上部。

主治：咳嗽，气喘，咽喉肿痛，缺盆中痛，瘰疬。

配伍：配肺俞治咳嗽。

常用手法：按、揉、一指禅推。

（13）气户 ST13

定位：在胸部，当锁骨中点下缘，距前正中线4寸。

解剖：在锁骨下方，胸大肌起始部，深层上方的锁骨下肌；有胸肩峰动、静脉分支和属支，外上方为锁骨下静脉；为锁骨上神经，胸前神经分支分布处。

主治：咳嗽，气喘，呃逆，胸胁支满，胸痛。

配伍：配肺俞治咳喘。

常用手法：按、揉、一指禅推。

（14）库房　ST14

定位：在胸部，当第 1 肋间隙，距前正中线 4 寸。

解剖：在第 1 肋间隙有胸大肌、胸小肌，深层为肋间内、外肌，有胸肩峰动、静脉及胸外侧动、静脉分支和属支；布有胸前神经分支。

主治：咳嗽，气喘，咳唾脓血，胸胁胀痛。

配伍：配屋翳治胸胁胀痛。

常用手法：按、揉、一指禅推。

（15）屋翳　ST15

定位：在胸部，当第 2 肋间隙，距前正中线 4 寸。

解剖：在第 2 肋间隙，有胸大肌、胸小肌，深层为肋间内、外肌；有胸肩峰动、静脉分支和属支；布有胸前神经分支。

主治：咳嗽，气喘，咳唾脓血，胸胁胀痛，乳痈。

配伍：配天宗治乳痈。

常用手法：按、揉、一指禅推。

（16）膺窗　ST16

定位：在胸部，当第 3 肋间隙，距前正中线 4 寸。

解剖：第 3 肋间隙，有胸大肌，深层为肋间内、外肌；有胸外侧动、静脉；布有胸前神经分支。

主治：咳嗽，气喘，胸胁胀痛，乳痈。

配伍：配屋翳治乳痈。

常用手法：按、揉、一指禅推。

（17）乳中　ST17

定位：在胸部，当第 4 肋间隙，乳头中央，距前正中线 4 寸。

附注：本穴不宜做推拿，只作胸腹部腧穴的定位标志。

（18）乳根　ST18

定位：在胸部，当乳头直下，乳房根部，当第 5 肋间隙，距前正中线 4 寸。

解剖：在第 5 肋间隙，胸大肌下部，深层有肋间内、外肌；有肋间动脉，胸壁浅静脉；有第 5 肋间神经外侧皮支，深层为肋间神经干。

主治：咳嗽，气喘，呃逆，胸痛，乳痈，乳汁少。

配伍：配少泽、膻中治乳痈；配少泽、足三里治乳少。

常用手法：按、揉、一指禅推。

（19）不容　ST19

定位：在上腹部，当脐中上 6 寸，距前正中线 2 寸。

解剖：当腹直肌及其鞘处，深层为腹横肌；有第 7 肋间动、静脉分支和属支及腹壁上动、静脉；布有第 7 肋间神经分支。

主治：呕吐，胃病，食欲不振，腹胀。

配伍：配中脘治胃病。

常用手法：按、揉、一指禅推。

（20）承满　ST20

定位：在上腹部，当脐中上 5 寸，距前正中线 2 寸。

解剖：当腹直肌及其鞘处，深层为腹横肌；有第 7 肋间动、静脉分支和属支及腹壁上动、静脉分布；布有第 7 肋间神经分支。

主治：胃痛，吐血，食欲不振，腹胀。

配伍：配足三里治胃痛。

常用手法：按、揉、一指禅推。

（21）梁门　ST21

定位：在上腹部，当脐中上 4 寸，距前正中线 2 寸。

解剖：当腹直肌及其鞘处，深层为腹横肌；有第 7 肋间动、静脉分支和属支及腹壁上动、静脉；当第 8 肋间神经分支处（右侧深部当肝下缘，胃幽门部）。

主治：胃痛，呕吐，食欲不振，腹胀，泄泻。

配伍：配梁丘、中脘、足三里治胃痛。

常用手法：按、揉、一指禅推。

（22）关门　ST22

定位：在上腹部，当脐中上 3 寸，距前正中线 2 寸。

解剖：当腹直肌及其鞘处；有第 8 肋间动、静脉分支和属支及腹壁上动、静脉分支和属支；布有第 8 肋间神经分支（内部为横结肠）。

主治：腹胀，腹痛，肠鸣，泄泻，水肿。

配伍：配足三里、水分治肠鸣、腹泻。

常用手法：按、揉、一指禅推。

（23）太乙　ST23

定位：在上腹部，当脐中上 2 寸，距前正中线 2 寸。

解剖：当腹直肌及其鞘处；有第 8 肋间动、静脉分支和属支及其腹壁下动、静脉分支和属支；布有第 8 肋间神经分支（内部为横结肠）。

主治：胃病，心烦，癫狂。

配伍：配中脘治胃痛。

常用手法：按、揉、一指禅推。

（24）滑肉门　ST24

定位：在上腹部，当脐中上 1 寸，距前正中线 2 寸。

解剖：当腹直肌及其鞘处；有第 9 肋间动、静脉分支和属支及腹壁下动、静分支和属支；布有第 9 肋间神经分支（内部为小肠）。

主治：胃痛，呕吐，癫狂。

配伍：配足三里治胃痛。

常用手法：按、揉、一指禅推。

（25）天枢　ST25　大肠的募穴

定位：在腹中部，平脐中，距脐中旁开 2 寸。

解剖：当腹直肌及其鞘处；有第 9 肋间动、静脉分支和属支及腹壁下动、静脉分支和属支；布有第 10 肋间神经分支（内部为小肠）。

主治：腹胀肠鸣，绕脐痛，便秘，泄泻，痢疾，月经不调。

配伍：配足三里治腹胀肠鸣；配气海治绕脐痛；配上巨虚、下巨虚治便秘、泄泻。

常用手法：按、揉、一指禅推。

（26）外陵　ST26

定位：在下腹部，当脐中下 1 寸，距前正中线 2 寸。

解剖：当腹直肌及其鞘处；布有第 10 肋间动、静脉分支和属支及腹壁下动、静脉分支和属支；布有第 10 肋间神经分支（内部为小肠）。

主治：腹痛，疝气；痛经。

配伍：配子宫、三阴交治痛经。

常用手法：按、揉、一指禅推。

（27）大巨　ST27

定位：在下腹部，当脐中下 2 寸，距前正中线 2 寸。

解剖：当腹直肌及其鞘处；有第 11 肋间动、静脉分支和属支，外侧为腹壁下动、静脉；布有第 11 肋间神经（内部为小肠）。

主治：小腹胀满，小便不利，疝气，遗精，早泄。

配伍：配中极、次髎治小便不利。

常用手法：按、揉、一指禅推。

（28）水道　ST28

定位：在下腹部，当脐中下 3 寸，距前正中线 2 寸。

解剖：当腹直肌及其鞘处；有第 12 肋间动、静脉分支和属支，外侧为腹壁下动、静脉；布有第 12 肋间神经（内部为小肠）。

主治：小腹胀满，小便不利，痛经，不孕，疝气。

配伍：配三阴交、中极治痛经、不孕。

常用手法：按、揉、一指禅推。

（29）归来　ST29

定位：在下腹部，当脐中下 4 寸，距前正中线 2 寸。

解剖：在腹直肌外缘，有腹内斜肌，腹横肌腱膜；外侧有腹壁下动、静脉；布有髂腹下神经。

主治：腹痛，疝气，月经不调，白带，阴挺。

配伍：配大敦治疝气；配三阴交、中极治月经不调。

常用手法：按、揉、一指禅推。

（30）气冲　ST30

定位：在腹股沟稍上方，当脐中下 5 寸，距前正中线 2 寸。

解剖：在耻骨结节外上方，有腹外斜肌腱膜，在腹内斜肌、腹膜肌下部；有腹壁浅动、静脉分支和属支，外壁为腹壁下动、静脉；布有髂腹股沟神经。

主治：肠鸣腹痛，疝气，月经不调，不孕，阳痿，阴肿。

配伍：配气海治肠鸣腹痛。

常用手法：按、揉、一指禅推。

（31）髀关　ST31

定位：在股前侧，当髂前上棘与髌底外侧端的连线上，屈髋时，平会阴，居缝匠肌外侧凹陷处。

解剖：在缝匠肌和阔筋膜张肌之间；深层有旋股外侧动、静脉分支和属支；布有股外侧皮神经。

主治：腰痛膝冷，痿痹，腹痛。

配伍：配伏兔治痿痹。

常用手法：按、揉、一指禅推。

（32）伏兔　ST32

定位：在股前侧，当髂前上棘与髌底外侧端的连线上，髌底上 6 寸。

解剖：在股直肌的肌腹中有旋股外侧动、静脉分支和属支；布有股前皮神经、股外侧皮神经。

主治：腰痛膝冷，下肢麻痹，疝气，脚气。

配伍：配髀关、阳陵泉治下肢痿痹。

常用手法：按、揉、一指禅推。

（33）阴市　ST33

定位：在股前侧，当髂前上棘与髌底外侧端的连线上，髌底上 3 寸。

解剖：在股直肌和股外侧肌之间；有旋股外侧动脉降支；布有股前皮神经、股外侧皮神经。

主治：腿膝痿痹，屈伸不利，疝气，腹胀腹痛。

配伍：配足三里、阳陵泉治腿膝痿痹。

常用手法：按、揉、一指禅推。

（34）梁丘　ST34　足阳明经郄穴

定位：屈膝，股前侧，当髂前上棘与髌底外侧端的连线上，髌底上 2 寸。

解剖：在股直肌和股外侧肌之间；有旋股外侧动脉降支；布有股前皮神经、股外侧皮神经。

主治：膝肿痛，下肢不遂，胃痛，乳痈，血尿。

配伍：配足三里、中脘治胃痛。

常用手法：按、揉、一指禅推。

（35）犊鼻　ST35

定位：屈膝，在膝部，髌骨与髌韧带外侧凹陷中。

解剖：在髌韧带外缘；有膝关节动、静脉网；布有腓肠外侧皮神经及腓总神经关节支。

主治：膝痛，下肢麻痹，屈伸不利，脚气。

配伍：配阳陵泉、足三里治膝痛。

常用手法：按、揉、一指禅推。

（36）足三里　ST36　本穴有强壮作用，为保健要穴

定位：在小腿前外侧，当犊鼻下 3 寸，距胫骨前缘一横指（中指）。

解剖：在胫骨前肌、趾长伸肌之间；有胫前动、静脉；为腓肠外侧皮神经及隐神经的皮支分布处，深层当腓深神经。

主治：胃痛，呕吐，噫膈，腹胀，泄泻，痢疾，便秘，乳痈，肠痈，下肢痹痛，水肿，癫狂，脚气，虚劳羸瘦。

配伍：配中脘、梁丘治胃痛；配内关治呕吐；配气海治腹胀；配膻中、乳根治乳痈；配阳陵泉、悬钟治下肢痹痛；常灸足三里可养生保健。

常用手法：按、揉、一指禅推。

（37）上巨虚　ST37　大肠经下合穴

定位：在小腿前外侧，当犊鼻下 6 寸。

解剖：在胫骨前肌中；有胫前动、静脉；布有腓肠外侧皮神经及隐神经的皮支，深层有腓深神经。

主治：肠鸣，腹痛，泄泻，便秘，肠痈，下肢痿痹，脚气。

配伍：配足三里、气海治便秘、泄泻。

常用手法：按、揉、一指禅推。

（38）条口　ST38

定位：在小腿前外侧，当犊鼻下 8 寸。

解剖：在胫骨前肌中；有胫前动、静脉；布有腓肠外侧皮神经及隐神经的皮支，深层当腓深神经。

主治：脘腹疼痛，下肢痿痹，转筋，跗肿，肩臂痛。

配伍：配肩髃、肩髎治肩臂痛。

常用手法：按、揉、一指禅推。

（39）下巨虚　ST39　小肠经下合穴

定位：在小腿前外侧，当犊鼻下 9 寸，距胫骨前缘一横指（中指）。

解剖：在胫骨前肌与趾长伸肌之间，深层为𧿹长伸肌；有胫前动、静脉；布有腓浅神经分支，深层为腓深神经。

主治：小腹痛，泄泻，痢疾，乳痈，下肢痿痹。

配伍：配天枢、气海治腹痛。

常用手法：按、揉、一指禅推。

（40）丰隆　ST40　足阳明经络穴

定位：在小腿前外侧，当外踝尖上 8 寸，条口外，距胫骨前缘二横指。

解剖：在趾长伸肌外侧和腓骨短肌之间；有胫前动脉分支；当腓浅神经处。

主治：头痛，眩晕，痰多咳嗽，呕吐，便秘，水肿，癫狂，下肢痿痹。

配伍：配风池治眩晕；配膻中、肺俞治痰多咳嗽。

常用手法：按、揉、一指禅推。

（41）解溪　ST41

定位：在足背与小腿交界处的横纹中央凹陷处，当𧿹长伸肌腱与趾长伸肌腱之间。

解剖：在𧿹长伸肌腱与趾长伸肌腱之间；有胫前动、静脉；浅部有腓浅神经，深层有腓深神经。

主治：头痛，眩晕，癫狂，腹胀，便秘，下肢痿痹。

配伍：配阳陵泉、悬钟治下肢痿痹。

常用手法：按、揉、一指禅推。

（42）冲阳　ST42

定位：在足背最高处，当𧿹长伸肌腱和趾长伸肌腱之间，足背动脉搏动处。

解剖：在趾长伸肌腱外侧；有足背动、静脉及足背静脉网；当腓浅神经的足背内侧皮神经第二支本干处，深层为腓深神经。

主治：口眼㖞斜，面肿，齿痛，癫狂痫，胃病，足痿无力。

配伍：配大椎、丰隆治癫狂痫。

常用手法：按、揉、一指禅推。

（43）陷谷　ST43

定位：在足背，当第 2、3 跖骨结合部前方凹陷处。

解剖：有第 2 跖骨间肌；有足背静脉网；布有足背内侧皮神经。

主治：面目浮肿，水肿，肠鸣腹痛，足背肿痛。

配伍：配上星、囟会、前顶、公孙治足面肿。

常用手法：按、揉、一指禅推。

（44）内庭 ST44

定位：在足背，第 2 趾与第 3 趾之间，趾蹼缘后方赤白肉际处。

解剖：有足背静脉网；布有腓浅神经足背支。

主治：齿痛，咽喉肿痛，口㖞，鼻衄，胃病吐酸，腹胀，泄泻，痢疾，便秘，热病，足背肿痛。

配伍：配合谷治齿痛；配地仓、颊车治口㖞。

常用手法：按、揉、一指禅推。

（45）厉兑 ST45

定位：在足第 2 趾末节外侧，距趾甲角 0.1 寸。

解剖：有趾背动脉形成的动脉网；布有腓浅神经的足背支。

主治：鼻衄，齿痛，咽喉肿痛，腹胀，热病，多梦，癫狂。

配伍：配内关、神门治多梦。

常用手法：按、揉、一指禅推。

（四）足太阴经络与腧穴

1. 足太阴经络

（1）循行

《灵枢·经脉》：脾足太阴之脉，起于大趾之端，循趾内侧白肉际，过核骨后，上内踝前廉，上踹内，循胫骨后，交出厥阴之前，上循膝股内前廉，入腹，属脾，络胃，上膈，挟咽，连舌本，散舌下。

其支者，复从胃别，上膈，注心中。

释义

循行部位起于足大趾内侧端（隐白穴），沿内侧赤白肉际，上行过内踝的前缘，沿小腿内侧正中线上行，在内踝上 8 寸处，交出足厥阴肝经之前，上行沿股内侧前缘，进入腹部，属脾，络胃，向上穿过膈肌，沿食道两旁，连舌本，散舌下。

本经脉分支从胃别出，上行通过膈肌，注入心中，交于手少阴心经。

（2）病候

《灵枢·经脉》：是动则病，舌本强，食则呕，胃脘痛，腹胀善噫，得后与气，则快然如衰，身体皆重。是主脾所生病者，舌本痛，体不能动摇，食不下，烦心，心下急痛，溏瘕泄，水闭，黄疸，不能卧，强立（欠）股膝内肿、厥，足大指不用。

释义

若脾经出现问题，会出现腹胀、便溏、下利、胃脘痛、嗳气、身重无力等。此外，舌根强痛、下肢内侧肿胀等均显示脾经失调。

（3）主要病候：胃脘痛、食则呕、嗳气、腹胀、腹胀便溏、黄疸、身重无力、舌根强痛、下肢内侧肿胀、厥冷等症。

（4）主治概要：本经腧穴主治脾胃病、妇科病、前阴病和经脉循行部位的其他病症。

2. 足太阴经腧穴 左右各 21 穴，共 42 穴。

（1）隐白 SP1

定位：在足大趾末节内侧，距趾甲角 0.1 寸。

解剖：有趾背动脉；布有腓浅神经的足背支及足底内侧神经。

主治：①便血，尿血，月经过多，崩漏；②狂证，多梦惊风，昏厥；③胸痛，腹胀。

配伍：配地机、三阴交治疗出血症。

常用手法：按、揉、点、拿。

（2）大都　SP2

定位：在足内侧缘，当足大趾本节（第1跖趾关节）前下方赤白肉际凹陷处。

解剖：在𧿹展肌止点；有足底内侧动、静脉的分支；布有足底内侧神经的趾底固有神经。

主治：①腹胀，胃痛，消化不良，泄泻，便秘；②热病，汗不出，体重肢肿；③心痛，心烦。

配伍：配足三里治腹胀。

常用手法：按、揉、点、拿。

（3）太白　SP3　脾经原穴

定位：在足内侧缘，当足大趾本节（第1跖骨关节）后下方赤白肉际凹陷处。

解剖：在𧿹展肌中；有足背静脉网，足底内侧动脉及足跗内侧动脉分支；布有隐神经及腓浅神经分支。

主治：①胃痛，腹胀，腹痛，肠鸣，泄泻，呕吐，痢疾，便秘，痔疾；②脚气，体重节痛。

配伍：配中脘、足三里治胃痛。

常用手法：按、揉、点、拿。

（4）公孙　SP4　足太阴经络穴；八脉交会穴之一，通于冲脉

定位：在足内侧缘，当第1跖骨基底部的前下方。

解剖：在𧿹展肌中；有跗内侧动脉分支及足背静脉网；布有隐神经及腓浅神经分支。

主治：①胃痛，呕吐，饮食不化，腹胀腹痛，肠鸣，泄泻，痢疾；②心烦失眠，发狂妄言；③嗜卧，水肿；④足痛，足肿，脚气。

配伍：配中脘、内关治胃酸过多、胃痛。

常用手法：按、揉、点、拿。

（5）商丘　SP5

定位：在足内踝前下方凹陷中，当舟骨结节与内踝尖连线的中点处。

解剖：有跗内侧动脉，大隐静脉；布有隐神经及腓浅神经分支丛。

主治：腹胀，泄泻，便秘，黄疸，足踝痛。

配伍：配气海、足三里治腹胀、肠鸣。

常用手法：按、揉、点、拿。

（6）三阴交　SP6　足太阴、少阴、厥阴经交会穴

定位：在小腿内侧，当足内踝尖上3寸，胫骨内侧缘后方。

解剖：在胫骨后缘和比目鱼肌之间，深层有趾长屈肌；有大隐静脉，胫后动、静脉；布有小腿内侧皮神经，深层后方有胫神经。

主治：①肠鸣，腹胀，泄泻，消化不良；②月经不调，痛经，经闭，赤白带下，阴挺，产后血晕，滞产，不孕；③阳痿，遗精，遗尿，疝气，小便不利；④下肢痿痹，脚气。

配伍：配足三里治肠鸣泄泻；配中极治月经不调；配子宫治疗阴挺；配大敦治疝气；配内关、神门治失眠。

常用手法：按、揉、点、拿。

（7）漏谷 SP7

定位：在小腿内侧，当内踝尖与阴陵泉的连线上，距内踝尖 6 寸，胫骨内侧缘后方。

解剖：在胫骨后缘与比目鱼肌之间，深层有屈趾长肌；有大隐静脉，胫后动、静脉；有小腿内侧皮神经，深层内侧后方有胫神经。

主治：①腹胀、肠鸣；②小便不利，遗精；③下肢痿痹，腿膝厥冷，足踝肿痛。

配伍：配足三里治腹胀肠鸣。

常用手法：按、揉、点、拿。

（8）地机 SP8 足太阴经郄穴

定位：在小腿内侧，当内踝尖与阴陵泉的连线上，阴陵泉下 3 寸。

解剖：在胫骨后缘与比目鱼肌之间；前方有大隐静脉及膝最上动脉的末支，深层有胫后动、静脉；布有小腿内侧皮神经，深层后方有胫神经。

主治：腹痛，泄泻，小便不利，水肿，月经不调，痛经，遗精。

配伍：配三阴交治痛经；配隐白治崩漏。

常用手法：按、揉、点、拿。

（9）阴陵泉 SP9

定位：在小腿内侧，当胫骨内侧踝后下方凹陷处。

解剖：在胫骨后缘和腓肠肌之间，比目鱼肌起点上；前方有大隐静脉，膝最上动脉，最深层有胫后动、静脉；布有小腿内侧皮神经本干，最深层有胫神经。

主治：①腹胀，水肿，小便不利，泄泻，尿失禁，黄疸；②茎中痛，遗精，妇人阴痛；③膝痛。

配伍：配肝俞、至阳治黄疸；阴陵泉透阳陵泉治膝痛。

常用手法：按、揉、点、拿。

（10）血海 SP10

定位：屈膝，在股内侧，髌底内侧端上 2 寸，当股四头肌内侧头的隆起处。

简便取穴：患者屈膝，医者以左手掌心按于患者右膝髌骨上缘，二至五指向上伸直，拇指约呈 45°斜置，拇指尖下是穴。对侧取法仿此。

解剖：在股骨内上髁上缘，股内侧肌中间；有股动、静脉肌支；布有股前皮神经及股神经肌支。

主治：①月经不调，痛经，闭经，崩漏；②瘾疹，丹毒，皮肤瘙痒；③小便淋涩；④股内侧痛。

配伍：①配带脉，有调经统血的作用，主治月经不调；②配犊鼻、阴陵泉、阳陵泉，有舒筋活络、利关节的作用，主治膝关节疼痛；③配合谷、曲池、三阴交，有疏风清热凉血的作用，主治荨麻疹。

常用手法：按、揉、点、拿。

（11）箕门 SP11

定位：在股内侧，当血海与冲门连线上，血海上 6 寸。

解剖：在缝匠肌内侧缘，深层有大收肌；有大隐静脉，深层之外方有股动、静脉；布有股前皮神经，深部有隐神经。

主治：小便不利，遗尿，腹股沟肿痛。

配伍：配太冲治疗腹股沟疼痛。

常用手法：按、揉、点、拿。

（12）冲门　SP12　足太阴经、厥阴经交会穴

定位：在腹股沟外侧，距耻骨联合上缘中点 3.5 寸，当髂外动脉搏动处的外侧。

解剖：在腹股沟韧带中点外侧的上方，在腹外斜肌腱膜及腹内斜肌下部；内侧为股动、静脉；布有股神经。

主治：①腹痛；②疝气，痔疾；③崩漏，带下。

配伍：配大敦治疝气。

常用手法：按、揉、点、拿。

（13）府舍　SP13　足太阴经、厥阴经与阴维脉交会穴

定位：在下腹部，当脐中下 4 寸，冲门上方 0.7 寸，距前正中线 4 寸。

解剖：在腹股沟韧带上方外侧，腹外斜肌腱膜及腹内斜肌下部，深层为腹横肌下部；有腹壁浅动脉，肋间动、静脉；布有髂腹股沟神经（右当盲肠下部，左当乙状结肠下部）。

主治：腹痛，疝气，积聚。

配伍：配气海治腹痛。

常用手法：按、揉、点、拿。

（14）腹结　SP14

定位：在下腹部，大横下 1.3 寸，距前正中线 4 寸。

解剖：在腹内、外斜肌及腹横肌肌部；有第 11 肋间动、静脉；布有第 11 肋间神经。

主治：腹痛，泄泻，疝气。

配伍：配气海、天枢治腹痛。

常用手法：按、揉、点、拿

（15）大横　SP15　足太阴与阴维脉交会穴

定位：在腹中部，距脐中 4 寸。

解剖：在腹外斜肌肌部及腹横肌肌部；有第 11 肋间动、静脉；布有第 12 肋间神经。

主治：泄泻，便秘，腹痛。

配伍：配天枢、足三里治腹痛。

常用手法：按、揉、点、拿。

（16）腹哀　SP16　足太阴经与阴维脉交会穴

定位：在上腹部，当脐中上 3 寸，距前正中线 4 寸。

解剖：在腹内、外斜肌及腹横肌肌部；有第 8 肋间动、静脉；布有第 8 肋间神经。

主治：消化不良，腹痛，便秘，痢疾。

配伍：配气海治肠鸣。

常用手法：按、揉、点、拿。

（17）食窦　SP17

定位：在胸外侧部，当第 5 肋间隙，距前正中线 6 寸。

解剖：在第 5 肋间隙，前锯肌中，深层有肋间内、外肌；有胸外侧动、静脉，胸腹壁动、静脉；布有第 5 肋间神经外侧皮支。

主治：胸胁胀痛，噫气，反胃，腹胀，水肿。

配伍：配膻中治胸胁胀痛。

常用手法：按、揉、点、拿。

（18）天溪　SP18

定位：在胸外侧部，当第 4 肋间隙，距前正中线 6 寸。

解剖：在第 4 肋间隙，胸大肌外下缘，下层为前锯肌，再深层为肋间内、外肌；有胸外侧动、静脉分支和属支，胸腹壁动、静脉；第 4 肋间动、静脉；布有第 4 肋间神经。

主治：胸胁疼痛，咳嗽，乳痈，乳汁少。

常用手法：按、揉、点、拿。

（19）胸乡　SP19

定位：在胸外侧部，当第 3 肋间隙，距前正中线 6 寸。

解剖：在第 3 肋间隙，胸大肌、胸小肌外缘，前锯肌中，下层为肋间内、外肌；有胸外侧动、静脉，第 3 肋间动、静脉；布有第 3 肋间神经。

主治：胸胁胀痛。

配伍：配膻中治胸胁胀痛。

常用手法：按、揉、点、拿。

（20）周荣穴　SP20

定位：在胸外侧部，当第 2 肋间隙，距前正中线 6 寸。

解剖：在第 2 肋间隙，胸大肌中，下层为胸小肌，肋间内、外肌；有胸外侧动、静脉，第 2 肋间动、静脉；布有胸前神经分支，正当第 1 肋间神经。

主治：咳嗽，气逆，胸胁胀满。

配伍：配膻中治胸胁胀满。

常用手法：按、揉、点、拿。

（21）大包穴　SP21

定位：在侧胸部，腋中线上，当第 6 肋间隙处。

解剖：在第 6 肋间隙，前锯肌中；有胸背动、静脉及第 6 肋间动、静脉；布有第 6 肋间神经，当胸长神经直系的末端。

主治：气喘，胸胁痛，全身疼痛，四肢无力。

配伍：配足三里治四肢无力。

常用手法：按、揉、点、拿。

（五）手少阴经络与腧穴

1. 手少阴经络

（1）循行

《灵枢·经脉》：心手少阴之脉，起于心中，出属心系，下膈，络小肠。

其支者，从心系，上挟咽，系目系。

其直者，复从心系，却上肺，出下腋下，下循臑内后廉，行太阴、心主之后，下肘内，循臂内后廉，抵掌后锐骨之端，入掌内后廉，循小指之内，出其端。

释义

本经自心中起始，出来属于心系（心脏周围脉管等组织），向下贯穿膈肌，联络小肠。

它的分支，从心系向上，挟着食道上端两旁，连系目系（眼球与脑相连的组织）。

它外行的主干，从心系上肺，斜走出于腋下（极泉），沿上肢前边，行于手太阴经和手厥阴心包经的内侧，下行肘关节（少海），沿前臂尺侧，到手掌后豌豆骨突起处（神门），进入掌中，沿小指桡侧出其末端（少冲）。脉气由此与手太阳小肠经相连。

（2）病候

《灵枢·经脉》：是动则病，嗌干，心痛，渴而欲饮，是为臂厥。是主心所生病者，目黄，胁痛，臑臂内后廉痛、厥、掌中热痛。

释义

本经异常则表现为下列病症：咽喉干燥，心痛，口渴引饮；还可发生前臂部的气血阻逆，如厥冷、麻木、疼痛等症。本经穴主治"心"方面所发生的病症，眼睛昏黄，胁肋疼痛，上臂、前臂的内侧后边疼痛、厥冷、掌心热。

（3）主要病候：心痛、咽干、口渴、目黄、胁痛、上臂内侧痛、手心发热等症。

（4）主治概要：本经腧穴主治心、胸、神志病和经脉循行部位的其他病症。

2. 手少阴经腧穴　左右各 9 穴，共 18 穴。

（1）极泉　HT1

定位：正坐或仰卧，上臂外展，在腋窝顶点，腋动脉搏动处。

解剖：皮肤→皮下组织→臂丛、腋动脉、腋静脉→背阔肌腱→大圆肌。浅层有肋间臂神经分布。深层有桡神经、尺神经、正中神经、前臂内侧皮神经、臂内侧皮神经，腋动、静脉等结构。

主治：①上肢不遂，肩臂疼痛；②心痛，胸闷，胁肋胀痛；③瘰疬；④咽干烦渴。

常用手法：弹、拨、拿、按、揉。

（2）青灵　HT2

定位：正坐或仰卧，举臂，在臂内侧，当极泉与少海的连线上，肘横纹上 3 寸，肱二头肌的内侧沟中。

解剖：皮肤→皮下组织→臂内侧肌间隔与肱肌。浅层布有臂内侧皮神经，前臂内侧皮神经，贵要静脉。深层有肱动、静脉，正中神经，尺神经，尺侧上副动、静脉和肱三头肌。

主治：①目黄，头痛；②振寒，胁痛；③肩臂痛。

常用手法：按、揉、拿。

（3）少海　HT3　合穴

定位：正坐，屈肘，在肘横纹内侧端与肱骨内上髁连线的中点处。

解剖：皮肤→皮下组织→旋前圆肌→肱肌。浅层布有前臂内侧皮神经，贵要静脉。深层有正中神经，尺侧返动、静脉和尺侧下副动、静脉的吻合支。

主治：①肘臂挛痛，手颤；②头项痛，腋胁痛；③心痛，健忘；④暴喑，瘰疬。

常用手法：弹、拨、拿、按、揉。

（4）灵道　HT4　经穴

定位：正坐，仰掌，在前臂掌侧，当尺侧腕屈肌腱的桡侧缘，腕横纹上 1.5 寸。

解剖：皮肤→皮下组织→尺侧腕屈肌与指浅屈肌之间→指深屈肌→旋前方肌。浅层布有前臂内侧皮神经，贵要静脉属支。深层有尺动、静脉和尺神经等。

主治：①肘臂挛痛；②心痛，心悸怔忡；③暴喑，舌强不语；④瘛疭。

常用手法：弹、拨、拿、按、揉。

（5）通里　HT5　络穴

定位：正坐，仰掌，在前臂掌侧，当尺侧腕屈肌腱的桡侧缘，腕横纹上 1 寸。

解剖：皮肤→皮下组织→尺侧腕屈肌与指浅屈肌之间→指深屈肌→旋前方肌。浅层有前臂内侧皮神经，贵要静脉属支。深层分布有尺动、静脉和尺神经。

主治：①心悸，怔忡；②暴喑，舌强不语；③腕臂痛。

常用手法：弹、拨、拿、按、揉。

（6）阴郄　HT6

定位：正坐，仰掌，在前臂掌侧，当尺侧腕屈肌腱的桡侧缘，腕横纹上 0.5 寸。

解剖：皮肤→皮下组织→尺侧腕屈肌腱桡侧缘→尺神经。浅层有前臂内侧皮神经、贵要静脉属支等分布。深层有尺动、静脉。

主治：①心痛，心悸，惊恐；②吐血，衄血；③暴喑失语，骨蒸盗汗。

常用手法：弹、拨、拿、按、揉。

（7）神门　HT7

定位：正坐，仰掌，在腕部，腕掌侧横纹尺侧端，尺侧腕屈肌腱的桡侧凹陷处。

解剖：皮肤→皮下组织→尺侧腕屈肌腱桡侧缘。浅层有前臂内侧皮神经、贵要静脉属支和尺神经掌支。深层有尺动、静脉和尺神经。

主治：①心痛，心烦，惊悸，怔忡，失眠，健忘，癫狂痫；②胸胁痛，掌中热。

常用手法：弹、拨、拿、按、揉。

（8）少府　HT8　荥穴

定位：正坐，在手掌面，第 4、5 掌骨之间，握拳时，当小指尖处。

解剖：皮肤→皮下组织→掌腱膜→环指的浅、深屈肌腱与小指的浅、深屈肌腱之间→第 4 蚓状肌→第 4 骨间背侧肌。浅层有尺神经掌支分布。深层布有指掌侧总动、静脉，指掌侧固有神经（尺神经分支）。

主治：①小指拘急疼痛，掌中热；②心悸，善惊，胸痛；③小便不利，遗尿，阴痒。

常用手法：弹、拨、拿、按、揉。

（9）少冲　HT9　井穴

定位：正坐，在手小指末节桡侧，距指甲角 0.1 寸。

解剖：皮肤→皮下组织→指甲根。布有尺神经的指掌侧固有神经指背支和指掌侧固有动、静脉指背支形成的动、静脉网。

主治：①心悸，心痛，癫狂，中风昏迷；②热病；③臂内后廉痛，胸胁痛。

常用手法：掐、揉或三棱针点刺出血；可灸。

（六）手太阳经络与腧穴

1. 手太阳经络

（1）循行

《灵枢·经脉》：小肠手太阳之脉，起于小指之端，循手外侧上腕，出踝中，直上循臂骨下廉，出肘内侧两筋骨之间，上循臑外后廉，出肩解，绕肩胛，交肩上，入缺盆，络心，循咽下膈，抵胃，属小肠。

其支者，从缺盆循颈，上颊，至目锐眦，却入耳中。

其支者，别颊上𬳶，抵鼻，至目内眦（斜络于颧）。

释义

手太阳小肠经自手小指尺侧端（少泽）起始，沿手掌尺侧缘上行，出尺骨茎突，沿前臂后边尺侧直上，出尺骨鹰嘴和肱骨内上髁之间（小海），向上沿上臂后边内侧，行至肩关节后面，绕行肩胛，在大椎穴与督脉相会，向前进入缺盆（锁骨上窝），深入体腔，联络心脏，沿着食管下行，贯穿膈肌，到达胃部，入属小肠。

它的分支，从锁骨上窝沿颈上颊，到外眼角，折回来进入耳中（听宫）。

另一条支脉，从面颊部分出，行至眶下，到达鼻根部的内眼角，然后斜行到颧部（颧髎）。脉气由此与足太阳膀胱经相接。

（2）病候

《灵枢·经脉》：是动则病，嗌痛，颔肿，不可以顾，肩似拔，臑似折。是主液所生病者：耳聋，目黄，颊肿，颈、颔、肩、臑、肘臂外后廉痛。

释义

本经异常就表现为下列病症：咽喉痛，颔下肿不能回顾，肩部牵拉样疼痛，上臂痛如折断。本经穴主治"液"方面所发生的病症，如耳聋，眼睛发黄，面颊肿，颈部、颔下、肩胛、上臂、前臂的外侧后部疼痛。

（3）主要病候：少腹痛、腰脊痛引睾丸、耳聋、目黄、颊肿、咽喉肿痛、肩臂外侧后缘痛等症。

（4）主治概要：本经腧穴主治头、项、耳、目、咽喉病和热病、神志病，以及经脉循行部位的其他病症。

2. 手太阳经腧穴　左右各 19 穴，共 38 穴。

（1）少泽　SI1　井穴

定位：俯掌，在手小指末节尺侧，距甲根角 0.1 寸。

解剖：皮肤→皮下组织→指甲根。分布有尺神经指掌侧固有神经的指背支和小指尺掌侧动、静脉指背支形成的动、静脉网。

主治：①肩臂外侧后缘疼痛；②头痛，目翳，咽喉肿痛，耳鸣，耳聋；③乳痈，乳少；④热病，昏迷。

配伍：配膻中、乳根治乳汁少、乳痈。

常用手法：掐、按、揉。

（2）前谷　SI2　荥穴

定位：自然半握拳，在手尺侧，微握拳，当小指本节，第 5 指关节前的掌指横纹头赤白肉际处。

解剖：皮肤→皮下组织→小指近节指骨基底部。分布有尺神经的指背神经、尺神经的指掌侧固有神经和小指尺掌侧动、静脉。

主治：①耳鸣，头痛，目痛，咽喉肿痛；②癫狂，痫证；③乳少；④热病汗不出，疟疾。

配伍：配耳门、翳风治耳鸣。

常用手法：掐、按、揉。

（3）后溪　SI3　输穴　八脉交会穴　通督脉

定位：自然半握拳，在手掌尺侧，微握拳，当小指本节（第 5 掌指关节）后的远侧掌横纹头赤白肉际处。

解剖：皮肤→皮下组织→小指展肌→小指短屈肌。浅层分布有尺神经手背支、尺神经掌支和皮下浅静脉等。深层有小指尺掌侧固有动、静脉和指掌侧固有神经。

主治：①腰背痛，头项强痛，手指及肘臂挛痛；②目赤，咽喉肿痛，耳聋；③癫狂痫；④热病，疟疾。

配伍：配列缺、悬钟治项强痛；配水沟治急性腰扭伤。

常用手法：掐、按、揉。

（4）腕骨 SI4

定位：俯掌，在手掌尺侧，当第5掌骨基底与钩骨之间的凹陷处，赤白肉际处。

解剖：皮肤→皮下组织→小指展肌→豆掌韧带。浅层布有前臂内侧皮神经、尺神经掌支、尺神经手背支和浅静脉等。深层有尺动、静脉的分支或属支。

主治：①头痛，项强，耳鸣耳聋，目翳；②热病汗不出，疟疾；③黄疸，消渴，胁痛。

配伍：配阳陵泉、肝俞、胆俞治黄疸。

常用手法：掐、按、揉。

（5）阳谷 SI5 经穴

定位：俯掌，在手腕尺侧，当尺骨茎突与三角骨之间的凹陷处。

解剖：皮肤→皮下组织→尺侧腕伸肌腱的前方。浅层有尺神经手背支、贵要静脉等分布。深层有尺动脉的腕背支。

主治：①头痛，目眩；②耳鸣，耳聋；③热病，癫狂痫；④腕痛。

配伍：配阳池治腕痛。

常用手法：掐、按、揉。

（6）养老 SI6 郄穴

定位：侧腕对掌，在前臂背面尺侧，当尺骨小头近端桡侧凹陷中。

解剖：皮肤→皮下组织→尺侧腕伸肌腱。浅层布有前臂内侧皮神经、前臂后皮神经、尺神经手背支和贵要静脉属支。深层有腕背动、静脉网。

主治：①急性腰痛；②肩、背、肘臂酸痛；③目视不明。

配伍：配太冲、足三里治目视不明。

常用手法：掐、按、揉。

（7）支正 SI7 络穴

定位：侧腕对掌或掌心对胸，在前臂背面尺侧，当阳谷与小海的连线上，腕背横纹上5寸。

解剖：皮肤→皮下组织→尺侧腕屈肌→指深屈肌→前臂骨间膜。浅层布有前臂内侧皮神经，贵要静脉属支。深层有尺动、静脉和尺神经。

主治：①头痛，目眩；②项强，肘臂挛痛，手指痛；③热病，消渴；④癫狂。

配伍：配合谷治头痛。

常用手法：掐、按、揉。

（8）小海 SI8 合穴

定位：微屈肘，在肘外侧，当尺骨鹰嘴与肱骨内上髁之间凹陷处。

解剖：皮肤→皮下组织→尺神经沟内。浅层布有前臂内侧皮神经尺侧支，臂内侧皮神经，贵要静脉属支。深层在尺神经沟内有尺神经，尺神经的后外侧有尺侧上副动、静脉与尺动、静脉的尺侧返动、静脉后支吻合成的动、静脉网。

主治：①肘臂疼痛；②癫痫；③耳鸣，耳聋。

配伍：配手三里治肘臂疼痛。

常用手法：弹拨。

（9）肩贞 SI9

定位：正坐，自然垂臂，在肩关节后下方，臂内收时，腋后纹头上1寸（指寸）。

解剖：皮肤→皮下组织→三角肌后缘→肱三头肌长头→大圆肌→背阔肌腱。浅层布有第2肋间神经的外侧皮支和臂外侧上皮神经。深层有桡神经等结构。

主治：①肩胛痛，手臂麻木，上肢不举，肩周炎；②缺盆中痛；③耳鸣耳聋。

配伍：配肩髃、肩髎治疗肩周炎。配肩髎、曲池、肩井、手三里、合谷治疗上肢不遂。

常用手法：**㨰、按、拿、揉、一指禅推。**

（10）臑俞　SI10

定位：正坐，自然垂臂，在肩部，当腋后纹头直上，肩胛冈下缘凹陷中。

解剖：皮肤→皮下组织→三角肌→冈下肌。浅层布有锁骨上外侧神经。深层有肩胛上动、静脉的分支或属支；旋肱后动、静脉的分支或属支等。

主治：①肩臂疼痛；②瘰疬。

配伍：配肩髃、曲池治肩臂疼痛。

常用手法：**㨰、拿、按、揉、一指禅推。**

（11）天宗　SI11

定位：正坐，自然垂臂，在肩胛部，当冈下窝中央凹陷处，与第4胸椎相平。

解剖：皮肤→皮下组织→斜方肌→冈下肌。浅层有第4胸神经后支的皮支和伴行的动、静脉。深层布有肩胛上神经的分支和旋肩胛动、静脉的分支或属支。

主治：①肩胛疼痛，肩臂外后侧痛；②乳痈；③气喘。

配伍：配肩外俞治肩胛痛；配膻中、足三里治乳痈。

常用手法：**㨰、按、揉、一指禅推。**

（12）秉风　SI12

定位：正坐，自然垂臂，在肩胛部，冈上窝中央，天宗直上，举臂有凹陷处。

解剖：皮肤→皮下组织→斜方肌→冈上肌。浅层布有第2胸神经后支的皮支和伴行的动、静脉。深层有肩胛上神经的分支和肩胛上动、静脉的分支或属支。

主治：①肩臂疼痛，上肢酸麻、不举；②咳嗽。

配伍：配天宗治肩胛疼痛。

常用手法：**㨰、按、揉、一指禅推。**

（13）曲垣　SI13

定位：正坐，自然垂臂，在肩胛部，冈上窝内侧端，当臑俞与第2胸椎棘突连线的中点处。

解剖：皮肤→皮下组织→斜方肌→冈上肌。浅层有第2、3胸神经后支的皮支和伴行的动、静脉。深层布有肩胛上神经的肌支和肩胛上动、静脉，肩胛背动、静脉的分支或属支。

主治：肩背痛、肩胛部拘挛疼痛。

配伍：配天宗、秉风治肩胛疼痛。

常用手法：按、揉。

（14）肩外俞　SI14

定位：取正坐位或伏俯位，在背部，当第1胸椎棘突下，旁开3寸。

解剖：皮肤→皮下组织→斜方肌→菱形肌。浅层有第1、2胸神经后支的皮支和伴行的动、静脉。深层分布有颈横动、静脉的分支或属支和肩胛背神经的肌支。

主治：肩背酸痛，颈项强急，肘臂冷痛。

配伍：配肩中俞、大椎、列缺治肩背疼痛。

常用手法：**㨰、按、揉、一指禅推。**

（15）肩中俞　SI15

定位：正坐，或伏俯，或俯卧。在背部，当第7颈椎棘突下，旁开2寸。

解剖：皮肤→皮下组织→斜方肌→菱形肌。浅层有第 8 颈神经后支、第 1 胸神经后支的皮支分布。深层有副神经、肩胛背神经分布和颈横动、静脉。

主治：①肩背疼痛；②落枕；③咳喘；④目视不明。

配伍：配肩外俞、大椎治肩背疼痛。

常用手法：滚、按、揉、一指禅推。

（16）天窗　SI16

定位：正坐，在颈外侧部，胸锁乳突肌的后缘，扶突后，与喉结平。

解剖：皮肤→皮下组织→胸锁乳突肌后缘→肩胛提肌→头、颈夹肌。浅层有耳大神经、枕小神经和颈外静脉。深层布有颈升动、静脉的分支或属支。

主治：①颈项强痛；②咽喉肿痛，暴喑；③耳鸣，耳聋；④癫狂；⑤瘾疹。

配伍：配列缺治颈项强痛。

常用手法：拿、揉。

（17）天容　SI17

定位：正坐。在颈外侧部，当下颌角的后方，胸锁乳突肌的前缘凹陷中。

解剖：皮肤→皮下组织→面动脉后方→二腹肌腱及茎突舌骨肌。浅层有耳大神经和颈外静脉等结构。深层有面动、静脉，颈内静脉，副神经，迷走神经，舌下神经，颈上神经节等重要结构。

主治：①咽喉肿痛，颈项肿痛；②耳鸣，耳聋。

配伍：配列缺治颈项强痛。

常用手法：拿、揉。

（18）颧髎　SI18

定位：取正坐位，或仰卧位，在面部，当目外眦直下，颧骨下缘凹陷处。

解剖：皮肤→皮下组织→颧肌→咬肌→颞肌。浅层布有上颌神经的眶下神经分支，面神经的颧支、颊支，面横动、静脉的分支或属支。深层有三叉神经的下颌神经分支。

主治：①口眼㖞斜，眼睑瞤动；②齿痛，唇肿。

配伍：配地仓、颊车治口㖞；配合谷治齿痛。

常用手法：按、揉。

（19）听宫　SI19

定位：正坐或仰卧，在面部，耳屏前，下颌骨髁突的后方，张口时呈凹陷处。

解剖：皮肤→皮下组织→外耳道软骨。布有耳颞神经，颞浅动、静脉耳前支的分支或属支等结构。

主治：①耳鸣，耳聋，聤耳；②齿痛；③癫狂痫。

配伍：配翳风、中渚治耳鸣、耳聋。

常用手法：微张口，滚、按、揉、一指禅推、振法。

（七）足太阳经络与腧穴

1. 足太阳经络

（1）循行

《灵枢·经脉》：膀胱足太阳之脉，起于目内眦，上额，交巅。

其支者，从巅至耳上角。

其直者，从巅入络脑，还出别下项，循肩髆内，挟脊抵腰中，入循膂，络肾，属膀胱。

其支者，从腰中，下挟脊，贯臀，入腘中。

其支者，从髆内左右别下贯胛，挟脊内，过髀枢，循髀外从后廉下合腘中以下贯腨内，出外踝之后，循京骨至小趾外侧。

释义

循行部位起于目内眦（睛明穴），上达额部，左右交会于头顶部（百会穴）。

本经脉分支从头顶部分出，到耳上角部。

直行本脉从头顶部分别向后行至枕骨处，进入颅腔，络脑，回出分别下行到项部（天柱穴），下行交会于大椎穴，再分左右沿肩胛内侧，脊柱两旁（一寸五分），到达腰部（肾俞穴），进入脊柱两旁的肌肉，深入体腔，络肾，属膀胱。

本经脉一分支从腰部分出，沿脊柱两旁下行，穿过臀部，从股后侧外缘下行至腘窝中（委中穴）。

另一分支从项分出下行，经肩胛内侧，从附分穴挟脊（三寸）下行至髀枢，经股后侧至腘窝中与前一支脉汇合，然后下行穿过腓肠肌，出走于足外踝后，沿足背外侧缘至小趾外侧端（至阴穴），交于足少阴肾经。

（2）病候

《灵枢·经脉》：是动则病，冲头痛，目似脱，项如拔，脊痛，腰似折，髀不可以曲，腘如结，腨如裂，是为踝厥。是主筋所生病者，痔，疟。狂、癫疾，头囟项痛，目黄，泪出，鼽衄，项、背、腰、尻、腘、腨、脚皆痛，小指不用。

（3）主要病候：小便不通、遗尿、癫狂、疟疾、目痛、迎风流泪、鼻塞多涕、鼻衄、头痛，以及项、背、股、臀部和下肢后侧本经循行部位疼痛等症。

（4）主治概要：本经腧穴主治头、项、目、背、腰、下肢病症，以及脏腑、神志病。

2. 足太阳经腧穴 左右各67穴，共134穴。

（1）睛明 BL1

定位：正坐或仰卧，在面部，目内眦角稍上方凹陷处。

解剖：在眶内缘睑内侧韧带中，深部为内直肌；有内眦动、静脉，深层上方有眼动、静脉本干；布有滑车上、下神经，深层为眼神经，上方为鼻睫神经。

主治：①目赤肿痛，迎风流泪，胬肉攀睛，目翳；②目视不明，近视，夜盲，色盲，目眩。

配伍：配球后、光明治目视不明（视物不明）。

常用手法：嘱患者闭目。按、揉、一指禅推、点。

（2）攒竹 BL2

定位：正坐，或仰卧，在面部，当眉头凹陷，眶上切迹处。

解剖：有额肌及皱眉肌；当额动、静脉处；布有额神经内侧支。

主治：①头痛，目眩，眉棱骨痛，目赤肿痛；②目视不明，流泪，眼睑润动，近视；③口眼㖞斜，眼睑下垂。

配伍：配阳白治口眼㖞斜、眼睑下垂。

常用手法：㨰、按、揉、一指禅推。

（3）眉冲 BL3

定位：正坐或仰卧，在头部，当攒竹直上入发际0.5寸，神庭与曲差连线之间。

解剖：有额肌；当额动、静脉处；布有额神经内侧支。

主治：①头痛，眩晕；②目视不明，鼻塞；③癫痫。

配伍：配太阳治头痛。

常用手法：滚、按、揉、一指禅推。

（4）曲差　BL4

定位：正坐或仰卧，在头部，当发际正中直上 0.5 寸，旁开 1.5 寸，即神庭与头维连线的内 1/3 与中 1/3 交点上。

解剖：有额肌；当额动、静脉处；布有额神经内侧支。

主治：①头痛，头晕；②目视不明，目痛；③鼻塞，衄。

配伍：配合谷治头痛、鼻塞。

常用手法：滚、按、揉、一指禅推。

（5）五处　BL5

定位：正坐或仰卧，在头部，当前发际正中直上 1 寸，旁开 1.5 寸。

解剖：有额肌；当额动、静脉处；布有额神经内侧支。

主治：①头痛，目眩；②目视不明，鼻衄；③癫痫。

配伍：配合谷、太冲治头痛、目眩。

常用手法：滚、按、揉、一指禅推。

（6）承光　BL6

定位：在头部，当前发际正中直上 2.5 寸，旁开 1.5 寸。

解剖：有帽状腱膜；有额动、静脉，颞浅动、静脉及枕动、静脉的吻合网；当额神经外侧支和枕大神经汇合处。

主治：①目视不明；②中风偏瘫，癫痫；③头晕目眩。

配伍：配百会治头痛。

常用手法：滚、按、揉、一指禅推。

（7）通天　BL7

定位：在头部，当前发际正中直上 4 寸，旁开 1.5 寸。

解剖：有帽状腱膜；有颞浅动、静脉和枕动、静脉的吻合网；布有枕大神经分支。

主治：①鼻塞，鼻中息肉，鼻疮，鼻渊，鼻衄；②头痛，目眩；③中风偏瘫，癫痫。

配伍：配迎香、合谷治鼻疾。

常用手法：滚、按、揉、一指禅推。

（8）络却　BL8

定位：在头部，当前发际正中直上 5.5 寸，旁开 1.5 寸。

解剖：在枕肌停止处；有枕动、静脉分支和属支；布有枕大神经分支。

主治：①目视不明；②中风偏瘫，癫痫；③耳鸣。

配伍：配风池治头晕。

常用手法：滚、按、揉、一指禅推。

（9）玉枕　BL9

定位：正坐或俯卧，在后头部，当后发际正中直上 2.5 寸，旁开 1.3 寸，平枕外隆凸上缘的凹陷处。

主治：①头痛；②目痛，不能远视，目视不明；③鼻塞；④呕吐；⑤癫痫。

常用手法：滚、按、揉、一指禅推。

（10）天柱　BL10

定位：在项部，大筋（斜方肌）之外缘后发际中，约当后发际正中旁开1.3寸。

解剖：在斜方肌起部，深层为头半棘肌；有枕动、静脉干；布有枕大神经干。

主治：①头晕，目眩；②头痛，项强，肩背痛；③鼻塞，咽喉痛。

常用手法：滚、按、揉、一指禅推。

（11）大杼　BL11　八会穴之骨会

定位：正坐或俯卧，在背部，当第1胸椎棘突下，旁开1.5寸。

解剖：有斜方肌、菱形肌、上后锯肌，最深层为最长肌；有第1肋间动、静脉后支，布有第1胸神经后支的皮支，深层为第1胸神经后支的外侧支。

主治：①咳嗽，发热，头痛；②颈项拘急，肩背痛。

常用手法：滚、按、揉、一指禅推。

（12）风门　BL12

定位：正坐或俯卧，在背部，当第2胸椎棘突下，旁开1.5寸。

解剖：有斜方肌、菱形肌、上后锯肌，最深层为最长肌；有第1肋间动、静脉后支，布有第1胸神经后支的皮支，深层为第1胸神经后支的外侧支。

主治：①伤风，鼻塞流涕，咳嗽，发热头痛，目眩；②项强，胸背痛。

常用手法：滚、按、揉、一指禅推、弹拨。

（13）肺俞　BL13　背俞穴

定位：正坐或俯卧，在背部，第3胸椎棘突下，旁开1.5寸。

解剖：有斜方肌、菱形肌，深层为最长肌；有第3肋间动、静脉后支；布有第3或第4胸神经后支的皮支，深层为第3胸神经后支的外侧支。

主治：①咳嗽，气喘，胸满；②骨蒸，潮热，盗汗，咯血；③鼻塞。

常用手法：滚、按、揉、一指禅推、弹拨。

（14）厥阴俞　BL14　背俞穴

定位：正坐或俯卧，在背部，当第4胸椎棘突下，旁开1.5寸。

解剖：有斜方肌、菱形肌，深层为最长肌；布有第4肋间动、静脉后支；正当第4或第5胸神经后支的皮支，深层为第4胸神经后支的外侧支。

主治：①心痛，心悸；②胸闷，咳嗽；③呕吐。

常用手法：滚、按、揉、一指禅推、弹拨。

（15）心俞　BL15　背俞穴

定位：正坐或俯卧，在背部，当第5胸椎棘突下，旁开1.5寸。

解剖：有斜方肌、菱形肌，深层为最长肌；有第5肋间动、静脉后支；布有第5或第6胸神经后支的皮支，深层为第5胸神经后支的外侧支。

主治：①心痛，心烦，惊悸，失眠，健忘，梦遗，癫狂痫；②咳嗽，胸背痛，吐血，盗汗。

常用手法：滚、按、揉、一指禅推、弹拨。

（16）督俞　BL16

定位：正坐或俯卧，在背部，第6胸椎棘突下，旁开1.5寸。

解剖：有斜方肌、背阔肌肌腱、最长肌；有第6肋间动、静脉后支，颈横动脉降支；布有肩胛背神经，第6或第7胸神经后支的皮支，深层为第6胸神经后支的外侧支。

主治：①心痛；②腹痛，腹胀，肠鸣，呃逆。

常用手法：滚、按、揉、一指禅推、弹拨。

（17）膈俞　BL17　八会穴之血会

定位：正坐或俯卧，在背部，当第7胸椎棘突下，旁开1.5寸。

解剖：在斜方肌下缘，有背阔肌、最长肌；布有第7肋间动、静脉后支；布有第7或第8胸神经后支的皮支，深层为第7胸神经后支的外侧支。

主治：①胃脘痛，呕吐，呃逆，饮食不下，吐血；②咳嗽，潮热，盗汗。

常用手法：滚、按、揉、一指禅推、弹拨。

（18）肝俞　BL18　背俞穴

定位：正坐或俯卧，当第9胸椎棘突下，旁开1.5寸。

解剖：在背阔肌、最长肌和髂肋肌之间；有第9肋间动、静脉后支；布有第9或第10胸神经后支的皮支，深层为第9胸神经后支的外侧支。

主治：①黄疸，胁痛，吐血；②目赤，目视不明，眩晕，夜盲；③癫狂痫证，背痛。

常用手法：滚、按、揉、一指禅推、弹拨。

（19）胆俞　BL19　背俞穴

定位：正坐或俯卧，在背部，当第10胸椎棘突下，旁开1.5寸。

解剖：在背阔肌、最长肌和髂肋肌之间；有第10肋间动、静脉后支；布有第10胸神经后支的皮支，深层为第10胸神经后支的外侧支。

主治：①口苦，胁痛；②黄疸，呕吐，食不化。

常用手法：滚、按、揉、一指禅推、弹拨。

（20）脾俞　BL20　背俞穴

定位：俯卧，在背部，当第11胸椎棘突下，旁开1.5寸。

解剖：在背阔肌、最长肌和髂肋肌之间；有第11肋间动、静脉后支；布有第11胸神经后支的皮支，深层为第11胸神经后支的肌支。

主治：①腹胀，腹泻，腹痛；②胃痛，呕吐，消化不良；③黄疸，水肿；④背痛。

常用手法：滚、按、揉、一指禅推、弹拨。

（21）胃俞　BL21　背俞穴

定位：在第12胸椎棘突下，旁开1.5寸。

解剖：在腰背筋膜、最长肌和髂肋肌之间；有肋下动、静脉后支；布有第12胸神经后支的皮支，深层为第12胸神经后支的外侧支。

主治：①胃脘痛，呕吐；②腹胀，肠鸣，完谷不化；③胸胁痛。

常用手法：滚、按、揉、一指禅推、弹拨。

（22）三焦俞　BL22　背俞穴

定位：俯卧，在腰部，当第1腰椎棘突下，旁开1.5寸。

解剖：在腰背筋膜、最长肌和髂肋肌之间；有第1腰动、静脉后支；布有第10胸神经后支的皮支，深层为第1腰神经后支的外侧支。

主治：①胃脘痛，呕吐；②腹胀，肠鸣，完谷不化，泻泄，痢疾，水肿；③胸胁痛，肩背拘急。

常用手法：滚、按、揉、一指禅推、弹拨。

（23）肾俞　BL23　背俞穴

定位：俯卧，在腰部，当第2腰椎棘突下，旁开1.5寸。

解剖：在腰背筋膜、最长肌和髂肋肌之间；有第2腰动、静脉后支；布有第1腰神经后支的外侧支，深层为第1腰丛。

主治：①阳痿，遗精，早泄，不孕，遗尿，月经不调，白带；②小便不利，水肿；③腰背酸痛；④头昏，耳鸣，耳聋，喘咳少气。

常用手法：**𨰈、按、揉、一指禅推、弹拨**。

（24）气海俞　BL24

定位：俯卧，在腰部，当第3腰椎棘突下，旁开1.5寸。

解剖：在腰背筋膜、最长肌和髂肋肌之间；有第2腰动、静脉后支；布有第2腰神经后支的外侧支，深层为第1腰丛。

主治：①腰痛，痛经；②肠鸣，痔疾。

常用手法：**𨰈、按、揉、一指禅推、弹拨**。

（25）大肠俞　BL25　背俞穴

定位：俯卧，在腰部，当第4腰椎棘突下，旁开1.5寸。

解剖：在腰背筋膜、最长肌和髂肋肌之间；有第4腰动、静脉后支；布有第3腰神经皮支，深层为腰丛。

主治：①腹胀，腹痛，泄泻，痢疾，便秘；②腰脊疼痛。

常用手法：**𨰈、按、揉、一指禅推、弹拨**。

（26）关元俞　BL26

定位：俯卧，在腰部，当第5腰椎棘突下，旁开1.5寸。

解剖：有骶棘肌、有腰最下动、静脉后支的内侧支；布有第5腰神经后支。

主治：①腹胀，泄泻；②小便不利，遗尿；③消渴，腰痛。

常用手法：**𨰈、按、揉、一指禅推、弹拨**。

（27）小肠俞　BL27

定位：俯卧，在骶部，当骶正中嵴旁开1.5寸，平第1骶后孔。

解剖：在骶髂肌起始部和臀大肌起始部之间；有骶外侧动、静脉后支的外侧支；布有第1骶神经后支的外侧支、第5腰神经后支。

主治：①腹痛，泄泻，痢疾；②遗尿，尿血；③痔疾，遗精，白带；④腰腿痛。

常用手法：**𨰈、按、揉、一指禅推、弹拨**。

（28）膀胱俞　BL28　背俞穴

定位：俯卧，在骶部，当骶正中嵴旁开1.5寸，平第2骶后孔。

主治：①遗尿，遗精，小便不利；②泄泻，便秘；③腰骶疼痛。

常用手法：直刺0.8~1寸；可灸。

（29）中膂俞　BL29

定位：俯卧，在骶部，当骶正中嵴旁开1.5寸，平第3骶后孔。

解剖：皮肤→皮下组织→臀大肌→骶结节韧带。浅层布有臀中皮神经。深层有臀上、下动、静脉的分支或属支，以及臀下神经的属支。

主治：①腰脊、骶部强痛；②泄泻，痢疾，腹胀；③疝气，消渴。

常用手法：**𨰈、按、揉、一指禅推、弹拨**。

（30）白环俞　BL30

定位：俯卧，在骶部，当骶正中嵴旁开1.5寸，平第4骶后孔。

解剖：在臀大肌，骶结节韧带下内缘；有臀下动、静脉，深层为阴部内动、静脉；布有皮神经，深层为阴部神经。

主治：①遗尿，疝气，遗精，月经不调，白带；②腰骶痛。

常用手法：**㨰**、**按**、**揉**、**一指禅推**、**弹拨**。

（31）上髎　BL31

定位：俯卧，在骶部，当髂后上棘与后正中线之间，适对第 1 骶后孔处。

解剖：在骶棘肌起始部及臀大肌起始部；当骶外侧动、静脉后支处；布有第 1 骶神经后支。

主治：①腰痛；②月经不调，带下，阴挺，阳痿，遗精；③大小便不利。

常用手法：**㨰**、**按**、**揉**、**一指禅推**、**擦**、**振**。

（32）次髎　BL32

定位：俯卧，在骶部，当髂后上棘内下方，适对第 2 骶后孔处。

解剖：在臀大肌起始部；当骶外侧动、静脉后支处；为第 2 骶神经后支通过处。

主治：①遗尿，遗精，小便不利，疝气，痛经，月经不调，带下；②腰痛，下肢痿痹。

常用手法：**㨰**、**按**、**揉**、**一指禅推**、**擦**、**振**。

（33）中髎　BL33

定位：俯卧，在骶部，当次髎下内方，适对第 3 骶后孔处。

解剖：在臀大肌起始部；当骶外侧动、静脉后支处；为第 3 骶神经后支通过处。

主治：①泄泻，便秘，小便不利；②月经不调，带下；③腰痛。

常用手法：**㨰**、**按**、**揉**、**一指禅推**、**擦**、**振**。

（34）下髎　BL34

定位：俯卧，在骶部，当中髎下方，适对第 4 骶后孔处。

解剖：在臀大肌起始部；有臀下动、静脉分支和属支；当第 4 骶神经后支通过处。

主治：①腹痛，腰痛，便秘；②小便不利，带下。

常用手法：**㨰**、**按**、**揉**、**一指禅推**、**擦**、**振**。

（35）会阳　BL35

定位：俯卧，在骶部，尾骨旁开 0.5 寸。

解剖：有臀大肌；有臀下动、静脉分支和属支；布有尾骨神经；深部有阴部神经干。

主治：①阳痿，遗精，带下；②泄泻，痢疾，便血；③痔疾。

常用手法：**㨰**、**按**、**揉**、**一指禅推**、**擦**、**振**。

（36）承扶　BL36

定位：俯卧，在股后侧，臀下横纹的中点。

解剖：在臀大肌下缘；有坐骨神经伴行的动、静脉；布有股后皮神经，深层为坐骨神经。

主治：①腰、骶、臀、股疼痛；②痔疾。

常用手法：**点**、**按**、**揉**、**压**、**㨰**。

（37）殷门　BL37

定位：俯卧，在股后侧，当承扶与委中的连线上，承扶下 6 寸。

解剖：在半腱肌与股二头肌之间，深层为大收肌；外侧为股深动、静脉第 3 穿支；布有股后皮神经，深层正当坐骨神经。

主治：腰腿痛，下肢痿痹。

常用手法：**点**、**按**、**揉**、**压**、**㨰**。

（38）浮郄　BL38

定位：在腘横纹外侧端，委阳上1寸，股二头肌腱的内侧。

解剖：在股二头肌腱内侧；有膝上外侧动、静脉；布有股后皮神经，正当腓总神经处。

主治：便秘，股腘部疼痛，麻木。

配伍：配承山治下肢痿痹。

（39）委阳　BL39　三焦下合穴

定位：俯卧，在腘横纹外侧端，当股二头肌腱的内侧。

解剖：在股二头肌腱内侧；有膝上外侧动、静脉；布有股后皮神经，正当腓总神经处。

主治：①腹满，小便不利；②腰背强痛，腿足挛痛。

常用手法：㨰、按、拿、揉。

（40）委中　BL40　合穴

定位：俯卧，在腘横纹中点，当股二头肌腱与半腱肌腱的中间。

解剖：在股二头肌腱内侧；有膝上外侧动、静脉；布有股后皮神经，正当腓总神经处。

主治：①腰痛，下肢痿痹；②中风昏迷，半身不遂；③腹痛，呕吐；④遗尿，小便不利；⑤丹毒。

常用手法：㨰、按、拿、揉。

（41）附分　BL41　手、足太阳经交会穴。

定位：在背部，当第2胸椎棘突下，旁开3寸。

解剖：在肩胛冈内端边缘，有斜方肌、菱形肌，深层为髂肋肌；有颈横动脉降支，当第2肋间动、静脉后支；布有第2胸神经后支。

主治：颈项强痛，肩背拘急，肘臂麻木。

配伍：配大椎治颈项强痛。

常用手法：㨰、按、拿、揉。

（42）魄户　BL42

定位：在背部，当第3胸椎棘突下，旁开3寸。

解剖：在肩胛骨脊柱缘，有斜方肌、菱形肌，深层为髂肋肌；有第3肋间动、静脉背侧支及颈横动脉降支；布有第2、3胸神经后支。

主治：咳嗽，气喘，肺痨，项强，肩背痛。

配伍：配天突、膻中治咳喘。

常用手法：㨰、按、拿、揉。

（43）膏肓　BL43

定位：在背部，当第4胸椎棘突下，旁开3寸。

解剖：在肩胛骨脊柱缘，有斜方肌、菱形肌，深层为髂肋肌；有第4肋间动、静脉背侧支及颈横动脉降支；布有第3、4胸神经后支。

主治：咳嗽，气喘，肺痨，健忘，遗精，完谷不化。

配伍：配尺泽、肺俞治咳喘。

常用手法：㨰、按、拿、揉。

（44）神堂　BL44

定位：在背部，当第5胸椎棘突下，旁开3寸。

解剖：在肩胛骨脊柱缘，有斜方肌、菱形肌，深层为髂肋肌；有第5肋间动、静脉背侧支及颈横动脉降支；布有第 4、5 胸神经后支。

　　主治：咳嗽，气喘，胸闷，脊背强病。

　　配伍：配膻中治胸闷。

　　常用手法：㨰、按、拿、揉。

（45）谚谆　BL45

　　定位：在背部，当第 6 胸椎棘突下，旁开 3 寸。

　　解剖：在斜方肌外缘，有髂肋肌；有第 6 肋间动、静脉背侧支；布有第 5、6 胸神经后支。

　　主治：咳嗽，气喘，疟疾，热病，肩背痛。

　　配伍：配大椎、肩外俞治肩背痛。

　　常用手法：㨰、按、拿、揉。

（46）膈关　BL46

　　定位：在背部，当第 7 胸椎棘突下，旁开 3 寸。

　　解剖：有背阔肌、髂肋肌；有第 7 肋间动、静脉背侧支；布有第 6 胸神经后支。

　　主治：胸闷，嗳气，呕吐，脊背强痛。

　　配伍：配内关治嗳气。

　　常用手法：㨰、按、拿、揉。

（47）魂门　BL47

　　定位：在背部，当第 9 胸椎棘突下，旁开 3 寸。

　　解剖：有背阔肌、髂肋肌；有第 9 肋间动、静脉背侧支；布有第 8、9 胸神经后支。

　　主治：胸胁痛，呕吐，泄泻，背痛。

　　配伍：配阳陵泉、支沟治胸胁痛。

　　常用手法：㨰、按、拿、揉。

（48）阳纲　BL48

　　定位：在背部，当第 10 胸椎棘突下，旁开 3 寸。

　　解剖：有背阔肌、髂肋肌；有第 10 肋间动、静脉背侧支；布有第 9、10 胸神经后支。

　　主治：肠鸣，腹痛，泄泻，黄疸，消渴。

　　配伍：配气海治腹胀。

　　常用手法：㨰、按、拿、揉。

（49）意舍　BL49

　　定位：在背部，当第 11 胸椎棘突下，旁开 3 寸。

　　解剖：有背阔肌、髂肋肌；有第 11 肋间动、静脉背侧支；布有第 10、11 胸神经后支。

　　主治：腹胀，肠鸣，呕吐，泄泻。

　　配伍：配脾俞、胃俞治腹胀。

　　常用手法：㨰、按、拿、揉。

（50）胃仓　BL50

　　定位：在背部、当第 12 胸椎棘突下，旁开 3 寸。

　　解剖：有背阔肌，髂肋肌；有肋下动、静脉背侧支；布有第 12、13 胸神经后支。

　　主治：胃脘痛，腹胀，小儿食积，水肿，背脊痛。

　　配伍：配足三里治胃痛。

　　常用手法：㨰、按、拿、揉。

（51）肓门　BL51

定位：在腰部，当第 1 腰椎棘突下，旁开 3 寸。

解剖：有背阔肌、髂肋肌；有第 1 腰动、静脉背侧支；布有第 12 胸神经后支。

主治：腹痛，便秘，痞块，乳疾。

配伍：配气海、天枢治便秘。

常用手法：㨰、按、拿、揉。

（52）志室　BL52

定位：俯卧，在腰部，当第 2 腰椎棘突下，旁开 3 寸。

解剖：有背阔肌、髂肋肌；有第 2 腰动、静脉背侧支；布有第 12 胸神经后支外侧支，第 1 腰神经外侧支。

主治：①遗精，阳痿，阴痛，小便不利；②水肿；③腰脊强痛。

常用手法：点、拿、掐、揉、一指禅推。

（53）胞肓　BL53

定位：俯卧，在臀部，平第 2 骶后孔，骶正中嵴旁开 3 寸。

解剖：有臀大肌、臀中肌及臀小肌；正当臀上动、静脉；布有臀上皮神经，深层为臀上神经。

主治：①肠鸣，腹胀；②腰痛，小便不利，阴肿。

常用手法：直刺 0.8～1 寸；可灸。

（54）秩边　BL54

定位：俯卧，在臀部，平第 4 骶后孔，骶正中嵴旁开 3 寸。

解剖：有臀大肌，在梨状肌下缘；正当臀下动、静脉；深层当臀下神经及股后皮神经，外侧为坐骨神经。

主治：①腰骶痛，下肢痿痹；②便秘，痔疾，小便不利，阴痛。

常用手法：点、拿、掐、揉。

（55）合阳　BL55

定位：俯卧，在小腿后面，当委中与承山的连线上，委中下 2 寸。

解剖：在腓肠肌二头之间；有小隐静脉，深层为腘动、静脉；布有腓肠内侧皮神经，深层为胫神经。

主治：①腰脊强痛，下肢痿痹；②疝气，崩漏。

常用手法：点、拿、掐、揉。

（56）承筋　BL56

定位：在小腿后面，当委中与承山连线上，腓肠肌肌腹中央，委中下 5 寸。

解剖：在腓肠肌两肌腹之间；有小隐静脉，深层为胫后动、静脉；布有腓肠内侧皮神经，深层为胫神经。

主治：①小腿痛，霍乱转筋，腰背拘急；②痔疾。

常用手法：点、拿、掐、揉。

（57）承山　BL57

定位：在小腿后面正中，委中与昆仑之间，当伸直小腿或足跟上提时，腓肠肌肌腹下出现尖角凹陷处。

解剖：在腓肠肌两肌腹交界下端；有小隐静脉，深层为胫后动、静脉；布有腓肠内侧皮神经，深层为胫神经。

主治：①腰背痛，小腿转筋，下肢瘫痪；②痔疾，便秘；③腹痛，疝气，脚气。

常用手法：点、拿、掐、揉。

（58）飞扬　BL58　络穴

定位：俯卧，在小腿后面，当外踝后，昆仑穴直上 7 寸，承山外下方 1 寸处。

解剖：有腓肠肌及比目鱼肌；布有腓肠外侧皮神经。

主治：①头痛，目眩，鼻塞，鼻衄；②腰背痛，腿软无力；③痔疾；④癫狂。

常用手法：点、拿、掐、揉。

（59）跗阳　BL59　阳跷郄穴

定位：俯卧，在小腿后面，外踝后，昆仑穴直上 3 寸。

解剖：在腓骨的后部，跟腱外前缘，深层为𧿹长屈肌；有小隐静脉，深层为腓动脉末支；布有腓肠神经。

主治：①头重，头痛；②腰腿痛，下肢瘫痪，外踝红肿。

常用手法：点、拿、掐、揉。

（60）昆仑　BL60　经穴

定位：在足部外踝后方，当外踝尖与跟腱之间的凹陷处。

解剖：有腓骨短肌；有小隐静脉及外踝后动、静脉；布有腓肠神经。

主治：①头痛，项强，目眩，鼻衄；②肩背拘急，腰痛，足跟痛；③小儿痫证；④疟疾，难产。

常用手法：拿、揉。

（61）仆参　BL61

定位：在足外侧部，外踝后下方，昆仑穴直下，跟骨外侧，赤白肉际处。

解剖：有腓动、静脉的跟骨外侧支；布有腓肠神经跟骨外侧支。

主治：①足跟痛，下肢痿弱，霍乱转筋，膝肿；②癫痫；③脚气。

常用手法：点、拿、掐、揉。

（62）申脉　BL62　八脉交会穴　通阳跷脉

定位：在足外侧部，外踝直下方凹陷中。

解剖：在腓骨长短肌腱上缘；有外踝动脉网及小隐静脉；布有腓肠神经的足背外侧皮神经分支。

主治：①痫证，癫狂，失眠；②头痛，眩晕，目赤肿痛；③项强，腰腿酸痛。

常用手法：点、拿、掐、揉。

（63）金门　BL63　郄穴

定位：在足外侧，当外踝前缘直下，骰骨下缘处。

解剖：在腓骨长肌腱和小趾外展肌之间；有足底外侧动、静脉；布有足背外侧皮神经，深层为足底外侧神经。

主治：①癫痫，小儿惊风；②腰痛，下肢痹痛。

常用手法：点、拿、掐、揉。

（64）京骨　BL64　原穴

定位：在足外侧，第 5 跖骨粗隆下方，赤白肉际处。

解剖：在小趾外展肌下方；有足底外侧动、静脉；布有足背外侧皮神经，深层为足底外侧神经。

主治：①头痛，项强，目翳；②癫痫；③腰腿痛。

常用手法：点、拿、掐、揉。

（65）束骨　BL65　输穴

定位：在足外侧，足小趾本节（第 5 跖趾关节）的后方，赤白肉际处。

解剖：在小趾外展肌下方；有第 4 趾跖侧总动、静脉；有第 4 趾跖侧神经及足背外侧皮神经分布。

主治：①头痛，项强，目眩；②癫狂；③腰背痛，下肢后侧痛。

常用手法：点、拿、掐、揉。

（66）足通谷　BL66　荥穴

定位：在足外侧部，足小趾本节（第 5 跖趾关节）的前方，赤白肉际处。

解剖：有趾跖侧动、静脉；布有趾跖侧固有神经及足背外侧皮神经。

主治：①头痛，项强，目眩，鼻衄；②癫狂。

常用手法：点、拿、掐、揉。

（67）至阴　BL67　井穴

定位：在足小趾末节外侧，距趾甲角 0.1 寸（指寸）。

解剖：有趾背动脉及趾跖侧固有动脉形成的动脉网；布有趾跖侧固有神经及足背外侧皮神经。

主治：①胎位不正，胞衣不下，难产；②头痛，目痛，鼻塞，鼻衄。

常用手法：点、拿、掐、揉。

（八）足少阴经络与腧穴

1. 足少阴经络

（1）循行

《灵枢·经脉》：肾足少阴之脉，起于小趾之下，斜走足心，出于然谷之下，循内踝之后，别入跟中，以上腨内，出腘内廉，上股骨后廉，贯脊属肾，络膀胱。

其直者，从肾上贯肝膈，入肺中，循喉咙，挟舌本。

其支者，从肺出，络心，注胸中。

释义

起于足小趾下，斜走足心（涌泉），出于舟骨粗隆下，沿内踝后，进入足跟，再向上行于腿肚内侧，出于腘窝内侧半腱肌腱与半膜肌腱之间，上经股内后缘，通向脊柱，属于肾脏，联络膀胱，还出于前（中极，属任脉），沿腹中线旁开 0.5 寸、胸中线旁开 2 寸，到达锁骨下缘（俞府）。

肾脏直行之脉，向上通过肝和横膈，进入肺中，沿着喉咙，挟舌根两侧。

肺部支脉，从肺出来，联络心脏，流注胸中，与手厥阴心包经相接。

（2）病候

《灵枢·经脉》：是动则病，饥不欲食，面如漆柴，咳唾则有血，喝喝而喘，坐而欲起，目䀮䀮如无所见，心如悬若饥状，气不足则善恐，心惕惕如人将捕之，是为骨厥。是主肾所生病者，口热、舌干、咽肿，上气，嗌干及痛，烦心，心痛，黄疸，肠澼，脊、股内后廉痛，痿、厥，嗜卧，足下热而痛。

（3）主要病候：咯血、气喘、舌干、咽痛、水肿、便秘、泄泻、腰痛、下肢内后侧痛、痿弱无力、足心热等症。

（4）主治概要：本经腧穴主治妇科、前阴病和肾、咽喉病，以及经脉循行部位的其他病症。

2. 足少阴腧穴　左右各 27 穴，共 54 穴。

（1）涌泉　KI1　井穴

定位：正坐或仰卧，跷足，在足底部，卷足时足前部凹陷处，约当足底 2、3 趾趾缝纹头端与足跟连线的前 1/3 与后 2/3 交点上。

解剖：有趾短屈肌腱、趾长屈肌腱、第 2 蚓状肌，深层为骨间肌；有来自胫前动脉的足底弓；布有足底内侧神经支。

主治：①头痛，头昏，失眠，目眩；②咽喉肿痛，失音；③便秘，小便不利；④小儿惊风，癫狂，昏厥。

常用手法：擦、按、揉、搓、推。

（2）然谷　KI2　荥穴

定位：正坐或仰卧。在足内侧缘，足舟骨粗隆下方，赤白肉际处。

解剖：有踇展肌，有足底内侧动脉及跗内侧动脉分支；布有小腿内侧皮神经末支及足底内侧神经。

主治：①月经不调，带下，遗精；②消渴，泄泻，咯血，咽喉肿痛，小便不利；③小儿脐风，口噤；④下肢痿痹，足跗痛。

常用手法：点、按、掐、揉、一指禅推。

（3）太溪　KI3　输穴　原穴

定位：取坐位平放足底，或仰卧。在足内侧，内踝后方，当内踝尖与跟腱之间的凹陷处。

解剖：有胫后动、静脉；布有小腿内侧皮神经，当胫神经之经过处。

主治：①头痛目眩，咽喉肿痛，齿痛，耳聋，耳鸣；②气喘，胸痛咯血；③消渴，月经不调，阳痿，小便频数；④失眠，健忘，遗精；⑤腰背痛，下肢厥冷，内踝肿痛。

常用手法：点、按、拿、揉、一指禅推。

（4）大钟　KI4　络穴

定位：正坐平放足底，或仰卧。在足内侧，内踝后下方，当跟腱附着部的内侧前方凹陷处。

解剖：有胫后动脉跟内侧支；布有小腿内侧皮神经及胫神经的跟骨内侧神经。

主治：①咯血，月经不调；②腰脊强痛，嗜卧，足跟痛；③痴呆。

常用手法：点、按、掐、揉、一指禅推。

（5）水泉　KI5　郄穴

定位：正坐平放足底，或仰卧，在足内侧，内踝后下方，当太溪直下 1 寸（指寸），跟骨结节的内侧凹陷处。

主治：①月经不调，痛经，小便不利，腹痛；②头昏目眩。

配伍：配中极、水道治肾气亏虚；配气海、血海、肾俞、三阴交、气海俞治肾绞痛、肾结石；配肾俞、中极、血海治血尿。

常用手法：直刺 0.3～0.5 寸；可灸。

（6）照海　KI6　八脉交会穴　通阴跷

定位：正坐平放足底，在足内侧，内踝尖下方凹陷处。

解剖：在踇展肌止点；后方有胫后动、静脉；布有小腿内侧皮神经，深部为胫神经本干。

主治：①痫证；②失眠；③咽干咽痛，目赤肿痛；④小便不利；⑤月经不调，痛经，赤白带下。

配伍：配列缺、天突、太冲、廉泉治咽喉病症；配神门、风池、三阴交治阴虚火旺之失眠症。

常用手法：点、按、掐、揉、一指禅推。

（7）复溜　KI7　经穴

定位：正坐或仰卧，在小腿内侧，太溪直上2寸，跟腱的前方。

解剖：在比目鱼肌下端移行于跟腱处之内侧；前方有胫后动、静脉；布有腓肠内侧皮神经，小腿内侧皮神经，深层为胫神经。

主治：①泄泻，肠鸣；②水肿，腹胀，腿肿；③足痿，腰脊强痛；④盗汗，身热无汗。

配伍：配后溪、阴郄治盗汗不止；配中极、阴谷治癃闭。

常用手法：点、按、掐、揉、一指禅推。

（8）交信　KI8　郄穴

定位：正坐或仰卧，在小腿内侧，当太溪直上2寸，复溜前0.5寸，胫骨内侧缘的后方。

解剖：在趾长屈肌中；深层为胫后动、静脉；布有小腿内侧皮神经，后方为胫神经本干。

主治：①月经不调，崩漏，阴挺；②泄泻，便秘。

配伍：配关元、三阴交治妇科疾病之月经不调；配太冲、血海、地机治崩漏；配中都治疝气；配阴陵泉治五淋；配中极治癃闭；配关元治阴挺。

常用手法：点、按、掐、揉、一指禅推。

（9）筑宾　KI9　阴维郄穴

定位：正坐或仰卧，在小腿内侧，当太溪与阴谷的连线上，太溪上5寸，腓肠肌肌腹的下方。

解剖：在腓肠肌和趾长屈肌之间；深部有胫后动、静脉；布有腓肠内侧皮神经和小腿内侧皮神经，深层为腓神经本干。

主治：①癫狂痫证；②呕吐；③疝气；④小腿内侧痛。

配伍：配肾俞、关元治水肿；配大敦、归来治疝气；配承山、合阳、阳陵泉治小腿痿、痹、瘫；配水沟、百会治癫狂痫证。

常用手法：点、按、掐、揉、一指禅推。

（10）阴谷　KI10　合穴

定位：正坐微屈膝，在腘窝内侧，屈膝时，当半腱肌腱与半膜肌腱之间。

解剖：在半腱肌腱和半膜肌腱之间；有膝上内侧动、静脉；布有股内侧皮神经。

主治：①阳痿，疝气，月经不调，崩漏，小便难，阴中痛；②癫狂，膝股内侧痛。

配伍：配照海、中极治癃闭；配大赫、曲骨、命门治寒疝、阳痿、早泄、月经不调、崩漏。

常用手法：点、按、掐、揉、一指禅推。

（11）横骨　KI11

定位：仰卧，在下腹部，当脐中下3寸，前正中线旁开0.5寸。

解剖：有腹内、外斜肌腱膜，腹横肌腱膜及腹直肌；有腹壁下动、静脉及阴部外动脉；布有髂腹下神经分支。

主治：①少腹胀痛；②遗精，阳痿，疝气；③遗尿，小便不利。

配伍：配中极、三阴交治癃闭；配关元、肾俞、志室、大赫治阳痿、遗精、崩漏、月经不调。

常用手法：点、按、掐、揉、一指禅推。

（12）大赫　KI12

定位：仰卧，在下腹部，当脐中下4寸，前正中线旁开0.5寸。

主治：①阴挺，带下，月经不调，痛经；②遗精；③泄泻。

配伍：配阴交肾俞、带脉、大敦、中极治阳痿、遗精、带下；配命门、肾俞、志室、中极、关元治男科病、不育症。

常用手法：点、按、掐、揉、一指禅推。

（13）气穴 KI13

定位：仰卧，在下腹部，当脐中下 3 寸，前正中线旁开 0.5 寸。

主治：①月经不调，带下；②小便不利，泄泻。

配伍：配天枢、大肠俞治消化不良；配中极、阴陵泉、膀胱俞治五淋、小便不利；配气海、三阴交、肾俞、血海治月经不调、血带、宫冷不孕、先兆流产、阳痿、不育症。

常用手法：点、按、掐、揉、一指禅推。

（14）四满 KI14

定位：仰卧。在下腹部，当脐中下 2 寸，前正中线旁开 0.5 寸。

主治：①月经不调，带下；②遗尿，遗精，疝气；③便秘，腹痛；④水肿。

配伍：配气海、三阴交、大敦、归来治疝气、睾丸肿痛；配气海、三阴交、肾俞、血海治月经不调、带下、遗精等病症。

常用手法：点、按、掐、揉、一指禅推。

（15）中注 KI15

定位：仰卧，在中腹部，当脐中旁开 0.5 寸。

解剖：在腹内、外斜肌腱膜，腹横肌腱膜及腹直肌中；有腹壁下动、静脉肌支；布有第 10 肋间神经。

主治：①月经不调；②腹痛，便秘，泄泻。

配伍：配肾俞、委中、气海俞治腰背痛；配血海、肾俞、太冲、三阴交、阴交、中极治妇科病、月经不调、卵巢炎、睾丸炎、附件炎。

常用手法：点、按、掐、揉、一指禅推。

（16）肓俞 KI16

定位：仰卧，在中腹部，当脐中旁开 0.5 寸。

主治：①腹痛，腹胀；②呕吐；③便秘，泄泻。

配伍：配天枢、足三里、大肠俞治便秘、泄泻、痢疾；配中脘、足三里、内庭、天枢治胃痛、腹痛、疝痛、排尿、尿道涩痛等症。

常用手法：点、按、掐、揉、一指禅推。

（17）商曲 KI17

定位：仰卧，在上腹部，当脐中上 2 寸，前正中线旁开 0.5 寸。

解剖：在腹直肌内缘，有腹壁上下动、静脉分支和属支；布有第 9 肋间神经。

主治：腹痛，泄泻，便秘。

配伍：配中脘、大横治腹痛、腹胀；配支沟治便秘；配大肠俞、天枢治泄泻、痢疾。

常用手法：点、按、揉、一指禅推。

（18）石关 KI18

定位：仰卧，在上腹部，当脐中上 3 寸，前正中线旁开 0.5 寸。

解剖：在腹直肌内缘，有腹壁上动、静脉分支和属支；布有第 9 肋间神经。

主治：呕吐，腹痛，便秘，产后腹痛，妇人不孕。

常用手法：点、按、揉、一指禅推。

（19）阴都　KI19

定位：仰卧，在上腹部，当脐中上 4 寸，前正中线旁开 0.5 寸。

解剖：在腹直肌内缘，有腹壁上动、静脉分支和属支；布有第 8 肋间神经。

主治：腹胀，肠鸣，腹痛，便秘，妇人不孕，胸胁满，疟疾。

配伍：配巨阙治心中烦满；配三阴交、血海治闭经；配中脘、天枢、足三里、四缝治纳呆及小儿疳积。

常用手法：点、按、揉、一指禅推。

（20）腹通谷　KI20

定位：仰卧，在上腹部，当脐中上 5 寸，前正中线旁开 0.5 寸。

主治：腹痛，腹胀，呕吐，心痛，心悸，胸痛，暴喑。

配伍：配内关、中脘治胃气逆；配申脉、照海治癫痫、惊悸；配上脘、足三里治纳呆。

常用手法：点、按、揉、一指禅推。

（21）幽门　KI21

定位：仰卧。在上腹部，当脐中上 6 寸，前正中线旁开 0.5 寸。

解剖：在腹直肌内缘，有腹壁上动、静脉分支和属支；布有第 7 肋间神经。

主治：①腹痛，腹泻，便秘；②月经不调，不孕。

配伍：配玉堂治烦心呕吐；配中脘、建里治胃痛、噎膈、呕吐；配天枢治腹胀、肠鸣、泄泻。

常用手法：点、按、掐、揉、一指禅推。

（九）手厥阴经络与腧穴

1. 手厥阴经络

（1）循行

《灵枢·经脉》：心主手厥阴心包络之脉：起于胸中，出属心包络，下膈历络三焦。

其支者，循胸出胁，下腋三寸，上抵腋下，循臑内，行太阴、少阴之间，入肘中，下臂，行两筋之间，入掌中，循中指，出其端。

其支者，别掌中，循小指次指出其端。

释义

从人体胸中开始，浅出属于心包，通过膈肌，经胸部、上腹和下腹，络于三焦。

它的支干脉，沿胸内出胁部，当腋下三寸处（天池穴）向上到腋下，沿上臂内侧（天泉穴），于手太阴、手少阴之间，进入肘中（曲泽穴），下向前臂，走两筋（桡侧腕屈肌腱与掌长肌腱之间，郄门穴、间使穴、内关穴、大陵穴），进入掌中（劳宫穴），沿中指桡侧出于末端（中冲穴）。

它的支脉，从掌中分出，沿环指出于末端，接手少阳三焦经。

（2）病候

《灵枢·经脉》：是动则病，手心热，臂、肘挛急，腋肿；甚则胸胁支满，心中澹澹大动，面赤，目黄，喜笑不休。是主脉所生病者，烦心，心痛，掌中热。

（3）主要病候：心痛、胸闷、心悸、心烦、癫狂、腋肿、肘臂挛急、掌心发热等症。

（4）主治概要：本经腧穴主治心、胸、胃、神志病，以及经脉循行部位的其他病症。

2. 手厥阴经腧穴　左右各 9 穴，共 18 穴。

（1）天池　PC1

定位：正坐或仰卧，在胸部，当第 4 肋间隙，乳头外 1 寸，前正中线旁开 5 寸。

解剖：皮肤→皮下组织→胸大肌→胸小肌。浅层分布着第 4 肋间神经外侧皮支，胸腹壁静脉的属支（女性除有上述结构外，皮下组织内还有乳腺等组织）。深层有胸内、外侧神经，胸外侧动、静脉的分支或属支。

主治：①咳嗽，气喘；②胸闷，心烦；③胁肋疼痛；④瘰疬，乳痈。

常用手法：按、揉。

（2）天泉　PC2

定位：正坐或仰卧。在臂内侧，当腋前纹头下 2 寸，肱二头肌的长、短头之间。

解剖：皮肤→皮下组织→肱二头肌→肱肌→喙肱肌腱。浅层分布着臂内侧皮神经的分支。深层有肌皮神经和肱动、静脉的肌支。

主治：①心痛，咳嗽；②胸胁胀痛；③臂痛。

常用手法：弹拨。

（3）曲泽　PC3

定位：正坐或仰卧，在肘横纹中，当肱二头肌腱的尺侧缘。

解剖：皮肤→皮下组织→正中神经→肱肌。浅层有肘正中静脉、前臂内侧皮神经等结构。深层有肱动、静脉，尺侧返动、静脉的掌侧支与尺侧下副动、静脉前支构成的动、静脉网，正中神经的本干。

主治：①心痛，心悸；②胃痛，呕吐，泄泻；③热病；④肘臂挛痛。

常用手法：㨰、按、揉、拿。

（4）郄门　PC4　郄穴

定位：正坐或仰卧，仰掌，在前臂掌侧，当曲泽与大陵的连线上，腕横纹上 5 寸。掌长肌腱与桡侧腕屈肌腱之间。

解剖：皮肤→皮下组织→桡侧腕屈肌腱与掌长肌腱之间→指浅屈肌→指深屈肌→旋前方肌→前臂骨间膜。浅层分布有前臂内、外侧皮神经分支和前臂正中静脉。深层分布有正中神经。正中神经伴行动、静脉，骨间前动脉、神经等结构。

主治：①心痛，胸痛；②呕血；③癫痫。

常用手法：㨰、按、揉。

（5）间使　PC5　经穴

定位：正坐或仰卧仰掌，在前臂掌侧，当曲泽与大陵的连线上，腕横纹上 3 寸，掌长肌腱与桡侧腕屈腱之间。

解剖：皮肤→皮下组织→桡侧腕屈肌腱与掌长肌腱之间→指浅屈肌→指深屈肌→旋前方肌。浅层分布着前臂内侧皮神经、前臂外侧皮神经的分支和前臂正中静脉。深层在指浅屈肌、拇长屈肌和指深屈肌三者之间有正中神经伴行动、静脉。在前臂骨间膜的前方有骨间前动、静脉和骨间前神经。

主治：①心痛，心悸；②胃痛，呕吐；③热病，疟疾；④癫狂痫；⑤臂痛。

常用手法：点、按、掐、揉、弹拨。

（6）内关　PC6　络穴　八脉交会穴　通阴维

定位：正坐或仰卧，仰掌。在前臂掌侧，当曲泽与大陵的连线上，腕横纹上 2 寸，掌长肌腱与桡侧腕屈肌腱之间。

解剖：皮肤→皮下组织→掌长肌腱与桡侧腕屈肌腱之间→拇长屈肌腱与指浅屈肌腱→指深屈肌腱之间→桡腕关节前方。浅层分布有前臂内、外侧皮神经，正中神经掌支，腕掌侧静脉网。

深层在掌长肌与桡侧腕屈肌之间的深面。

主治：①心痛，心悸；②胸闷，胸痛；③胃痛，呕吐，呃逆；④癫痫，热病；⑤上肢痹痛，偏头痛，偏瘫；⑥失眠，眩晕。

常用手法：点、按、掐、揉、一指禅推。

（7）大陵　PC7　输穴　原穴

定位：正坐或仰卧仰掌，在腕横纹的中点处，当掌长肌腱与桡侧腕屈肌腱之间。

主治：①心痛，心悸；②胃痛，呕吐；③癫狂，疮疡，胸胁痛，桡腕关节疼痛。

常用手法：点、按、掐、揉、一指禅推。

（8）劳宫　PC8　荥穴

定位：正坐或仰卧仰掌，在手掌心，当第2、3掌骨之间偏于第3掌骨，握拳屈指时中指尖处。

解剖：皮肤→皮下组织→掌腱膜→分别在桡侧两根指浅、深屈肌腱之间→第2蚓状肌桡侧→第1骨间掌侧肌和第2骨间背侧肌。浅层分布有正中神经的掌支和手掌侧静脉网。深层有指掌侧总动脉、正中神经的指掌侧固有神经。

主治：①心痛，呕吐；②癫狂；③口疮，口臭。

常用手法：按、揉、分推。

（9）中冲　PC9　井穴

定位：正坐或仰卧，在手中指末节尖端中央。

解剖：皮肤→皮下组织。分布有正中神经的指掌侧固有神经末梢，指掌侧动、静脉的动、静脉网。皮下组织内富含纤维束，纤维束外连皮肤，内连远节指骨骨膜。

主治：①心痛，昏迷；②舌强肿痛；③热病，中暑，昏厥；④小儿夜啼。

常用手法：掐、揉；或用三棱针点刺出血。

（十）手少阳经络与腧穴

1. 手少阳经络

（1）循行

《灵枢·经脉》：三焦手少阳之脉，起于小指次指之端，上出两指之间，循手表腕，出臂外两骨之间，上贯肘，循臑外上肩，而交出足少阳之后，入缺盆，布膻中，散络心包，下膈，遍属三焦。

其支者，从膻中，上出缺盆，上项，系耳后，直上出耳上角，以屈下颊至㑊。

其支者，从耳后入耳中，出走耳前，过客主人，前交颊，至目锐眦。

释义

本经自环指尺侧端（关冲）起始，上出于4、5两指之间，沿手背行至腕部（阳池），向上行经尺、桡两骨之间，通过肘尖部，沿着上臂后边，到肩部，在大椎穴处与督脉相会，从足少阳胆经后面，前行进入缺盆（锁骨上窝），分布在膻中（两乳之间），脉气散布联络心包，向下贯穿膈肌，统属于上、中、下三焦。

它的分支，从膻中部位分出，向上浅出于锁骨上窝，经颈至耳后，上行出耳上角，然后屈曲向下到达面颊，直至眼眶下部。

它的另一条支脉，从耳后（翳风）进入耳中。出行至耳前，经过客主人前边，在面颊部与前条支脉相交，到达外眼角（丝竹空、瞳子髎）。脉气由此与足少阳胆经相接。

（2）病候

《灵枢·经脉》：是动则病，耳聋，浑浑焞焞，嗌肿，喉痹。是主气所生病者，汗出，目锐眦痛，颊肿，耳后、肩、臑、肘、臂外皆痛，小指次指不用。

（3）主要病候：腹胀、水肿、遗尿、小便不利、耳聋、耳鸣、咽喉肿痛、目部肿痛、颊肿及耳后、肩臂、肘部外侧疼痛等症。

（4）主治概要：本经腧穴主治侧头、耳、胸胁、咽喉病和热病，以及经脉循行部位的其他病症。

2. 手少阳经腧穴　左右各 23 穴，共 46 穴。

（1）关冲　SJ1　井穴

定位：正坐或仰卧俯掌，在手环指末节尺侧，距指甲根角 0.1 寸（指寸）。

解剖：皮肤→皮下组织→指甲根。皮下组织内有尺神经指掌侧固有神经的指背支的分支，指掌侧固有动、静脉指背支的动、静脉网。

主治：①热病，昏厥，中暑；②头痛，目赤，耳聋，喉痹。

常用手法：掐，或用三棱针点刺出血。

（2）液门　SJ2　荥穴

定位：正坐或仰卧，俯掌，在手背部，当第 4、5 指间，指蹼缘后方赤白肉际处。

解剖：皮肤→皮下组织→在第 4、5 指近节指骨基底部之间→第 4 骨间背侧肌和第 4 蚓状肌。浅层分布有尺神经的指背神经，手背静脉网。深层有指背动、静脉等结构。

主治：①头痛，目赤，耳聋，耳鸣，喉痹；②疟疾。

常用手法：掐、揉。

（3）中渚　SJ3　输穴

定位：俯掌，掌心向下，在手背部，当环指本节（掌指关节）的后方，第 4 掌骨间凹陷处。

解剖：皮肤→皮下组织→第 4 骨肌背侧肌。浅层布有尺神经的指背神经、手背静脉网的尺侧部。深层有第 4 掌背动脉等结构。

主治：①头痛，目赤，耳鸣，耳聋，喉痹；②热病，消渴，疟疾；③手指屈伸不利，肘臂肩背痛。

常用手法：掐、按、揉。

（4）阳池　SJ4　原穴

定位：正坐或仰卧，俯掌，在腕背横纹中，当指伸肌腱的尺侧缘凹陷处。

解剖：皮肤→皮下组织→腕背侧韧带→指伸肌腱（桡侧）与小指伸肌腱→桡腕关节。浅层分布着尺神经手背支、腕背静脉网、前臂背侧皮神经的末支。深层有尺动脉腕背支的分支。

主治：①目赤肿痛，耳聋，咽喉肿痛；②疟疾，消渴；③腕痛。

常用手法：掐、揉。

（5）外关　SJ5　络穴　八脉交会穴　通阳维

定位：正坐或仰卧，俯掌，在前臂背侧，当阳池与肘尖的连线上，腕背横纹上 2 寸，尺骨与桡骨之间。

解剖：皮肤→皮下组织→小指伸肌和指伸肌→拇长伸肌和示指伸肌。浅层布有前臂背侧皮神经，头静脉和贵要静脉的属支。深层有骨间后动、静脉和骨间背侧神经。

主治：①热病，头痛，颊痛，目赤肿痛，耳鸣，耳聋；②胸胁痛；③上肢痿痹。

常用手法：按、揉、一指禅推。

（6）支沟　SJ6　经穴

定位：正坐或仰卧，俯掌，在前臂背侧，当阳池与肘尖的连线上，腕背横纹上3寸，尺骨与桡骨之间。

解剖：皮肤→皮下组织→小指伸肌→拇长伸肌→前臂骨间膜。浅层分布有前臂背侧皮神经、头静脉和贵要静脉的属支。深层有骨间后动、静脉和骨间背侧神经。

主治：①便秘，热病；②胁肋痛，落枕；③耳鸣，耳聋。

常用手法：按、揉、一指禅推。

（7）会宗　SJ7　郄穴

定位：正坐或仰卧，俯掌，在前臂背侧，当腕骨横纹上3寸，支沟尺侧，尺骨的桡侧缘。

解剖：皮肤→皮下组织→尺侧腕伸肌→示指伸肌→前臂骨间膜。浅层有前臂背侧皮神经、贵要静脉的属支等结构。深层有前臂骨间背侧动、静脉的分支或属支，前臂骨间背侧神经的分支。

主治：①耳聋，耳鸣；②癫痫；③上肢痹痛。

常用手法：按、揉、一指禅推、拿。

（8）三阳络　SJ8

定位：正坐或仰卧，俯掌，在前臂背侧，腕背横纹上4寸，尺骨与桡骨之间。

解剖：浅层分布有前壁背侧、内侧皮神经；深层有头静脉和贵要静脉的分支或属支，前壁骨间背侧神经的分支。

主治：①耳聋，暴喑，齿痛；②上肢痹痛。

常用手法：按、揉、点法。

（9）四渎　SJ9

定位：正坐或仰卧，俯掌，在前臂背侧，当阳池与肘尖的连线上，肘尖下5寸，尺骨与桡骨之间。

解剖：皮肤→皮下组织→小指伸肌与尺侧腕伸肌、拇长展肌和拇长伸肌。浅层分布着前臂背侧皮神经，头静脉和贵要静脉的属支。深层有骨间背侧动、静脉和骨间背侧神经。

主治：①耳聋，暴喑，齿痛；②上肢痹痛。

常用手法：按、揉、一指禅推、拿。

（10）天井　SJ10　合穴

定位：正坐或仰卧，屈肘，在臂外侧，屈肘时，当肘尖直上1寸凹陷处。

解剖：皮肤→皮下组织→肱三头肌。浅层有臂背侧皮神经等结构。深层有肘关节动、静脉网，桡神经肌支。

主治：①偏头痛，耳聋，癫痫；②瘰疬，肘臂痛。

常用手法：按、揉、弹、拨。

（11）清冷渊　SJ11

定位：正坐或仰卧，屈肘，在臂外侧，屈肘，当肘尖直上2寸，即天井上1寸。

解剖：皮肤→皮下组织→肱三头肌。浅层分布有臂背侧皮神经。深层有中侧副动、静脉，桡神经肌支等。

主治：①头痛，目痛，胁痛；②肩臂痛。

常用手法：弹、拨、按、揉。

（12）消泺　SJ12

定位：正坐或侧卧，臂自然下垂，在臂外侧，当清冷渊与臑会连线的中点处。

解剖：皮肤→皮下组织→肱三头肌长头→肱三头肌内侧头。浅层分布着臂背侧皮神经。深层有中侧副动、静脉和桡神经的肌支。

主治：①头痛，齿痛，项强；②肩臂痛。

常用手法：拿、按、揉。

（13）臑会　SJ13

定位：正坐或侧卧，臂自然下垂，在臂外侧，当肘尖与肩髎的连线上，肩髎下3寸，三角肌的后下缘。

解剖：皮肤→皮下组织→肱三头肌长头及外侧头，桡神经、肱三头肌内侧头。浅层有臂背侧皮神经。深层有桡神经，肱深动、静脉。

主治：①瘿气，瘰疬；②上肢痿痹。

常用手法：拿、揉。

（14）肩髎　SJ14

定位：正坐或俯卧。在肩髃后方，当臂外展时，于肩峰后下方呈现凹陷处。

解剖：皮肤→皮下组织→肱三头肌→小圆肌→大圆肌→背阔肌腱。浅层分布着锁骨上外侧神经。深层有腋神经和旋肱后动、静脉。

主治：肩臂挛痛不遂。

常用手法：点、按、按、揉、一指禅推。

（15）天髎　SJ15

定位：正坐或俯卧，在肩胛部，肩井与曲垣的中间，当肩胛骨上角处。

解剖：皮肤→皮下组织→斜方肌、冈上肌。浅层分布着锁骨上神经和第1胸神经后支外侧皮支。深层有肩胛背动、静脉的分支或属支，肩胛上动、静脉的分支和属支及肩胛上神经等结构。

主治：肩臂痛，颈项强痛。

常用手法：擦、按、揉、一指禅推。

（16）天牖　SJ16

定位：正坐，侧伏或侧卧，在颈侧部，当乳突的后方直下，平下颌角，胸锁乳突肌的后缘。

解剖：皮肤→皮下组织→头颈夹肌、头颈半棘肌。在胸锁乳突肌和斜方肌之间。浅层有颈外静脉属支、耳大神经和枕小神经。深层有枕动、静脉的分支或属支，颈深动、静脉升支。

主治：①头痛，项强；②目痛，耳聋，瘰疬，面肿。

常用手法：按、揉。

（17）翳风　SJ17

定位：正坐，侧伏或侧卧，在耳垂后方，当乳突与下颌角之间的凹陷处。

解剖：皮肤→皮下组织→腮腺。浅层分布有耳大神经和颈外静脉的属支。深层有颈外动脉的分支、耳后动脉、面神经等。

主治：①耳鸣，耳聋，聤耳；②口眼㖞斜，牙关紧闭，牙痛，呃逆，瘰疬，颊肿。

常用手法：点、按、拿、揉。

（18）瘛脉　SJ18

定位：正坐，侧伏或侧卧，在头部，耳后乳突中央，当角孙至翳风之间，沿耳轮连线的中、下1/3的交点处。

解剖：皮肤→皮下组织→耳后肌。分布有耳大神经和面神经耳后支及耳后动、静脉。

主治：①耳鸣，耳聋，聤耳；②口眼㖞斜，牙关紧闭，牙痛，呃逆，瘰疬，颊肿。

常用手法：点、按、拿、揉。

（19）颅息 SJ19

定位：正坐，侧伏或侧卧，在头部，当角孙到翳风之间，沿耳轮连线的上、中 1/3 的交点处。

解剖：皮肤→皮下组织→耳后肌。分布着耳大神经，枕小神经，面神经耳后支，耳后动、静脉的耳支。

主治：①头痛，耳鸣，耳聋；②小儿惊风。

常用手法：扫散法。

（20）角孙 SJ20

定位：正坐，侧伏或侧卧，在头部，折耳郭向前，当耳尖直上入发际处。

解剖：皮肤→皮下组织→耳上肌、颞筋膜浅层及颞肌。分布着耳颞神经的分支，颞浅动、静脉耳前支。

主治：①目翳，齿痛，痄腮；②偏头痛，项强。

常用手法：按、揉、扫散；小儿腮腺炎宜用灯火灸。

（21）耳门 SJ21

定位：正坐，侧伏或侧卧，在面部，当耳屏上切迹的前方，下颌骨髁突后缘凹陷处。

解剖：皮肤→皮下组织→腮腺。分布着耳颞神经，颞浅动、静脉耳前支，面神经颞支等。

主治：耳鸣，耳聋，聤耳，齿痛。

常用手法：微张口，按揉。

（22）耳和髎 SJ22

定位：正坐，侧伏或侧卧，正卧位，在头侧面，当鬓发后缘，平耳郭根之前方，颞浅动脉的后缘。

解剖：皮肤→皮下组织→耳前肌→颞筋膜浅层及颞肌。浅层有耳颞神经，面神经颞支，颞浅动、静脉的分支或属支。深层有颞深前、后神经，均是三叉神经下颌神经的分支。

主治：头痛，耳鸣，牙关紧闭，口㖞。

常用手法：按、揉、指针。

（23）丝竹空 SJ23

定位：正坐或仰卧，在面部，当眉梢凹陷处。

解剖：皮肤→皮下组织→眼轮匝肌。分布有眶上神经，耳颞神经分支，面神经颧支，颞浅动、静脉的额支。

主治：①目赤肿痛，眼睑瞤动，目眩；②头痛，癫狂痫。

常用手法：按、揉。

（十一）足少阳经络与腧穴

1. 足少阳经络

（1）循行

《灵枢·经脉》：胆足少阳之脉，起于目锐眦，上抵头角，下耳后，循颈，行手少阳之前，至肩上，却交出手少阳之后，入缺盆。

其支者，从耳后入耳中，出走耳前，至目锐眦后。

其支者，别锐眦，下大迎，合于手少阳，抵于䪼，下加颊车，下颈，合缺盆，以下胸中，贯膈，络肝，属胆，循胁里，出气街，绕毛际，横入髀厌中。

其直者，从缺盆下腋，循胸，过季胁，下合髀厌中。以下循髀阳，出膝外廉，下外辅骨之前，直下抵绝骨之端，下出外踝之前，循足跗上，入小趾次指之间。

其支者，别跗上，入大趾之间，循大趾岐骨内，出其端；还贯爪甲，出三毛。

释义

起于目外眦（瞳子髎穴），上至头角（颔厌穴），下行到耳后（完骨穴），再折回上行，经额部至眉上（阳白穴），又向后折至风池穴，沿颈下行至肩上，左右交会于大椎穴，前行入缺盆。

本经脉一分支从耳后进入耳中，出走于耳前，至目外眦后方。

另一分支从目外眦分出，下行至大迎穴，同手少阳经分布于面颊部的支脉相合，行至目眶下，向下的经过下颌角部下行至颈部，与前脉汇合于缺盆后，穿过膈肌，络肝，属胆，沿胁里浅出气街，绕毛际，横向至环跳穴处。

直行向下的经脉从缺盆下行至腋，沿胸侧，过季胁，下行至环跳穴处与前脉汇合，再向下沿股外侧、膝关节外缘，行于腓骨前面，直下至腓骨下端，浅出外踝之前，沿足背行出于足第4趾外侧端（足窍阴穴）。

本经脉又一分支从足背（临泣穴）分出，前行出足大趾外侧端，折回穿过爪甲，分布于足大趾爪甲后丛毛处，交于足厥阴肝经。

（2）病候

《灵枢·经脉》：是动则病，口苦，善太息，心胁痛，不能转侧，甚则面微有尘，体无膏泽，足外反热，是为阳厥。是主骨所生病者，头痛，颔痛，目锐眦痛，缺盆中肿痛，腋下肿，马刀、侠瘿，汗出振寒，疟，胸胁、肋、髀、膝外至胫、绝骨、外踝前，及诸节皆痛，小指次指不用。

（3）主要病候：口苦、目疾、疟疾、头痛、颔痛、目外眦痛、缺盆部肿痛、腋下肿、胸胁胀及下肢外侧痛、足外侧痛、足外侧发热等症。

（4）主治概要：①侧头、目、耳、咽喉病；②肝胆病；③神志病；④热病；⑤经脉循行部位的其他病症。

2. 足少阳经腧穴　左右各44穴，共88穴。

（1）瞳子髎　GB1

定位：正坐或仰卧，在面部，目外眦旁，当眶外侧缘处。

解剖：有眼轮匝肌，深层为颞肌；当颧眶动、静脉分布处；布有颧面神经和颧颞神经、面神经的颞支。

主治：头痛，目赤肿痛，目翳，青盲。

常用手法：一指禅推、按、揉。

（2）听会　GB2

定位：正坐或仰卧，在面部，当耳屏间切迹的前方，下颌骨髁突的后缘，张口凹陷处。

解剖：有颞浅动脉耳前支，深部为颈外动脉及面后静脉；布有耳大神经，皮下为面神经。

主治：①耳鸣，耳聋，聤耳；②面痛，齿痛，口㖞。

常用手法：一指禅推、按、揉、偏锋推。

（3）上关　GB3

定位：正坐或仰卧，在耳前，下关直上，当颧弓的上缘凹陷处。

解剖：在颞肌中；有颧眶动、静脉；布有面神经的颧眶支及三叉神经小分支。

主治：偏头痛，耳鸣，耳聋，口眼㖞斜，齿痛，口噤。

常用手法：点、按、揉、一指禅推。

（4）颔厌 GB4

定位：正坐或仰卧，在头部鬓发上，当头维与曲鬓弧形连线的上 1/4 与下 3/4 交点处。

解剖：在颞肌中；有颞浅动、静脉额支；布有耳颞神经颞支。

主治：①偏头痛，耳鸣；②癫痫。

常用手法：扫散法。

（5）悬颅 GB5

定位：正坐或仰卧，在头部鬓发上，当头维与曲鬓弧形连线的中点处。

解剖：在颞肌中；有颞浅动、静脉额支；布有耳颞神经颞支。

主治：偏头痛，面肿，目外眦痛，齿痛。

配伍：配颔厌、治偏头痛；配曲池、合谷治热病头痛。

常用手法：扫散法。

（6）悬厘 GB6

定位：正坐或仰卧，在头部鬓发上，当头维与曲鬓弧形连线的 3/4 与下 1/4 交点处。

主治：①偏头痛，耳鸣；②目赤肿痛。

配伍：配鸠尾治热病、偏头痛；配束骨治癫痫。

常用手法：扫散法。

（7）曲鬓 GB7

定位：正坐或仰卧，在头部，当耳前鬓角发际后缘的垂线与耳尖水平线交点处。

解剖：在颞肌中；有颞浅动、静脉额支；布有耳颞神经颞支。

主治：①头痛，齿痛；②暴喑。

配伍：配风池、太冲治目赤肿痛；配下关、合谷、太冲治疗头痛、口噤不开。

常用手法：扫散、点、按。

（8）率谷 GB8

定位：正坐或侧伏，或侧卧，在头部，当耳尖直上入发际 1.5 寸，角孙直上方。

解剖：在颞肌中；有颞动、静脉顶支；布有耳颞神经和枕大神经汇合支。

主治：①偏头痛，眩晕；②小儿急慢性惊风。

常用手法：扫散法。

（9）天冲 GB9

定位：正坐或侧伏，或侧卧，在头部，当耳根后缘直上入发际 2 寸，率谷后 0.5 寸处。

解剖：有耳后动、静脉；布有耳大神经的分支。

主治：①头痛，牙龈肿痛；②癫疾。

常用手法：点、按、揉、一指禅推。

（10）浮白 GB10

定位：正坐或俯伏，或侧卧，在头部，当耳后乳突的后上方，天冲与完骨的弧形连线的中 1/3 与上 1/3 交点处。

解剖：有耳后动、静脉分支和属支；布有耳大神经的分支。

常用手法：点、按、揉、一指禅推。

（11）头窍阴　GB11

定位：正坐或俯伏，或侧卧，在头部，当耳后乳突的后上方，天冲与完骨的中 1/3 与下 1/3 交点处。

解剖：有耳后动、静脉分支和属支；布有枕大神经和枕小神经汇合支。

主治：头痛，耳鸣，耳聋。

常用手法：点、按、揉、一指禅推。

（12）完骨　GB12

定位：正坐或侧伏，或侧卧，在头部，当耳后乳突的后下方凹陷处。

解剖：在胸锁乳突肌附着部上方，有耳后动、静脉分支和属支；布有枕小神经本干。

主治：①头痛，颈项强痛，齿痛，口喝；②疟疾，癫痫。

常用手法：点、按、揉、一指禅推。

（13）本神　GB13

定位：正坐或仰卧，在头部，当前发际上 0.5 寸，神庭旁开 3 寸，神庭与头维连线的内 2/3 与外 1/3 的交点处。

解剖：在额肌中；有颞浅动、静脉额支和额动、静脉外侧支；布有额神经外侧支。

主治：①头痛，目眩；②癫痫，小儿惊风。

常用手法：点、按、揉、一指禅推。

（14）阳白　GB14

定位：正坐或仰卧，在前额部，当瞳孔直上，眉上 1 寸。

解剖：在额肌中；有额动、静脉外侧支；布有额神经外侧支。

主治：头痛，目眩，目痛，视物模糊，眼睑瞤动。

配伍：配太阳、睛明、鱼腰治目赤肿痛、视物昏花、上睑下垂。

常用手法：按、揉。

（15）头临泣　GB15

定位：正坐或仰卧，在头部，当瞳孔直上入前发际 0.5 寸，神庭与头维连线的中点处。

解剖：在额肌中；有额动、静脉；布有额神经内、外支汇合支。

主治：①头痛，目眩；②流泪，鼻塞；③小儿惊痫。

常用手法：按、揉。

（16）目窗　GB16

定位：正坐或仰卧，在头部，当前发际上 1.5 寸，头正中线旁开 2.25 寸。

解剖：在帽状腱膜中；有颞浅动、静脉额支；布有额神经内、外侧支汇合支。

主治：①头痛，目赤肿痛，青盲，鼻塞；②癫痫，面部浮肿。

常用手法：点、按、揉、一指禅推。

（17）正营　GB17

定位：正坐或仰卧，在头部，当前发际上 2.5 寸，头正中线旁开 2.25 寸。

解剖：在帽状腱膜中；有颞浅动、静脉顶支和枕动、静脉吻合网；布有额神经和枕大神经的会合支。

主治：①头痛，目眩；②齿痛。

常用手法：点、按、揉、一指禅推。

（18）承灵　GB18

定位：正坐或仰卧，在头部，当前发际上4寸，头正中线旁开2.25寸。

解剖：在帽状腱膜中；有枕动、静脉分支和属支；布有枕大神经分支。

主治：头痛，眩晕，目痛，鼻塞，鼽衄。

常用手法：平刺0.3～0.5寸；可灸。

（19）脑空　GB19

定位：正坐或俯卧，在头部，当枕外隆凸的上缘外侧，头正中线旁开2.25寸，平脑户。

解剖：在枕肌中；有枕动、静脉分支和属支；布有枕大神经，面神经耳后支。

主治：①头痛，目眩，颈项强痛；②癫狂痫。

常用手法：点、按、揉、一指禅推。

（20）风池　GB20

定位：正坐或俯伏，或俯卧，在项部，当枕骨之下，与风府相平，胸锁乳突肌与斜方肌上端之间的凹陷处。

解剖：在胸锁乳突肌与斜方肌上端附着部之间的凹陷中，深层为头夹肌；有枕动、静脉分支和属支；布有枕小神经。

主治：①头痛，眩晕，目赤肿痛；②鼻渊，鼻衄，耳鸣，耳聋；③颈项强痛，感冒；④癫痫，中风；⑤热病，疟疾，瘿气。

配伍：配合谷、丝竹空治偏头痛、正头痛；配脑户、玉枕、风府、上星治目痛不能视；配百会、太冲、水沟、足三里、十宣治中风。

常用手法：点、按、揉、一指禅推。

（21）肩井　GB21

定位：正坐或俯伏，或俯卧，在肩上，前直乳中，当大椎与肩峰端连线的中点上。

解剖：有斜方肌，深层为肩胛提肌与冈上肌；有颈横动、静脉分支和属支；布有腋神经分支，深层上方为桡神经。

主治：①头项强痛，肩背疼痛；②上肢不遂；③难产，乳痛，乳汁不下；④瘰疬。

配伍：配足三里、阳陵泉治脚气酸痛；治疗乳腺炎特效穴。

常用手法：点、按、揉、拿、一指禅推。

（22）渊腋　GB22

定位：仰卧或侧卧，在侧胸部，举臂，当腋中线上，腋下3寸，第4肋间隙中。

解剖：有前锯肌和肋间内、外肌；有胸腹壁静脉，胸外侧动、静脉及第4肋间动、静脉；布有第4肋间神经外侧皮支，胸长神经。

主治：①胸满，胁痛；②上肢痹痛。

常用手法：擦。

（23）辄筋　GB23

定位：仰卧或侧卧，在侧胸部，渊液前1寸，平乳头，第4肋间隙中。

解剖：在胸大肌外缘，有前锯肌，肋间内、外肌；有胸外侧动、静脉；布有第4肋间神经外侧皮支。

主治：①胸满，胁痛，气喘；②呕吐，吞酸。

常用手法：擦。

（24）日月　GB24

定位：在上腹部，当乳头直下，第7肋间隙，前正中线旁开4寸。

解剖：有肋间内、外肌，肋下缘有腹外斜肌腱膜、腹内斜肌、腹横肌；有肋间动、静脉；布有第7肋间神经或第8间神经。

主治：胁肋疼痛，胀满，呕吐，吞酸，呃逆，黄疸。

配伍：配胆俞治胆虚；配内关、中脘治呕吐、纳呆；配期门、阳陵泉治胆石症；配支沟、丘墟治胸胁胀痛；配胆俞、腕骨治黄疸。

常用手法：擦。

（25）京门　GB25

定位：在侧腰部，章门后1.8寸，当第12肋骨游离端的下方。

解剖：有腹内、外斜肌及腹横肌；有第11肋间动、静脉；布有第11肋间神经。

主治：肠鸣，泄泻，腹胀，腰胁痛。

配伍：配行间治腰痛不可久立仰俯；配身柱、筋缩、命门治腰强脊痛。

常用手法：擦。

（26）带脉　GB26

定位：侧卧。在侧腹部，章门下1.8寸，当第11肋骨游离端下方垂线与脐水平线的交点上。

解剖：有肋间内、外肌，肋下缘有腹外斜肌腱膜、腹内斜肌、腹横肌；有肋间动、静脉；布有第7肋间神经或第8肋间神经。

主治：①经闭，月经不调，带下；②腹痛，疝气，腰胁痛。

常用手法：拿、捏、击打。

（27）五枢　GB27

定位：侧卧。在侧腹部，当髂前上棘的前方，横平脐下3寸处。

解剖：有腹内、外斜肌及腹横肌；有旋髂浅深动、静脉；布有髂腹下神经。

主治：①腹痛，疝气；②带下，阴挺；③便秘。

常用手法：拿、捏、击打。

（28）维道　GB28

定位：在侧腹部，当髂前上棘的前下方，五枢前下0.5寸。

解剖：在髂前上棘前内方，有腹内、外斜肌及腹横肌；有旋髂浅深动、静脉；布有髂腹股沟神经。

主治：腰胯痛，少腹痛，阴挺，疝气，带下，月经不调，水肿。

配伍：配百会、气海、足三里、三阴交治气虚下陷之阴挺或带下症；配五枢、带脉、中极、太冲、三阴交治卵巢囊肿、闭经；配横骨、冲门、气冲、大敦治疝气。

常用手法：拿、捏、击打。

（29）居髎　GB29

定位：侧卧，在髋部，当髂前上棘与股骨大转子最凸点连线的中点处。

解剖：有腹内、外斜肌及腹横肌；有第12肋间动、静脉；布有第12肋间神经。

主治：①腰痛，下肢痿痹，瘫痪；②疝气。

常用手法：擦、点、按、压、弹、拨。

（30）环跳　GB30

定位：俯卧或侧卧，在股外侧部，侧卧屈股，当股骨大转子最凸点与骶管裂孔连线的外1/3

与中 1/3 交点处。

解剖：在臀大肌、梨状肌下缘；内侧为臀下动、静脉；布有臀下皮神经、臀下神经，深部正当坐骨神经。

主治：①腰胯疼痛；②半身不遂，下肢痿痹。

配伍：配风市治风痹；配太白、足三里、阳陵泉、丰隆、飞扬治下肢水肿、静脉炎；配风市、膝阳关、阳陵泉、丘墟治胆经型坐骨神经痛；配居髎、风市、中渎治股外侧皮神经炎；配髀关、伏兔、风市、犊鼻、足三里、阳陵泉、太冲、太溪治小儿麻痹、肌萎缩、中风之半身不遂。

常用手法：攘、点、按、压、弹、拨。

（31）风市　GB31

定位：俯卧或侧卧，在股外侧部的中线上，当腘横纹上 7 寸，或直立垂手时，中指尖处。

解剖：在阔筋膜下，股外侧肌中；有旋股外侧动、静脉肌支；布有股外侧皮神经、股神经肌支。

主治：①半身不遂，下肢痿痹；②遍身瘙痒，脚气。

常用手法：攘、点、按、压、弹拨。

（32）中渎　GB32

定位：俯卧或仰卧，在股外侧，当风市下 2 寸，或在横纹上 5 寸，股外侧肌与股二头肌之间。

主治：下肢痿痹麻木，半身不遂。

常用手法：攘、点、按、压、弹拨。

（33）膝阳关　GB33

定位：仰卧或俯卧，或侧卧，在膝外侧，当阳陵泉上 3 寸，股骨外上髁上方的凹陷处。

主治：半身不遂，膝膑肿痛挛急，小腿麻木，脚气。

常用手法：攘、点、按、压、弹拨。

（34）阳陵泉　GB34　合穴　筋会

定位：仰卧或侧卧，在小腿外侧，当腓骨头前下方凹陷处。

解剖：在腓骨长、短肌中；有膝下外侧动、静脉；当腓总神经分为腓浅神经及腓深神经处。

主治：①胁痛，口苦，呕吐，黄疸；②小儿惊风，半身不遂，下肢痿痹；③脚气。

配伍：配曲池治半身不遂；配日月、期门、胆俞、至阳治黄疸、胆囊炎、胆结石；配足三里、上廉治胸胁痛。

常用手法：攘、点、按、压、弹拨、一指禅推。

（35）阳交　GB35　阳维郄穴

定位：仰卧或侧卧，在小腿外侧，当外踝尖上 7 寸，腓骨后缘。

解剖：在腓骨长肌附着部；布有腓肠外侧皮神经。

主治：①胸胁胀满；②下肢痿痹；③癫狂。

常用手法：攘、点、按、压、弹拨。

（36）外丘　GB36　郄穴

定位：仰卧或侧卧，在小腿外侧，当外踝尖上 7 寸，腓骨前缘，平阳交。

解剖：在腓骨长肌和趾总伸肌之间，深层为腓骨短肌；有胫前动、静脉肌支；布有腓浅神经。

主治：①颈项强痛；②胸胁胀满；③下肢痿痹；④癫狂。

常用手法：滚、按、揉。

（37）光明　GB37　络穴

定位：仰卧或侧卧，在小腿外侧，当外踝尖上5寸，腓骨前缘。

解剖：在趾长伸肌和腓骨短肌之间；有胫前动、静脉分支和属支；布有腓浅神经。

主治：①目痛，夜盲；②下肢痿痹；③乳房胀痛。

常用手法：点、按、揉。

（38）阳辅　GB38　经穴

定位：仰卧或侧卧，在小腿外侧，当外踝尖上4寸，腓骨前缘稍前方。

主治：①偏头痛，目外眦痛，咽喉肿痛；②瘰疬，胸胁胀痛，脚气；③下肢痿痹，半身不遂。

常用手法：点、按、揉。

（39）悬钟　GB39

定位：仰卧或侧卧，在小腿外侧，当外踝尖上3寸，腓骨前缘。

解剖：在腓骨短肌与趾长伸肌分歧处；有胫前动、静脉分支和属支；布有腓浅神经。

主治：①项强，胸胁胀痛；②下肢痿痹，半身不遂；③咽喉肿痛；④脚气，痔疾。

常用手法：点、按、揉、弹拨。

（40）丘墟　GB40　原穴

定位：仰卧，在足外踝的前下方，当趾长伸肌腱的外侧凹陷处。

解剖：在趾短伸肌起点；有外踝前动脉分支；布有足背中间皮神经分支及腓浅神经分支。

主治：①颈项痛，胸胁胀痛；②下肢痿痹，足跗肿痛；③疟疾。

常用手法：点、按、揉。

（41）足临泣　GB41

定位：在足背外侧，当足4趾本节（第4趾关节）的后方，小趾伸肌腱的外侧凹陷处。

解剖：有足背静脉网，第4趾背侧动、静脉；布有足背中间皮神经。

主治：头痛，目外眦痛，目眩，乳痈，瘰疬，胁肋痛，疟疾，中风偏瘫，痹痛不仁，足跗肿痛。

配伍：配三阴交治痹证；配三阴交、中极治月经不调。

常用手法：点、按、揉。

（42）地五会　GB42

定位：在足背外侧，当足4趾本节（第4趾关节）的后方，第4、5趾骨之间，小趾伸肌腱的内侧缘。

解剖：有足背静脉网，第4趾背侧动、静脉；布有足背中间皮神经。

主治：头痛，目赤痛，耳鸣，耳聋，胸满，胁痛，腋肿，乳痈，跗肿。

配伍：配耳门、足三里治耳鸣、腰痛。

常用手法：点、按、揉。

（43）侠溪　GB43

定位：在足背外侧，当第4、5趾间，趾蹼缘后方赤白肉际处。

解剖：有趾背侧动、静脉；布有足背中间皮神经之趾背侧神经。

主治：头痛，眩晕，惊悸，耳鸣，耳聋，目外眦赤痛，颊肿，胸胁痛，膝股痛，足跗肿痛，疟疾。

配伍：配太阳、太冲、阳白、风池、头临泣治眩晕、偏头痛、耳鸣耳聋、目外眦痛。

常用手法：点、按、揉。

（44）足窍阴 GB44

定位：在第 4 趾末节外侧，距趾甲角 0.1 寸。

解剖：有趾背侧动、静脉和跖趾动脉形成的动脉网；布有趾背侧神经。

主治：偏头痛，目眩，目赤肿痛，耳聋，耳鸣，喉痹，胸胁痛，足跗肿痛，多梦，热病。

配伍：配太冲、太溪、内关、太阳、风池、百会治神经性头痛、高血压、肋间神经痛、胸膜炎、急性传染性结膜炎、神经性耳聋等；配阳陵泉、期门、支沟、太冲治胆道疾病；配水沟、太冲、中冲、百会、风池急救中风昏迷。

常用手法：点、按、揉。

（十二）足厥阴经络与腧穴

1. 足厥阴经络

（1）循行

《灵枢·经脉》：肝足厥阴之脉，起于大趾丛毛之际，上循足跗上廉，去内踝一寸，上踝八寸，交出太阴之后，上腘内廉，循股阴，入毛中，环阴器，抵小腹，挟胃，属肝，络胆，上贯膈，布胁肋，循喉咙之后，上入颃颡，连目系，上出额，与督脉会于巅。

其支者，从目系下颊里，环唇内。

其支者，复从肝别，贯膈，上注肺。

释义

循行路线起于足大趾爪甲后丛毛处，沿足背向上至内踝前 1 寸处（中封穴），向上沿胫骨内缘，在内踝上 8 寸处交出足太阴脾经之后，上行过膝内侧，沿股内侧中线进入阴毛中，绕阴器，至小腹，挟胃两旁，属肝，络胆，向上穿过膈肌，分布于胁肋部，沿喉咙的后边，向上进入鼻咽部，上行连接目系出于额，上行与督脉会于头顶部。

本经脉一分支从目系分出，下行于颊里，环绕在口唇的里边。

又一分支从肝分出，穿过膈肌，向上注入肺，交于手太阴肺经。

（2）病候

《灵枢·经脉》：是动则病，腰痛不可以俯仰，妇人少腹肿，甚则嗌干，面尘脱色。是主肝所生病者，胸满，呕逆，飧泄，狐疝，遗溺、闭癃。

（3）主要病候：腰痛、胸满、呃逆、遗尿、小便不利、疝气、少腹肿等。

（4）主治概要：本经腧穴主治肝病，妇科前阴病，以及经脉循行部位的其他病症。

2. 足厥阴经腧穴　左右各 14 穴，共 28 穴。

（1）大敦 LR1 井穴

定位：正坐或仰卧。在足趾本节外侧，距趾甲角 0.1 寸（指寸）。

解剖：大敦穴下为皮肤、皮下筋膜、趾背腱膜、趾骨骨膜。皮肤由腓深神经终末支的内侧支分出两条趾背支，分布至第一、二趾相对缘的皮肤。

主治：①疝气，遗尿；②月经不调，经闭，崩漏，阴挺；③癫痫。

常用手法：掐、按、揉；或用三棱针点刺出血；可灸。

（2）行间 LR2 荥穴

定位：正坐或仰卧，在足背侧，当第 1、2 趾间，趾蹼缘的后方赤白肉际处。

解剖：气海穴下为皮肤、皮下组织，有足背静脉网，第一跖背动、静脉，为腓深神经的趾背神经分为趾背神经的分歧处。

主治：①头痛，目眩，目赤肿痛，口㖞；②崩漏，癫痫，月经不调，痛经，带下；③胁痛，疝气，小便不利，中风。

常用手法：点、按。

（3）太冲　LR3　输穴　原穴

定位：正坐或仰卧，在足背侧，当第 1 跖骨间隙的后方凹陷处。

解剖：在拇长伸肌腱外侧，有足背静脉网，第一跖背动脉；布有腓深神经的背侧神经，深层为胫神经的最低内侧神经。

主治：①头痛，眩晕，目赤肿痛，口㖞；②遗尿，疝气，崩漏，月经不调；③胁痛，呕逆，小儿惊风，癫痫，下肢痿痹。

常用手法：按、揉、拿。

（4）中封　LR4　经穴

定位：正坐或仰卧，在足背侧，当足内踝前，商丘与解溪连线之间，胫骨前肌腱的内侧凹陷处。

解剖：在胫骨前肌腱的内侧;有足背静脉网;布有足背侧皮神经的分支及隐神经。

主治：①疝气，遗精，小便不利；②腹痛，内踝肿痛。

常用手法：拿、按、揉。

（5）蠡沟　LR5　络穴

定位：正坐或仰卧，在小腿内侧，当足内踝尖上 5 寸，胫骨内侧面的中央。

解剖：穴下皮肤→皮下组织→胫骨骨面。布有隐神经的小腿内侧皮支，大隐静脉。

主治：①小便不利，遗尿；②月经不调，带下；③下肢痿痹。

常用手法：拿、按、揉。

（6）中都　LR6　郄穴

定位：正坐或仰卧，在小腿外侧，当足踝尖上 7 寸，胫骨内侧面的中央。

解剖：穴下为皮肤、皮下组织、小腿三头肌(比目鱼肌)。皮肤由隐神经分布。隐神经是股神经中最长的皮神经，由股部穿股腘管，在膝关节的内侧，缝匠肌与股薄肌之间，穿小腿深筋膜，伴大隐静脉下至小腿内侧，沿胫骨内侧缘下降，至小腿下 1/3 处分为二支布于小腿内侧和足背内侧的皮肤。

主治：疝气，崩漏，腹痛，泄泻，恶露不尽。

常用手法：拿、按、揉。

（7）膝关　LR7

定位：正坐或仰卧，屈膝，在小腿内侧，当胫骨内上髁的后下方，阴陵泉后 1 寸，腓肠肌内侧头的上部。

解剖：在胫骨内侧后下方，腓肠肌内侧头的上部；深部有胫后动脉；布有腓肠内侧皮神经，深层为胫神经。

主治：膝髌肿痛，下肢痿痹。

常用手法：拿、按、揉、一指禅推。

（8）曲泉　LR8　合穴

定位：正坐或仰卧，屈膝，在膝内侧，屈膝，当膝关节内侧面横纹内侧端，股骨内侧髁的后缘，半腱肌、半膜肌止端的前缘凹陷处。

解剖：穴下为皮肤、皮下组织、股内侧肌。皮肤由股内侧皮神经分布。皮下组织疏松，内含脂肪组织较多。大隐静脉由小腿内侧上升，经股骨内侧髁的后方，至大腿内侧，在大腿阔筋膜隐静脉裂孔汇入股静脉。深筋的深面有发自腘动脉的膝上内侧动脉，参与膝关节网。针由皮肤、皮下筋膜穿大腿深筋，入股内侧肌。该肌由股神经支配。

主治：①腹痛，小便不利，遗精，阴痒，月经不调，痛经，带下；②膝痛。

常用手法：拿、按、揉、一指禅推。

（9）阴包　LR9

定位：正坐或仰卧，在股内侧，当股骨内上髁上4寸，股内肌与缝匠肌之间。

解剖：穴下为皮肤、皮下组织、大收肌。皮肤由股内侧皮神经分布。皮肤薄，皮下组织结构疏松。大隐静脉由股骨内侧髁的后方渐行于大腿前内侧。针由皮肤、皮下筋膜于大隐静脉外侧，穿深筋膜，于缝匠肌内侧入内收肌。在缝匠肌的深肌，有股动脉、股静脉与隐神经从股腘管下口入腘窝。缝匠肌由股神经支配，内收肌由闭孔神经支配。

主治：①腹痛，遗尿，小便不利；②月经不调。

常用手法：拿、按、揉、一指禅推。

（10）足五里　LR10

定位：仰卧，在股内侧，当气冲直下3寸，大腿根部，耻骨结节的下方，长收肌的外缘。

解剖：穴下为皮肤、皮下组织、长收肌、短收肌。皮肤由髂腹股沟神经和生殖股神经的股支分布。大腿深筋膜又称阔膜，是全身最厚而坚韧的筋膜，但在大腿的前内侧比较薄弱，形成隐藏静脉裂孔或称卵圆窝。该部深筋膜有大隐静脉穿过。在窝的外侧缘和下缘形成镰刀形的镰状缘。覆盖该窝的深筋，由于血管神经的穿过呈筛状，称为筛状筋膜，其深面由内向外排列有股表脉、股动脉和股神经。

主治：①小腹痛，小便不通，阴挺，睾丸肿痛；②嗜卧，瘰疬。

常用手法：拿、按、揉、一指禅推。

（11）阴廉　LR11

定位：仰卧，在股内侧，当气冲直下2寸，在大腿根部，耻骨结节的下方，长收肌的外缘。

解剖：有内收长肌和内收短肌；有旋股内侧动、静脉的分支；布有股神经的内侧皮支，深层为闭孔神经的浅支和深支。

主治：月经不调，带下，小腹痛。

常用手法：拿、按、揉、一指禅推。

（12）急脉　LR12

定位：仰卧，在耻骨结节的外侧，当气冲外下方腹股沟股动脉搏动处，前正中线旁开2.5寸。

解剖：有阴部外动、静脉分支及腹壁下动、静脉的耻骨支，外方有股静脉；布有髂腹股沟神经，深层为闭孔神经的分支。

主治：疝气，小腹痛，阴挺。

常用手法：拿、按、揉、一指禅推。

（13）章门　LR13　脾募穴　脏会穴

定位：仰卧，在侧腹部，当第11肋游离端的下方。

解剖：有腹内、外斜肌及腹横肌；有肋间动脉末支；布有第十、十一肋间神经；右侧当肝脏下缘，左侧当脾脏下缘。

主治：①腹痛，腹胀，泄泻；②胁痛，痞块。

常用手法：拿、按、揉、一指禅推。

（14）期门　LR14　肝募穴

定位：仰卧，在胸部，当乳头下，第6肋间隙，前正中线旁开4寸。

解剖：有腹直肌，肋间肌；有肋间动、静脉；布有第六、七肋间神经。

主治：胸胁胀痛，腹胀，呕吐，乳痈。

常用手法：拿、按、揉、一指禅推。

（十三）督脉

1. 督脉经络

（1）循行

《难经·二十八难》：督脉者，起于下极之俞，并于脊里，上至风府，入属于脑（上巅循额，至鼻柱）。

释义

起于小腹内，下出于会阴部，向后、向上行于脊柱的内部，上达项后风府，进入脑内，上行颠顶，沿前额下行鼻柱，止于上唇内龈交穴。

（2）病候：关于头脑、五官、脊髓及四肢的见症，头风、头痛、项强、头重、脑转、耳鸣、眩晕、眼花、嗜睡、癫狂、痫疾、腰脊强痛、俯仰不利、肢体痿软。

督脉病候：《素问·骨空论》载："督脉为病，脊强反折。"

（3）主要病候：脊柱强痛、角弓反张等。

（4）主治概要：本经腧穴主治神志病，热病，腰骶、背、头项局部病症，以及相应的脏腑疾病。

2. 督脉腧穴

（1）长强　DU1　络穴

定位：取跪伏位，或胸膝位。在尾骨端下，当尾骨端与肛门连线的中点处。

主治：①泄泻，便血，便秘，痔疾，脱肛；②癫狂痫；③腰脊和尾骶部疼痛。

常用手法：点、按、揉。

（2）腰俞　DU2

定位：取俯卧位，在骶部，当后正中线上，适对骶管裂孔。

主治：①月经不调，痔疾；②腰脊强痛，下肢痿痹；③癫痫。

常用手法：擦、滚、一指禅推。

（3）腰阳关　DU3

定位：取俯卧位，在腰部，当后正中线上，第4腰椎棘突下凹陷中。

主治：①月经不调，遗精，阳痿；②腰骶痛，下肢痿痹。

常用手法：滚、一指禅推、按、揉、擦、扳。

（4）命门　DU4

定位：俯卧。在腰部，当后正中线上，第2腰椎棘突下凹陷中。

主治：①阳痿，遗精，带下，遗尿，尿频，月经不调，泄泻；②腰脊强痛，手足逆冷。

常用手法：滚、一指禅推、按、揉、擦、扳。

（5）身柱　DU12

定位：取俯伏坐位，在背部，当后正中线上，第3胸椎棘突下凹陷中。

主治：①咳嗽，气喘；②癫痫，脊背强痛。

常用手法：滚、一指禅推、按、揉、擦、扳。

（6）陶道　DU13

定位：取俯伏坐位，在背部，当后正中线上，第1胸椎棘突下凹陷中。

主治：头痛，疟疾，热病，脊强。

常用手法：滚、一指禅推、按、揉、擦。

（7）大椎　DU14

定位：取俯伏坐位。在后正中线上，第7颈椎棘突下凹陷中。

主治：①热病，疟疾；②咳嗽，气喘，骨蒸盗汗；③头痛项强，肩背痛，腰脊强痛；④癫痫，风疹。

常用手法：滚、一指禅推、按、揉、擦。

（8）风府　DU16

定位：取正坐位，在项部，当后发际正中直上1寸，枕外隆凸直下，两侧斜方肌之间凹陷中。

主治：①头痛，项强，眩晕，咽喉肿痛，失声；②癫狂，中风。

常用手法：滚、一指禅推、按、揉。

（9）百会　DU20

定位：取正坐位，在头部，当前发际正中直上5寸，或两耳尖连线的中点处。

主治：①头痛，眩晕，健忘，不寐，中风失语；②癫狂，脱肛，泄泻，阴挺。

常用手法：一指禅推、按、揉、振。

（10）神庭　DU24

定位：取仰靠坐位，在头部，当前发际正中直上0.5寸。

主治：①头痛，眩晕，失眠；②鼻渊，癫痫。

常用手法：振、一指禅推、按、揉、擦。

（11）素髎　DU25

定位：取仰靠坐位，在面部，当鼻尖的正中央。

主治：①鼻渊，鼻衄，喘息；②昏迷，惊厥，新生儿窒息。

常用手法：按、揉。

（12）水沟　DU26

定位：取仰靠坐位，在面部，当人中沟的上1/3与中1/3交点处。

主治：①头痛，昏厥；②癫狂痫，小儿惊风，口角㖞斜；③腰脊强痛。

常用手法：掐。

（十四）任脉

1. 任脉经络

（1）循行

《难经·二十八难》：任脉者，起于中极之下，以上毛际，循腹里，上关元，至咽喉（上颐循面入目）。

释义

任脉起于胞中，下出于会阴，经阴阜，沿腹部正中线上行，经咽喉部（天突穴），到达下唇内，左右分行，环绕口唇，交会于督脉之龈交穴，再分别通过鼻翼两旁，上至眼眶下（承泣穴），交于足阳明经。

（2）功能：任脉为"阴脉之海"，"主胞胎"。

（3）主要病候：主要表现为泌尿生殖系统疾病和下腹部病痛，如月经不调、带下、不孕、阳痿、遗精、早泄、遗尿、疝气、盆腔肿块等。

任脉病候：《素问·骨空论》载："任脉为病，男子内结、七疝，女子带下瘕聚。"

（4）主治概要：主治腹、胸、颈、头面的局部病症相应的内脏器官疾病。部分腧穴具有保健作用，如气海、关元；少数腧穴可治疗神志病，如会阴、巨阙、鸠尾。

任脉穴歌

任脉二四起会阴，曲骨中极关元针；

石门气海阴交生，神阙一寸上水分；

下脘建里中上脘，巨阙鸠尾步中庭；

膻中玉堂连紫宫，华盖璇玑天突逢；

廉泉承浆任脉终。

2. 任脉腧穴

（1）曲骨　RN2　任脉与足厥阴经交会穴

定位：在下腹部，当前正中线上，耻骨联合上缘的中点处。

作用：利肾培元，调经止带，清利湿热。

主治：①小便不利，遗溺；②遗精，阳痿；③月经不调，带下。

常用手法：一指禅推、按、揉、振。

（2）中极　RN3　膀胱募穴　任脉与足三阴经交会

定位：在下腹部，前正中线上，当脐中下 4 寸。

作用：补肾培元，通利膀胱，清利湿热，调经止带。

主治：①遗溺、小便不利；②遗精，阳痿；③月经不调，崩漏带下，阴挺，不孕；④疝气。

常用手法：一指禅推、按、揉、振。

（3）关元　RN4　小肠募穴　任脉与足三阴经交会穴

定位：在下腹部，前正中线上，当脐中下 3 寸。

作用：温肾益精，回阳补气，调理冲任，理气除寒。本穴有强壮作用，为保健要穴。

主治：①阳痿，遗精，遗溺，小便频数，小便不通；②月经不调，崩漏，带下，痛经，阴挺，阴痒，不孕，产后出血；③中风脱证，虚劳体弱；④泄泻，脱肛，完谷不化。

常用手法：一指禅推、按、揉、振。

（4）气海　RN6

定位：在下腹部，前正中线上，当脐中下 1.5 寸。

作用：益肾固精，升阳补气，调理冲任。本穴有强壮作用，为保健要穴。

主治：①腹痛，泄泻，便秘；②遗溺；③疝气；④遗精，阳痿；⑤月经不调，经闭；⑥虚劳体弱。

常用手法：一指禅推、按、揉、振。

（5）中脘　RN12　胃募穴　八会穴（腑会）　任脉，手太阳、少阳与足阳明经交会穴

定位：在上腹部，前正中线上，当脐中上 4 寸。

作用：健脾和胃，消积化滞，理气止痛。

主治：①胃脘痛，呕吐，呃逆，吞酸；②腹胀，泄泻，饮食不化；③咳喘痰多；④黄疸；⑤失眠。

常用手法：一指禅推、按、揉、振、擦。

（6）巨阙 RN14 心募穴

定位：在上腹部，前正中线上，当脐中上6寸。

作用：和中降逆，宽胸化痰，宁心安神。

主治：①心胸痛，心悸；②癫狂痫；③胃痛，呕吐。

常用手法：一指禅推、按、揉、点、振。

（7）天突 RN22 任脉、阴维脉交会穴

定位：在颈部，当前正中线上，胸骨上窝中央。

作用：宽胸理气，化痰利咽。

主治：①咳嗽，气喘，胸痛；②咽喉肿痛，暴喑，瘿气；③梅核气，噎膈。

常用手法：按、揉、点。

（8）廉泉 RN23 任脉、阴维脉交会穴

定位：在颈部，当前正中线上，结喉上方，舌骨上缘凹陷处。

作用：清热化痰，开窍利喉舌。

主治：舌下肿痛，舌缓流涎，舌强不语，暴喑，吞咽困难。

常用手法：一指禅推、按、揉、振、点。

（9）承浆 RN24 任脉、足阳明经交会穴

定位：在面部，当颏唇沟的正中凹陷处。

作用：祛风通络，疏调任督。

主治：①口眼㖞斜，牙龈肿痛，流涎；②癫狂；③遗溺。

常用手法：一指禅推、按、揉、振。

（十五）经外奇穴

（1）四神聪 EX-HN1

定位：取正坐位，在头顶部，当百会前后左右各1寸，共4个穴位。

主治：头痛，眩晕，失眠，健忘，癫狂痫证。

常用手法：点、按、揉、振。

（2）印堂 EX-JN3

定位：取正坐仰靠位或仰卧位，在额部，当两眉头之中间。

主治：①头痛，眩晕，失眠，小儿惊风；②鼻渊，鼻衄，鼻塞，目痛，眉棱骨痛。

常用手法：点、按、揉、推、抹。

（3）鱼腰 EX-HN4

定位：取正坐或侧伏坐位，在额部，瞳孔直上，眉毛中。

主治：目赤肿痛，目翳，眼睑下垂，眼睑瞤动，眉棱骨痛（眶上神经痛）。

常用手法：点、按、掐、一指禅推。

（4）太阳 EX-HN5

定位：取正坐或侧伏坐位。在颞部，当眉梢与目外眦之间，向后约一横指的凹陷处。

主治：偏头痛，目疾，齿痛，面痛。

常用手法：按、揉、一指禅推；或用三棱针点刺出血。

（5）球后　EX-HN8

定位：取仰靠坐位。当眶下缘外 1/4 与内 3/4 交界处。

主治：目疾（视神经炎，视神经萎缩，青光眼，早期白内障，近视）。

常用手法：掐、点、按。

（6）翳明　EX-HN13

定位：取正坐位，头略前倾，在项部，当翳风后 1 寸。

主治：目疾，耳鸣，失眠，头痛。

常用手法：点、按、拿、揉。

（7）夹脊　EX-B2

定位：取俯伏位或俯卧位，在背腰部，当第 1 胸椎至第 5 腰椎棘突下两侧，后正中线旁开 0.5 寸，一侧 17 个穴位。

主治：①胸 1～5 夹脊治疗心肺、胸部及上肢疾病；②胸 6～12 夹脊治疗胃肠、腹部疾病（脾、肝、胆）；③腰 1～5 夹脊治疗下肢疼痛，腰、骶、小腹部疾病。

常用手法：擦、一指禅推、点、按、扳。

（8）腰眼　EX-B6

定位：取俯卧位，在腰部，当第 4 腰椎棘突下，旁开约 3.5 寸凹陷中。

主治：①腰痛；②尿频，月经不调，带下。

常用手法：点、按。

四、经络的纵横关系及经络腧穴现代研究

（一）经络的纵横关系

1. 根结

（1）根结的概念

根：根本也，有根源的意思，是经气所起的根源处，为四肢末端的"井穴"。

结：联结，结聚在上之意，有终结的意思，指经脉在头、胸、腹部循行流注的归结。

元代窦汉卿《标幽赋》有"四根三结"之说。

（2）根结的内容（足六经根结）：太阳根于至阴，结于命门，命门者目也。阳明根于厉兑，结于颡大，颡大者钳耳也。少阳根于窍阴，结于窗笼，窗笼者耳中也。太阴根于隐白，结于太仓。少阴根于涌泉，结于廉泉。厥阴根于大敦，结于玉英，络于膻中。

（3）根、溜、注、入：根、溜、注、入指手足三阳经脉之气出入流行的部位。

根：经气所起的根源处，为"井穴"。

溜：经气所流经之处，多为"原穴"或"经穴"。

注：经气所灌注之处，多为"经穴"或"合穴"。

入：经络之气所进入之处，上部为颈部各阳经穴，下部为"络穴"。

2. 根结理论的意义和应用

（1）意义：根结理论说明经气活动的上下联系，强调以四肢末端为出发点，着重于经络之气循行的根源与归结。

（2）应用：临床对头、胸、腹方面的病症，可选四肢部以"井穴"为代表的有关穴位。

（二）标与本

1. 标本的概念　"标""本"是指十二经脉之气集中和弥散的部位。

标：为末梢，犹如树木之枝梢，为经气扩散的区域。

本：为根本，犹如树木之根干，为经气汇聚的重心。

具体经气扩散于头身一定部位为标，经气集中于四肢部位为本。

2. 标本的内容

（1）十二经标本部位表（表2-5）

表 2-5　十二经标本部位

经名		本部	相应穴	标部	相应穴
足三阳	足太阳	足跟上五寸	跗阳	命门（目）	睛明
	足少阳	足窍阴之间	足窍阴	窗笼（耳前）	听会
	足阳明	厉兑	厉兑	人迎、颊、颃颡	人迎、地仓
足三阴	足太阴	中封前上四寸	三阴交	背俞、舌本	脾俞、廉泉
	足少阴	内踝上二寸	交信	背俞、舌下两脉	背俞、廉泉
	足厥阴	行间上五寸	中封	背俞	肝俞
手三阳	手太阳	手外踝之后	养老	命门（目）上一寸	攒竹
	手少阳	小指次指间上二寸	中渚	耳后上角，下外眦	丝竹空
	手阳明	肘骨中，上至别阳	曲池、臂臑	颊下合钳上	扶突
手三阴	手太阴	寸口之中	太渊	腋内动脉处	中府
	手少阴	锐骨之端	神门	背俞	心俞
	手厥阴	掌后两筋间二寸中	内关	腋下三寸	天池

（2）十二经标本与足六经根结的异同

相同点：都是论述四肢与头身之间的相互关系的，以四肢为"根"为"本"，以头身为"结"为"标"。

不同点："根"专指井穴；"本"则扩及四肢肘、膝以下的一定部位；"结"在头、胸、腹部；"标"更扩及背部的背俞。

3. 标本的意义和应用

（1）意义：阐明了四肢肘、膝以下经穴对头身远隔部位的治疗作用。强调经气源于四肢，为"本"，而流于头面躯干为"标"。

（2）应用：①本部腧穴的应用；②标部腧穴的应用；③本部和标部腧穴的配合应用。

（三）气街

1. 气街的概念和内容

（1）气街的概念：气街是经气纵横汇通的共同道路。

（2）气街的内容：《灵枢·卫气》曰："胸气有街，腹气有街，头气有街，胫气有街。"

气在头者，止之于脑；气在胸者，止之于膺与背俞；气在腹者，止之于背俞与冲脉；气在胫者，止之于气街。

2. 气街理论的意义和应用

（1）意义：主要说明了经络的横向联系。着重阐述头、胸、腹、胫部是经气汇聚和共同循行的通道。

（2）应用：分布于气街部位的腧穴，既能治疗局部疾病，又能治疗相关内脏的疾病。

（四）四海

1. 四海的概念和内容

（1）四海的概念：四海指人体气血营卫产生、分化汇聚的四个重要部位。

（2）四海的内容：脑为髓海；膻中为气海；胃为水谷之海；冲脉为血海。

（3）四海与气街的一致性：①脑为髓海，与头气街相通；②膻中为气海，与胸气街相通；③胃为水谷之海，与腹气街相通；④冲脉为血海，与腹气街和胫气街相通。

2. 四海理论的意义和应用

（1）意义：强调了水谷、气、血、脑髓在人体的重要作用，在说明人体生理病理和疾病的诊治方面有重大意义。

（2）应用：临床可取所输注腧穴治疗相应病症。

第三节　气血理论

一、舒筋活络，畅通气血，缓解痉挛

中医推拿，运用一定的推拿手法，可以理筋使之复旧，以疏通筋络、促进气血畅通，缓解局部软组织痉挛、麻木不仁。

二、活血化瘀、消肿止痛

中医推拿，运用一定的按压、推抹、揉磨等理筋手法使筋骨复旧、经脉疏通、气血运行通畅，可促进瘀血消散、肿胀减轻、疼痛缓解，有利于损伤组织的修复。

三、调和气血

明代养生家罗洪先在《万寿仙书》里说"按摩法能疏通毛窍，能运旋荣卫"。这里的"运旋荣卫"，就是调和气血。

气血是构成机体的两大基本物质。《素问·调经论》说"人之所有者，血与气耳"。人的生理活动离不开气血。《景岳全书》云："人有阴阳，即为血气。阳主气，故气全则神旺；阴主血，故血盛则形强。人生所赖，惟斯而已。"人的生理活动以气血濡养为先，人的病理状态以气血失常为主。故《素问·调经论》说："五脏之道，皆出于经隧，以行血气，血气不和，百病乃变化而生，是故守经隧焉。"而推拿是中医外治法中通经络、调气血的主要方法，通经络、调气血是推拿学的基本治疗手段和最主要特征。推拿学是一种作用于体表的外治法，是运用手法作用于皮、肉、筋、脉、骨，以肌肉操作为主，并循经络之所过，到主治之所及，以通其经络，调五脏之道而疗疾的方法。

《素问·调经论》说："病在脉，调之血；病在血，调之络；病在气，调之卫；病在肉，调之分肉；病在筋，调之筋；病在骨，调之骨。"因此在推拿时要分清病位，以起到对气血的调和及治疗疾病的作用。

第四节　筋骨并重理论

巢元方《诸病源候论》最早提出"筋骨辨证"，吴谦《医宗金鉴·正骨心法要旨》对骨度、损伤内外治法记述尤为详细，以"筋骨并重"为核心，贯穿全书，发展了"筋骨辨证"，为现代正骨推拿治疗的四大原则之一。筋，不仅指经络"筋"（筋膜、筋络、筋腱），也包括皮肉、脉等，涵盖现代解剖学肌肉、韧带、筋膜、软骨；骨乃奇恒之腑，具有正、刚的特性，维持整体形态，保卫内部组织，是人体结构的基础。筋约束骨，骨伸张筋肉，相互协调，维持人体运动；筋、骨生理相互为用，病理相互影响，与肝、肾相应，骨关节病治疗应整体调摄，重在肝、脾、肾。"筋骨辨证"是手法治疗的前提，明确筋伤与骨伤的主次，辨证施术，手法操作注重松筋与正骨，既重视骨折复位，又重视理筋，保护软组织。正骨适用于骨折和脱位，可恢复骨与关节的正常解剖位置；理筋适用于软组织急、慢性损伤，肌肉痉挛疼痛，若仅采用松筋手法，反复按压局部，可加重关节错位，产生剧烈疼痛及肌肉痉挛；将"筋骨并重、辨病诊治"与现代医学手段巧妙结合，辨证施术，也当注重筋、骨与脏腑、经络、气血之间的关系，中药、针灸等内外兼治，充分施展"筋骨辨证"治疗优势。"筋骨辨证"应用于临床是正骨推拿学发展的重点。

推拿手法治疗筋伤已被无数临床实践证明是行之有效的方法之一，通过手法，可以促进血液循环、活血散瘀、消肿止痛，减轻或解除肌肉痉挛，剥离粘连，整复小关节错缝，并能预防关节强直、肌肉萎缩。经过历代医家的不断发展，治疗筋伤往往不只是用一两种手法，而是几种手法联合应用，有助于提高疗效。手法作为治疗"筋伤"的主要手段，从《黄帝内经》开始，经过历代医家的总结和完善，已经形成了一个比较完整的体系。使用手法则必须根据辨证施治的中医思想来掌握运用，正如《医宗金鉴·正骨心法要旨》中所说："夫手法者，谓一两手安。置所伤之筋骨，使仍复于旧也。但伤有轻重，而手法各有所宜。"使用手法之前要对病情有充分的认识，了解局部解剖关系，选择合适的手法，遵循"轻原重原轻"的原则，这里的两个"轻"主要指松解类手法的"柔筋"作用，而"重"即指整复手法的正骨作用。多种手法相互结合，使手法变换自然、连续，行云流水，一气呵成。从而真正做到"筋骨并重，骨正筋柔"。

第五节　现代医学原理

一、脊柱病因学说

脊柱相关疾病理论的出现，在病因学方面给了我们新的启发，它打破了以往的分科界限，从一个新的角度揭示了许多常见病及疑难病的发病原因及诊治规律。

（一）概念

广义脊柱相关疾病指由于脊柱及周围软组织力学失衡引起的疾病。它不仅涉及大家所熟悉的颈、肩、腰、腿痛，如落枕、颈椎病、腰椎间盘突出、腰扭伤、腰肌劳损、脊柱骨质增生等，还涉及循环、呼吸、消化、神经、内分泌、免疫等系统的 50 多种病症，如头痛、头晕、耳鸣、椎动脉供血不足、头晕、视力障碍、咽部异物感、脑震荡后遗症、血压波动、心律失常、胸闷气短、胸背痛、哮喘、心绞痛、类冠心病、左侧腹痛、右侧腹痛、胃痛、慢性消化不良、慢性胆囊炎、结肠功能紊乱（腹痛、腹泻、便秘）、一侧上肢或下肢凉、痛经、月经失调等。狭义的脊柱相关疾病主要指前者。

（二）发展史

脊柱相关疾病是从脊柱生物力学角度研究脊柱与疾病关系的一门新兴的边缘学科，是病因学方面的重大进展。虽然它从正式命名到现在仅仅 30 多年，但由于它揭示了许多常见病和疑难病的病因和发病规律，而且临床治疗效果好，实用性强，大部分治疗方法属于自然疗法或绿色疗法范畴，患者容易接受，故越来越受到国内外医学界的重视。这个学科的产生，有着深远的历史和实践基础，这是医学发展的必然，是对许多常见病发病规律的一种新的认识。起初是源于临床实践，许多临床医生在治疗脊柱疾病时，偶然治好了许多似乎与脊柱无关的内脏疾病，在千百年的医疗实践中，积累了大量的临床经验，只是用现代科学手段系统研究的人较少。祖国传统医学中督脉和足太阳膀胱经的腧穴及四肢的许多腧穴与内脏器官有着功能上的联系，并在临床上采用捏脊和点穴、针灸等疗法，治疗小儿腹泻、消化不良、胃病、痛经等，均收到良好的临床效果，传统医学的脏腑经络理论对此已有系统论述，由于是经验的总结，比较抽象，因此很久以来，并没有引起现代医学界的重视。

现代医学自 1927 年、1929 年、1958 年，先后有国外的学者报道了手法治疗颈性心绞痛的文章，他们在采用手法治疗颈椎病时，意外地发现，患者的心绞痛症状得到明显改善。1966 年国外的一位医生通过一系列心电图检查、运动试验、酶学检查和血管扩张药的应用，证实颈性心前区疼痛确实存在。当时并没有意识到脊柱应力异常的整体作用，只考虑到颈椎增生刺激椎旁交感神经节的因素，并没有引起重视。自 20 世纪 70 年代，我国少数学者开始系统从事这方面的研究工作。1984 年召开了首届全国脊柱相关疾病学术研讨会，1991 年召开了第一届国际脊柱相关疾病学术研讨会，大量临床与基础研究证实，许多常见病和疑难病的发病与脊柱应力异常有关。

一些发达国家的医学界，对该领域已非常重视，他们在基础研究方面做了许多工作。研究发现，很多内脏慢性疾病的病因，与脊柱应力异常有关。有学者提出并呼吁，再也不能不重视占人体体重 60% 的肌肉和骨头的应力异常对健康的影响。诊治疾病不能只考虑内脏。矫正脊柱治疗和保健，在一些发达国家已比较普及。我国现代医学界虽然从事这方面研究工作的人不多，但开展的较早，且多是临床方面的研究，开展基础研究工作的医学院校为数不多。但非常可喜的是，现代医学研究及实践的结果表明脊柱不同节段应力异常对内脏的影响，与我国传统医学经络理论中的足太阳膀胱经穴位分布有许多是不谋而合的（如心俞、肺俞、胆俞、胃俞、肾俞等），这并非偶然。我国推拿、按摩等治疗方法和门派众多，有千百年的历史，有坚实的临床实践基础和经验。这也是中医经络理论走向现代化的一个重要途径。

（三）机制

研究显示：脊柱相关疾病由脊柱及周围软组织应力异常而引起，是通过以下三个途径引发疾病的：①刺激或压迫了附近的自主神经（神经根、交通支），从而影响所支配脏器的功能（增强或减弱）；②刺激或压迫附近血管，引起该血管供血区缺血症状；③刺激或压迫脊柱附近的脊神经及感受器，反射性影响了内脏功能。通过以上三个途径对所支配器官功能的影响，可以由量变发展到质变，即由功能性疾病发展到器质性疾病。

目前该病因学说通过长时间临床实践所总结的脊柱节段对应病症（表2-6），随着实践的进行，亦会有不断的改动和完善。

表 2-6   脊柱节段对应病症

神经节段	刺激或压迫神经、血管引起的病症
第 1 颈椎	脑供血不足、头晕、嗜睡、摇头、头痛、健忘、倦怠
第 2 颈椎	头痛、头晕、耳鸣、眼眶痛、视物模糊、斜视、鼻塞、失眠、心动过速
第 3 颈椎	眩晕、头晕、偏头痛、三叉神经痛、视力障碍、失听、吞咽不适、心房颤动
第 4 颈椎	落枕、呃逆、咽喉痛、恶心、弱视、全手麻木
第 5 颈椎	胸痛、心动过缓、喘哮、血压波动、发声嘶哑、呃逆、口臭
第 6 颈椎	咳喘、咽喉痛、血压波动、扁桃体肿大
第 7 颈椎	咽喉痛、哮喘、气短胸闷、甲状腺病、雷诺病
第 1 胸椎	气短、咳喘、期前收缩、心房颤动
第 2 胸椎	气短胸闷、心律失常、冠心病（心绞痛）
第 3 胸椎	肺病、支气管症状、感冒
第 4 胸椎	胸痛、胸闷、冠心病（心绞痛）、肝胆病
第 5 胸椎	心律失常、冠心病（心绞痛）、肝胆病、低血压、贫血
第 6 胸椎	消化不良、胃炎、胃痛、胃灼热、胃痉挛
第 7 胸椎	消化不良、胃溃疡、胃下垂、口臭、糖尿病
第 8 胸椎	肝胆病、糖尿病、免疫力差
第 9 胸椎	肾亏、过敏、手足冷、倦怠、浮肿、小便白浊、尿不畅、癃闭
第 10 胸椎	肾亏、性功能改变、过敏
第 11 胸椎	肾亏、皮肤病
第 12 胸椎	不孕症、风湿症、下腹痛凉、生殖器官表面痛痒
第 1 腰椎	便秘、结肠炎、腹泻、下腹痛凉
第 2 腰椎	便秘、下腹痛凉、阑尾炎、静脉曲张、子宫卵巢病
第 3 腰椎	月经不调、膀胱子宫病、膝内侧痛无力
第 4 腰椎	尿量改变
第 5 腰椎	下肢血液循环不良

目前针对脊柱病所使用的推拿手法的作用介绍如下。

1. 纠正解剖位置的失常　急性损伤或慢性劳损均可造成脊柱某些节段解剖位置关系的改变，即祖国医学所指的"骨错缝，筋出槽"，进而引起一系列复杂的临床症状，如前所述的多种内脏疾病。通过手法将骨关节复位、肌筋归"槽"，即可使相应的疾病得到治疗。

2. 恢复动态平衡机制　脊柱与内脏有着复杂的联系，脊柱自身靠椎间关节、椎间盘、椎间韧带和周围附着的肌肉保持动态平衡，这种平衡又直接影响维系着脊柱与周围脏器的联系。脊柱任何一个方面的稳定结构失去动态平衡，均会导致相应症状的出现。通过各种治疗方法，恢复脊柱的动态平衡，使脊柱恢复或重建一个新水平的稳定，就可以使一些被破坏和阻断了的联系途径（信道）重新恢复，达到治愈相关疾病的目的。

3. 改变紊乱的信息通道　人体的各个脏器都有特定的生物信息标志（各脏器固有频率及生物电等），当脊柱发生病变时，就会使它的生物信息发生变化，从而造成病变。如第8、9胸椎后关节紊乱可造成第8、9交感神经支配的奥迪括约肌（由胆总管括约肌、胰管括约肌和壶腹括约肌三者共同构成）痉挛，从而引起胆囊炎或胆绞痛。用手法纠正了第8、9胸椎后关节的紊乱，就可以消除因解剖位置失常而引起的病变信息，使症状得到解除。

二、肌筋膜经线学说

（一）概念

筋膜，是人体结构的一个重要组成部分，为覆盖在肌肉与肌腱周围表面的一层非薄膜性结构，遍布全身，根据其位置的深浅可分为浅筋膜和深筋膜两种。浅筋膜又称皮下筋膜，位于真皮之下，包被全身各部，由疏松结缔组织构成，内含浅动脉、皮下静脉、皮神经、淋巴管及脂肪等，有些局部还可有乳腺和皮肌。浅筋膜对其深部的肌、血管和神经有一定的保护作用，某些部位的浅筋膜对外来加压能起缓冲作用。深筋膜，又称固有筋膜，由致密结缔组织构成，位于浅筋膜的深面，它包被体壁、四肢的肌和血管神经等，深筋膜与肌肉关系密切，随肌肉的分层而分层，在四肢，其插入肌群间，并附着于骨，构成骨间隔；并包绕血管、神经形成血管神经鞘，在肌肉数目众多而骨面不够广阔的部位，还可供肌肉的附着或作为肌肉的起点；肌肉较发达的地方，其深筋膜就显得特别发达，强厚而坚韧。具有保护肌肉免受摩擦和约束肌肉的活动，并分隔肌群或肌群中的各间肌，以保证肌群和各间肌能单独进行活动。深筋膜在腕踝部可增厚形成支持带，对经过其深部的肌腱有支持和约束作用，并能改变肌力的牵引方向，以调节肌力。在病理情况下，筋膜可潴留脓液，限制炎症扩散。由于血管和神经都沿着肌间或肌群之间的筋膜间隙行走，这对于诊断血管、神经及肌肉的病变，有很大的帮助。

筋膜都是连续性的，包裹器官、血管、神经、肌肉等所有组织，这是最为关键的一点。筋膜就好像一件编织的毛衣，拉动毛衣任何地方的一根线，都会引起离此处较远地方的变形。这就解释了为什么说骨骼的变形和喝斜是由筋膜的炎症挛缩、粘连及变性等引起的，也由于筋膜在整个身体内是连续的，一些身体内部器官的不良症状问题，同样可以通过对相关筋膜的调理和治疗得到缓解和解决。

筋膜实际上是人体除了皮肤以外的又一道防护系统，凡肢体躯干的每一个微小的精细运动，都离不开筋膜的参与运行，其既具有润滑肌肉运动的功能，减少肌肉与肌肉之间的相互摩擦，又有保护肌肉过度运动和缓冲肌肉受到外来压力和暴力冲击及刺激的作用；其结构虽扁薄如纸，但所承受的压力巨大，换而言之，筋膜由于运动频繁、劳动强度过大而极易损伤。

（二）作用

皮肤卫外（第一道防线），筋膜卫内（第二道防线）。筋膜炎，实际上是人体防御系统对外来作用力（第二道感受器官）的一种自然反应。当第一道防线（皮肤）接收了外来冲击力后，直接将信息传至第二道防线（筋膜）并做好充分准备，全面抵御外来冲击力对辖区内的肌肉和骨骼所造成的不良影响和创伤，即筋膜通过自身分泌的少量润滑液和紧张素来调节防卫功能。一般的外力不会造成筋膜损伤，当外力超出筋膜的承受能力而又不能代偿时，即筋膜自身发生劳损和创伤，如筋膜局部撕裂、出血、水肿、纤维蛋白沉积增多、局部增厚，导致筋膜弹性减退而变僵硬，甚至完全丧失防卫功能。

由此可见，临床上所有肌肉的劳损，均可认为是先有筋膜劳损，导致肌肉劳损，最后才会导致肌肉的纤维硬化、变僵和挛缩。由于筋膜的劳损和功能减退，其自身的舒缩功能受限，制约了辖区的肌肉和肌群的运动，久之也势必造成肌肉、肌群及其肌腱的功能减退和劳损。而肌肉的劳损则进一步加重了筋膜的负担，加重了筋膜的损伤，即产生一系列的临床综合症状。

（三）机制

肌筋膜损伤后出现疼痛，局部肌筋膜损伤、牵拉，使肌肉组织内压增高致使肌束的毛细血管被挤压，造成局部代谢物质的堆积，局部肌细胞缺血、缺氧而导致疼痛。

在临床上比较常见的筋膜损伤主要是慢性劳损，常见劳损自上而下有头直肌筋膜炎、项韧带筋膜炎、胸锁乳突肌筋膜炎、冈上肌筋膜炎及斜方肌筋膜炎等；肩胛间区的菱形肌筋膜炎，肩胛区的冈下肌、小圆肌、大圆肌筋膜炎；腰背部的棘突上筋膜炎、椎旁韧带筋膜炎、竖直肌筋膜炎、胸腰筋膜炎、腰髂肋肌筋膜炎、髂嵴上筋膜炎、骶髂关节囊后筋膜炎、臀部各块肌肉筋膜炎及各个部位的滑囊上筋膜炎等。

（四）发展

著名手法治疗师 Ida Rolf 提出"解剖列车——肌筋膜链"理论，然后由她的学生 Thomas Myers 通过解剖手段来证实，而又由很多的 Rolf 学派的学生们在实践中验证了这一套理论。传统的解剖学研究强调单块肌肉的起止点和骨连接。"解剖列车"则从肌筋膜的功能和力学传递的角度拓展了我们的思路——远处的损伤或疼痛能够干扰张力的分配。该理论清晰地描述了人在功能上的整体性，是由连续的筋膜网络构成，形成了"有迹可循"的肌筋膜"经线"。身体的稳定、张力、拉力、固定、回弹及姿势代偿都是通过这些经线来分配的。该经线图为徒手和运动治疗师提供全新、整体的治疗策略以恢复或改善人体姿势与运动功能，并提出将人体肌筋膜经线分为十二条：前表线、后表线、双体侧线、螺旋线、前深线、前功能线、后功能线、臂前表线、臂前深线、臂后表线和臂后深线。

三、激痛点学说

（一）概念

激痛点是指一块肌肉内，肌纤维过度活跃，无法放松，无法自收缩状态还原的特定区域，也有人称之为结节。激痛点有可能产生强烈的疼痛，也可能平时感觉不到疼痛，只有戳到、触到该区域时才会疼痛。后一种称为潜在激痛点，潜在激痛点将会逐渐发展为显性激痛点。

（二）机制

激痛点的形成是由于长时间劳累、受凉等因素，导致肌纤维微损伤，从而产生炎症粘连、挛缩，挛缩的肌纤维牵扯肌腱—肌腹联合处，肌腱—骨膜附着处，产生该处的炎症，因为此处的神经末梢更为敏感，炎症等致痛因子刺激后产生的疼痛也更加明显，但此处并非引发疾病的始动因素，真正的始动点是在骨骼肌纤维中可触及的紧张性肌带上高度局限和易激惹并引起远端疼痛或自主神经症状等的部位。治疗过程中，首要的是找到这个部位，治疗方法可以自由选择（针刺、艾灸、推拿、刃针）等方法，只要使得这一始动因素消除，疾病即可以马上得到缓解，甚至痊愈。古代医学家将之称为阿是穴。

四、神经体液调节学说

（一）概念

有些内分泌腺本身直接或间接地受到神经系统的调节，在这种情况下，体液调节是神经调节的一个传出环节，是反射传出道路的延伸。这种情况可称为神经-体液调节。简单来说，可以认为是神经和体液共同作用，在整个过程中双方都参与调节。

（二）机制

推拿是以中医基础理论为指导，利用专门的手法及器械所产生的作用力直接作用于人体体表的特定部位，以达到调节人体生理功能和防病治病的一种疗法。中医学认为，推拿具有疏通经络、行气活血、理筋整复、滑利关节、调整脏腑、扶正祛邪的作用。从现代医学角度讲，可以解除肌肉痉挛、松解粘连组织、促进组织修复、改善血液循环、促进炎症介质的消散，并调节免疫系统与神经系统。推拿的手法刺激作用于人体某些部位或经络穴位上，可调节神经系统功能。近年来的临床研究表明，推拿后神经系统、组织器官均可释放出具有生物活性的化学物质，并可由此改善血液循环，加速致炎致痛物质、酸性代谢产物的清除，从而产生镇痛效应。对于推拿镇痛的作用途径，张绯洁通过推拿家兔内关穴实验发现，推拿能提高家兔耳壳的痛阈，并且推测推拿的作用信息是经外周神经传入脊髓，作用于脊髓上结构，包括大脑皮质、丘脑等，经中枢水平的整合，进行下行性调整，从而产生镇痛作用。中枢神经损伤后往往导致运动功能障碍，推拿可以作为功能恢复训练的一种重要方法，促进机体的功能重组，在中枢神经的可塑性方面，它必将发挥重要的作用。推拿按摩通过穴位、经络刺激及肌肉按揉等形式已在脑卒中、脑外伤等患者的康复中显示出其良好的改善运动功能的作用。

五、生物全息律学说

（一）概念

生物全息律的"全息"一词，来源于激光全息技术，激光全息的"全息"是"信息全息"；而生物全息也是信息全息。生物全息学说是研究生物体的部分与整体、局部与局部之间的全息对应性，揭示相关部位有序的全息分布形式，每个独立相关部位都可以看作是一个全息胚胎，胚胎细胞处于低级并且功能相似而组成全息元。全息元是指生物体具有一定形态和基本功能的结构单位，能反映整个机体的信息，且与其周围的部分有相对明显的边界。全息元是生物体的基本结构单位，全息元上的各个部位，都分别在整体或其他全息元上有各自的对应部分，各部分在全息元上的分布规律与各对应部位在整体上或其他全息元上的分布规律相同。在不同生物学特性的全息元上分布的结果在不同程度上成为整体信息的缩影，并且各全息元之间也在不同的程度上是相似的。功能相同的全息元之间，有着高度的全息相关度。

全息元之间在形态和结构上也是相似的，如两耳、两眼、两手等。在机体的全息元上的每一部位，与整体或其他全息元上所对应部位的生理、病理、诊断、治疗、遗传等生物学特性相似程度较大，即每个全息元包含有机体的全部信息。全息元上各反射信息区都可以反映特定整体部位的情况，机体每一组织器官在全息元上都有特定的信息反映区，每个全息元也是整个机体的有序排列的信息缩影。生物全息律是张颖清先生在研究穴位分布全息律的生物学意义时发现的，并进而发现生物具有新的统一性——泛胚性。

在高等生物中，全息元在不同的程度上是整体的缩影，全息元之间在不同程度上是相似的。如此，每个全息元就是一个潜在的已向某个方向特化了的小个体或已向某个方向特化了的潜在的胚胎——潜胎。

（二）历史

1973 年张颖清先生发现了第 2 掌骨侧全息穴位群，根据第 2 掌骨侧穴位群分布的规律，又在人体上发现了许多全息元，如人体长骨全息律、第 5 掌骨侧全息律、人体赤白肉际全息律等。

张颖清论述了生物体组成部分是处于某个发育阶段特化了的胚胎，论述全息胚存在的依据、全息胚的理论和实践意义。张颖清发明了生物全息诊疗仪，从而在临床中得到验证，证明人体有独特功能的结构单位的全息特性。

20 世纪初，LeonVannier 对虹膜进一步研究，于 1923 年发表了《论应用眼睛做各种疾病的诊断》，描述了机体各部分的病理状态、陈旧性损伤及正在发生的功能紊乱在眼睛上都有异性的改变。后来 Gaston Verdier 经过对 10 万对眼睛的观察研究，已由原来的 30 多个诊断点增加到目前每侧眼睛有 160 个反射区，它们分别与本半侧躯体的脏腑组织器官相对应，并编制了 Vega 氏虹膜分区表图，一直沿用至今。

耳部全息的真正兴起是在 20 世纪 50 年代，法国的外科医生诺吉尔博士受一位民间医生的启发，经过 6 年的系统研究，于 1957 年《德国针术杂志》3～8 号发表《形如胚胎倒影式的耳穴分布图谱》，从此耳针全息疗法在德国推广开来，并流传至世界各地。在 1958 年 12 期的《上海中医杂志》刊发了《耳全息穴位分布图谱》。

手掌全息在西方研究的也比较早，尤其是手掌皮纹全息研究。1788 年迈纳（Mayer）发现皮纹排列模式没有两个人是完全相同的。

足部全息在 16 世纪中，阿当姆斯和阿塔提斯医生把中国古代的足底按摩介绍到欧洲。1917 年，英国耳鼻喉科医生菲特兹格拉德，提出了人体区带反射理论和人体反射区带图，在此基础上创立了足部反射疗法，于 1917 年出版了《区域疗法》一书。该书绘制有人体反射区域图，将人体纵向划分为 10 个区带，每个区带都是人体信息的缩影。菲特兹格拉德早在维也纳工作，结识了对中医学颇有研究的布雷斯勒博士，并继承他的中医学理论和经验，从中医经络系统里受到启发，晚年的菲特兹格拉德与其学生美国按摩医生英哈姆合作，一方面根据反射区带图绘出了足的反射区带；一方面根据解剖图，将人体的各器官系统投射到足反射区带内，绘出人体在足的全息图。

从此以后，足反射疗法正式应用于临床。菲特兹格拉德的科学发现引起了西方医学界人士的重视。与此同时，美国、英国、德国、瑞士、奥地利等国的学者相继发表了反射区疗法的论著，学者们以解剖学、神经生理学等基本医学理论为指导，总结临床经验，逐步形成了现在的足部全息图。

在英国，1978 年成立了第一所反射区疗法学校，1984 年成立英国反射学协会。

1989 年 5 月举行第一次北美反射学代表会议，并成立北美反射学会。

1980 年瑞士神父吴若石在中国台湾推广足部反射区健康疗法，并成立"国际若石健康研究会"。

1980 年 7 月在日本东京举行足部反射区健康疗法的国际研讨会，联合国世界卫生组织执行委员会温贝尔格女士以观察者的身份出席了会议，对足部反射区健康疗法给予极大的支持和肯定。

（三）机制

1. 人体三段论学说　不论是中医学还是西医学，皆认为人没有四肢仍然可以存活，但不能没有头、颈、躯干这三段。缺少任一段，生命都将终结，说明这三段在人体是相当重要的，同时这三段每段都可以作为一个独立的局部，这种局部三段是不可分离的，即每一段都离不开另一段而存在，三段是相互依赖、互相协调、发挥各自的功能和作用，这就是人体存在"三段论"的依据。

头部是神经中枢，由大脑、小脑、中脑、脑桥和延髓组成，与脑相连的周围神经称为脑神经。大脑是指挥中枢，是接收信息和处理反馈信息的地方。

颈部是头部与躯干部联系的纽带，也是心脏向头部供血的必经之路，是人体的要塞，是信息传递的通路，也是营养物质上达大脑的桥梁。人体经络的手之阳经、足之阳经，以及督脉、任脉、阴跷脉、阳跷脉、阴维脉、阳维脉都循经颈项部。所以，颈项是人体信息的"高速公路"，也是营养物质上达大脑的运输管道。没有颈项就没有生命。

躯干段包括胸腹腔，在人体是五脏六腑的位置所在，是维持人体生命活动的动力和能源中心。五脏六腑相互协调发挥各自的作用，人体营养物质必经消化系统消化、吸收，通过心脏运输分布到人体的各个角落。通过肺提供足够的氧气，燃烧营养物质为机体提供能量。机体代谢的废物又经大肠、肾、膀胱、肺排出体外。所以胸腹腔是人体的机器运转的心脏所在，没有胸腹腔内的五脏六腑，机体生命也将从此终结。

从人体三段分布规律发现，人体四肢也存在这种规律，如人的手指是三段，人的手也是三段（指段、掌骨段、腕骨段），人的上肢又是三段（即手段、桡尺骨、肱骨段）。人的足趾也是三段，足掌部也是三段（即趾段、跖骨段、跗骨段），下肢也是三段，即趾足段、胫腓段、股骨段。由此说明人体的整体性与可分性，可分性中的信息完整性体现在再可分性里。人体的上肢、下肢单独作为一个全息元来说，它又包含着小全息元。

上肢是个大全息元，包含有手段、桡尺骨段、肱骨段全息元；而手段全息元又包含有指段、掌骨段、腕骨段全息元；指段全息元又包含有第 1 指节、第 2 指节、第 3 指节，下肢亦如此。

根据"三段论"，人体上肢的全息元单元就很好划分了，从肢体组织结构来划分其部位，同时存在着大全息包含小全息的问题，这个问题解决了、理解了，就可以解释临床上全息不对应或全息元上错倒信息反射区现象。

根据"三段论"，头、颈、躯干部是依次排列，不能前后颠倒，即头部远离心脏的规律。据此就可以确定四肢上的全息元头穴应远离心脏，呈离心性分布规律。那么越靠近躯干的部位应为足穴。再根据张颖清先生的四肢长骨穴位分布全息律可以定位四肢的大全息元和小全息元上的穴位分布。

人体"三段论"也告诉我们，人体颈、胸、腹、四肢前为阴面，项、后背、四肢后属阳面，阴阳交界线为赤白肉际线。人体的长骨赤白肉际线的两头正好是骨端的头或隆起处，那么人体长骨赤白肉际线就以长骨端或隆起处的体表标志和骨性标志来定位。

2. 穴位分布的全息律　1973 年，张颖清先生发现了第 2 掌骨侧穴位群排布规律，经过研究发现，这一节肢恰像个人体的成比例的"缩小"。他把这一规律进行总结：人体任何一个节肢——任何一个相对独立的部分都是这样的微体系统，任何一节肢的新穴都遵循着第 2 掌骨侧相同的分布规律。这一规律即是穴位分布的全息律。

穴位分布的全息律穴名是以穴位反映或治疗疾病的部位或器官组织部位来命名的。在四肢，各节肢系统的远心端是头穴，近心端是足穴，头穴与足穴连线的中点是胃穴，胃穴与头穴连线的中点是肺穴，肺穴与胃穴间是肝穴，肺穴与头穴三等分点分别是颈穴和上肢穴。胃穴与足穴的中点是腰腹穴，胃穴与腰腹穴连线三等分，从胃穴开始的中间的两个等分点依次是十二指肠穴和肾穴，在腰腹穴与足穴连线的中心点是下腹穴，并且每相连的两节肢总是对立的极连在一起。穴位分布的全息性包含着丰富的内涵关系，这是全息穴位的特性，即全息穴位包含多个组织器官。

穴位分布在长骨上恰像人体在这个长骨上的缩影，即穴位排布规律是按照人体的组织器官的部位来确定的，并非都在一条直线上，而是立体分布的，不应只认准一点。如头穴包含有耳，那么治疗耳病应在头穴的两侧，并不是在中间头穴点；大脑在头穴的稍上方，而咽在头穴的稍下方，眼和鼻在头穴的正中。其他穴位也是如此似人形立体分布，这就说明全息穴位的全息性和立体性、多功能性，既可反映疾病，也可在该穴位诊断治疗疾病。

3. 全息律指导下的推拿　这种推拿治疗是通过按摩足部、手部、耳部等全息元全息反射区穴位而达到治病目的，治疗前应认真检查足部、手部、耳部等全息元穴区，用手指、按摩棒在全息元穴区认真触摸探查，如全息反射穴区有明显的酸、麻、胀、痛感，就表明反射区相应的体内器官有病，在此处可以进行手法治疗，清理病理代谢产物。

治疗时，取与疾病相关联的全息反射穴区，采用点按、揉按或掐按法，按压治疗时须注意按摩顺序，如急性病，可直接按摩相应反射区；用于保健时，则应首先按压排泄器官，其次按摩头部，再依次按压胃肠道、肝脏、胰腺、淋巴系统，最后按压对应部位并注意反射区的配伍。

第三章

推拿治疗的原则和基本治法

第一节　推拿治疗的原则

推拿的治疗原则是推拿治疗疾病的总的法则，是在整体观念和辨证论治的原则下制定的，充分体现临床治疗的理、法、方、术，贯穿于整体诊疗过程。对于多样性、复杂性的疾病予以具有普遍治疗意义的治疗法则，以逐步递进的治疗力求达到满意的治疗效果，对推拿临床治疗具有普遍的指导意义。其包括治病求本、正治与反治、治标治本、扶正祛邪、调整阴阳、调整脏腑、调理气血、因地制宜、因时制宜、因人制宜等。

治则，即治疗疾病的法则，是在整体观念和辨证论治精神指导下制定的，对临床治疗的立法、处方、用药，具有普遍的指导意义。治则与治法不同，治则是用以指导治疗方法的总则，治法是治则的具体化方法，更加灵活多样。因此，任何具体的治疗方法，总是从属于一定的治疗原则。例如，各种病症从邪正关系来说，离不开邪正相争和消长、盛衰的变化，因此，扶正祛邪即为治疗总则。在总则指导下的益气、养血、滋阴、补阳等方法，就是扶正的具体方法，而发汗、吐、攻下等方法，则是祛邪的具体方法。由于疾病的证候表现多种多样，病理变化极为复杂，病变过程有轻重缓急，不同时间地点与个体对病情变化也会产生不同的影响。因此，必须善于从复杂多变的疾病现象中抓住病变的本质，治病求本；根据邪正相争所产生的虚实变化，扶正祛邪；按照阴阳失调的病理变化，调整阴阳；按照脏腑、气血失调的病机，调整脏腑功能和调理气血关系；按照发病的不同时间、不同地点和不同患者，因时、因地、因人制宜。

一　治　病　求　本

"治病求本"是推拿治疗的主要原则之一。《素问·阴阳应象大论》曰："治病必求于本。""本"似树木的根，可以引申为本源、本质。治病求本，是要告诫医者在错综复杂的临床表现中，要探求疾病的根本原因，针对疾病的根本原因，确定正确的治本方法，这是中医临床辨证论治最基本的治疗原则。"本"与"标"是一对相对概念。疾病的发展过程，总会表现出一定的症状或现象，并不能反映疾病本质的为"标"，有多种含义。在一定条件下"标"与"本"可以相互转化。若从正气与邪气来判断，正气为本，邪气为标；从病因与临床表现来判断，病因为本，临床表现为标；从疾病的先后顺序来判断，原发病为本，继发病为标。症状和体征是疾病的外在表现，它并不一定能反映疾病的本质，有的甚至可能是假象，只有在充分了解疾病的各个方面，通过综合分析，才能透过现象看到本质，掌握标、本转化规律，始终抓住疾病的主要矛盾，才能明确相应的治疗原则。临床上用推拿治疗软组织损伤性疼痛，若能确定原发性疼痛病灶的位置，加以施治，可以起到事半功倍的效果；但是，若将继发性的疼痛位置或传导性的疼痛位置误认为是原发性病灶，则会舍本逐末，很难取得满意的疗效。再如，腰椎滑膜嵌顿性急性腰痛，若能明确诊断适时选择合适的治疗体位和治疗手法，可以取得明显的疗效，但若误诊为急性腰扭伤而加以治疗，则难以取得疗效，甚至会加重病情。临床运用治病求本这一原则时，要正确处理"正治与反治"的关系。《素问·至真要大论》曰："逆者正治。"正治法，即逆治。张介宾注曰："以寒治热，以热治寒，逆其病者，谓之正治。"正治法是推拿临床中最常用的治疗法则之一。例如：胃火炽盛所致的胃痛，可以采用挤压类、摆动类手法以达泻热通腑的作用；而由于受寒导致的胃痛，临床可以采用擦法、摩法以达到温阳散寒止痛的目的。反治法，是顺从疾病假象而治的一种治疗法则，又称"从治"，临床适用于病情复杂、严重的疾病。例如，伤食所致的腹泻，在治疗时不能单用止泻的方法，必须用消食导滞通下的方法才能治愈。临床中有些疾病往往表现出来的证候与病变的性质不符合，出现假象，因此辨证非常重要，不但要观察疾病的外在表现，还要抓住疾病的本质，有针对性地治疗。在复杂多变的病症中，常有标本、主次的不同，因而在临床运用治病求本这一原则时，也应正确处理"治标与治本"的关系，根据标本缓急，灵活变通施治。当治疗急性病症时，要急则治其标，标急不治，其本难除。此时的治标是在临时情况下的应急措施，是后续治本的权宜之计。例如，在医院外遇到急性胆绞痛的患者，在没有其他医疗条件的情况下，不能确诊是急性胆囊炎还是胆石症，急救可以采用按压胆囊穴或右侧背部相应节段压痛点，以达到止痛作用，既缓解症状，又为后续治疗争取了时间。又如小儿惊风，患儿出现高热、气急、鼻煽、神志不清、牙关紧闭、四肢抽搐等危重症状时，应以开窍镇惊为主，治以掐水沟、拿合谷、端正，掐老龙，掐十宣，掐威灵等手法，待情况缓解后，再审证求因，或清热，或导痰，或消食以治其本。然而在某些情况下，标本并重，则应"标本同治"。例如：治疗脊柱小关节紊乱所致的肌痉挛疼痛，肌痉挛疼痛不除，则很难纠正脊柱紊乱；而脊柱紊乱不纠正，又难以消除肌痉挛。此时要遵循"标本同治"原则，应在放松肌肉、缓解痉挛的前提下，施以整复手法，纠正脊柱的紊乱，从而达到治愈的目的。

临床上疾病的症状复杂多变，标与本的关系也是相对的，在临证时不要被假象所迷惑。当不清楚标本时，则应先治其标，去伪存真，由标及本，掌握标本相互转化的规律，做到治病求本。

二、扶正祛邪

"正气存内，邪不可干"，疾病的发生发展与正邪之间的相互斗争有着密切的关系，正邪斗争的胜负，决定着疾病的进退，邪气胜，则病进，正气胜，则病退。疾病的过程，在一定意义上可以说是正气与邪气双方相互斗争的过程。因此治疗疾病就是要扶助正气，祛除邪气，改变邪正双方的力量对比，使之向有利于健康的方向转化，所以扶正祛邪也是推拿治疗的基本原则。

"邪气盛则实，精气夺则虚"，邪正盛衰决定病变的虚实。"虚则补之""实则泻之"，补虚泻实是扶正祛邪这一原则的具体应用。扶正即用补法，具有温热等性质的手法为补，如摩丹田、擦命门、推三关、揉外劳宫等，用于虚证；祛邪即用泻法，具有寒凉等性质的手法为泻，如退六腑、清天河水、水底捞月等，用于实证。一般来讲，具有兴奋生理功能、作用时间长、手法轻柔的刺激，具有补的作用；具有抑制生理功能、作用时间短的重刺激，具有泻的作用。扶正与祛邪虽然是相反的两种治疗方法，但他们也是相互为用，相辅相成的。扶正使正气加强，有助于抗御和祛除病邪；祛邪则祛除了病邪的侵犯、干扰和对正气的损伤，而有利于保存正气和正气的恢复。如小儿疳积，多因小儿脏腑娇嫩，脾常不足，不识饥饱，内伤乳食或喂养不当，使乳食积滞，损伤脾胃，而致脾胃运化失司，积聚留滞于中，久积成疳，从而影响小儿的生长发育。正气不足，积聚难化；积聚不化，正气难复。此时即应以扶正祛邪之法，以健脾和胃，消积导滞。扶正健脾以促运，祛邪消积以恢复脾之功能，气血得以化生，则疳积得除。

临床中要认真细致地观察、分析正邪双方相互消长盛衰的情况，根据正邪在矛盾斗争中所占的地位，决定扶正与祛邪的主次先后，或以扶正为主，或以祛邪为主，或是扶正与祛邪并重，或是先扶正后祛邪，或是先祛邪后扶正。扶正祛邪并用时，应采取扶正而不留邪，祛邪而不伤正的原则。疾病发展的过程从邪正关系来说，也是正气与邪气双方相互斗争的过程。

内功推拿学术流派的重要特色为"先练后推"，指的是对于部分脏腑虚损性疾病（如肺结核患者），贸然采用推拿手法治疗，恐患者正气不足，反而耗伤，主张先指导患者练习"少林内功"，予以扶正，增强体质后再在练功的同时配合手法疏导，祛邪外出。

三、调 整 阴 阳

《景岳全书》曰："医道虽繁，可一言以蔽之，曰阴阳而已。"阴阳是中医辨证的总纲。人体患病从根本上讲是阴阳协调平衡遭到破坏，出现了人体脏腑、经络、气血、营卫及气机升降出入等阴阳失衡的病理状态。疾病的各种病机变化均可用阴阳加以概括，阳盛则阴病，阴盛则阳病。所谓调整阴阳，是针对机体阴阳偏盛偏衰的变化，采取"损其有余，补其不足"的原则，使阴阳恢复相对平衡状态。《素问•玉版论要》中指出："阴阳反作，治在权衡相夺。"《素问•生气通天论》曰："阴平阳秘，精神乃治。"

调整阴阳，"以平为期"是中医治疗疾病的根本法则，也是推拿治疗的根本原则。王冰在注释《素问•血气形志》中就有"夫按摩者，所以开通闭塞，导引阴阳"的论述。推拿不仅可以调整五脏六腑的阴阳失衡，也可以调整骨节经筋的失衡。例如：高血压，证属阴虚阳亢，可以自太溪穴沿着小腿内侧推至阴谷穴，配合按揉涌泉穴以滋阴潜阳；五更泻，临床上常用摩揉下丹田，擦肾俞、命门，推上七节骨等方法温阳止泻。在调整骨节经筋的失衡方面，各种急性损伤、慢性劳损、姿势不良等，会引起脊柱、骨骼肌的阴阳失衡，出现颈肩腰腿痛、肌痉挛、脊柱侧凸、骨盆位移、长短腿、高低肩、关节活动障碍等症状，也会产生脊柱相关的疾病，比如头痛、眩晕、高血压、腹泻、月经不调等内科、妇科疾病症状，均可通过推拿来调整阴阳、纠正失衡，达到治疗的目的。

四、三 因 制 宜

三因制宜即因时、因地，因人制宜，是指治疗疾病要根据不同季节、地区及人的体质、年龄等制定相应的推拿治疗方法，全面考虑，综合分析，区别对待，酌情施术。

因时制宜，即天、地、人相应。人的生理、病理规律会因自然界的不同时间而产生相应的变化，人的阳气升发，肌肤腠理疏松开泄，手法力度要稍轻，夏季可用滑石粉以防汗，介质可用薄荷水等；冬季阳气内敛，手法力度应稍强，推拿介质多用葱姜水、麻油。《易筋经》有"揉有节候"，古代医著有"子午按摩法""十二时辰点穴法"等顺时推拿的方法。

因地制宜，指根据自然环境和地理特点，制定推拿治疗方案。如北方寒冷，南方潮湿，中原地区"其地平以湿"，其病多痿证，故导引按摩出也。首先，居住环境等不同，对疾病的影响也不同，治疗时也要区别对待。其次，治疗环境也要注意，手法中及手法后患者不可受风，环境要安静而不可嘈杂等。不同的地理环境形成不同的风俗习惯，亚洲人不习惯暴露皮肤推拿，西方人喜欢裸露肌肤的油性按摩，日本人喜欢在低按摩床或地上的指压法操作，西方人则喜欢在高一点的按摩床上操作，在推拿临证时应充分考虑这些特点。

因人制宜，即根据患者的年龄、性别、体质、职业、生活习惯的不同，来确定推拿治疗措施。对手法刺激强度而言，年轻健壮者手法可稍重，老幼体弱者手法宜稍轻；初次推拿者手法宜稍轻，多次推拿者可逐渐加重。妇女有经、带、胎、产的生理特点，临诊时要考虑禁忌证，并根据不同生理阶段选用合适的手法和刺激量。老年人易骨质疏松，关节活动功能差，扳法、运动关节类手法应慎用。腰臀部位肌肉丰厚手法可稍重，头面胸腹的肌肉薄弱的部位手法宜稍轻；病变部位浅者手法稍轻，病变在筋骨、关节部位较深者手法可稍重。黑种人较耐痛，手法可偏重；欧美人痛阈较低，手法宜轻柔。此外，对患者的职业、工作环境也应充分考虑，如是否来自疫区，有无传染病等。

第二节　推拿治疗的基本治法

治法，就是治疗疾病的具体方法，从属于治疗原则之下的具体运用。推拿治疗隶属于中医外治法范畴，是在中医理论及现代医学基础指导下的治疗方法。根据寒者热之、热者寒之，坚者削之、客者除之，劳者温之，结者散之、损者益之的原则，后世医家提出了温、通、补、泻、汗、和、散、清八法，为推拿界所公认。

一、温　　法

温法，是以温散寒邪、回复阳气为主，适用于寒证，包括虚寒证及里寒证。《素问·至真要大论》载"寒者热之"，《素问·举痛论》载"寒气客于背俞之脉……故相引而痛，按之则热气至，热气至则痛止矣"，手法选择多为摆动、摩擦、挤压类手法。此类手法多缓慢，柔和，作用时间较长，能够产生较深沉的温热感。

温法的作用主要如下。

1. 止痛　温经通络，发散寒邪。本手法适用于以手足厥冷、四肢麻木、疼痛为主症的经脉虚寒证。《素问·举痛论》指出："按之则热气至，热气至则痛止矣。"王冰注云："手按之，则寒气散，小络缓，故痛止。"说明手法具有温经散寒止痛的作用。

2. 化痰　推拿操作中平推（擦）前胸后背、按揉肺俞和定喘穴等手法都可以起到温肺化痰的作用。清代陈复正撰写的《幼幼集成》中也有用药物推熨胸背的"暖痰法"。临床上主要用于咳嗽不止，痰涎稀白者。

3. 通心阳　推拿操作中按压心俞、掌振心俞、擦上背部等手法都可以起到温通心阳的作用。本手法临床上主要用于心律不齐、胸闷气短者。

4. 运脾胃　推拿操作中的摩腹、摩中脘、擦胃俞和脾俞等手法都可以起到温振脾胃阳气、祛除中焦寒邪的作用。本手法临床上主要用于脾胃虚寒、胃寒痉挛、脘腹冷痛、呕吐溏泻、四肢不温者。

5. 补肾阳　推拿操作中的擦八髎、擦命门、摩关元、按揉肾俞、推上三关等手法都可以起到温补肾阳的作用。本手法临床上主要用于治疗膀胱下垂、子宫下垂、阳痿、遗精、性欲冷淡、腰膝酸软、畏寒肢冷、耳鸣耳聋诸症。

6. 调经　推拿操作中的摩关元、气海，按曲骨、横骨，擦八髎、气海俞，热敷腰骶部等手法，都可以起到温阳调经的作用。临床上主要用于痛经、月经不调、闭经、小腹冷痛者。

二、通　法

通，即疏通之意。有祛除病邪塞滞的作用。《素问·血气形志》曰："形数惊恐，经络不通，病生于不仁，治之以按摩醪药。"指出按摩可治疗经络不通所引起的病症。《医宗金鉴》曰："按其经络，以通郁闭之气……"《厘正按摩要术》曰："按能通血脉，按也最能通气。"故经络不通，按之可解，即通经络、行气血。通法是推拿的特色治疗方法，主要是通瘀塞之经络，开闭塞之穴窍，行脏腑之气。

临床中，在四肢上多用推、拿、搓、揉等手法，以通其穴道；点按背俞穴可调畅脏腑之气血；擦摩胁肋疏发肝气；掐拿肩井，以通气行血；手法中以击法最有疏通的效果，可以通调周身阳气，多施用于大椎、八髎、命门、腰阳关等处，故经络不通，气血不畅皆可用击法。具体用法如下。

1. 通血脉　张志聪所注的《素问·金匮真言论》中就指出推拿可以通血脉来治疗血脉不通："按跷者，按摩导引阳气之通畅于四肢也。"清代医家陈士铎编著的《石室秘录》中也有关于摩法作用的论述："法当以人手为之按摩，则气血流通，疾病易愈。"用向心性手法可以通脉消肿，推而通之，用以治疗脉络瘀滞、血流不畅而致四肢肿胀者；用离心性手法，如按压、滚法等以推而通之，用以治疗经脉不畅，不能濡养脏腑、四肢的病症。

2. 通经筋　《黄帝内经太素·经筋》提出："筋自受病，通之为难，寒热自在于筋，病以痛为输（腧），不依余输（腧）也。"针对经筋不通，临床上经常"以痛为腧"，用滚法和压痛点按压手法，再结合拔伸法，可以达到拉伸、放松肌肉的目的，用以治疗急、慢性软组织疼痛及其相关病症。

3. 通关节　病邪侵袭关节，导致凝结不通，关节功能障碍，活动不利者，治宜通利关节。临床上常运用通利关节的推拿手法，如摇法、屈伸法为主。在施手法的同时配合有规律的关节被动运动，运用拔伸法、特殊的关节松动类手法，以达到扩大关节间隙，拉伸关节周围肌肉软组织的目的。医者在治疗结束后还要指导患者做主动的关节活动锻炼。

4. 通肺气　老年慢性阻塞性呼吸系统疾病，有痰阻气道、肺气不畅的显著特点。清代李用粹《证治汇补》曰："哮即痰喘之久而常发者，因内有壅塞之气，外有非时之感，膈有胶固之痰，三者相合，闭拒气道，搏击有声，发为哮病。"针对肺气不通的患者，在化痰方面，推拿手法的疗效是其他疗法所不及的。临床常以背部的掌振法、掌拍法为主，借以气道内的分泌物。中西汇通派代表人物之一的张锡纯在《医学衷中参西录》中提到"点天"和"捏结喉法"，均是治疗"痰厥"的推拿手法。清代夏鼎编纂的儿科著作《幼科铁镜》中也有用指抵气海穴治疗喉内痰壅的手法。

5. 通腑气　肥胖、饮食积滞、大便秘结、口臭、苔黄腻等症，临床宜顺着腑脏运动方向予以摩腹、抄腹，用推拿来治疗腑气不通的病症，以消食导滞，运而通之。

6. 通乳腺　产后乳汁不下或乳少，可用推拿手法通络催乳。金代医家张从正《儒门事亲》中提出："用木梳梳乳，周回百余遍，则乳汁自下也。"这是以梳法通乳。目前临床上也应用通乳手法来治疗乳腺小叶增生、乳房发育不良、乳房松弛下垂等。

7. 通喉窍　对于急性乳蛾（腭扁桃体发炎、水肿）等喉科急症，推拿操作法中有一种已濒于失传的特殊喉科擒拿法，它是模仿武术擒拿的动作，医者拿捏患者的虎口、腋窝或锁骨上窝等处，并同时做扩胸扳法或用力擎举上肢，以有利于呼吸、进药与饮食，减轻喉头水肿和疼痛。

8. 通鼻窍　推拿治疗鼻塞不通，临床上多采用局部取穴或摩顶法。取穴多为鼻窦附近的腧穴，如迎香、睛明、颧髎、山根、攒竹、印堂、上星、神庭等；摩顶法也治疗成人和小儿鼻塞，如唐代孙思邈的《备急千金要方》和王焘的《外台秘要》均以摩顶、摩囟法治疗鼻塞流涕。

9. 通脑窍　中医临床证实早期应用推拿手法醒脑开窍，对救治脑血管意外的患者预后非常重要。汉代张仲景的《金匮要略·杂疗方》提出："救自缢死方……一人以脚踏其两肩，手少挽其发，常弦弦勿纵之。一人以手按据胸上，数动之。一人摩捋臂胫，屈伸之。"晋代葛洪的《肘后备急方》中记载掐人中（水沟穴），以抢救猝死尸厥。小儿推拿中常用掐老龙、十宣、端正、威灵来抢救急惊风。

10. 通毛窍　皮肤毛窍是人体内外物质交换的途径之一，也是祛邪外出的通道。推拿手法中的推法、擦法、摩法、拍法、膏摩法等均有助于宣通腠理。临床上主要针对毛囊、皮脂腺堵塞不通而引起的粉刺、痤疮等皮肤疾病。

三、补　法

补法，指补益身体气血津液的不足，脏腑功能的衰弱，治疗各种虚损的方法，临床中广泛应用于气虚、血虚、阴虚、阳虚，如烦躁、虚热、盗汗、遗精等。《素问·至真要大论》有"虚则补之""损者益之"的论述。《素问·阴阳应象大论》曰："形不足者，温之以气；精不足者，补之以味。"现代医学证实推拿能焕发或振奋人体各部器官组织，使其功能旺盛。正如《素问·离合真邪论》曰："不足者，补之奈何？……推而按之。"通过推按治疗，可以使气血虚弱的患者，恢复精力。

推拿补法操作的常用手法有一指禅推法、缠法、摩法、擦法等。其手法以沉稳、有力、渗透，并具有较好的热效应为主要特征。

《黄帝内经》指出："补泻反，病益笃。"《按摩十法》指出："按摩诸术，与金针之迎随补泻无二理。"其意思是推拿的补泻与针灸的补泻法没有什么两样。推拿补法与手法操作的强度、频率、方向、时间等有关。一般而言，轻推为补，重推为泻；就频率而言，频率慢为补，频率快为泻；就方向而言，推上为补，推下为泻；从做功形态分，旋推为补，直推为泻；从血液循环的方向分，向心为补，离心为泻；从经络走向分，顺经络走行的操作为补，逆着经络走行的方向为泻。故《灵枢·终始》云："泻者迎之，补者随之。"就时间而言，长时间为补，短时间为泻。

"虚则补之"，人体是一个有机的整体，生理上相互协调，相互为用，在病理上也相互影响。在临床实践中通过经络的整体调整作用和腧穴的特异性作用，可以起到益肾、健脾等激发、振奋脏腑功能的作用，如推拿操作中的摩腹，摩丹田，掌振丹田，掌振心俞，按揉肺俞、心俞、脾俞、肾俞、中脘、气海、关元等。内功推拿流派治疗"虚劳""肺痨"一指禅推拿流派治疗"劳倦内伤"，都体现了扶正补虚的整体观。

清代吴师机认为："人病不外气滞血瘀，及阴有寒湿、阳有燥热而已。"《理瀹骈文》中更提出了"气血流通即是补，非必以参苓为补也"的观点。通过推拿手法的疏通经络、行气活血、滑利关节的作用，使血液重新分配，治疗局部血虚的症状。《素问·调经论》曰："血气不和，百病乃变化而生。"《素问·举痛论》又指出："寒气客于背俞之脉则脉泣，脉泣则血虚，血虚则痛，其俞注于心，故相引而痛，按之则热气至，热气至则痛止矣。"通过推拿治疗可以改善心肌气血不足之虚证。临床上常用一指禅推法、拿法、拔伸法等在颈项部操作，可以治疗椎基底动脉供血不足之眩晕。

临床操作中除运用摩法、擦法、一指禅推法、缠法等推拿手法来实施补法外，还可借助药物，使用膏摩法，其具有更强的补益作用，通过推拿手法，使药物经皮吸收，促进药物的渗透，起到补益的作用，同时可以减少手法对皮肤的副作用。如宋代赵佶的《圣济总录》中就记载"大补益摩膏"；明代韩懋的《韩氏医通》记载"外鹿髓丸"；徐大椿的《兰台轨范》记载"有人专用丹溪摩腰方治形体之病，老人虚人极验"。

四、泻　法

泻法，即泻下之法，《灵枢·经脉》指出"盛则泻之"，泻法多用于治疗各种实证，通过手法作用，泻去体内实邪，以达到康复目的。泻者，即泻其实邪之气，而非正气，一般用于下焦实证，多用轻重交替的摩擦类、挤压类手法等。治疗如腹痛、腹胀、便秘和痛经等病症，宜用按法、点法、捏法、拿法、摩法等，多选用中脘、天枢、大横、长强等。宋代赵佶的《圣济总录》论述按摩的作用时指出："大抵按摩法，每以开达抑遏为义。开达则壅蔽者以之发散，抑遏则剽悍者有所归宿。"明代医家张景岳的《景岳全书》中指出："导引可逐客邪于关节，按摩可驱浮淫于肌肉。"本部分内容主要介绍通便法和利尿法。

1. 通便法　即通腹泻邪通便的方法。《素问·阴阳应象大论》曰："中满者，泻之于内。"本法临床上主要针对胃肠实热积滞、燥屎内结、便秘不通、肠内结块、腹中疼痛、形体肥胖等里实之证，有通腑导滞、泻热排毒、减肥瘦身等功效。推拿通便主要通过两条途径：一是在腹部进行操作，直接刺激胃肠道，反射性地调节胃肠自主神经功能，使胃肠道副交感神经的兴奋性增强、胃肠蠕动加快、肠道润滑，促进粪便由结肠向直肠运动，并刺激直肠产生排便冲动而达到通便目的。二是通过刺激经络系统，在天枢、足三里、支沟、大肠俞、八髎等穴位上实施手法，反射性地加强胃肠蠕动，促进排便。

2. 利尿法　是通过手法刺激促进排尿的治法，通过促进小便以达到祛邪排毒的目的。临床上根据患者的情况，一般在三个部位取穴治疗，分别是下腹丹田部、股内侧的阴经循行部位和腰骶部督脉膀胱经所行部位。在下腹部操作时，医者擦摩患者小腹，刺激关元、中极、水道、归来，从上往下推压腹部中线，直接刺激膀胱，以利膀胱收缩而排尿；医者按揉股内侧阴经并刺激三阴交、阴陵泉、昆仑等腧穴，通过经络系统增强泌尿功能；在腰骶部操作时，医者按揉患者的腰骶角，按揉八髎、小肠俞、膀胱俞、中膂俞，通过调节腰骶部的低级二便神经中枢，调节膀胱括约肌与逼尿肌的协同作用来实现排尿。

五、汗　法

汗法，即是发汗、升散的方法，是通过开腠理、调营卫，使病邪从汗而出，解除表证的治疗方法，主要用来解表。《素问·至真要大论》曰："其在皮者，汗而发之。"汗法具有解表、透疹、祛风散寒的作用，凡是腠理闭塞，在表之邪气皆可用汗法治疗。《厘正按摩要术》中有"是法于风寒外感最宜，若内伤则又宜参酌也"的论述。

汗法多用于外感风寒和外感风热两类病证。临床以肩井、风池为解表之主穴。外感风寒可用拿法，先轻后重，使汗逐渐透出，达到祛风散寒解表的目的。外感风热用轻拿法，使腠理疏松，微汗解表，施术时，患者感觉汗毛竖起，周身舒适，肌表微汗潮润，贼邪自散，病体则霍然而愈。汗法以挤压类和摆动类手法为主，多配合一指禅推风池、风府以疏风；拿合谷、外关以祛风解表；推大椎、风门、肺俞以散热通经、祛风宣肺。也可以使用指针疗法刺激风池、风府、肩井等穴位，同时还可以配合使用冬青膏、麻油、姜汁等推拿介质。

小儿外感则要配合开天门、推坎宫、掐二扇门及黄蜂入洞法。《幼科推拿秘书》曰："黄蜂入洞，此寒重取汗之奇法也。"

六、和　　法

和法，即是和解之意，旨在调和阴阳，调整身体功能。通过平稳缓和的手法，和脏腑、和气血、和经络、和营卫、和经脉等。手法多采用震动类、摆动类、摩擦类手法。《灵枢·本脏》云："血和则经脉流行，营复阴阳，筋骨劲强，关节清利矣。卫气和则分肉解利，皮肤调柔，腠理致密矣。意和则精神专直，魂魄不散，悔怒不起，五脏不受邪矣。寒温和则六腑化谷，风痹不作，经脉通利，肢节得安矣，此人之常平也。"和法多用于气血不和、脏腑失调的病证。凡病在少阳、半表半里，不宜汗、吐、下者皆可使用和法。

和法，以调和阴阳为重，正所谓"阴平阳秘，精神乃治"。和法的作用包含以下几个方面。

1. 调和气血　常用的调和气血的手法有揉法、推法、摩法、摇法、动脉按压法等。临床上用拿揉肩井、运外八卦之法，可和一身气血。《素问·调经论》指出："血气不和，百病乃变化而生。"《灵枢·终始》指出："故泻者迎之，补者随之，知迎知随，气可令和。和气之方，必通阴阳。"张振鋆撰的《厘正按摩要术》中指出："揉法，以手宛转回环，宜轻宜缓，绕于其上也。是从摩法生出者。可以和气血，可以活筋络，而脏腑无闭塞之虞矣。"

2. 舒筋和络　临床上推拿治疗肌痉挛疼痛等经筋病症，可以直接刺激病变筋骨肌肉或采用治疗拮抗肌的方法。常用的舒筋和络的手法有按压法、滚法、拿法、拔伸法、弹拨法、叩击法等。劳损伤筋，或久病入络，而致筋急疼挛，筋翻筋短，牵掣作痛，甚则引起内、妇科等诸多病症，当以推拿手法舒而缓之，松以和之，以恢复经筋的运动功能和正常弹性，达到"筋脉和同"的状态。

3. 整复骨缝　推拿治疗对急性损伤可直接以松动手法或关节复位手法矫正，达到骨正筋柔的目的；对慢性劳损通过调整特定部位和软组织，以达到筋柔骨正恢复动态平衡的目的。因暴力或慢性劳损等原因造成关节筋络损伤或错移，出现以疼痛和功能障碍且不能自行复位等为主要表现的称为骨错缝。急性患者可能由单纯性的外力所致，而慢性患者多与椎管外软组织损害关系密切。关节损伤后能产生急、慢性疼痛，关节的微细离位会刺激到周围的神经，从而产生类似于内脏疾病的临床表现。临床可见局部的关节失和，更常见多关节、多脊柱节段的失和。

4. 和解少阳　是治疗外感热病时邪在少阳半表半里之间的方法。症见往来寒热，胸胁苦满，口苦，咽干，目眩，心烦喜呕，不欲饮食，脉弦等。推拿治疗时有类似小柴胡汤的功用。马玉书撰的《推拿捷径》指出："往来寒热，分阴阳，则汤代柴胡。"清代医家吴师机撰的《理瀹骈文》中则有"疟用柴胡擦背"法。临床推拿操作中可取手足少阳经腧穴及章门、期门、间使等，搓胁、擦胁肋，小儿推拿复合操作法中的"按弦走搓摩"也可起到同样的治疗目的。

5. 调和胃肠　推拿对于胃肠运动功能具有双向调节作用。胃肠不和，临床上以肠道症状为主，患者常腹痛、腹胀、肠鸣、腹泻或便秘，左下腹痛时可扪及条索状肿物，腹痛常因进食或冷饮而加重，在排便、排气、灌肠后减轻。腹痛常伴有腹胀、排便不畅感或排便次数增加、粪便可稀可干等症状。《素问·逆调论》曰："胃不和则卧不安。"可使因胃肠蠕动亢进而便溏泄泻者止泻，亦可使胃肠蠕动抑制而便秘不通者通便。临床上可采用分腹阴阳之法、摩腹法、搓法、擦胁肋法等，都对消化腺的分泌有双向调节作用。清代著名医家陈士铎编著的《石室秘录》主张摩腹"不可缓，不可急，不可重，不可轻，最难之事，总以中和为主"。

6. 和气安神　推拿具有很好的调和情志、宁心安神作用。临床治疗时除通过选取具有宁心安神作用的腧穴（如神门、心俞等）外，还可配合放松肌肉，重点在头面部或腹部进行集中操作。治疗时手法宜平稳轻柔，由轻到重。《后汉书·仲长统传》云："安神闺房，思老氏之玄虚；呼吸精和，求至人之仿佛。"

七、散　　法

散法，就是消散发散之意，运用此手法消肿散结，可达到"摩而散之，消而化之"的目的。《景岳全书》记载："散者能驱散风邪暑湿之气，摅阴寒湿浊之毒，发散四肢之壅滞，除剪五脏之结伏，开肠和胃，行脉通经，莫过于散也。"手法操作一般以摆动类手法和摩擦类手法为主，轻快柔和，切忌暴力。散法皆可以消散无形之结，如肝气郁结、腹满胀痛、痞满等，也可以消除有形之结，如包块、瘰疬、积聚等。

1. 散气血凝结　清代天休子的《修昆仑证验》指出："凡百病证，皆以气血为主，通则无积，不通则积，新则积小，久则积大。不论大小内外病证，果能揉之，使经络气血通畅，则病无不愈者。"认为百病皆根于"气血凝结"之"积"。而消"积"之法，莫过于"揉"。"揉以通气血，而癥去消""凡有积滞，无不宜揉"。揉的部位，主要在头面部，以颊车穴为重点。其次有眉心、百会、目眦、耳门、山根、颧髎，另外也很重视海底（会阴部）。《医宗金鉴》中指出："气血郁滞，为肿为痛，宜用按摩法，按其经络，以通郁闭之气，摩其壅聚，以散瘀结之肿，其患可愈。"并提出了用"振梃"拍击治疗"受伤之处，气血凝结，疼痛肿硬"的具体方法。

2. 散经筋之结　筋结是体表出现成串或散在性的结块，主要指肌肉、肌筋膜张力过高之肌紧张、肌痉挛。欲求快速有效地治疗软组织疾病，找准"筋结"是事半功倍的关键，除了严重的肌缩无法逆转以外，大多数筋结均可经推拿而软坚散结。临床上一般可用手法触摸确诊，可见僵硬、条索、结节、肿胀等。推拿治疗主要在压痛点、反应点施按压、拿、揉、缠、弹拨、拔伸、拍打等法。

3. 散脏腑癥结　散脏腑癥结可通过用频率由缓慢逐渐加快的一指禅推法、摩法、揉法、搓法等手法治疗。使有形的凝滞积聚，运用散法可达气血之疏通、结聚之消散的目的。《石室秘录》中指出："脏腑癥结之法，以人按其小腹揉之，不可缓，不可急，不可重，不可轻，最难之事，总以中和为主。揉之数千止，觉腹中滚热，乃自家心中注定病，口微微嗽津，送下丹田气海，七次乃止。如是癥结可消。"清代《按摩经》也记载："脐下气海穴，按之如石，此寒结气聚，积而不散，令人身困肢弱，昼夜不安。用手法按、摩、揉、掘之引腰痛，外肾紧，按切无度，觉气发散，有投四肢，病块消矣。"

4. 散肝气郁结　肝为刚脏，体阴用阳，喜条达而恶抑郁，临床表现为胁痛、胸闷、脘胀、嗳气、妇女月经不调等症，多为肝失疏泄或情绪抑郁不疏，属于肝气郁结。针对这种无形之结，推拿治疗宜选用拍打法、搓法、揉法、摩法、擦法、缠法等散法治之。可以揉肝俞、胆俞、气海、血海、摩擦季肋部等以理气。

八、清　　法

清，即清除热邪的方法，具有清热凉血、清热祛暑、生津除烦等作用。《素问·至真要大论》载"热者寒之""温者清之"，皆为此法。推拿用清法，无苦寒伤脾胃之虞。推拿介质多用寒凉之水、滑石粉等。清法以摩擦类、挤压类手法为主，操作时多快速、重施、具有爆发力，但要刚中有柔。施术部位多见皮肤红、紫等郁热外散之象。

　　临床中热性病的症状极其复杂，必须辨其卫气营血、表里虚实，是表热还是里热，是实热还是虚热，是气分热还是血分热，要根据不同情况采取相应的治疗方法。如病在表者，治宜清热解表，多用开天门、推坎宫手法；实热者，逆经轻推背部膀胱经，揉大椎等；热在表者，顺经轻推背部膀胱经，顺揉太阳穴等；在里且属气分大热者，当清其气分之邪热，逆经轻推脊柱，掐揉合谷、外关等；阴亏虚热者，宜予轻擦腰部、推涌泉、摩下丹田、清天河水等法；气分实热者，宜予逆经重推脊柱、退六腑等法。

第四章

推拿治疗的适应证和禁忌证

第一节　推拿治疗的适应证

推拿疗法作为一种古老的治疗方法，历经千年而不衰绝，现今也广泛应用于临床，推拿的治疗范围很广，而且随着推拿学科的迅速发展，推拿的适应证也在逐渐扩增多，在骨伤、内、妇、儿、五官科及保健美容等方面都有推拿的适应证，尤其对慢性病和功能性疾病疗效较好。

一、古代文献中推拿治疗的适应证

（一）痛证

《黄帝内经》关于推拿对多种原因引起的痛症的治疗有多处记载。如《素问·调经论》曰："寒湿之中人也，皮肤收，肌肉坚紧，荣血泣，卫气去，故曰虚。虚者聶辟气不足，血泣，按之则气足以温之，故快然而不痛。"这是寒湿邪气伤人所致的痛症，通过推拿能够使卫气充实，营血畅行，达到"快然而不痛"的目的。《素问·玉机真脏论》曰"病名曰肝痹，一名曰厥，胁痛出食，当是之时，可按若刺耳"，对于这种由肝气上逆所致的胁痛也可以采取推拿疗法来治疗。《灵枢·杂病》曰"颔痛，刺足阳明曲周动脉见血，立已；不已，按人迎于经，立已"，腮痛，先用针刺放血的疗法，若疼痛不止，可按住人迎穴旁的动脉，经过按压后，可马上止痛。推拿对痛症都有良好的镇痛作用。

（二）高热神昏

《灵枢·刺节真邪》曰："大热遍身，狂而妄见、妄闻、妄言，视足阳明及大络取之，虚者补之，血而实者泻之，因其偃卧，居其头前，以两手四指挟按颈动脉，久持之，卷而切推，下至缺盆中，而复止如前，热去乃止，此所谓推而散之者也。"这是关于推拿疗法治疗高热神昏的最早记载，对我们今天治疗发热仍有重要的借鉴意义。现今临床多用推拿治疗小儿发热，推拿具有易为小儿接受、疗效确切、副作用少等优点，是小儿发热的重要治疗方法之一。在临床上不管是何种原因引起的发热，均可运用推拿疗法达到退热的目的。推拿手法包括捏脊手法、揉法和推脊手法，主要作用在督脉、督脉之大椎穴及足太阳膀胱经上。

（三）麻木不仁

肢体痛痒不知的"不仁"症，多是由筋脉不通导致的，推拿通过经络穴位的刺激，使人体的气血畅通、精微物质得以输布，从而治疗麻木不仁等疾病。现今推拿疗法也是治疗偏瘫后遗症的有效方法，偏瘫后遗症多会伴有半身不遂、身体乏力、手足活动困难、肢体关节僵硬等运动系统的症状。现代研究表明，推拿能使肢体受损的周围神经功能得到调节，这可能是推拿手法刺激中枢神经系统的效果，肌肉和关节明显得到充盈，推、拿、拔、伸、屈、旋等推拿手法都可即时增强患者的肢节活动能力，纠正肌萎缩，滑利关节，增强柔韧度，可以说推拿不失为一种很好的中医特色物理治疗的康复方法。

（四）卒口僻

《灵枢·经筋》曰："卒口僻，急者目不合，热则筋纵，目不开。颊筋有寒，则急引颊移口，有热则筋弛纵缓不胜收，故僻。治之以马膏，膏其急者，以白酒和桂，以涂缓者，以桑钩钩之，即以生桑灰置之坎中，高下以坐等，以膏熨急颊且饮美酒，瞰美炙肉，不饮酒者，自强也，为之三拊而已。"这里所描述的卒口僻与现代医学中周围性面瘫的症状极为一致，主要由供血不足，面部又感受风寒之邪，使局部经络气血瘀滞而不能正常运行，筋脉失去濡养所致，文中的"熨急颊""为之三拊"这些都是推拿手法在面神经麻痹治疗中的运用。《灵枢·经筋》曰"足之阳明，手之太阳，筋急则口目为僻，眦急不能卒视"，所以我们在治疗面瘫时，所选穴位应多以阳明经、太阳经为主，重点在麻痹部位取穴，配合远部取穴，以疏通阳明、太阳经筋，祛风散寒，调和气血，使筋脉得以濡润温煦，面瘫便可痊愈。

（五）脾风发瘅

《素问·玉机真脏论》曰："病名曰脾风，发瘅，腹中热，烦心出黄，当此之时，可按，可药，可浴。"王冰对"脾风"注释为："肝气应风，木胜乘土，土受风气，故曰脾风，盖为风气通肝而为名也。"肝木之邪传脾，脾蕴湿热而成黄疸，这种以黄疸为主症的脾风病可以选用推拿按摩的疗法，从各疗法的排列顺序上也可以看出，推拿疗法还是其首选的治疗方法。现代推拿也多结合药物治疗新生儿黄疸，选穴前应先鉴别阳黄和阴黄，阳黄多采取清脾胃、平肝、退六腑、运八卦的方法，阴黄选穴多清补脾、平肝、揉二马、揉外劳宫等方法，多取得显著疗效。

（六）疝瘕

《素问·玉机真脏论》曰："脾传之肾，病名曰疝瘕，少腹冤热而痛，出白，一名曰蛊，当此之时，可按，可药。"蛊，因此病颇似蛊虫噬咬、精气消蚀，故古医家以"蛊"名之，并非一种具体的体内寄生虫病，主要症状为少腹烦热疼痛、小便白浊，可以采取推拿或药物等治疗方法。

二、现代推拿治疗的适应证

有研究者以"推拿"为关键字对《生物医学数据库》进行检索得出适应证的名称及出现频率：其中有215种适应证，每种适应证出现的频率不相同。

（一）运动系统疾病

运动系统疾病共有95种适应证，其出现频率由高到低依次为腰椎间盘突出症、肩周炎、颈椎病、腰扭伤、小儿先天性肌性斜颈、腰腿痛、腰三横突综合征、网球肘、颈性眩晕、神经根型颈椎病、梨状肌损伤、腰椎小关节滑膜嵌顿、腰肌劳损、类风湿关节炎、胸椎小关节紊乱、肩背肌筋膜炎、肘关节强直、腰椎滑脱、足跟痛、椎动脉型颈椎病、腰背肌筋膜炎、胸椎关节错缝、骨关节炎、小儿痿证、胸椎关节错缝、骨关节、颈椎间盘突出、软组织损伤、腰椎关节紊乱、颞颌关节功能紊乱症、膈肌痉挛、踝关节扭伤、寰枢关节半脱位、强直性脊柱炎、棘上韧带损伤、腰痛综合征、外伤性眩晕、菱形肌损伤、腱鞘炎、膝痛、痿证、痹证、肩臂痛、痛风、臀筋膜损伤、腰骶椎变异、肱二头肌长头肌腱滑脱、颈性头痛、小儿寰枢椎半脱位、颈部挫伤、前斜角肌综合征、膝关节粘连性强直、小儿髋部伤筋、骶髂关节错缝、臂丛神经损伤、腓肠肌损伤、股骨骨折后遗症、颈源性背痛、股神经嵌压症、髋关节滑囊炎、腰椎侧弯、骨质疏松症、肩扭伤、胸廓出口综合征、肩峰下滑囊炎、髌骨软化症、奔豚气、股后肌群损伤、搐溺症、腓总神经不全损伤、风寒湿痹、前臂缺血性肌挛缩、关节滑膜炎、下肢不宁综合征、髂胫束损伤、尾椎痛、膝关节僵硬、脊髓型颈椎病、颈椎小关节紊乱、颈型颈椎病、股内收肌损伤、腰臀筋膜炎、骨质增生、腰椎压缩骨折、颈性视力障碍、冈下肌损伤、骨化性肌炎、颈臂痛综合征、新生儿马蹄内翻足、肱二头肌腱短头损伤、腰椎管狭窄症、面肌痉挛等。

（二）神经系统疾病

神经系统疾病共有 40 种适应证。其出现频率由高到低依次为周围性面瘫、小儿脑瘫、坐骨神经痛、中风后遗症、小儿夜啼、小儿发热、偏瘫、偏头痛、头痛、肌萎缩侧索硬化、中风、小儿夏季热、桡神经损伤、紧张性头痛、小儿惊啼、小儿头痛、多发性抽动症、震颤麻痹、脑梗死、老年耳聋、近视眼、暑热证、足下垂、脑萎缩、失眠症、老年性痴呆、耳聋、假性近视、舌麻、截瘫、神经衰弱、进行性肌营养不良、昏厥、髂腹下神经损伤、双下肢瘫痪、臂丛神经损伤综合征、臀上皮神经损伤、腰椎神经根痛、脑震荡后遗症、梅核气。

（三）泌尿生殖系统疾病

泌尿生殖系统疾病共有 11 种适应证。其出现频率由高到低依次为遗尿症、尿潴留、痛经、急性乳腺炎、慢性盆腔炎、不孕症、乳痈、小儿尿路感染、小儿遗尿、尿路感染、乳腺增生症。

（四）循环系统疾病

循环系统疾病共有 5 种适应证。其出现频率由高到低依次为高血压、冠心病心绞痛、高血脂、冠心病心律失常、血管性头痛。

（五）消化系统疾病

消化系统疾病共有 37 种适应证。其出现频率由高到低依次为小儿腹泻、小儿厌食、小儿疳积、小儿病毒性肠炎、胃脘痛、肠梗阻、久泻、慢性胆囊炎、小儿秋季腹泻、小儿便秘、消化不良、腹胀、新生儿肠绞痛、胃下垂、急性阑尾炎、婴儿溢乳、食积发热、粘连性肠梗阻、术后腹胀、胆结石、食管贲门失弛缓症、小儿肠炎、慢性胃炎、腹痛、呕吐、结肠炎、术后肠粘连、腹泻、五更泻、急性腹泻、浅表性胃炎、胃扭转、痉挛性腹痛、肛裂、食积、蛔虫病、肠炎。

（六）呼吸系统疾病

呼吸系统疾病共有 14 种适应证。其出现频率由高到低依次为小儿哮喘、小儿咳嗽、咳嗽、支气管炎、伤风发热、失声、感冒、风热感冒、百日咳、小儿咳喘、鼻炎、肺气肿、喉痛、小儿肺炎。

（七）其他

其他疾病共有 14 种适应证。其出现频率由高到低依次为银屑病、扁桃体炎、鹅口疮、斑秃、睑腺炎、嗓音病、男性青春期变声、肿病、减肥、口疮、小儿口疮、天行赤眼、糖尿病、奔豚气等。

第二节　推拿治疗的禁忌证

推拿疗法虽然安全性好，适应范围广泛，但并非所有病症都适合此疗法，推拿施术人员在临床上不仅应掌握其适应证，还应知其禁忌证。

一、古代文献中推拿治疗的禁忌证

（一）辨证禁忌

《黄帝内经》中对不可按或按之无益的病症有多处记载，《素问·举痛论》曰："寒气客于经脉之中，与炅气相薄则脉满，满则痛而不可按也，寒气稽留，炅气从上，则脉充大而血气乱，故痛甚不可按也。"这是寒邪侵袭经脉之中，和人体本身的热气相互搏争，导致经脉充满，脉满为实，因此不任压迫。《素问·调经论》曰："血气与邪并客于分腠之间，其脉坚大，故曰实。实者外坚充满，不可按之，按之则痛。"这种邪气与血气搏结于分肉之间而致的实证，其受邪部位表面多坚实充满，也是不可按的。《素问·举痛论》曰："寒气客于侠脊之脉则深，按之不能及，故按之无益也。"这种属于寒邪侵袭部位较深，按揉难以达到病所，因此按之也无济于事。《黄帝内经》中还有伏梁病可因推拿致死的记载，即《素问·腹中论》中所言："帝曰：伏梁何因而得之？岐伯曰：裹大脓血，居肠胃之外，不可治，治之每切按之致死。"伏梁病，因其病伏藏于腹中，如强梁之坚硬，故名。王冰对此病"每切按之致死"解释为"以裹大脓血，居肠胃之外，按之痛闷不堪，故每切按之致死也"。此处伏梁病即指胃脘部的脓性包块，在当时情况下，这种病一般不好治或难治。此段经文科学地提出绝对不能用按摩局部包块的方法治疗此病，因为过于按压可使脓毒扩散，邪气弥漫，病情恶化，最终可因脓毒败血症而死亡，此禁忌直至今天仍为临床推拿医生所遵行。

（二）冬不按跷

《黄帝内经》在"天人一体"整体观念思想的基础上，提出了顺应自然的养生原则，如《素问·金匮真言论》中提出的"冬不按跷"观点，即遵循了自然界生长收藏的规律，其中记载到："故春善病鼽衄，仲夏善病胸胁，长夏善病洞泄寒中，秋善病风疟，冬善病痹厥。故冬不按跷，春不鼽衄，春不病颈项，仲夏不病胸胁，长夏不病洞泄寒中，秋不病风疟，冬不病痹厥，飧泄，而汗出也。"这里提到的"冬不按跷"，后世医家对此多有阐释。隋代杨上善在《黄帝内经太素》中提到"夫冬伤寒气在于腠理者，以冬强勇按跷，多劳困，腠理开，寒气入客。今冬不作按跷，则无伤寒"；唐代王冰对此解释为"然扰动筋骨，则阳气不藏，春阳气上升，重热熏肺，肺通于鼻，病则行之，故冬不按跷，春不鼽衄"；明代张介宾在《类经》中亦提到"按跷，谓按摩肢节以行导引也。三冬元气伏藏在阴，当伏藏之时而扰动筋骨，则精气泄越，以致春夏秋冬各生其病。故冬宜养藏，则春时阳气虽升，阴精自固，何有鼽衄及如下文之患"；清代高士宗在《黄帝素问直解》中亦说道"四时之气，春生冬藏，故冬不按跷，则冬藏而经俞不虚，是以春不病鼽衄，冬藏之力也"；明代冯时可在《雨航杂录》中对"冬不按跷，春不鼻衄"解释为"盖冬月固密之时，引动枝节，阳气泄越，至生发之候，血遂妄行，故有鼻衄之疾"。上述诸多医家均认为冬天不宜按跷，而且对不顺应冬天伏藏之性而恣意进行按跷所导致的不良后果做出解释，大多认为，冬天万物蛰藏，阳气潜藏于内，冬令时节进行按摩会扰动一身之阳气，使精气泄越，以致春病鼻衄。

《素问·四气调神大论》曰："冬三月，此谓闭藏，水冰地坼，无扰乎阳……去寒就温，无泄皮肤，使气亟夺，此冬气之应，养藏之道也。"冬令闭藏，人与之相适应而气机内伏，此时治病养生就应当顺应自然界万物收藏的特性，敛阳护阴，不应扰动一身之阳气。阳气对人体的重要性正如《素问·生气通天论》中所描述"阳气者，若天与日，失其所，则折寿而不彰"，此篇中还提到扰动阳气后所出现的严重不良后果，"阳气者，烦劳则张，精绝，辟积于夏，使人煎厥。目盲不可以视，耳闭不可以听，溃溃乎若坏都，汩汩乎不可止"，这都提示我们要注意保护人体阳气，尤其在阳气潜藏于内的冬令时节，更应注意避免扰动阳气。不过"冬不按跷"也并非绝对的法则，直接提示我们冬天推拿按摩一定不可过度，以免扰动精气外泄而产生不良后果；给我们的间接提示便是按摩推拿应避免烦劳，以免扰动一身之阳气。

古代医家由于环境及设施的限制，并不能充分地防范及处理一些症状，故而有些禁忌在如今看来有些没必要，但其中所反映的逻辑及古人的谨慎态度值得现代人学习借鉴。

二、现代推拿治疗的禁忌证

（1）诊断尚不明确的急性脊柱损伤伴有脊髓症状的患者。

（2）急性软组织损伤且局部肿胀严重的患者（如急性脚扭伤）。

（3）可疑或已经明确诊断有骨关节或软组织肿瘤的患者。

（4）骨关节结核、骨髓炎、有严重骨质疏松症的老年人等骨病患者。

（5）有严重心、脑、肺疾病的患者。

（6）有出血倾向的血液病患者。

（7）局部有皮肤破损或皮肤病的患者。

（8）妊娠 3 个月以上的孕妇；怀孕 5 个月以下，或有怀孕征兆者；经期、产后恶露未净时（子宫尚未复原），小腹部不可推拿，以免发生流产或大出血。

（9）有精神疾病且又不能和医者合作的患者。

（10）病程已久，患者体弱，禁不起最轻微的推拿、按压，如不注意这些情况，太过大意地进行操作，就会出现眩晕、休克的症状。

（11）烫火伤患部不宜推拿；患部周围忌重推拿。

（12）传染性或溃疡性的皮肤病（如疥疮、无脓性疮疡和开放性创伤）不宜推拿，但轻症或局限性的皮肤病，可不受这种限制。

（13）急性传染病（如伤寒、白喉等），各种肿瘤及其他病情严重的患者，都不宜推拿。

（14）极度疲劳和酒醉的患者，不宜推拿。

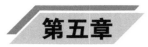

第五章

推拿异常情况的预防与处理

一、推拿异常情况的预防

（1）手法操作过程中，要耐心细致，认真负责，精神集中，手到神到。

（2）医者要保持双手清洁和适当温度，勤剪指甲。

（3）诊断明确，辨证施治，合理选用手法。

（4）操作时，一般由轻而重，以患者对手法反应敏感为准。压力一般因人、因病、因部位而异。

（5）操作时间：临床应用时，操作时间掌握得当与否，对疗效有一定影响。但其长短很难做明确的限定，一般从以下两个方面考虑。

1）病在经脉关节或是在脏腑气血。前者一般 10～20 分钟，后者 15～30 分钟或更长。

2）选用何种手法。一般使用摆动类及轻柔缓和的手法，时间可稍长些，而压力大、刺激强的手法，如按、压、点等手法，时间不宜太长，以免引起不良反应甚至不良后果。初次治疗时间不宜太长，视治疗部位灵活掌握。

二、推拿异常情况的处理

如果对推拿方法、部位等不加以注意，也会使患者受到不应有的痛苦或造成施术困难。所以，推拿师应认真做好推拿前的一切准备工作，然后根据患者的病情制定正确的推拿方案，认真细致地操作，主动观察和询问患者的感受，手法要避免粗暴急躁，置患者反应于不顾。要尽量避免发生意外。一旦手法使用不当，操作时间过长或患者精神紧张等原因，导致异常情况发生（如昏厥、破皮、骨折、出血等）。学术界将这种推拿操作中出现的异常情况称为"推拿意外"。发生异常情况时，推拿医务人员必须做出正确判断，并予以及时而恰当的处理。

（一）疼痛加重

对于颈肩腰腿痛患者，若治疗时手法过重或第一次推拿治疗患者不适应，有时会出现疼痛加重的情况，一般 1～3 天后多能自行消除，亦可配合活血化瘀药物处理，在操作时手法应尽量轻柔和缓，以患者能忍受为度。

1. 表现 患者经推拿手法治疗后，特别是初次接受推拿手法治疗的患者，局部皮肤出现疼痛、肿胀等不适的感觉，夜间尤甚，用手按压时疼痛加重。

2. 原因

（1）术者手法操作技术生硬。

（2）局部施术时间过长，手法刺激过重。

3. 处理

（1）一般无须特别处理，1～2 天内症状可自行消失。

（2）若疼痛较为剧烈，可在局部施行轻柔的按法、揉法、摩法、擦法等。

4. 预防　对初次接受推拿手法治疗的患者，手法要轻柔，局部施术时间亦不宜过长。

（二）骨、关节损伤

骨、关节损伤包括骨折和脱位两大类。推拿临床上由于存在技术和认识方面的不同，同样也会造成医源性骨、关节损伤。常见原因：推拿手法过于粗暴，对于正常关节活动度认识不足，治疗时运动关节的手法掌握欠准确；于对疾病或对疾病在某阶段的认识不足，即使是很轻的手法也会造成病理性骨折和医源性骨、关节损伤。出现骨折、脱位时要及时整复固定。对疑有骨折的患者，要注意明确诊断，对小儿和年老的患者做按压、屈伸、扳、摇等手法时，要注意手法不宜过重，做关节活动时，手法要由轻到重，活动范围由小到大，并密切注意患者的耐受情况，以免造成骨、关节损伤。

1. 表现　患者在接受推拿手法治疗时，特别是在做被动运动或较强刺激的按压手法时，突然听到"咔嗒"之声，继之出现局部疼痛、运动障碍（如肋骨骨折、腰椎压缩性骨折、股骨颈骨折等）症状。

2. 原因

（1）患者年老骨质疏松，或患者有骨质病变及骨折假性愈合。

（2）患者接受手法治疗的体位选择不当。

（3）施术时手法使用不当，压力过重、刺激过强、运动幅度过大，以及手法生硬粗暴。

3. 处理

（1）立即停止手法操作。

（2）制动、包扎、固定，并做 X 线检查以明确诊断。

（3）做必要的对症处理，及时予以整复和固定。

4. 预防

（1）手法治疗前，特别是进行被动运动类手法操作前要仔细检查，如有疑问宜先行必要的 X 线检查，排除骨折及骨结核等骨质病变。

（2）被动类手法操作必须在正常生理许可范围内进行，幅度由小到大，逐渐增加，不可粗暴。

（3）老年骨质疏松患者，手法用力不宜过重。

（4）选择的体位必须舒适、正确，有利于手法操作。

（三）瘀斑

瘀斑是推拿治疗中和治疗后皮下出血的现象。

1. 表现　患者在接受推拿治疗中和治疗后，手术部位皮下出血，局部皮肤肿起，并出现发绀、紫癜及瘀斑现象。

2. 原因

（1）初次治疗时手法刺激过重，时间过长。

（2）患者有血小板减少症。

（3）老年性毛细血管脆性增加。

（4）患者长期或过量服用过阿司匹林、华法林等抗凝血药物。

3. 处理

（1）局部小块瘀斑，一般无须处理。

（2）局部发绀严重，可先制动、冷敷；待出血停止后，再在局部及其周围使用轻柔的按揉、摩、擦等手法治疗，同时加湿热敷以消肿、止痛，促进局部瘀血消散、吸收。

4. 预防

（1）若非必要，不宜选用过强的刺激手法。

（2）对老年人使用手法必须轻柔，特别是在骨骼突起的部位，手法刺激更不宜太强。

（3）急性软组织损伤患者，不要急于在局部进行手法治疗和使用湿热敷。

（4）了解患者的服药史。

（四）晕厥

晕指头晕，厥指手足逆冷或突然昏倒。晕与厥多同时发生，如在推拿过程中突然发生，俗称为"晕推"。其临床表现、发生机制和处置办法与针灸的"晕针"相似。

1. 表现　患者突感头晕目眩，如坐舟车，天旋地转，胸闷，恶心呕吐，面色苍白，四肢发凉，冷汗出，甚至昏不知人等。

2. 原因

（1）患者因素：饥饿、紧张、疲劳等。

（2）疾病情况：血压、血糖、脑血管病等。

（3）颈椎解剖：与椎动脉的解剖特点有关。曾有使用颈椎旋转手法造成椎基底动脉缺血性损伤，引发急性脑血管病的报道。

（4）手法因素：力度太重，时间太长，旋转过度，体位不适。

（5）环境因素：诊室闷热，或空调环境下空气不流通。

3. 处理

（1）立即停止推拿操作，扶患者躺于床上，头稍低位，监测血压与脉搏，饮少许糖水或温开水。

（2）针刺或掐按急救穴。

（3）颈性眩晕者，常予口服钙通道阻滞药尼莫地平20mg，每日3次，或盐酸氟桂利嗪10mg，每晚1次；并口服倍他司汀4～8mg，每日3次；口服地西泮，睡前2片。亦可于卧位，做颈部放松与纵向手法理筋和拔伸治疗。

（4）严重者，送医院观察或抢救。

4. 预防

（1）存在"晕推"的因素时，慎用推拿。

（2）掌握好手法的力度和时间。

（3）改受术者颈椎坐位操作为卧位操作，并控制旋转的角度。

（4）保持诊室的空气流通。

（五）皮肤破损

粗蛮的小幅度急速而不均匀的擦法、粗暴的掐法、生硬的推法、过久的指揉法，均可导致皮肤损伤。医者在加强基本功训练、掌握正确的手法的同时，可加用油膏、滑石粉等推拿介质以保护皮肤。对皮肤的表面损伤，一般无须特殊处理。但一定要保持损伤部位的清洁，以防继发感染。

1. 表现　患者在手法治疗时出现局部皮肤发红、疼痛、起疱等皮肤表面擦伤、出血、破损的现象。

2. 原因　手法使用不当，如按揉法操作时，用力过重，幅度过大，捻动皮肤所致；拍法、擦法操作时，没有紧贴皮肤，向下用力太强而产生冲击力所致；一指禅推法、滚法操作时没有吸定，产生异常的摩擦运动等所致。

3. 处理

（1）损伤处立即停止手法治疗。

（2）做好局部皮肤的清创（局部涂上红药水、紫药水等）。防止感染。

4. 预防

（1）加强手法训练，熟练掌握各种手法的动作要领、要求。

（2）在使用擦法、推法时，可配合使用介质，防止破皮。

（六）神经系统意外

神经系统包括中枢神经系统和周围神经系统。由于在推拿治疗中所治疗的部位和手法的不同，造成的伤害也不一样。轻则造成周围神经、内脏神经的损伤；重则可造成脑干、脊髓的损伤，甚则造成死亡。在推拿临床上常见的神经系统损伤有膈神经损伤、腋神经及肩胛上神经损伤、蛛网膜下腔出血。

1. 表现

（1）膈神经损伤时出现膈肌痉挛、呃逆。一侧膈神经麻痹时，该侧膈肌失去活动能力，引起轻度呼吸功能障碍；双侧膈神经麻痹或不完全麻痹时可出现呼吸困难，咳嗽、咳痰也会发生困难。当膈肌麻痹时，其他呼吸肌与颈肌均被动参与呼吸。膈神经内有感觉神经，所以膈神经受刺激，可产生右侧肩部疼痛（牵涉性痛），因而可能被误诊为肩关节的病变。

（2）腋神经、肩胛上神经损伤时，立即出现单侧肩、臂部陈旧性疼痛、麻木，肩关节外展功能受限，肩前、外、后侧的皮肤感觉消失，日久三角肌、冈上肌可出现失用性萎缩。

（3）蛛网膜下腔出血，则会出现突发性原有症状加重，双下肢乏力，麻木疼痛，继而可出现双下肢瘫痪。当蛛网膜下腔出血未能及时控制时，还会出现尿潴留和肢体感觉障碍平面上升，直至出现呼吸困难危象。

2. 原因

（1）颈部旋转复位法手法使用不当则易造成颈部脊髓和脊神经损伤，从而引起膈神经受损。

（2）在治疗中，强行做颈椎侧屈的被动运动，则易引起腋神经及肩胛上神经损伤。

（3）出现蛛网膜下腔出血现象，患者往往具有脊髓血管畸形。脊柱局部损伤或推拿手法过于粗暴引起畸形血管局部发生血液流变学改变，也可直接引起血栓形成或出血，使原有的症状突然加重。

3. 处理

（1）处理膈神经损伤时，应避免劳累和运动锻炼，通过增加腹式呼吸来弥补膈肌瘫痪。同时可口服维生素 B_1 25～50mg，每日 3 次。

（2）处理腋神经及肩胛上神经损伤时，患者应充分休息，便于神经功能的恢复。局部轻手法推拿受损肌群，被动活动各关节，尽量减少肌肉萎缩并预防关节挛缩。患者可口服维生素 B_1 25～50mg，每日 3 次，ATP 20～40mg，每日 3 次。

（3）出现蛛网膜下腔出血时，应减少搬动，避免加剧出血，尽可能就地抢救。50%葡萄糖40～60ml（加维生素C 500mg，维生素 B_6 25mg）静脉注射，每日2次，或20%甘露醇或25%山梨醇250mg快速静脉滴注，每日1～2次，以降低椎管内压。必要时，可用维生素K抗凝治疗。

4. 预防

（1）对于膈神经损伤，应提高手法的技巧性和准确性，不要过度地屈伸、旋转和侧屈颈椎，以免颈部神经损伤。

（2）对于腋神经、肩胛上神经损伤，预防中应避免颈部侧屈的被动运动，尤其是猛烈而急剧的侧屈运动。侧屈幅度不能超过45°这一界限。

（3）对有出血倾向、凝血酶原缺乏或有动脉血管硬化的患者避免脊椎部位重手法治疗。

（七）内科意外

因推拿而致的纠纷和官司涉及的内科病症，主要包括在推拿的过程中所发生的脑血管意外（特别是再次中风）、急性心肌梗死、一过性血压升高、癫痫发作和因气道堵塞而导致的窒息等，可统称为内科意外。

1. 表现

（1）脑血管意外。突发眩晕、恶心，一侧肢体感觉丧失或运动不遂，昏迷、意识障碍等。

（2）一过性血压升高。出现头暴痛、头晕、恶心等症状，检查可发现血压高于正常值（素有高血压者，可远远高于平常值）。

（3）心肌梗死。突发心前区疼痛、憋闷、窒塞感，或喘促，或昏不知人，大汗淋漓，四肢厥冷，脉微欲绝。

（4）癫痫发作。突然神志异常，昏仆，口中发出猪羊般叫声，口吐涎沫。

（5）气道堵塞。突然呛咳，喉间梗阻，呼吸骤停，面色发绀，四肢乱蹬。

2. 原因

（1）患者本身存在相关的原发性疾病，如脑血栓或脑梗死、高血压、心肌缺血、糖尿病、癫痫、小儿哮喘等；或存在某些危险因素，如高血脂、肥胖等。

（2）推拿时机或环境选择不当，如患者过饥、过度疲劳、过度烦躁等；或环境干扰，如噪声、突发事件等。

（3）手法与体位不当，如点法、按法、叩击法等手法力度较重、刺激量大，或扳法掌握不好和摇法频率过快及幅度过大，都是诱发内科意外的原因。如果体位不适合，特别是俯卧位及体位改变太快时，也容易引发内科意外。

3. 处理

（1）如患者反映身体不适、心里难受时，应立即停止操作，仔细观察脉象和呼吸；扶患者坐起或仰卧，可给予少许糖水饮用。如属癫痫发作，可掐水沟、翳风、合谷、十宣等急救穴。一过性血压升高，可令患者静卧并给予降压药口服或肌内注射。如属脑血管意外和心肌梗死，应立即吸氧。心前区憋闷和疼痛可予硝酸甘油舌下含化。

（2）若患者已经昏迷，速拨打急救电话，尽快通知家属并送具有抢救设施的医院进行抢救。

4. 预防

（1）推拿前充分了解既往史，明确诊断，考虑到内科意外的可能。

（2）对于存在内科意外原发性疾病和危险状态的患者，需将发生内科意外的可能性告知患者家属，并记录在病历中。

（3）选择舒适的体位，尤其不要俯卧太久。

（4）控制好手法的力度、频率和时间。

（5）科室应准备常规急救设备和药品。

（八）内脏损伤

内脏包括消化系统器官、呼吸系统器官、泌尿系统器官和生殖系统器官，这类器官大部分位于胸、腹腔内。推拿医生或初学者，对脏器解剖位置和体表投影区不熟悉，对生理和病理变化时的改变不了解，而在推拿治疗中选择不确切的手法或不恰当的时间，可造成内脏损伤。临床上常见的内脏损伤疾病有胃溃疡出血及穿孔、闭合性肾挫伤。

1. 表现

（1）如穿孔较小，尤其在空胃情况下，受伤初期，可见全身症状和腹膜刺激症状，有剧烈腹痛，呕吐，呕吐物内可含有血液，易发生休克。体征：腹肌强直（尤以上腹部为显著），伴有压痛，肠蠕动音消失，肝浊音界也可消失。X线透视检查，当发现膈肌下有积气。

（2）单纯性闭合性肾挫伤临床症状较轻，仅有腰部疼痛和暂时性血尿，很少触到腰部肿块或血肿；较严重的损伤主要表现为休克，血尿，腰部疼痛剧烈，患侧腰肌强直，并有包块触及。大剂量静脉肾盂造影（不加腹压）和B超检查对本病均有诊断意义。

2. 原因

（1）手法较重、使用辅助器械或忽视患者身体条件选择踩跷。

（2）长时间刺激胃、肾在体表的投影区。

3. 处理

（1）处理胃溃疡出血及穿孔时应根据临床症状和患者年龄，可选择保守疗法或手术治疗。根据病情需要，观察血压、脉搏、体温、尿量；预防脑贫血，可采用平卧位或头低脚高位；有剧烈呕吐者，应禁食，并注意呼吸道通畅；有烦躁者，可酌情使用盐酸异丙嗪、地西泮等镇静药。可选用卡巴克络10mg，每6小时1次，肌内注射维生素K 38mg，每日1次，肌内注射。应积极准备输血、输液。必要时，应考虑手术治疗。

（2）处理肾挫伤时，应每日测尿常规，连续观察对比，观察血尿变化，直至肉眼血尿停止，注意肾区包块增大或缩小；卧床休息，避免过早活动而再度出血；应注意抗感染治疗和止血。可选用对氨甲苯酶0.3～0.4g加入5%葡萄糖注射液静脉滴注，或用卡巴克络10mg，每6小时肌内注射1次。

4. 预防

（1）对于胃溃疡出血及穿孔，预防中应不宜在饱餐后做腹部推拿治疗。溃疡病患者近期内有反复出血现象，不宜推拿治疗。溃疡患者，龛影不规则，溃疡直径大于2.5cm，不宜推拿治疗。另手法也要轻快柔和。

（2）对于肾挫伤，预防中应了解肾、肾区的解剖位置。在肾区禁忌重手法和叩击类手法，尤其是棒击法的刺激。对腰痛要辨证论治，选择确当的手法。

作为推拿师需要不断努力提升推拿技术，尽量做到意外零出现。即使出现，也要按照应急预案及时处理，不断汲取经验，强大学科技术力量，不断为医学做出自己应有的贡献。

第六章

推拿常用专科检查方法

在内、外、妇、儿、骨伤等疾病的治疗中推拿疗法均得到广泛的应用，而其有效的前提便是正确的诊断。因此临床进行检查时必须遵循中医诊疗整体观念并结合现代医学基本知识，运用六诊（望、闻、问、切、动、量）全面查体，辨明主次，判断病情。

必须强调的是，物理检查法只是诊断方法中的一种，在此基础上必须结合病史、影像学检查、实验室辅助检查等所获得的资料，加以全面分析，才能综合了解患者的局部状况与全身状况，得出正确的诊断，为有效的推拿治疗打下基础。

一、头面部检查

（一）望诊

头面部望诊的重点是望神色和观察头面部的形态变化。头为诸阳之会，精明之府，中藏脑髓，与脏腑气血关系密切。因此通过头面部的望诊可了解机体整体状况的变化。

1. 望神色　神是人体生命活动的总称，亦是对人体精神意识、思维活动及气血、脏腑功能外在表现的高度概括。《素问·移精变气论》指出："得神者昌，失神者亡。"说明望神色可判断正气的盛衰在疾病过程中的转化。脏腑气血外荣于面，色与泽两个方面的异常变化，由人体不同病理状况所致。色的不同反映着机体精气的盛衰，因此察颜面肤色是否润泽，对辨别疾病的性质和推断病情的轻重与转归有较重要的意义。

一般而言，神志清楚、反应灵敏、气色鲜明、双目灵活、明亮有神、面色清润者，说明正气未伤，病变位置浅，脏腑功能未衰，即便病情较重，预后亦多良好；反之若精神萎靡、面色晦暗、反应迟钝、目光呆滞者，为正气已伤，说明病变已深，预后欠佳。若出现神昏谵语、面色苍白、四肢厥冷、目暗睛迷、瞳孔散大或缩小、汗出如油、形羸色败者，则为危象，提示预后极差。如久病、重病、精气极度衰微的患者，突然出现精神好转等虚假现象，称为"假神"，通常比喻为"残灯复明""回光返照"，应予以特别注意。

临床上若见面色㿠白、虚浮，则多属阳气虚弱，可见于大失血后或哮喘等症。面色淡白无华，形体消瘦，则多属血虚。急性病中突然面色苍白，则多属阳气暴脱，可见于各种原因引起的休克。若面、目、身俱黄，则称为黄疸。色鲜明者谓之阳黄，其性多属湿热；色晦暗者谓之阴黄，其性多属寒湿。面赤则多见于热证。面色青灰、口唇发绀则多为气滞血瘀所致。小儿蛔虫病，面上可出现圆形灰白色的"虫斑"。小儿惊风或癫痫发作时，面色多青而晦暗。风寒头痛或受寒腹痛，疼痛剧烈时，面色多苍白而带青。午后两颧潮红，多属阴虚阳亢之虚热证。目眶周围发黑，多见于肾虚水泛之水饮病，或寒湿下注之带下症。

若为创伤患者，通过观察患者面部表情，可初步推断伤情之轻重：轻伤则神志清楚，言语如常；重伤则面色苍白，表情淡漠或神昏谵语。

2. 望形态　机体外形的强弱，与五脏功能的盛衰相统一。一般来说，内盛则外强，内衰则外弱。额骨及颞骨双侧凸出，顶部扁平，呈方形，多见于佝偻病患儿。一侧不能闭眼，额部皱纹消失，做露齿动作时，口角斜向健侧，患侧鼻唇沟消失，多为面神经麻痹；中枢性的面瘫主要表现为颜面下半部的瘫痪，口角歪向患侧。头部不自主震颤，可见于震颤麻痹患者或老年人。下颌关节强直，若发于单侧，则颏部偏于患侧，面部不对称，患侧饱满，健侧扁平；若病发于双侧，自幼得病者，则全下颌骨发育不良，颏部后缩，形成"鸟面"畸形；病发于成年者，则畸形不甚显著，但张口功能受限。

外伤患者则应检查鼻骨有无㖞斜、塌陷，鼻部有无血肿、瘀斑，呼吸道有无堵塞。当鼻骨骨折时，骨折局部压痛明显，可触及下陷鼻骨。双眼有无充血，眶周有无瘀斑或肿胀，视物是否清楚，瞳孔有无散大、缩小或变形，双侧是否对称，对光反射是否存在。若出现耳漏、鼻漏或咽喉血肿则常提示颅底骨骨折。出现下颌关节脱位的患者，口呈半开状，咬合无力。

（二）触诊

触诊属于切诊的范畴，即检查者用手触摸患者体表的一定部位，辨其寒、热、润、燥、肿、胀、疼痛，并观察患者对于按压的反应。

1. 婴儿囟门检查　双手掌分别置于左右颞部，拇指按于额部，用示指和中指检查囟门。正常前囟可触及与脉搏一致的跳动，囟门与颅骨相平齐，略有紧张感。若前囟隆起，除小儿哭叫外，多见于高热、颅内出血等使颅内压增高的疾病。前囟应于出生后 12～18 个月闭合，若闭合延迟，则多见于佝偻病等。若前囟凹陷，则多见于吐泻伤津的患儿。

2. 张口度的测定　张口时，上下颌牙齿之间的距离，相当于自己 2、3、4 指三指并拢时手指末节的宽度，若下颌关节强直，则宽度减小甚至牙关紧闭。

3. 外伤患者检查　对有头部外伤的患者，若外观无明显改变，要认真细致触诊，重点要摸清颅骨是否有塌陷，特别要关注有皮下血肿的患者深层是否有骨折，有无头皮开放性创口或头皮撕脱伤，有无皮下出血或血肿，颅骨有无凹陷或畸形等。当下颌关节脱位时，双侧关节窝空虚，其前方可触及隆起的髁突。

二、颈项部检查

（一）望诊

患者一般宜取坐位，对于病情严重无法支撑头部的特殊患者，可采取卧位检查。由于颈椎疾病多数涉及上肢运动与感觉，因此检查时需脱去上衣，袒露颈部、两侧肩部及上肢，患者两肩放平，两臂自然下垂，目视前方。

（1）颈部及其软组织皮肤有无窦道、瘢痕、寒性脓肿（寒性脓肿多为颈椎结核）。高位病变应注意观察咽后壁有无脓肿，低位病变的浮肿多出现于颈部。颈部两侧软组织有无局限性隆起或肿胀。

（2）颈椎的生理曲度是否正常，有无平直或局限性后凸、扭转、侧弯，如有颈椎结核、骨折的患者的颈椎常出现角状后凸。颈部肌肉有无短缩或痉挛。

（3）颈部有无畸形，颜面是否对称，斜颈（小儿先天性斜颈）患者头部向一侧倾斜，颜面多不对称，单侧胸锁乳突肌明显隆起；头部轻度前倾位，姿势牵强，多由"落枕"、颈椎病所致；颈椎关节紊乱或脱位的患者，下颌偏向一侧，头部无法转动，甚至颈部无法支持头部重量，需用手扶持头部；强直性脊柱炎颈椎强直的患者，垂头驼背，头部旋转失灵，若视侧方之物，必全身转动；颈椎结核患者当椎体破坏时，头部亦不能自由转动。

（二）触诊

1. 触诊方法 进行颈部切诊时，嘱患者颈部略微前屈 30°左右，检查者用左手扶住前额以固定头部，自枕骨粗隆开始向下逐个棘突依次进行触诊，其中第 2、6、7 颈椎棘突较大，易于触摸。触摸棘突、棘突间隙及双侧肌肉。

2. 主要检查内容 注意检查棘突是否异常弯曲，压痛位于棘突的中央还是两侧，并逐步加重力量测定压痛点的深浅，一般浅层压痛多由棘间韧带、棘上韧带或皮下筋膜之疾病所致。若压痛点位于颈椎的横突，则表示关节突关节存在炎症或损伤，若关节突关节紊乱，则在下颈椎棘突旁及肩胛骨内上角处有压痛，多为颈椎病。压痛位于棘间韧带或项肌，则可能为扭伤或"落枕"。若压痛位于锁骨上方或颈外侧三角区，则说明可能存在颈肌筋膜炎。"落枕"、颈椎病的患者，常可在颈项部触摸到强硬痉挛的肌肉。对于颈椎后凸畸形的患者，触诊时不宜用力过重，若怀疑为颈椎结核，则应检查咽后壁，观察有无咽后壁脓肿形成以协助诊断。颈椎棘突连线上若触摸到硬结或条索状物，可能出现项韧带钙化。

（三）动诊

颈部运动检查时，嘱患者取坐位，头部正直，双肩固定，使躯干不参与颈椎的运动，然后再做各方向的活动。

1. 屈伸运动 嘱患者头尽量前倾，正常时下颌可以触及胸部，曲度为 35°～45°；检查后伸时，嘱患者头尽量后仰，正常时恰好可以看到头顶上的天花板，曲度为 35°～45°。

2. 旋转运动 嘱患者向一侧转动头部，正常时下颌几乎可以触及同侧肩部，曲度为 60°～80°。然后再转向对侧，双侧进行对比。

3. 侧弯运动 嘱患者将耳朵向肩部靠近，正常时头部可倾斜 45°。

注意事项：检查时要重点观察运动的流畅性，有无运动障碍，需排除代偿性动作。对颈椎骨折脱位的患者，禁止做运动检查，以防造成脊髓损伤。

（四）特殊检查

1. 挤压试验 患者取坐位，检查者双手交叠置于患者头顶，并控制颈椎在不同的角度下进行按压。如出现颈部疼痛或上肢放射性痛，则为阳性反应。挤压试验的机制在于通过外力使椎间孔缩小，加重病灶对颈神经根的刺激，故出现疼痛或放射性痛。

2. 分离试验 患者取正坐位，检查者双手分别托住患者下颌与枕部并向上牵拉。若患者能感受到颈部和上肢疼痛减轻，即为阳性。分离试验的机制是拉开并扩大狭窄的椎间孔，舒展小关节囊，减轻其对颈神经根的挤压与刺激，使疼痛减轻。

3. 臂丛神经牵拉试验 患者取坐位，头略屈，检查者站立于患侧，一手托住患者头部，另一手握患侧手腕做反向牵引，此时牵拉臂丛神经，若患肢出现窜痛麻木，则为阳性，提示臂丛神经受压，临床多见于神经根型颈椎病。

4. 超外展试验 患者取立位或坐位，将患肢从侧方外展高举过肩过头，若桡动脉搏动减弱或消失，即为阳性。此法用于检查锁骨下动脉是否被喙突及胸小肌压迫，如存在压迫，即为超外展综合征。

5. 深呼吸试验　患者端坐，两手放置于膝部，先比较两侧桡动脉搏动力量的强弱，然后让患者颈部尽力后伸做深吸气动作，并将头转向患侧，同时下压肩部，再比较两侧脉搏及血压，往往患侧脉搏及血压减弱或消失、疼痛加重。相反，抬高肩部，头面转向前方，则脉搏恢复，疼痛缓解。主要用于检查有无颈肋综合征和前斜角肌综合征。

三、胸部检查

（一）望诊

1. 皮肤及软组织　胸部望诊应广泛袒露胸廓，注意胸部皮肤有无红肿、包块及皮下青筋暴露。如患者患有乳腺炎，则其乳房红肿变硬，有明显压痛，且多伴有发热。

2. 胸廓形态　应注意胸廓的形态。桶状胸多见于肺气肿及支气管哮喘的患者，整个胸廓表现为高度扩张，尤其是前后径扩大，外形像桶状。鸡胸见于佝偻病的患者，表现为胸骨（尤其是下部）显著前突，胸廓的前后径扩大，左右径缩小。胸廓形态变化亦可由脊柱畸形所引起，如脊柱结核等疾病所造成的脊柱后凸，可使胸部变短，肋骨相互接近或重叠，胸廓牵向脊柱；如发育畸形、脊柱的某些疾病或脊柱旁一侧肌肉麻痹，使脊柱侧凸，脊柱突起的一侧胸廓膨隆，肋间隙加宽，而另一侧胸廓扁平，肋骨互相重叠或接近，两肩高低不等。在肋软骨部，如有局限性高凸，皮色不变，质硬无移动，多是肋软骨炎；若发生于胸壁浅层，质软有波动，则为胸壁结核或局限性脓肿。

3. 外伤患者检查　应注意观察是否存在胸式呼吸，胸部创伤的患者为减轻疼痛，多采用腹式呼吸。此外，多发性双侧肋骨骨折患者，胸部可见明显塌陷，形成连枷胸而出现反常呼吸。

（二）触诊

1. 压痛点　一般而言，内脏病变依据该脏器的解剖位置，在相应的体表上有相应的疼痛反应及压痛。检查时可指示患者指出疼痛的大体部位，以便有的放矢。

2. 外伤患者检查　胸壁有皮下气肿时，用手按压可有捻发音或握雪感，多由于胸部外伤致使肺或气管破裂，导致气体散逸至皮下。当检查肋骨骨折时，检查者用示指和中指分别置于肋骨两侧，沿着肋骨的走行方向，从后向前下方滑移并仔细触摸，骨折如有移位，则能触及骨折断端并有压痛感，骨折移位不明显时，则可能仅有压痛感。

（三）特殊检查

胸廓挤压试验：用于肋骨骨折和胸肋关节脱位的诊断。检查分两步：先进行前后挤压，检查者一手扶住后背，另一手从前面推压胸骨，使之产生纵向挤压力，如有肋骨骨折时，则骨折处有明显的疼痛感或骨擦音；再行横向挤压，用双手分别置于胸廓两侧，由两边向中间用力挤压，如有骨折或胸肋关节脱位，则在损伤处会出现疼痛反应。

四、腹部检查

（一）望诊

1. 腹部疾病　站立时如见上腹部凹陷，而脐部及下腹部隆起，则多为胃下垂患者。正常腹部无法看到蠕动波，仅极度消瘦患者因腹壁较薄而可能看到。幽门梗阻或肠梗阻时，则出现明显的胃或肠蠕动波，且常伴有胃型或肠型。腹部静脉曲张，伴有腹水、脾大者，多为肝病导致的门静脉高压症；小儿骨瘦如柴，腹大如鼓，并见青筋暴露，多为疳积。

2. 外伤患者检查 对有外伤史的患者，应重点观察腹部有无膨隆，有无局限性包块，有无腹式呼吸，局部有无瘀血。此外还要区分损伤是在上腹部还是在下腹部，骨盆骨折时常出现下腹部血肿和瘀斑。

（二）触诊

1. 压痛点 阑尾炎压痛点，即麦氏点，位于右髂前上棘与脐连线的中、外 1/3 交界处，当阑尾炎发作时，阑尾穴（足三里直下 2 寸）处常有压痛或酸胀感，并且以右侧较明显。胆囊炎压痛点即胆囊点，位于右季肋缘与腹直肌右缘的交角处。胆囊压痛检查时用拇指或其余四指压住胆囊点，嘱患者深度吸气，当胆囊下移时，碰到手指部感到剧烈疼痛而突然屏气，即为阳性体征。胆道蛔虫病患者压痛点，位于剑突下二指，右旁开二指处，此处即为胆总管压痛点。胃溃疡压痛区位于上腹部偏左或正中，范围广泛；十二指肠溃疡压痛区位于上腹部偏右，常有明显的局限性压痛。胃肠道穿孔等急性腹膜炎患者，出现腹肌紧张，全腹压痛及反跳痛，为腹膜刺激征的表现。触诊时，腹肌紧张按之如木板，称为板状腹。

2. 外伤患者的检查 腹部触诊检查的重点应注意是否存在脏器损伤，无论是肝脾损伤还是空腔脏器损伤，均有明显的腹肌紧张感。检查时先触摸肝区、脾区是否有压痛；肝浊音界是否消失；移动性浊音是否阳性；肠鸣音是否存在，以及有无亢进或减弱。其他部位的触痛应注意有膀胱、尿道、肾实质等有无损伤。应结合全身情况尽早判断有无活动性出血。若触及腹腔存在肿物，除创伤性血肿外，临床上与骨伤科有关的疾病最常见者为腰椎结核、寒性浮肿与椎体肿瘤。触诊时还应明确肿物的大小、边界软硬程度、表面光滑度、有无波动、移动度、触痛反应敏感程度等，均应仔细区别，以便正确判断损伤性质。

（三）特殊检查

腹壁反射：患者取仰卧位，下肢屈曲，腹肌放松，检查者用钝尖物体由外向内，迅速而轻地划过其两侧季肋部、脐平面腹壁处皮肤。反射正常时可见到腹肌收缩。上腹壁反射中心位于胸髓 7~8；中腹壁反射中心位于胸髓 9~10；下腹壁反射中心位于胸髓 11~12。单侧腹壁反射消失见于锥体束损害，某一水平的腹壁反射消失提示相应的周围神经及脊髓损害。

五、腰背部检查

（一）望诊

1. 骨性标志及生理性弯曲 先让患者上身裸露，下部显露出两侧髂前上棘。患者直立，背向检查者，头胸部挺直，目视前方，双手下垂，双足并拢。要全面细致观察患者体形、生理力线与生理曲线。检查者首先从后方观察腰背部骨性标志：正常时双肩平行对称，两肩胛骨内角与第 3 胸椎棘突位于同一水平。两肩胛骨下角与第 7 胸椎棘突位于同一水平。所有胸腰椎棘突全部位于背部正中线上，即位于枕骨结节至第 1 骶椎棘突连线上。两髂前上棘连线与第 4 腰椎棘突位于同一水平。然后立于侧面观察腰背部是否存在生理性弯曲，胸椎正常生理性向后弯曲和腰椎向前弯曲是否存在，一般青年人胸椎生理性后曲较小，而腰椎生理性前曲较大。老年人则胸椎生理性后曲较大，而腰椎生理性前曲较小。检查时必须认真观察，细致分析，注意是否存在异常改变。

2. 异常弯曲

（1）后突畸形：胸椎后凸畸形分为弧形后凸畸形（即圆背畸形）与角状后凸畸形（即驼背畸形）两种。由于个体差异较大，应根据情况具体分析是否为病态。弧形后凸畸形的发生，一般由多个椎体病变所造成的，如青年椎软骨病、类风湿脊柱炎、老年性骨质疏松症等。角状后凸畸形多是由单个椎体或2~3个椎体病变所造成的，如椎体压缩性骨折、脱位、椎体结核或肿瘤骨质破坏等。

临床还常见腰椎生理性前凸增大，具体表现为臀部明显向后凸起，躯干后仰，这多数是由骨盆前倾所造成的，如水平骶椎或下腰椎滑脱、小儿双侧先天性髋关节脱位等。在此姿势下，畸形就会显得明显（刀背样畸形）。

（2）侧弯畸形：从后方观察，脊柱在额状面上应位于一条直线上，若左右存在侧弯，称为侧弯畸形。检查时注意原发性侧弯位于胸部还是腰部，侧弯凸向哪侧，此侧之胸廓有无畸形，是否向后隆起。若侧弯畸形不甚明显，可让患者向前弯腰，双上肢交叉置于胸前，双手放于对侧肩上，此种姿势可充分显露侧弯畸形。很多原因都可以造成脊椎侧弯，如不良的姿势、下肢不等长、肩部畸形、腰椎间盘突出症、小儿麻痹后遗症、慢性胸腔或胸廓病变等，故侧弯畸形是某一种疾病的后遗症或体征，而并非某一种疾病。下腰椎部若出现侧弯，必须要鉴别是原发性侧弯还是代偿性侧弯。胸椎出现侧弯畸形时，下腰椎可出现代偿性侧弯。而原发性下腰椎侧弯则多见于腰椎间盘突出症。

根据脊柱的解剖结构是否发生改变，可将脊柱侧弯分为功能性脊柱侧弯和结构性脊柱侧弯两大类。功能性脊柱侧弯本身不存在结构性异常，此类凸出多为可逆性，可采用下述方法鉴别：取卧位时侧弯消失者为功能性侧弯；令患者双手悬垂于单杠之上，此时脊柱侧弯消失者为功能性侧弯；进行脊柱前屈试验，当患者脊柱前屈达80°时，功能性侧弯可消失，而结构性侧弯则仍然存在。

两者进行鉴别的临床意义在于：结构性侧弯是由于椎骨、韧带、椎间盘、神经或肌肉等组织结构产生的病变，一般不可逆，无法用改变体位的办法纠正。此类侧弯较严重，曲度较固定，侧弯凸侧脊柱旋转突出，脊柱前屈时更为明显，严重的侧弯往往伴随着胸廓畸形。

3. 皮肤色泽 腰背部望诊还应注意皮肤颜色、汗毛和局部软组织的肿胀情况。若腰背部出现不同形状的咖啡色斑点，提示神经纤维瘤或纤维异样增殖症；腰骶部汗毛过长、皮肤色浓，多为先天性骶椎裂；腰部中线软组织处肿胀，多为硬脊膜膨出；一侧腰三角区部肿胀，多为流注脓肿。

（二）动诊

脊柱运动的个体性差异较大，一般来说，运动范围随着年龄的增长而减小。不同职业的人，运动范围也不尽相同，如体操运动员、杂技演员等脊椎活动范围会比普通人大，故而此类患者在活动轻度受限时，往往仍在正常活动范围，须注意鉴别。在脊柱不同的节段，活动度也存在差异，主要与小关节的排列方向有关，因胸椎小关节突过长，且为冠状位关节面，同时又受肋骨的影响，故活动度最小，而腰椎为近似矢状位关节面，故而活动度较大。胸腰段脊椎运动存在以下四种类型。

1. 前屈运动 检查时患者取立位，嘱患者先低头，然后向前做缓慢弯腰运动，检查者要密切观察脊柱上每个棘突的移动，观察棘突是否有节律地逐渐形成均匀弧形；是否存在竖脊肌紧张或痉挛现象；骨盆是否出现代偿性前倾；前屈运动是否存在障碍。正常腰椎前屈可达 80°～90°。如不易测算，也可测手指与足趾间的距离，即双手指伸直，中指指尖与足趾间的距离。

2. 后伸运动 检查者一手扶住患者骨盆，另一手扶住其肩部，防止因骨盆前移和下肢弯曲而形成躯干后仰，代替脊柱后伸运动。协助患者做脊柱后伸运动，先嘱患者头向后仰，再缓慢地使脊柱向后做过伸运动，正常者可达 30°。同时检查者要仔细观察每个节段的变化情况，注意观察发生疼痛反应和运动障碍的部位，以便于分析定位。

3. 侧弯运动 患者取直立位，检查者用双手固定其骨盆，防止左右倾斜。然后让患者头胸向侧方弯曲运动，观察有何异常表现与程度，并做双侧对比，正常侧弯可达 20°～30°。

4. 旋转运动 检查者双手固定患者双侧髂骨翼，保持骨盆平衡，然后嘱患者做左右躯干旋转运动，注意观察运动的范围，并双侧对比，正常者可达到 30°。出现运动障碍或有疼痛反应均属异常体征。

当腰椎病变活动受限时，行走步态会失去正常姿势，同时双上股前后摆动也不自然，通过对各种异常步态的观察，可判断腰椎部有无病变及其病变性质。

（三）触诊

腰背部触诊主要通过触摸、叩击腰背部来寻找压痛点，以此判断病变。

1. 触摸棘突 检查者将中指放于棘突尖，示指、环指置于棘突两侧，自上而下滑行触诊，注意棘突是否存在异常隆起或凹陷，棘突间隙是否相等，棘突、棘上韧带及棘间韧带有无增厚、肿胀或压痛，棘突的排列是否在一条直线上，有无侧弯或棘突喝斜。

2. 寻找压痛点 自上而下依次按压棘突、棘间韧带、腰髂关节、关节突关节、横突、椎旁肌、骶髂关节等，以此寻找并记录压痛点的部位及深浅，压痛点往往是病变或损伤组织的所在部位。浅表性压痛说明病变较浅，多为棘上韧带、棘间韧带、筋膜或肌肉的损伤；深部压痛表明可能椎体或附件有病变或损伤，例如横突骨折或横突间韧带撕裂伤的患者，多在竖脊肌外缘局部存在深部压痛。第三腰椎横突综合征，在横突尖部存在明显的深部压痛，并有时沿臀上皮神经向臀部放射。腰 4～5 椎间盘突出的患者，腰 4～5 椎板间线的部位有明显的深在压痛并向患侧下肢放射，最远可至足中线部位。若有深在压痛，可能有椎体结核或椎体骨折。

3. 肌肉痉挛 检查时患者取俯卧位，全身肌肉放松。触摸椎旁肌肉是否存在痉挛。肌痉挛者往往提示局部软组织损伤或有骨折、脱位等，但亦可因病损继发于他处而出现保护性肌痉挛。

4. 叩击检查 患者取俯卧位，检查者用手指或叩诊锤，以适当的力量，从第 7 颈椎至骶椎依次叩击各个棘突，注意叩痛部位有无深部叩击痛。

（四）特殊检查

1. 拾物试验 本试验主要用于判断小儿脊柱前屈功能是否存在障碍。当小儿不配合检查时，常用此方法进行检查。置一物于地面，嘱患儿拾起，注意观察患儿的取物动作与姿势。正常时，应直立弯腰伸手拾起。当脊柱有病变时，腰不能前屈，患儿则屈髋、屈膝，腰部板直，一手扶住膝部下蹲，用另一手拾起该物。此为拾物试验阳性。

2. 俯卧背伸试验 本试验用于检查婴幼儿脊柱是否有保护性僵硬及脊柱病变，患儿俯卧，双下肢伸直并拢，检查者提起其双足，使其腰部过伸。正常脊柱呈弧形后伸状态。有病变者则大腿、骨盆与腹壁同时离开床面，脊柱呈强直状态。

3. 腰骶关节试验（骨盆回旋试验） 本试验主要用于检查是否存在腰骶部疾病。患者仰卧，双腿并拢，使其尽量屈膝、屈髋，检查者嘱被检者用双手扶住膝部并用力按压，使大腿贴近腹壁，此时腰髋部呈被动屈曲状态，如有病变则腰骶部出现疼痛，此反应为阳性。

4. 直腿抬高试验及加强试验　患者仰卧，检查者一手握住患者足部，另一手保持膝关节位于伸直位，将双下肢分别做直腿抬高动作。正常时，双下肢同样能抬高 80°以上，除腘窝部存在紧张感外，并无疼痛及其他不适。若一侧或双侧肢体抬高幅度降低，不能继续抬高，同时伴有下肢放射性疼痛者则为直腿抬高试验阳性，应记录其抬高的度数。当直腿抬高到最大限度时将足踝背伸，若引起患肢放射性疼痛加剧者，即为加强试验阳性。借此可以区分由于髂胫束、腘绳肌或膝关节后关节囊紧张所造成的直腿抬高受限。因为背伸踝关节只加剧坐骨神经及小腿腓肠肌的紧张，对小腿以上的肌膜则无影响。

5. 健腿直腿抬高试验　做健腿直腿抬高试验时，若引发患肢坐骨神经放射性痛者为阳性，见于较大的腰椎间盘突出症或中央型腰椎间盘突出症。

6. 坐位屈颈试验　患者取坐位或半坐位，双腿伸直，使坐骨神经处于紧张状态，然后被动或自动向前屈颈，若出现患肢疼痛即为阳性。

7. 股神经紧张试验　患者取俯卧位，检查者用一手固定患者骨盆，另一手握住患肢小腿下端，使膝关节伸直或屈曲，将大腿强力后伸，若出现股前侧放射样疼痛，即为阳性，表示可能存在股神经根受压。

8. 屈膝试验　患者取俯卧位，双下肢伸直。检查者一手按住其骶髂部，另一手握住患侧踝部，并将小腿抬起膝关节逐渐屈曲，使足跟逐渐接近臀部。若出现腰部和股前侧放射性痛，即为阳性，提示股神经损害，并可根据疼痛的起始位置来判断其受损的部位。

凡是腰痛特别是同时伴有病侧下肢后侧放射痛的患者，应常规做坐骨神经特殊检查，常用试验方法为第 4～6 条。

股神经由腰 2、3、4 神经根汇集而成，故腰部疾病也常导致该神经受损，临床常用试验方法为第 7～8 条。

六、骨盆部检查

（一）望诊

检查时一般采取立位，先观察前面，双侧髂前上棘是否位于同一水平线上，有无骨盆倾斜、腰椎侧弯、髋关节疼痛、骨盆骨折移位（陈旧性），以及双下肢不等长等均可造成骨盆倾斜，必须细致观察。此外，骨盆环骨折还可出现严重血肿及瘀斑。从后方观察，注意两髂后上棘是否位于同一高度，如果向上移位或向后突出，则多由骶髂关节错位所致。

（二）触诊

1. 骨性标志　临床上多采取卧位检查，先触及双侧髂前上棘，以此作为触摸其他部位的骨性标志，尤其对肥胖患者要仔细触摸。

2. 压痛及意义　耻骨部位如有压痛，若为外伤患者多有骨折存在，否则应注意骨肿瘤等骨病的存在；外伤后耻骨联合部压痛，且耻骨联合间隙增宽，可能提示耻骨联合分离；若无外伤史，则见于耻骨联合软骨炎、后耻骨联合结核等；髂嵴外缘压痛，多数由臀筋膜炎或臀上皮神经痛所致；若骶骨背面存在广泛压痛，多为竖脊肌起始部筋膜损伤所致；骶髂关节部压痛，临床上多见于骶髂关节炎、骶髂关节结核、扭伤、松动症或类风湿早期；在臀大肌触到纤维状条索，则是臀大肌纤维挛缩，或是臀筋膜炎；坐骨结节部压痛常由坐骨结节滑囊炎或坐骨结节结核所致；骶尾关节部压痛，则由骶尾部挫伤，骶骨下端骨折或尾骨骨折、脱位所致。上述各压痛点均须结合临床病史综合分析判断。

（三）特殊检查

1. 骨盆挤压试验　本试验用于诊断骨盆骨折和骶髂关节病变。患者取卧位，检查者双手分别置于髂骨翼两侧，两手同时向中线部挤压，如存在骨折则会发生疼痛，为骨盆挤压试验阳性。或嘱患者取侧卧位，检查者将双手置于上侧髂骨部，向下按压。后法多用于检查骶髂关节是否存在病变。

2. 骨盆分离试验　本试验多用于骨盆骨折及骶髂关节病变的检查。患者取仰卧位，检查者将双手分别置于双侧髂前上棘部，双手同时向外推按髂骨翼部，使之向两侧分开，如存在骨盆骨折或骶髂关节病变时局部会出现疼痛反应，称为骨盆分离试验阳性。

3. 斜扳试验　本试验用于骶髂关节病变的诊断，患者取仰卧位，将健侧腿伸直，患侧腿屈膝 90°，检查者用一手扶住膝部，另一手按住同侧肩部，然后用力使大腿内收，同时向下按在膝部，如骶髂关节发生疼痛为阳性体征。

4. 床边试验　本试验用于骶髂关节病变的检查，患者取平卧位，将患侧臀部置于床边，健侧腿尽量屈膝、屈髋，检查者用一手按住膝部，使大腿尽量靠近腹壁，另一手将患腿移至床边外并用力向下按压使之过度后伸，让骨盆沿横轴旋转，若骶髂关节出现疼痛则为阳性体征。

5. 单髋后伸试验　本试验用于骶髂关节病变的检查，患者取俯卧位，双下肢并拢伸直，检查者用一手按住骶骨中央部，另一手肘部托住患侧大腿下部，用力向上将患肢抬起，使之过度后伸，若骶髂关节疼痛则为阳性体征。

七、肩部检查

由于神经反射的原因，临床上某些内脏疾病会在外表现为体表某些区域的疼痛，因此遇到肩部疼痛的患者，首先要排除是因内脏疾病而引起的疼痛。若左肩疼痛需排除心脏疾病；右肩疼痛需排除肝胆疾病。另外有些肩部疼痛是由颈椎病引起，称为"胸廓出口综合征"。所以当患者出现肩部疼痛时，对其进行整体检查是十分必要的。

（一）望诊

肩部望诊时，双肩必须同时裸露，以便进行对比检查。

1. 肿胀　当患者出现肩部肿胀时，要注意观察其皮肤颜色的情况，肩部有无窦道、肿块及静脉怒张，对比双侧三角肌的形态，判断是否存在萎缩。任何一种较严重的肩部外伤，均可引起不同程度的肩部肿胀，如牵拉伤、挫伤、肩袖破裂等筋腱损伤；当发生肩部骨折脱位时，肿胀将更为严重，如大结节骨折、肱骨外科颈骨折等。急性化脓性肩关节炎时，肩部肿胀而且局部灼热，触痛敏感。肩锁关节脱位时，肿胀位于肩上部。锁骨骨折肿胀位于肩前部，锁骨上窝饱满。

2. 畸形　要观察双肩部是否对称并处于同一水平面上，双侧肩胛骨内缘与中线间的距离是否相等。当出现锁骨骨折、肩关节脱位等损伤时，患者为缓解肌肉牵拉性疼痛，肩部往往倾斜于患侧。此外，当由臂丛神经损伤或偏瘫造成的肩部肌肉麻痹时，也会出现垂肩畸形。当肩关节脱位时，肩峰部异常突出而出现"方肩"畸形。肩部肌肉萎缩和腋神经麻痹，亦可致肩关发生半脱位，而出现"方肩"畸形。当出现"先天性高位肩胛症"时会出现肩脚高耸，如为双侧则出现颈部短缩畸形。前锯肌麻痹会导致肩胛胸壁关节松动，肩胛骨向后方凸起，如累及双侧则称为"翼状肩"，但要注意应与脊柱侧弯而引起的肩胛骨后凸畸形相鉴别。

3. 肩部肌肉萎缩 肩部肌肉萎缩多出现在肩部疾病的晚期，肩部骨折经过长期固定，肌肉可出现失用性肌萎缩。若伴有神经损伤而出现肌肉麻痹，导致运动功能丧失，则出现神经性肌萎缩。当出现肩关节化脓性炎症、结核、肩关节周围炎、肩部肿瘤等疾病时，肩关节运动受限，也往往会出现肌肉萎缩，检查时要认真进行双侧对比。

（二）动诊

患者取站立位，检查者立于被检者一侧。

1. 前屈运动 正常时可达 90°，检查时用一手固定患侧肩部，嘱患者向前抬起上肢，参与前屈运动的肌肉主要为三角肌前部与喙肱肌。

2. 后伸运动 正常时可达 45°，检查时嘱患者将上肢后伸，参与后伸运动的主要肌肉为背阔肌与大圆肌。

3. 外展运动 正常时可达 90°，检查时嘱患者屈肘 90°，然后上臂做外展运动，参与外展运动的主要肌肉为三角肌和与冈上肌。

4. 内收运动 正常时可达 45°，检查时嘱患者屈肘，上臂置于胸前向内移动，参与内收运动的主要肌肉为胸大肌。

5. 外旋运动 正常时可达 30°，检查时嘱患者屈肘 90°，检查者一手扶住肘部，另一手扶腕部，使上臂做外旋动作，参与外旋运动的主要肌肉为冈下肌与小圆肌。

6. 内旋运动 正常时可达 80°，检查时嘱患者屈肘 90°，前臂内收至胸前，或将前臂绕到背后部能够摸到对侧肩胛下角者为正常，参与内旋运动的主要肌肉是肩胛下肌与背阔肌。

7. 上臂上举 上臂上举是肩部所特有的运动。进行上举动作时上臂可以沿着冠状面和矢状面举起。在沿冠状面举起的过程中，肱骨头必须伴随相应的外旋，沿矢状面举起的过程中，则须伴随相应的内旋。因此肱骨头外旋或内旋运动的限制，会影响上举动作的完成。上举是一个较为复杂的动作，能够完成此动作则说明肩部功能基本良好。

8. 环转运动 环转运动，即用上臂以肩肱关节为中心做划圈动作。环转运动可以沿冠状面、矢状面或横面中的任何一个面进行。

（三）触诊

1. 骨性标志 肩部触诊时要重点触摸其骨性标志，肩峰、肱骨大结节、喙突三点组成三角形，称为肩三角。肩峰时肩外侧最高点骨性突出部，其下方的另一骨性高突处为肱骨大结节；肩峰前方为锁骨外侧端；在锁骨中、外 1/3 交界处下方一横指肱骨头内上方处为喙突。

2. 压痛点 上述骨性标志往往是临床疾病常见压痛点所在位置。如肩关节周围炎时其压痛点多在肱骨大、小结节间沟，喙突与冈上窝部，后期形成广泛性粘连而发生功能障碍，肱二头肌长头肌腱炎的压痛点多局限于结节间沟，且可触及增粗的长头肌腱；肱二头肌短头肌腱炎的压痛点多局限于喙突；当发生三角肌下滑囊炎时，则压痛广泛，但主要位于三角肌区；冈上肌腱炎或冈上肌腱断裂时，压痛多位于股骨大结节尖顶部。肩背部肌膜炎则可在背部肩胛骨周围附近触及多个压痛点与结节。

3. 外伤患者检查 触诊亦可用于骨折或脱位的诊断，如锁骨位于皮下，当骨折后容易触知，当骨折有移位时尚能触及骨擦音与异常活动。当肩关节脱位时，肩三角关系发生改变，并可在肩峰下方触到明显凹陷与空虚感，在腋窝部或肩前方可触到肱骨头。当肩锁关节脱位时，在锁骨外端可触到突起的骨端，当向下按压时，有琴键样弹跳感并伴有明显压痛。

（四）特殊检查

1. 搭肩试验　患者屈肘时如果在手搭至对侧肩部的同时，肘部能够贴近胸壁者为正常，若患者无法完成上述动作，或仅能完成两动作之一者为阳性，提示有发生肩关节脱位的可能性。

2. 落臂试验　患者取站立位，先将患肢被动外展 90°，然后令其缓慢下放，若不能慢慢放下，或出现突然直落到体侧者则为阳性，说明有肩袖破裂的存在。

3. 叶加森试验　叶加森试验又称肱二头肌抗阻力试验。患者屈肘 90°，检查者用一手扶住其肘部，另一手扶其腕部，嘱患者用力做屈肘及前臂旋后动作，检查者给予一定阻力，若出现肱二头肌肌腱滑出，或结间沟处产生疼痛感，为阳性体征，前者为肱二头肌长头腱滑脱，后者为肱二头肌长头肌腱炎。

4. 直尺试验　正常人的肩峰位于肱骨外上髁与肱骨大结节连线的内侧。检查者用直尺边缘贴于患者上臂外侧，一端贴于肱骨外上髁的同时，另一端能与肩峰接触则为阳性，说明肩关节出现脱位。

5. 疼痛弧试验　嘱患者肩部外展或被动外展患肢，当外展至 60°～120°时，若冈上肌腱在肩峰下摩擦，肩部会出现疼痛反应，为阳性体征，此特定区域的外展痛称为疼痛弧。

6. 冈上肌腱断裂试验　嘱患者肩部外展，当外展至 30°～60°时可以看到患侧三角肌用力收缩，但不能外展上举上肢，且越用力越耸肩。若检查者被动外展患肢超过 60°时患者又能主动上举上肢。此特定区出现阳性征时，说明有冈上肌腱的断裂或撕裂。

八、肘部检查

（一）望诊

肘部望诊时需将两髁充分暴露，双侧对比检查，首先要观察肘关节的轮廓有无肿胀及变形。

1. 肘部肿胀　对于肘关节存在明显肿胀外观的患者，检查时须认真区分是关节内肿胀还是关节外肿胀，是全关节肿胀还是局限性肿胀。对肿胀的性质也必须仔细分析，是外伤性肿胀还是病理性（化脓感染、结核等）肿胀。当关节内有积液时，早期表现为尺骨鹰嘴突两侧的正常凹陷消失，反而变得饱满。当存在大量积液时，关节肿胀更加明显，且呈半屈曲状态（因为此姿势关节内容积可达最大）。对关节内积液者，应进一步检查并明确其性质。

外伤患者若出现局限性肿胀，常提示某一局部区域的损伤。以肘内侧肿胀为著者，可能为肱骨内上髁骨折；以肘外侧肿胀为著者，则有肱骨外上髁或桡骨小头骨折的可能；若以肘后方肿胀为主者，则有尺骨鹰嘴突骨折的可能。此外当发生局部软组织挫伤时，肿胀亦较局限。

2. 肘部畸形

（1）肘外翻：正常的肘关节伸直时，上臂与前臂之间可形成一生理性外偏角（即携带角），男性为 5°～10°，女性为 10°～15°，携带角大于 15°时即为肘部外翻畸形，常见于先天性发育异常、肱骨下端骨折对位欠佳或肱骨下端骨骺损伤在生长发育中逐渐形成畸形。肘外翻的患者，由于尺神经经常受到牵拉与磨损，晚期时常发生尺神经炎，甚者出现尺神经麻痹。

（2）肘内翻：携带角小于 5°者，称为肘内翻。临床上最常见的原因是尺偏型肱骨髁上骨折后因复位不良或骨骺损伤造成生长发育障碍。

（3）肘反张（槌柳肘）：肘关节过伸达到或超过 10°以上者称为肘反张，多由肱骨下端骨折复位不良导致髁干角过小所致。

（4）靴形肘：临床常见于肘关节脱位或伸直型肱骨髁上骨折，由于肱骨下端与尺桡骨上端的位置关系改变，当在侧面观察肘部时，状如靴形，故称"靴形畸形"。

（5）矿工肘：尺骨鹰嘴滑囊炎的患者其肘后形成状如乒乓球样的囊性肿物，因多发于矿工故而得名。

（二）动诊

1. 屈肘运动 肘关节正常屈曲时可达到 140°，主要负责屈肘的肌肉是肱二头肌，当嘱患者做屈肘动作时以手能摸到同侧肩部者为正常，先做主动运动检查，然后做被动检查。引起屈肘运动障碍的常见疾病有化脓性关节炎、关节滑膜结核、风湿性关节炎、靠近关节的骨折与脱位、骨化性肌炎等。

2. 伸肘运动 肘关节正常伸直度数为 0°～5°，主要负责伸肘的肌肉是肱三头肌，检查时嘱患者最大限度地屈肘，然后再将肘部伸直，观察其能否达到正常的范围。使肘关节难以伸直的疾病最常见于尺骨鹰嘴骨折、肱骨髁间骨折或肘关节长期屈肘固定，致使鹰嘴窝被纤维组织充填而阻碍肘关节的伸直。或肘前存在肌腱挛缩，瘢痕形成、骨性阻挡等阻碍肘关节伸直。

3. 旋转运动 前臂的旋转运动主要是由上、下尺桡关节来完成，肱桡关节次之，当前臂发生旋转时，主要是桡骨绕着尺骨转。正常前臂后旋可达 80°～90°，主要负责旋后的肌肉是旋后肌与肱二头肌。检查时，患者取端坐或站立位，屈肘 90°。双上臂紧靠胸臂侧面，拇指向上，然后嘱患者做后旋动作，双侧对比检查，判断前臂是否存在后旋功能障碍。检查中应当防止患者肘部以内收动作来代替前臂旋后运动。旋前运动主要由旋前圆肌和旋前方肌来完成，正常前臂旋前可达 90°。检查时体位同前，在前臂中立位做旋前运动，掌心向下者为正常。检查时务必防止患者用上臂外展动作来代替旋前运动。旋转功能障碍多见于下尺桡关节脱位、前臂骨折的畸形愈合或桡骨小头骨折脱位等。

（三）触诊

1. 肘后三角触诊及临床意义 当肘关节屈曲 90°时，肱骨外上髁、肱骨内上髁和尺骨鹰嘴三点连线所构成的等腰三角形，称为肘后三角。当肘关节伸直时，此三点位于一条直线上。临床通过检查三点关系的变化来判断肘部骨折或脱位，当肱骨髁上骨折时，三点关系保持正常；而若发生肘关节脱位，则此三角关系破坏，可以此鉴别肱骨髁上骨折与肘关节脱位。此外尺骨鹰嘴骨折时，近端被肱三头肌拉向上方，肱骨内、外上髁发生骨折移位，肘后三角亦会发生改变。故触摸肘后三角时，先触到尺骨鹰嘴，然后再触摸肱骨内、外上髁，对此三点仔细观察，可判断肘部的骨折与脱位。

2. 肘部常见压痛及临床意义 肱骨外上髁为前臂伸肌群的起点，容易造成牵拉性损伤（或劳损）从而形成肱骨外上髁炎，尤其多发于网球运动员，故有"网球肘"之称。而肱骨内上髁存在压痛则为肱骨内上髁炎，但临床较少见。小儿桡骨头半脱位时，压痛点位于桡骨小头前方，成人桡骨小头骨折时，压痛点在肘前外侧。此外，肱骨内外髁发生撕脱性骨折、尺骨喙突与鹰嘴骨折，压痛点多位于骨折的局部。在肘后部触摸到囊性包块时，常见疾病为尺骨鹰嘴滑囊炎，若在鹰嘴双侧触到黄豆大小的硬性包块，可在关节内移动时，多是存在关节内游离体（或称关节鼠）。损伤后期，若在肘前方触及边界不清，硬度较大的肿块，多为骨化性肌炎。

（四）特殊检查

1. 密尔（Mill）试验　前臂稍弯曲，手部半握拳，腕关节尽量屈曲，然后将前臂完全旋前，再将肘部伸直。如在肘伸直过程中，肱桡关节的外侧发生疼痛，即为阳性。

2. 腕伸、屈肌紧张（抗阻力）试验　令患者握拳、屈腕，检查者按压患肢手背，患者抵抗阻力伸腕，如肘外侧疼痛时则为阳性，提示肱骨外上髁存在炎性病灶；反之如果令患者伸手指和背伸腕关节，检查者以手按压患者手掌，患者抗阻力屈腕时，肘内侧痛为阳性，提示存在肱骨内上髁炎或病变。

3. 前臂（收展）试验　本试验用于判断是否存在肘关节侧副韧带损伤。检查时患者与检查者面对面，上肢向前伸直，检查者用一手握住肘部，另一手握腕部并使前臂内收，握肘部的手推动肘关节向外，若有外侧副韧带断裂，则前臂可出现内收运动。若握住腕部的手使前臂外展，而牵拉肘关节向内，出现前臂外展运动，则为内侧副韧带损伤。

九、腕和手部检查

（一）望诊

手的自然休息姿势是腕部轻度背伸（约 15°），拇指靠近示指，其余四指屈曲，第 2～5 指各指的屈曲度逐渐增大，而诸指尖端均指向舟骨。手的功能位是准备握物的位置：腕部背伸（约 30°），并向尺侧倾斜 10°。拇指在外展对掌屈曲位，其余各指屈曲，犹如握茶杯的姿势。在此位置上能快速地握拳和完全伸开手指，说明手的功能正常。

1. 腕和手部肿胀　全腕关节出现肿胀，则多表明有关节内损伤或关节内病变。如腕部骨折、脱位或韧带、关节囊的撕裂。急性化脓性腕关节炎则较少发生，一旦发生则全腕肿胀显著。腕关节结核肿胀进展缓慢，关节梭形变，不红不热。而风湿性关节炎肿胀则进展迅速，时肿时消，且往往是对称性肿胀。当腕舟骨骨折时鼻咽窝部肿胀明显，正常的生理凹陷消失。第 2～5 指指间关节若出现梭形肿胀，多为类风湿关节炎。沿肌腱方向的肿胀多则为腱鞘炎或肌腱周围炎。整个手指呈杵状指，多为支气管扩张、肺源性心脏病或发作型先天性心脏病等疾病。腱鞘囊肿多为孤立局限的包块，存在明显的界限。

2. 手指震颤　手指震颤多见于震颤麻痹、甲状腺功能亢进、慢性酒精中毒等。震颤性麻痹患者，运动时震颤减轻或消失，静止出现。若震颤轻微，可令患者紧闭双目，双手向前方平举，在其双手背放一张纸，可见到纸的抖动。

3. 指纹　3 岁以下的婴幼儿疾病，望指纹（在示指掌面桡侧的浅表静脉）的颜色可作为判断病情轻重的参考。示指的第一节为风关，第二节为气关，第三节为命关。正常指纹淡红隐隐而不显于风关之上。如纹色鲜红者为感受外邪，色紫者为热盛，色青者为惊风，色淡者多属虚寒证。纹色显于风关为病轻，至气关为病重，过命关则病笃。

4. 腕和手部畸形

（1）餐叉样畸形：见于伸直型桡骨远端典型移位性骨折，系骨折远端向桡背侧移位，致使侧面观察时手腕部外观呈餐叉样。

（2）爪形手：畸形若由前臂缺血性肌挛缩所致，则出现手的掌指关节过伸，而近位指间关节屈曲，状如鸟爪。若由尺神经损伤或臂丛神经损伤所致，则表现为指间关节半屈与掌指关节的过伸，第 4、5 指无法向中间靠拢，且小鱼际肌萎缩。由烧伤形成的爪形手，则有明显瘢痕与并指畸形。

（3）猿手（扁平手、铲形手）：由正中神经与尺神经同时损伤所致，表现为大、小鱼际肌的萎缩，掌部的两个横弓消失，使掌心变为扁平，状如猿手。大鱼际肌萎缩，临床多由正中神经损伤的肌麻痹所致，或腕管综合征正中神经长期受压所引起。小鱼际肌萎缩，由尺神经损伤、肘管综合征或尺神经炎所引起。骨间肌萎缩，常由尺神经麻痹、损伤或受压所引起，掌侧骨间肌萎缩由于解剖位置较深，临床表现常不明显，而背侧骨间肌因位于手背的掌骨间，萎缩时可以被清楚地看到，其中第 1、2 背侧骨间肌最容易显露。

（4）腕下垂：由桡神经损伤所引起，桡神经损伤后，前臂伸肌麻痹，无法主动伸腕，形成腕下垂样畸形。此外，前臂伸腕肌肌腱的外伤性断裂，亦可形成"垂腕"畸形。

（5）锤状指：因手指末节伸肌腱断裂引起末节指间关节屈曲，无法主动背伸，形似小锤状而得名。

（6）尺骨小头变位：尺骨小头向背侧移位，临床上常见于下尺桡关节分离移位、三角软骨损伤等。上述变位往往在前臂旋前位更甚。

（二）动诊

1. 伸腕运动　伸腕运动主要为桡侧伸腕长、短肌与尺侧伸腕肌的作用，正常时伸腕可达 70°，检查时嘱患者屈肘 90°，前臂旋至前位，掌心向下，手呈半握拳状，医者用一手握住前臂下端，另一手握住手掌部，嘱患者做伸腕动作，观察是否存在运动受限。

2. 屈腕运动　屈腕运动主要由桡侧屈腕肌与尺侧屈腕肌共同完成，正常时屈腕可达 80°。检查时患者手部姿势同前，医者嘱其做屈腕运动，观察是否存在运动障碍或肌力不足现象。

3. 腕桡偏运动　腕桡偏运动主要由桡侧伸腕肌和桡侧屈腕肌的协同作用完成。正常时幅度可达 30°，检查体位同前，嘱患者手向桡侧倾斜做侧偏运动，观察运动的幅度可判定关节功能。

4. 腕尺偏运动　腕尺偏运动主要由尺侧伸腕肌和尺侧屈腕肌协同作用完成，正常时幅度可达到 45°。检查体位同前，嘱患者手向尺侧倾斜做侧偏运动，观察有无运动障碍。

5. 伸指运动　伸指运动主要由指伸肌来完成，包括小指固有伸肌、指总伸肌。检查时屈肘 90°，前臂取旋前位，手掌朝下，嘱患者掌指关节伸直，近节指间关节屈曲，医者用手固定其近节指骨，再嘱患者做伸指运动，来观察是否存在伸指障碍。

6. 屈指运动　手指各小关节的屈曲动作，都是由单独的肌肉来完成的，因此必须要分别进行检查。掌指关节的屈曲是由蚓状肌来完成的，正常时可屈曲 80°。近节指间关节屈曲是由指浅屈肌完成的，正常时可屈曲 90°，远节指间关节的屈曲是指深屈肌的作用，正常时可达 60°。检查屈指时，必须固定被检查关节的近端指骨，然后嘱患者屈曲指间关节，观察是否存在屈指障碍。

7. 手指外展　手指外展主要是由骨间背侧肌和小指外展肌协同作用来完成的，检查时嘱患者将手指伸直，并分别以中指为轴线做分开动作，即手指外展，注意观察各指外展的情况，正常时均可超过 20°。

8. 手指内收　手指内收主要由骨间掌侧肌完成，检查时手指取外展位，嘱患者将各指并拢，若不能并拢则为手指内收运动障碍。

9. 拇指背伸　拇指背伸主要由拇短伸肌和拇长伸肌协同作用完成，检查时，拇指在外展位做背伸运动，实际上是拇指在伸直位做掌腕关节运动。

10. 拇指屈曲　拇指屈曲主要由拇短屈肌和拇长屈肌协同作用完成。检查时，患者手心向上，医者固定其第 1 掌骨，嘱患者屈曲拇指，正常时可达 60°，拇指端可抵达小鱼际肌腹部。

11. 拇指外展　拇指外展主要由拇长展肌和拇短展肌协同作用完成，外展运动分为桡侧外展和掌侧外展。检查桡侧外展时，患者手心向上，拇指沿掌平面向外平行运动，正常时可达约 50°。检查掌侧外展时，嘱患者手部伸直，拇指离开掌平面向前方运动，与掌平面垂直，正常可约达 70°。

12. 拇指内收　拇指内收是由拇指内收肌作用完成的，检查拇指从外展位回到正常解剖位置，或拇指从解剖位置沿掌面向尺侧移动，达手掌尺侧缘者为正常，正常 45°左右。

13. 拇指对掌　拇指对掌主要是拇指对掌肌的运动，检查时，先将拇指置于掌侧外展位，然后向着各指端做对掌运动，正常时可触及其他指尖与第 5 掌骨头。

（三）触诊

1. 腕和手部肿块　当月骨发生脱位时，在腕掌侧中央部可触及向前移位的骨块。腕背侧会触及形状大小不一，边界清楚的孤立性囊性肿物，大多数情况为腱鞘囊肿。在桡骨茎突狭窄性腱鞘炎的急性炎症期，可触及局部存在明显的高凸。内生软骨瘤以发生在指骨者最多，骨体向外肿大变粗呈梭形，触之坚硬，无法移动，边界不清。

2. 腕和手部压痛　桡骨茎突部存在压痛多由拇长伸肌腱腱鞘炎与拇短伸肌腱腱鞘炎所致；腕部发生损伤后若鼻咽窝部存在压痛，多由腕舟骨骨折所致；腕掌侧正中存在压痛则可能是月骨脱位或骨折；在腕背侧正中出现压痛，多由指伸肌腱鞘炎所致；下尺桡关节间与尺骨小头下方压痛，多由腕三角软骨损伤、下尺桡关节脱位所致；腕管综合征的压痛点多位于腕掌侧横纹正中部的大小鱼际之间，且多伴有手指放射性痛与麻木感；若掌指关节掌侧面存在压痛（即掌骨头部），多由指屈肌腱腱鞘炎所致。

（四）特殊检查

1. 腕三角软骨挤压试验　本试验用来判断是否存在腕三角软骨损伤。检查时嘱患者屈肘90°，掌心向下，医者用一手握住腕部前下端，另一手握住手掌部，使患者手部向尺侧被动偏斜，然后使腕关节屈伸，让尺腕关节部发生挤压与摩擦，如存在明显疼痛加重者即为阳性。

2. 握拳试验　本试验常用于判断是否存在桡骨茎突狭窄性腱鞘炎。检查时嘱患者屈肘 90°，前臂取中立位握拳并将拇指握于掌心之中，医者用一手握住前臂下端，另一手在握住患者手部的同时使腕关节向尺侧屈腕，如果在桡骨茎突部出现剧烈的疼痛感，则本试验为阳性。

3. 弹手指征　快速弹压被夹住的患者中指指甲，若引起其他手指的掌屈反应则为阳性，提示中枢神经系统存在损害。

十、髋部检查

（一）望诊

检查时要求患者只着三角短裤。

1. 前面观察　双侧髂前上棘是否位于同一水平线，即骨盆是否发生倾斜。腹股沟区是否对称，有无饱满或空虚，前者多系股关节肿胀，后者往往提示股骨头发生严重破坏。

2. 侧面观察　如有腰生理性前凸加大，臀部后凸明显，髋部呈屈曲位，则是由髋关节后脱位（陈旧性）所致；或系小儿先天性髋脱位与髋关节屈曲性强直。

3. 后面观察　应注意有无臀大肌萎缩，髋关节慢性疾病由于长期负重减少与运动障碍，可出现失用性肌肉萎缩；小儿麻痹后遗症时则有神经性肌肉萎缩。对比观察双侧臀横纹是否对称，若有单侧横纹皱褶增多加深并有升高，为单侧先天性髋关节脱位；若有双侧股骨大转子向外突出，会阴部增宽，为双侧先天性髋关节脱位。

单侧髋内翻畸形时临床多有患肢短缩。髋外翻外旋畸形则表现患肢外展，无法内收，较健肢稍长。

（二）动诊

1. 前屈运动　前屈运动主要是髂腰肌的作用，正常髋关节屈曲可达140°，大腿部可接触腹壁，根据屈髋的角度来判定髋关节的屈曲功能。患者取仰卧位，双下肢中立位，医者将一手置于下部腰椎，另一手固定住骨盆，然后嘱患者患肢做屈髋运动，当屈至一定角度时，若发生运动障碍，则骨盆出现旋转性后倾，腰椎生理性弯曲度变直，医者手会感到腰部下落和骨盆旋转。

2. 后伸运动　后伸运动主要为臀大肌的作用，正常时可后伸30°。患者取俯卧位，双下肢伸直，先主动后伸检查，来观察后伸角度，然后医者一手按住骶骨部来固定骨盆，另一手托住大腿下段，抬起大腿使髋关节向后伸，注意运动的同时骨盆是否会离开床面。

3. 外展运动　外展运动主要是臀中肌的作用，正常时可达45°，检查时嘱患者取仰卧位，双下肢伸直并拢，医者用一手按住髂骨来固定骨盆，另一手握住踝部缓慢地将患肢向外移动，当移至一定角度或达到最大限度时，骨盆会发生移动。再检查对侧作对照检查，以此判断有无障碍。

4. 内收运动　内收运动是股内收肌群的共同作用，正常可以达30°，检查时患者取仰卧位，双侧下肢中立位，医者用一手固定骨盆，另一手持踝部使患肢内收，自健侧下肢前方越过中线继续内收，至骨盆发生移动为止，此即最大内收限度。要注意肥胖体质患者的大腿过粗会妨碍髋关节内收运动。

5. 外旋运动　外旋运动主要是上孖肌、下孖肌、梨状肌、股方肌及闭孔内肌等外旋肌群的作用，正常时下肢伸直位外旋可达45°，屈膝90°位时可达80°。伸直位检查时，患者取仰卧位，双侧下肢伸直并拢，医者用一手扶住足部，嘱患者做下肢外旋运动，再旋转健肢与其对比。当屈膝90°位检查时，体位同前，屈膝、屈髋各90°，医者用一手扶住膝部，另一手扶住足部，使小腿和足内收，利用小腿作杠杆使大腿沿纵轴发生外旋（即盘腿动作）。观察小腿内收的角度，即是髋外旋角度。

6. 内旋运动　外展与内旋由臀中肌、臀小肌及阔筋膜张肌的协同作用所致。髋关节的内旋活动正常时可达35°～45°。伸直位检查时，体位同前，只是将患肢向内旋转，观察其运动角度，注意是否存在障碍。屈膝位检查时体位也同前，只是扶足部的手推其向外侧移动，而使大腿产生内旋动作，观察其旋转角度，据此分析判断髋关节有无内旋障碍。

（三）触诊

髋关节的触诊，首先自前面检查，以双侧髂前上棘为骨性标志。在触摸腹股沟部时，应注意淋巴结是否存在肿大，局部有无饱满肿胀与压痛等。发生急性化脓性关节炎、髋关节结核、髋部骨折等时，腹股沟部均有肿胀与压痛。髋关节侧面触诊主要内容是触摸大转子，注意双侧大转子的顶部，以观察是否有大转子向上移位。大转子向上移位多见于粗隆间骨折、股骨颈骨折、髋关节后上方的脱位等。大转子部滑囊炎在局部可触及较大的囊性肿物，质软，可移动。"弹响髋"的表现是当髋关节屈伸活动时，可触及在大转子上来回滑动的髂胫束。在髋关节后方触诊时，应注意臀大肌肌张力和臀部压痛点，梨状肌下缘是坐骨神经的出口处，此体表投影部位若存在压痛则多涉及坐骨神经的病变。

（四）特殊检查

1. 川德伦伯征 川德伦伯征又称髋关节承重功能试验，用于检查有无臀中肌麻痹和髋关节的稳定程度。检查时患者取直立位，背向医者，先将患腿屈膝抬起，用健侧单腿站立，然后再用患侧单腿站立，注意观察站立时骨盆的升降变化。正常时单腿站立后对侧骨盆有上升，患侧单腿站立时，则对侧骨盆会下降低落。此法常用于诊断小儿先天性髋关节脱位、小儿麻痹后遗症、成人陈旧性髋脱位、股骨颈骨折后遗症髋内翻畸形、股骨头坏死等的检查。

2. 托马斯（Thomas）征 托马斯征又称髋关节屈曲挛缩试验，用于检查髋关节是否存在屈曲挛缩畸形。检查时患者取仰卧位，腰部放平，先将健侧腿部伸直，然后再将患腿伸直，注意观察在达到一定角度时，腰部是否会离开床面，向上挺起，如腰部挺起则为阳性。当患肢完全伸直后，再将健肢屈髋、屈膝，使大腿贴近腹壁，腰部也下降来贴近床面，此时患腿自动离开床面，向上抬起，亦为阳性。阳性者说明髋关节存在屈曲挛缩。此法常用于检查髋关节结核、髋关节炎或强直性脊柱炎、类风湿关节炎、髂腰肌炎等疾病。

3. 艾利斯征 艾利斯征又称下肢短缩试验，用于检查肢体是否存在短缩。检查时患者取仰卧位，双腿并拢屈髋、屈膝，两足并齐，此时观察两膝高度，若患腿低落为阳性，说明有肢体存在短缩。临床上常见于股骨颈骨折、髋关节后脱位、股胫骨缩短。

4. 望远镜试验 望远镜试验又称套叠征，用于婴幼儿先天性髋关节脱位的检查。检查时患儿取仰卧位，双下肢放平伸直，医者用一手固定住骨盆，另一手握住膝部使大腿抬高 30°，并上下推拉股骨干，若出现松动或抽动感，即为阳性。可双侧对照检查。

5. 髋关节过伸试验 髋关节过伸试验又称腰大肌挛缩试验，患者取俯卧位，患膝屈曲 90°，医者用一手握踝部将下肢提起，使患髋过伸。若骨盆随之抬起者，即为阳性，说明髋关节无法过伸。存在假关节早期结核、腰大肌脓肿、髋关节强直时亦可有此阳性体征。

6. 髂胫束挛缩试验 患者取侧卧位，健肢在下患肢在上，医者立于患者背后，用一手固定骨盆，另一手握住患肢的踝部，使患膝屈曲 90°，患髋做屈曲、外展，再后伸。最后放松握踝的手，让患肢自然落下，正常时肢体落在健肢的后方，若患肢落在健肢的前方或保持上举外展的姿势，则为阳性，说明存在髂胫束或阔筋膜张肌挛缩。

7. 蛙式试验 蛙式试验多用于幼儿，检查时，患儿取仰卧位，使双膝双髋屈曲至 90°，医者使患儿双髋做外展外旋至蛙式位，双侧肢体平落在床面时为正常，若一侧或双侧肢体无法平落于床面者即为阳性，说明髋关节外展外旋活动受限，根据临床可考虑为先天性髋关节脱位。

8. 股骨大转子位置的测量

（1）髂坐连线：患者取仰卧位，髋部略屈曲（45°～60°），自髂前上棘至坐骨结节间划一连线，正常时股骨大转子的顶点恰在该连线上，若大转子超过此线，则说明有大转子上移。

（2）布瑞安（Bryant）三角：患者取仰卧位，自髂前上棘与床面作一垂线，自大转子顶点与身体平行划一线与上线垂直，即构成一直角三角形，称为布瑞安三角，医者对比双侧三角形的底边，若一侧底边变短，说明该侧大转子向上移位。

（3）休梅克（Shoemaker）线：患者取仰卧位，双下肢伸直中立位，双侧髂前上棘位于同一平面，医者从双侧髂前上棘与股骨大转子的顶点分别连一直线，正常时两连线的延长线相交于脐或脐上中线，若一侧大转子出现上移，则延长线交于健侧脐下，且远离中线。

十一、膝 部 检 查

（一）望诊

1. 膝关节肿胀 膝关节轻度肿胀时，表现为双侧膝眼的消失，肿胀严重时则波及髌上囊，甚至导致整个膝周的肿大。肿胀最常见的原因是外伤，如髌骨骨折、膝部扭挫伤、胫骨内外髁骨折、髁间棘骨折等。若为急性化脓感染患者，则关节肿胀并伴有局部皮肤焮红、灼热而剧痛。此外，膝关节滑膜炎、膝关节结核、风湿性关节炎、肿瘤等均会出现肿胀。

2. 膝部周围局限性肿块 膝关节结核、髌上滑囊炎、肿瘤等均可出现局限性肿胀。胫骨结节骨骺炎时在胫骨结节处存在明显的高凸畸形。膝关节后侧存在圆形肿块者，一般为腘窝囊肿。囊性肿物、软骨瘤的患者在股骨下端或胫骨上端的内、外侧均可发生，局部可见隆突。

3. 股四头肌萎缩 股四头肌萎缩多见于膝关节半月板的损伤，腰椎间盘突出症及下肢骨折长期固定后等。检查时需根据肌肉的萎缩程度并结合病史进行分析。

4. 膝关节畸形 正常的膝关节存在 5°～10° 的生理性外翻。当超过 15° 时则为膝外翻畸形。单侧膝外翻称为"K"型腿；双侧膝外翻称为"X"型腿。反之若正常的生理性外翻角消失，则形成小腿内翻畸形，若为双侧则称"O"型腿。正常的膝关节当伸直时可有 0°～5° 的过伸，若过伸超过 15° 则称为膝反张畸形。上述畸形常见于佝偻病、骨骺发育异常、骨折畸形愈合、小儿麻痹后遗症等。

（二）动诊

1. 伸膝运动 正常成年男性关节伸直时过伸为 0°，但青少年或女性有 5°～10° 的过伸。伸膝运动主要取决于股四头肌。当进行检查时，患者坐于诊察床边，双小腿自然下垂，嘱患者主动伸直患腿至最高，观察是否存在运动受限。

2. 屈膝运动 膝关节正常屈曲时可达 140°，屈膝运动主要取决于腘绳肌，当检查时，患者取俯卧位，双腿并齐，检查者用一手按住大腿下部，另一手扶住足部，嘱患者做屈膝动作来观察其运动情况。

（三）触诊

患者取仰卧位，双腿伸直，当髌上滑囊炎时，可在患者的髌骨上方触到囊性肿块，有波动与轻度压痛。当髌骨出现横行骨折时，在髌骨的前面能触到裂隙与明显的沟状凹陷，压痛敏感。髌骨软化症的患者当向下按压髌骨，使髌骨轻轻移动时，可出现明显的疼痛反应。胫骨结节骨骺炎的患者，局部可触及高凸坚硬的包块，压痛明显。髌下脂肪垫肥厚的患者，在髌韧带两侧可触及饱满柔韧的硬性包块。膝关节间隙压痛的患者，可能存在半月板损伤。若腘窝中可触到包块，多为囊性包块，有时可存在触痛。

（四）特殊检查

1. 浮髌试验 浮髌试验用于检查膝关节腔内积液量，检查时将患腿伸直，医者一手压在髌上囊部并向下挤压使积液流入关节腔内。然后用另一手拇、中指固定髌骨的内外缘，用示指来按压髌骨，此时可感到髌骨有漂浮感，重压时下沉，松指后浮起，称为浮髌试验阳性。

2. 侧副韧带损伤试验　侧副韧带损伤试验用于检查膝关节侧副韧带是否存在断裂，检查时患者取仰卧位，将患腿伸直，检查者用一手扶住膝侧面，另一手握住踝部，然后使小腿做被动的内收或外展动作。若检查内侧副韧带，则一手置于膝外侧将膝部推向内，另一手拉小腿外展，此时会产生松动感和内侧疼痛。若检查外侧副韧带，则一手置于膝内侧将膝部推向外，另一手拉住小腿使其内收，此时若发生膝外侧疼痛和产生松动感，亦为阳性征。这表明有膝关节侧副韧带存在断裂或损伤。

3. 麦氏征试验　麦氏征试验（回旋挤压试验）是临床用来诊断半月板损伤最常用的试验方法，检查时患者取仰卧位，双下肢伸直，如检查内侧半月板损伤，检查者用一手扶住患膝，另一手握住足踝部，先将膝关节屈曲至最大限度然后使膝外旋、小腿内收，并逐渐伸直膝关节使膝关节内侧间隙产生挤压力与研磨力。若出现弹响和明显疼痛，即为阳性。若使小腿外展膝内旋，同理可以检查外侧半月板损伤。

4. 研磨提拉试验　患者取俯卧位，使患膝屈曲 90°，检查者用一手按住大腿下段，另一手握住患肢踝部提起小腿使膝部离开床面，做外展、外旋或内收、内旋活动，若出现膝外或内侧疼痛，则为研磨提拉试验阳性，说明有内侧或外侧副韧带损伤。若检查者双手握住足踝部，使膝关节在不同角度被动研磨加压的同时做外展、外旋或内收、内旋活动，若出现膝关节疼痛和弹响者为阳性，说明存在内侧或外侧半月板损伤。由于该试验有两种临床意义，故研磨和提拉检查又可用于鉴别膝关节半月板和侧副韧带的损伤。

5. 抽屉试验　本试验用于检查十字韧带是否存在断裂。检查时患者取坐位或仰卧位，双膝屈曲 90°，嘱患者自己用双手按住大腿下段，医者用双手握住小腿上段，用大腿夹住患肢的足部来防止移动，同时做小腿前后推拉的动作，如存在过度向前移动，则说明是膝关节前十字韧带断裂，若存在向后过度移动，则说明是后十字韧带存在断裂，注意在检查移动时必须以解剖位置为活动的起点，否则容易发生错误判断。例如后十字韧带断裂时，小腿上端自然向后移位，检查时可以拉向前移动，这是恢复解剖位置的移动，而不要误认为是胫骨向前移动，再向后推所出现的移动才是异常的活动。

6. 交锁征　患者取坐位或仰卧位，嘱患者患肢做膝关节屈伸活动数次，若关节突然出现疼痛，无法屈伸者为阳性，说明膝关节被破裂的半月板交锁，但慢慢旋膝后可解开交锁而复能主动屈伸。凡有此试验阳性者，平日上、下楼或上、下坡时存在膝关节交锁史。

7. 挺髌试验　将患膝伸直，医者用拇、示二指将髌骨向远端推压并嘱患者用力收缩股四头肌，若引发髌骨部疼痛者为阳性，多提示髌骨劳损（髌骨软化症）。

十二、踝和足部检查

（一）望诊

1. 踝关节肿胀　引起踝关节肿胀的最常见原因是踝部存在外伤，其中以筋伤最为多见，如有内外踝骨折或胫骨下端骨折，肿胀会更为显著。若有踝关节结核或关节炎等，则肿胀形成缓慢。踝下凹陷消失、跟骨增宽、跟腱止点处疼痛，可能为跟骨骨折；内、外踝下方及跟腱两侧的正常凹陷消失的同时兼有波动感，可能为关节内积液或血肿；肿胀局限于单侧则多见于侧副韧带损伤；足后部肿胀多属骨质增生、跟腱炎、滑囊炎等。

2. 足踝部畸形

（1）马蹄足：亦称"尖足"或"垂足"。行走时前足着地负重，踝关节保持在跖屈位，足跟部悬起。

（2）仰趾足：亦称"跟足"。行走时足跟着地负重，踝关节保持在背伸位，前足仰起。

（3）内翻足：足底向内翻转畸形，行走时足背外侧缘着地。

（4）外翻足：足底向外翻转畸形，行走时足内侧缘着地。

（5）扁平足：足纵弓塌陷变平伴有足跟外翻，前足外展，足舟骨低平，严重者会触地。

（6）高弓足：足的纵弓异常升高，行走时足跟与距骨头着地。

（二）运动检查

1. 踝关节背伸　踝关节背伸正常时可达 35°，主要是胫前肌与趾长伸肌的作用，检查时患者取坐位，双侧下肢伸直并拢，然后嘱患者双足同时做背伸运动，对比观察患足运动受限的情况。必要时做被动背伸检查。

2. 踝关节跖屈　踝关节跖屈正常时可达 45°，主要是腓肠肌的作用，检查时的体位同前，嘱患者做前足下蹬的动作，尽力跖屈，对比观察是否存在跖屈运动受限。必要时也可做被动检查。

3. 距下关节（跟距关节）内翻运动　正常人的足内翻运动发生于距下关节，主要是胫后肌的作用，正常时内翻可达 45°。检查时患者坐于诊察床边，双小腿自然下垂，嘱患者做足内翻运动（即踢毽动作），观察其内翻是否存在障碍，然后再做被动检查。

4. 距下关节外翻运动　距下关节外翻运动主要是腓骨长短肌的作用，正常时外翻可达 20°，检查体位同上，嘱患者做足外翻运动来观察是否存在运动受限，必要时做被动外翻检查并与健侧对比。

（三）触诊

踝关节全关节肿胀多由关节内严重骨折、脱位、结核、肿瘤所致。当有积液时，可触及波动感并伴有关节周围压痛。足踝部局限性肿胀的患者，多见于筋伤与关节外骨折；如有拇长伸肌腱鞘炎，在足背部见长条状肿胀，并有明显的触痛；距骨骨折，可顺距骨轴线存在肿胀，并能触及骨折端及压痛；第 2 跖骨头出现无菌性坏死，压痛在第 2 跖趾关节的近端。当内踝发生骨折时则压痛点在内踝的前下方，内踝尖端部；舟骨内侧向内凸出可能是副舟骨畸形或胫后肌止点骨质存在无菌性坏死；上述两者均存在压痛。距下关节间隙的压痛可能为距下关节炎；在第 1 跖骨头内侧皮下出现囊性肿块，而压痛明显，常为外翻形成的滑囊炎；外踝骨折时，局部肿胀明显，压痛位于外踝部；外侧副韧带损伤时肿胀和压痛都出现在外踝前下方；第 5 跖骨基底部骨折，压痛和肿胀在足外侧第 5 跖骨近端；足跟触痛并伴肿胀多见于跟骨骨折、跟骨结核、跟骨骨髓炎等；无肿胀的跟骨周围痛如果出现在跟骨结节部，则为跟腱炎；跟骨底部痛并不能行走负重，往往是跟骨脂肪垫肥厚、跟骨刺或跟底滑囊炎；青少年若有跟后部痛，则多见于跟骨骨骺炎。

（四）特殊检查

1. 跟轴线测量　患者取站立位时，跟骨纵轴线与跟腱纵轴线重叠者为正常，当足部出现内翻畸形或外翻畸形时，则跟腱轴线向内、外侧偏斜并记录其偏斜角度。

2. 跟腱挛缩试验　跟腱挛缩常由比目鱼肌与腓肠肌的挛缩引起，该试验可将两者鉴别。患者取坐位，使小腿自然下垂，若膝关节屈曲时，踝关节不能背伸，为比目鱼肌挛缩。如膝关节伸直位时踝关节不能背伸，则为腓肠肌挛缩。如膝伸直或屈曲位均出现跖屈畸形，为双肌挛缩。

3. 足指数测定 正常指数≈29～31。

扁平足指数为 25～29 或小于 25，大于 31 者为高弓足。

注：足弓高度为足平放于桌上时自足最高处至桌面的距离。足长度为足跟至第 2 足趾尖的长度。

4. 踝阵挛 检查者用一手托住腘窝，另一手握足，用力使其踝关节突然背屈，然后放松，踝关节可以产生连续交替的伸屈运动则视为阳性，提示存在锥体束损害。

5. 划跖试验 轻划足底外侧时引起踇趾背屈，余趾呈扇形分开的反应为阳性，提示存在锥体束损害。

6. 弹趾试验 轻叩足趾基底部或用手将足趾向背面挑动时若引起足趾跖屈者为阳性，提示存在锥体束损害。

十三、脊柱相关疾病需完善的辅助检查

1. X 线检查 对于骨质病变（骨折、退变等）诊断较好；有些医生治疗肩周炎时，认为是软组织问题，不检查就治疗，近年来有些肩部肿瘤时常出现骨质病变，应排除。

2. CT 对于椎间盘病变诊断较好。有些医生认为患者症状明显了，不需要做 CT。CT 可以明确是变性、膨出、突出还是脱出，如果是膨出应加强牵引，促进椎间盘回纳，如果是突出和脱出，应注重髓核的吸收，国外重视髓核再吸收的问题，手术的不超过 30%，国内手术比例过高，所以 CT 应进一步明确诊断。

3. MRI

（1）有些脊柱病患者做 CT 没查出椎间盘问题，MRI 做出来了。

（2）有些椎间盘患者 CT 没有查出肿瘤，为避免漏诊，而引发医疗纠纷。

（3）脊髓型颈椎病、许莫氏结节、神经根鞘囊肿等，MRI 具有其他检查不可替代的作用。

4. 骨密度 骨密度主要查一些老年人骨质疏松，治疗中注意补钙，有些科室就出现过一些患者，不知道骨质疏松，手法力度过大，出现骨折，引发医疗纠纷，医生也因此离开科室，甚至出现精神状态问题，教训惨重。

5. 彩超 X 线检查只能看骨质病变，彩超可以诊断软组织损伤；排除颈部血管内壁有无斑块。若有斑块，手法要柔和，防止斑块脱落。

6. 肌电图 脊柱病中颈椎病上肢症状，需确定尺神经、桡神经、正中神经、肩胛背神经等损伤，从而指导推拿针对性治疗。

7. 多普勒 血流速度增快意味着压迫痉挛状态，应通过推拿等方法解除痉挛、息风止痉，血流速度减慢意味着颅内压增高、血稠、血糖血脂高，需通过活血化瘀，降低血脂、血糖、血液黏稠度的方法来解决。

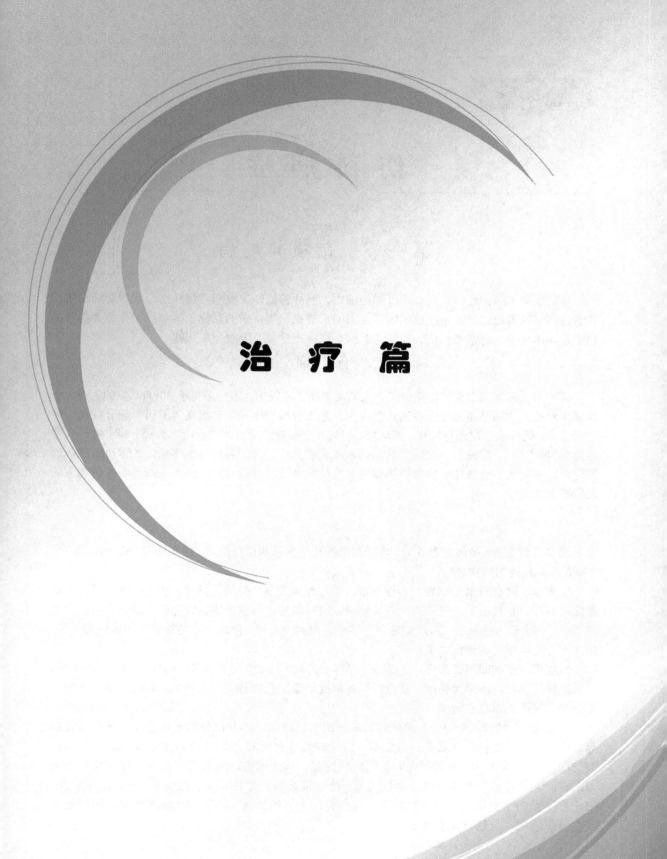

治 疗 篇

第七章

伤 科 病 症

第一节 颈项部疾病

颈部疾病是颈部血管损伤、颈部神经损伤、胸导管损伤、喉和气管损伤、咽和食管损伤、肿瘤、急慢性淋巴结炎、甲状腺疾病、先天畸形等这一类疾病的总称。本节主要介绍骨伤科引起的颈项部疾病，包括颈椎病、前斜角肌综合征、寰枢关节半脱位、落枕。

一、颈 椎 病

颈椎病又称颈椎综合征，是中老年人的常见病、多发病，本病多见于30～60岁的人群，男性多于女性。本病是由颈椎间盘退行性改变，颈椎骨质增生及颈部损伤等原因引起脊柱内、外平衡失调，刺激或压迫颈神经根、椎动脉、脊髓或交感神经而引起的一组综合征。属中医学"项筋急""项肩痛""眩晕"等范畴。其临床表现轻者见头、颈、肩臂麻木疼痛，重者可致肢体酸软无力，甚至大小便失禁、瘫痪。病变累及椎动脉及交感神经时则可出现头晕、心慌等相应的临床表现。

（一）解剖

颈椎共有7块，椎间盘有6节，椎管和椎间孔由椎体和椎弓组成。除第1、2颈椎外，颈3～7都有基本相同的结构。

1. 寰椎 寰椎即第1颈椎，上连枕部，组成枕寰关节。寰椎无椎体，也无棘突，适宜头部做环转运动。寰椎由前后弓和两个侧块组成，前弓较短，与枢椎的齿状突构成寰齿关节。后弓较长，有向上后方的结节，是项韧带和头后小直肌的附着处，侧块上方与枕骨髁构成枕寰关节，侧块下方与枢椎构成寰枢关节。

2. 枢椎 枢椎即第2颈椎，在椎体上方有一齿状的隆起，称为齿突，与寰椎构成寰齿关节。头做旋转运动时，齿突为轴枢，故枢椎又称枢椎。第2颈椎棘突长而粗大，横突较小，下垂，不分叉，便于头向左右活动。

3. 第3～7颈椎 第3～7颈椎的基本结构大致相同，每节椎骨均包括椎体、椎弓及突起等。前面椎体的连接，主要是钩椎关节，后缘是关节突关节。第3～7颈椎椎体上缘呈左右方向的凹陷，在椎体两侧偏后方有向上的嵴状突起，称为钩突，左右两侧的钩突呈臼状包绕上方的椎间盘，并与上椎体形成滑膜性关节，即钩椎关节。此关节从左右增强了颈椎的稳定性，防止椎间盘向侧方脱出，当椎间盘退化变薄时，上下椎体缘往往发生碰撞而磨损，因而极易产生骨质增生，导致椎间孔缩小。

4. 颈椎的椎弓根 颈椎的椎弓根较短而细，因此椎骨的上、下切迹较为狭窄，两者深浅也近似。相邻椎骨的上、下切迹组合形成椎间孔，颈椎的椎间孔为斜位的骨性管，呈卵圆形，其纵径大于横径。由于椎间孔的前后径小，若后关节突和椎体向前、后移位或骨赘形成，则可使前后径进一步缩小，临床上易出现神经根和椎动脉受挤压。

5. 关节突关节 关节突关节位置接近水平，因此稳定性较差，脊神经根位于此关节的前方，一旦椎间盘发生萎缩性退变，椎间隙变窄，关节突关节囊松弛，就容易发生椎体滑脱，从而使椎间孔变窄而产生神经根刺激症状。

6. 颈椎横突 颈椎横突由椎弓和椎体相连合成，其根部有一圆孔，称为横突孔或椎动脉孔。椎动脉从颈总动脉的后上方上升，进入第6颈椎的横突孔，向上于寰椎横突孔上方穿出。

（二）病因病机

颈椎病是一种颈椎退行性疾病，颈椎间盘退变是本病的内因，各种急慢性颈部外伤是导致本病的外因。由于长期从事低头伏案工作，使椎间盘发生退变，导致关节囊和韧带松弛，椎骨间滑移活动增大，影响了脊柱的稳定性，久之则产生骨质增生、韧带钙化，直接和间接地刺激或压迫颈神经根、椎动脉、交感神经、脊髓而使颈椎病发作。

1. 内因 在一般情况下颈椎间盘从30岁以后开始退变，退变从软骨板开始并逐渐骨化，通透性随之降低，髓核中的水分逐渐减少，最终形成纤维化，缩小变硬成为一个纤维软骨性实体，进而导致椎间盘变薄，椎间隙变窄。由于椎间隙变窄，使前、后纵韧带松弛，椎体失稳，后关节囊松弛，关节腔变小，关节面易发生磨损而导致增生。由于以上因素使颈段的脊柱稳定性下降，椎体失稳，故椎体前后形成代偿性骨质增生。总之，椎体后关节、钩椎关节等部位的骨质增生及椎间孔变窄或椎管前后径变窄是造成脊髓、颈神经根、椎动脉及交感神经受压的主要病理基础。

2. 外因 颈椎的急性外伤或慢性劳损是引起颈椎病的外因。由于跌、仆、扭、闪或长期从事低头伏案工作的人，如从事会计、缝纫、刺绣、打字等工作的人，其颈椎间盘、后关节、钩椎关节、颈椎周围各韧带及其附近软组织产生不同程度的损伤，从而破坏了颈椎的稳定性，促使颈椎发生代偿性骨质增生。若增生物刺激或压迫邻近的神经、血管和软组织就会出现各种症状。此外，颈项部受寒，肌肉痉挛，使局部缺血缺氧，也可引起临床症状或诱发各型颈椎病。

（三）临床分型及表现

1. 神经根型颈椎病

（1）肩背或颈枕部呈阵发性或持续性的隐痛或剧痛。

（2）受刺激或压迫的颈脊神经其走行方向有烧灼样或刀割样疼痛，伴针刺样或过电样麻感。

（3）当颈部活动、腹压增高时，上述症状会加重。

（4）颈部活动有不同程度受限或发硬、发僵，或颈呈痛性斜颈畸形。

（5）患侧上肢发沉、无力，握力减弱或持物坠落。

2. 脊髓型颈椎病

（1）四肢麻木、酸胀、有烧灼感、僵硬无力。

（2）头痛、头昏、大小便改变（如排尿、排便障碍、排便无力或便秘等）。

（3）重者活动不便、走路不稳，甚至出现瘫痪。

3. 椎动脉型颈椎病

（1）每当头部取过伸位或转向某一方位时，即出现位置性眩晕、恶心、呕吐、耳鸣、耳聋等。

（2）猝然摔倒，摔倒时，神志多半清楚。

4. 交感神经型颈椎病

（1）头痛或偏头痛，头沉或头晕，枕部或颈后痛。

（2）心跳加快或缓慢，心前区或有疼痛。

（3）肢体发凉、局部皮温降低，肢体遇冷时有刺痒感，继而出现红肿、疼痛加重，也有指端发红、发热、疼痛或痛觉过敏。

（4）或有耳鸣、耳聋等。

5. 混合型颈椎病 出现两型或两型以上症状者，称为混合型颈椎病。

（四）检查

1. 神经根型颈椎病

（1）在病变节段间隙、棘突旁及其神经分布区可出现压痛。

（2）生理前凸减小或消失，脊柱侧凸。

（3）颈部肌肉张力增高，局部有条索状或结节状反应物。

（4）椎间孔挤压试验阳性。

（5）臂丛神经牵拉试验阳性。

（6）X 线片示与临床表现和检查一致。

2. 脊髓型颈椎病

（1）肢体张力增高，肌力减弱，低头一分钟后症状加重。

（2）肱二、三头肌肌腱及膝、跟腱反射亢进，同时还可出现髌阵挛和踝阵挛。

（3）腹壁反射和提睾反射减弱。

（4）霍夫曼征和巴宾斯基征阳性。

（5）X 线片示椎体后缘骨质增生，脊髓造影可见异常。

3. 椎动脉型颈椎病

（1）病变节段横突部压痛。

（2）颈椎旋转到一定的方位即出现眩晕，改变位置时，症状即可消失。

（3）X 线片示钩椎关节侧方或后关节部骨质增生，斜位片可见椎间孔变小。

（4）椎动脉造影可见椎动脉扭曲。

（5）脑血流图可出现异常。

4. 交感神经型颈椎病

（1）颈 5 椎旁压痛。

（2）X 线片示椎体和钩椎关节骨质增生。

（3）根据临床体征排除其他疾病。

（五）诊断与鉴别

临床上根据患者的病史、症状和体征就可有初步诊断印象，通过进一步检查可明确诊断，并应与下列疾病相鉴别。

1. 神经根型颈椎病

（1）颈部风湿病：有颈、肩、上肢以外多发部位的疼痛史，无放射性疼痛，无反射改变，麻木区不按脊神经根节段分布，该病与天气变化有明显关系，服用抗风湿类药物症状可好转。

（2）落枕：颈项强痛，手指患肢无放射发麻症状，起病突然，以往无颈肩症状。

（3）前斜角肌综合征：颈项部疼痛和麻木触电感，肩部下垂时症状加重，肩上举时症状可缓解，前斜角肌痉挛发硬，斜角肌压迫试验阳性。

（4）肩关节周围炎：中医学称肩关节周围炎为漏肩风、冻结肩、五十肩、肩凝症及老年肩等。肩关节周围炎是肩关节周围软组织（如关节囊、韧带、肌肉等）的退行性病变，有渗出性改变和细胞浸润，继而出现纤维化和粘连，常发于劳损、外伤及感受风寒后。肩部疼痛以夜间更剧，甚至疼醒，多取侧卧位。肩部活动受限，早期可有肿胀、压痛，晚期僵硬、肌肉萎缩。肩关节周围炎和神经根型颈椎病虽然都有上肢疼痛，但肩关节周围炎上肢的疼痛不是放射性的，且与咳嗽、打喷嚏及颈部活动无关。肩关节周围炎上肢可发生功能障碍，特别是主动运动与被动运动的上举、后伸等均受限，而神经根型颈椎病患者无此症状。肩关节周围炎的患者，臂丛神经牵拉试验，颈椎间孔挤压试验均呈阴性。

2. 脊髓型颈椎病

（1）颈脊髓肿瘤：颈、肩、枕、臂手指疼痛或麻木，同侧上肢为下运动神经元损害，下肢为上运动神经元损害。症状逐渐发展到对侧下肢，最后到达对侧上肢。压迫平面以下显示椎间孔增大、椎体或椎弓破坏。造影结果示梗阻部造影剂呈倒杯状。

（2）脊髓粘连性蛛网膜炎：可有脊神经感觉根和运动根的神经症状，亦可有脊髓的传导束症状。腰椎穿刺，脑脊液呈不全或完全梗阻现象。脊髓造影，造影剂通过蛛网膜下腔困难，并分散为点滴延续的条索状。

（3）脊髓空洞症：好发于20～30岁的年轻人，痛觉与其他深浅感觉分离，尤以温度觉的减退或消失较为突出。

3. 椎动脉型颈椎病

（1）梅尼埃病：平时可见症状，常因劳累、睡眠不足、情绪波动而发作。其症状有头痛、眩晕、呕吐、恶心、耳鸣、耳聋、眼球震颤等症。

（2）直立性低血压：患者突然改变体位时，尤其从卧位改为立位时，突然头晕，而颈部缓慢活动都无任何表现。

（3）内听动脉栓塞：突发耳鸣、耳聋及眩晕，症状严重且持续不减。

（4）颈动脉综合征：该病在临床亦称为血管性颈痛、颈动脉痛、颈动脉炎、颈动脉痛综合征等，是颈总动脉及其分支无菌性炎症引起头、面、眼、耳、咽、颈、胸部疼痛的一种血管性综合征，特点是在颈动脉全程可有触痛，以分叉处最为明显。

4. 交感神经型颈椎病

（1）心绞痛：患者有冠心病史，发作时心前区剧烈疼痛，伴胸闷气短、出冷汗，心电图有异常表现，含服硝酸甘油片有效。

（2）神经症或自主神经紊乱症：X线片示颈椎无改变，神经根、脊髓无受累现象，应用调节自主神经类药物有效。对此患者需长期观察，以防误诊。

（3）冠状动脉供血不全：该病患者有胸闷、气短，甚至心前区疼痛等症状，无上肢颈背神经根刺激的其他体征，影像学颈部无改变，心电图可有异常改变，服用硝酸甘油类药物可缓解。

（六）推拿治疗

1. 治疗原则　本病治疗原则为舒筋活血，解痉止痛，整复错位。

2.取穴与部位　推拿治疗本病可选风池、风府、肩井、天宗、曲池、手三里、小海、合谷等穴和颈肩背及一侧上肢部。

3.主要手法　推拿治疗治疗本病的主要手法有𢭃法、按法、揉法、拿法、拔伸法、拔伸旋转法、搓拿法、揉擦法等。

4.操作方法

（1）患者取坐位，医者立于其后，用拇指指腹与中指指腹同时按揉风池穴1分钟，从风池穴起至颈根部，用拇指指腹与示、中指指腹对称用力拿捏颈项两旁的软组织由上而下操作5分钟左右。随后用𢭃法放松患者颈肩部、上背部及上肢的肌肉5分钟左右。

（2）然后做颈项部拔伸，医者两前臂尺侧放于患者两侧肩部并向下用力，双手拇指顶按在风池穴上方，其余四指及手掌托住下颌部，嘱患者身体下沉，术者双手向上用力，前臂与手同时向相反方向用力，把颈牵开，边牵引边使头颈部前屈、后伸及左右旋转。

（3）提拿患者两侧肩井并拿揉患肢，以肱二头肌和肱三头肌为主，用多指横拔腋下臂丛神经分支，以患者手指有串麻感为宜。

（4）牵抖患侧上肢2~3次，最后拍打肩背部和上肢，以使患者有轻快感为宜。

（七）辨证分型

1.风寒痹阻证　颈、肩、上肢串痛麻木，以痛为主，头有觉重感，颈部僵硬，活动不利，恶寒畏风，舌淡红，苔薄白，脉弦紧。

2.血瘀气滞证　颈肩部、上肢刺痛，痛处固定，伴有肢体麻木，舌质暗，脉弦。

3.痰湿阻络证　头晕目眩，头重如裹，四肢麻木不仁，纳呆，舌暗红，苔厚腻，脉弦滑。

4.肝肾不足证　眩晕头痛，耳鸣耳聋，失眠多梦，肢体麻木，面红目赤，舌红少汗，脉弦。

5.气血亏虚证　头晕目眩，面色苍白，心悸气短，四肢麻木，倦怠乏力，淡苔少，脉细弱。

（八）其他疗法

1.牵引　用颌颈带进行牵引，重量3~5kg，每次牵引15~20分钟，每天1~2次。

2.理疗

（1）中频理疗：中频正弦电流作用于颈椎区。两个200cm^{2}电极分别置于颈椎部，频率2000Hz，电流强度以患者有明显震颤感为度，每次20~30分钟，每日1次，10~15次为1个疗程。

（2）TDP照射：TDP灯照射颈椎部。灯距离照射部位约30cm，每次30~40分钟，每日1次，10次为1个疗程。

3.药物

（1）风寒湿型

治法：散寒除湿，祛风通络。

方药：羌活胜湿汤加减。

羌活15g　独活15g　藁本10g　防风15g　川芎15g　炙甘草15g　蔓荆子5g　威灵仙20g　桑枝40g

（2）气滞血瘀型

治法：行气活血，通络止痛。

方药：桃红四物汤加减。

熟地15g　当归15g　白芍10g　川芎8g　桃仁9g　红花6g

（3）痰湿阻络型

治法：化痰开窍，祛湿通络。

方药：半夏白术天麻汤加减。

半夏 9g　白术 9g　天麻 9g　橘红 6g　甘草 6g　生姜 6g　大枣 3 枚

（4）肝肾不足型

治法：滋补肝肾，通经活络。

方药：独活寄生汤加减。

独活 9g　桑寄生 6g　细辛 3g　秦艽 6g　防风 6g　肉桂 6g　牛膝 6g　杜仲 6g　熟地 6g
当归 6g　川芎 6g　白芍 6g　人参 6g　茯苓 6g　甘草 6g

（5）气血亏虚型

治法：补气养血，舒经活络。

方药：八珍汤加减。

人参 3g　白术 10g　茯苓 8g　当归 10g　川芎 8g　白芍 8g　熟地 15g　甘草 5g

4. 灸法　根据部位艾灸，每次 20～30 分钟，每日 1 次。

5. 中药蒸汽浴治疗法　中药蒸气浴治疗法治疗颈椎病，每次 30～40 分钟，每日 1 次。

6. 刮痧　刮痧治疗颈椎病，选择大椎、颈部夹脊穴、肩井、天宗、肩髃、曲池、合谷、外关、督脉及足太阳膀胱经等处进行重刮，3～5 分钟，以局部出现紫红色疙瘩为佳，每周 1 次。

（九）调护与预防

颈椎病是由颈椎退行性病变引起的，除脊髓型外，其他各型预后良好，经推拿手法治疗，能消除炎症，拉开椎间隙，纠正后关节错缝，改变骨赘物和神经、血管的相对位置，缓解症状，故在发作时治疗尤为适宜。脊髓型颈椎病若出现痉挛性瘫痪和排便障碍，应采用手术治疗为好。

1. 树立正确的心态　掌握用科学的手段防治疾病，配合医生治疗，减少复发。

2. 加强颈肩部肌肉的锻炼　在工作空闲时，做头及双上肢的前屈、后伸及旋转运动，活动时先以头颈部缓慢进行前屈后伸、左右侧弯、内外旋转，双肩肋骨并拢动作，也可用头按"凤"字的笔画进行前后左右的活动。或取仰卧位，颈项枕于枕上，使头后仰，然后左右转动头部，使颈肌松弛，每天治疗 1～2 次。如此锻炼既可缓解疲劳，又能使肌肉发达，韧度增强，从而有利于维持颈段脊柱的稳定性，增强颈肩顺应颈部突然变化的能力。

3. 纠正不良姿势和习惯　避免高枕睡眠，不要偏头耸肩、谈话、看书时要正面注视，要保持脊柱的正直。减少低头工作和学习的时间，避免颈部长时间保持同一姿势，伏案工作或学习超过 45 分钟应将头前后左右活动 1～2 分钟，使颈间隙内的压力得以缓解。休息时，患者可自己用双手按摩颈部肌肉，还可转动头颈部，以避免颈肩肌肉劳损而诱发或加重颈椎病。睡眠时最好仰卧于睡枕中央，侧卧次之，不能用俯卧位，髋膝部略屈为佳，以保持颈、胸、腰椎自然曲度。睡眠时将颈部自然睡在枕上最高处，枕头高度一般为 10～15cm，以头部压下后与自己的拳头高度相等或略低为佳。侧卧位时枕头的高度应相当于一边肩宽，使颈椎与脊柱保持在一条直线上。仰卧位时枕头不应超过 5cm，以枕头枕于颈部感觉舒适为度。

4. 注意颈肩部保暖　避免头颈负重物，避免过度疲劳，坐车时不要打瞌睡。避免单手持重物用力不均，尤其要避免快速的转头。一旦出现异常要及时诊治，防止加重病情。同样，受寒会导致颈部肌肉紧张，使血液循环受阻，夏天空调和电扇均不要对颈部直吹。

5. 及早彻底治疗 颈肩、背软组织劳损，防止其发展为颈椎病。

6. 劳动或走路时 要避免挫伤，避免急刹车时头颈受伤，避免跌倒。

7. 饮食方面 可摄取适宜的、富有营养、易于消化吸收的食物，以调补肝肾、增强骨质的强度。可针对性地食用核桃、山药、黑芝麻等补肾补肝之品，以及葛根、木瓜等舒筋活络之品。

8. 治疗后 可选用一宽硬领围于颈项部，用以固定颈椎，并要注意保暖。

9. 颈椎牵引治疗 本病可以配合颈椎牵引治疗，重量 3～5kg，每次 20～30 分钟。

10. 脊髓型颈椎病 对脊髓型颈椎病，推拿治疗效果不佳，或有进行性加重趋势，应考虑综合治疗。

二、前斜角肌综合征

前斜角肌综合征是指经过第 1 肋骨上缘部，或颈椎横突前侧的锁骨上窝部臂丛神经和锁骨下动脉的血管神经束，受前斜角肌压迫而产生的一系列神经血管压迫症状。本病多因外伤、劳损、先天颈肋、高位肋骨等刺激前斜角肌，使前斜角肌痉挛、肥大、变性而引起。本病好发于 30 岁左右的妇女。运用推拿手法治疗本病，可改善局部的血液循环，解除前斜角肌的痉挛，从而消除神经、血管的压迫症状。

（一）解剖

前斜角肌起自颈椎第 3～6 节的横突前结节，其肌纤维斜向前下方，止于第 1 肋骨的内上缘和斜角肌结节上。斜角肌有抬高第 1 肋骨的作用，受臂丛发出的颈 5～8 神经根所支配，前斜角肌的抵止部附近比较坚韧而缺少弹性，故该肌异常时，易压迫此处的周围组织。前斜角肌抵止部的后侧与第 1 肋骨形成锐角，锁骨下动脉即从该角处通过，而锁骨下静脉则从前斜角肌抵止部的前侧经过，神经根自椎间孔发出后，沿颈椎横突前侧的浅沟呈斜位向下走行于每个椎体的前侧，至前斜角肌抵止部的后侧，即从前、中斜角肌间隙中穿出，紧贴于锁骨下动脉的后侧，呈水平位或稍向上方绕过第 1 肋骨。

（二）病因病机

当颈部处于后伸侧屈位时，头部突然向对侧和侧屈方向旋转，使对侧前斜角肌的上部和下部受到牵拉扭转而损伤痉挛，或斜角肌发生肥厚和纤维化时，可牵扯第 1 肋骨抬高而间接压迫臂丛神经和锁骨下动脉，引起神经血管压迫症状，而肩下垂、高位胸骨、高位第 1 肋骨或臂丛位置偏后等先天畸形患者，其第 1 肋骨可长期慢性刺激臂丛神经而引起前斜角肌痉挛、肌肉肥大。此肌痉挛又进一步抬高第 1 肋骨而加重对臂丛神经的刺激，形成神经血管束压迫症状的恶性循环。另外前、中斜角肌的肌腹，由于解剖的变异而相互合并，神经血管束经过肌腹，或穿过前、中斜角肌某一肌腹，在这两种异常的情况下，神经血管束可受痉挛的斜角肌的束缚，造成神经血管的压迫症状。

（三）临床表现

颈部前斜角肌局部疼痛，锁骨上窝稍显胀满，可摸到紧张肥大而坚韧的肌腹，患肢有放射性疼痛和麻木触电感，以肩、上臂内侧、前臂和手部的尺侧及小指、环指较为明显，有的患处有麻木、蚁行、刺痒感等，高举患肢以减轻上肢下垂时重力的影响，其症状可减轻并感觉舒适，如用力牵拉患肢则症状感觉明显加重，因此患者多以健手托住上肢，借以减轻下垂的重量，从而使疼痛减轻。少数患者偶有交感神经刺激症状，如瞳孔扩大、面部出汗、患肢皮温下降等，甚至出现霍纳综合征。前斜角肌综合征的早期由于血管痉挛，致使动脉供血不足而造成患肢温度降低，晚期出现血管阻塞症状，如患肢发凉，肤色苍白，甚至手指发生溃疡而坏死。神经长期受压，患肢小鱼际部肌肉萎缩，握力减弱，持物困难，手部发胀及有笨拙感。

（四）检查

（1）在颈前即可摸到紧张、肥大而硬韧的前斜角肌肌腹，局部有明显压痛，并向患侧上肢放射。

（2）局部及患肢的疼痛症状，即高举患肢症状减轻，向下牵拉患肢症状明显加重。

（3）臂丛神经牵拉试验及斜角肌压迫试验阳性。

（4）摄颈、胸段正侧位片示颈肋或颈 7 横突过长或高位胸肋。

（五）诊断与鉴别

患者多有搬抬重物或牵拉性外伤史，本病好发于 30 岁以上的人，女性多于男性，除典型症状外，当与下列疾病相鉴别。

1. 颈肋 通过 X 线检查，在 X 线片上可见明显的颈肋存在。

2. 肋锁综合征 本病在锁骨上窝摸不到痉挛的斜角肌。

3. 喙突胸小肌综合征 本病臂丛神经牵拉试验呈阴性。

（六）推拿治疗

1. 治疗原则 本病治疗原则为舒筋活络，解痉止痛。

2. 取穴与部位 推拿治疗本病可选肩井、大椎、肩中俞、肩外俞、缺盆、曲池、小海、合谷穴，颈肩及上肢部。

3. 主要手法 推拿治疗本病的主要手法有𢱢法、按揉法、擦法、拿法等。

4. 操作方法

（1）患者取正坐位，医者立于其旁，先用𢱢法在患侧颈肩部施术 3～5 分钟，接着用多指自上而下地拿揉颈部。

（2）双手多指自内向外提拿两肩，用拇指揉胸锁乳突肌下部及锁骨窝，硬结处为重点，拇指自内而外沿锁骨下反复揉压，双手同时揉上胸和肩部。

（3）用多指自上而下反复拿揉受累上肢，牵抖患臂，擦颈肩部，以热为度，最后用小指侧叩打两肩。

（七）辨证分型

1. 气滞血瘀型 肢体疼痛发僵，手指僵硬，动作不灵，肢冷无力，肢体远端浮肿、青筋暴露。舌质紫暗有斑痕，脉紧涩。

2. 肝血亏虚型 肢软无力，动则疲劳，肤色苍白，无华肉削，肌肉萎缩，麻木不仁，时有疼痛。舌质淡，脉细弦。

3. 风寒痹阻型 肢体酸痛，恶风，疼痛走窜，颈、肩、臂部如蚁行走，筋脉弛缓或痉挛，麻木不仁。舌淡苔白、脉弦紧。

（八）其他疗法

1. 针刺疗法 徐梦林等选用天鼎、缺盆、天容、落枕、阿是穴行留针针刺治疗前斜角肌综合征 100 例患者，治疗 2 个疗程后痊愈 87 例，有效 11 例，总有效率为 98%。

2. 针刀疗法 李洪志选用针刀治疗前斜角肌综合征，与痛点封闭对比，结果表明针刀与痛点封闭均能减轻前斜角肌综合征疼痛，改善臂丛神经和血管的功能，但针刀效果较痛点封闭更明显，且随访发现针刀治疗后复发率低于痛点封闭。

（九）调护与预防

1. 增强体质 康复后逐渐加强身体锻炼（治疗期间不宜进行高强度锻炼），使身强体健，通过锻炼也可增强肌肉的强度与抗性，以减小外来暴力伤害对人体造成的不良影响，嘱患者配合扩胸锻炼，每日 1～2 次，可缓解症状。养成良好的作息习惯，平衡膳食，增强免疫力，使"正气存内，邪不可干"，降低疾病发生的概率。

2. 调节情绪 适当抒发各种情感，当有不良情绪产生时，懂得寻找途径进行合理发泄，不使之郁积于内，令一身之气得以条达舒畅。

3. 纠正畸形 如有颈椎曲度的异常及小关节的错缝，在医生指导下正确使用枕头；若先天性的畸形病变对于疾病的影响极大，使患者无法忍受或者保守治疗无效，建议采取手术治疗。

4. 加大对颈椎的保护 避免不正确的姿势对斜角肌的劳损，劳逸结合使颈部肌肉得到休息。避免肩负重物或手提重物，以免加重病情。

5. 远离外邪 减少颈项部直接暴露在风、寒、湿邪下，尤其是出汗后忌吹风、洗冷水澡；避免久居阴寒潮湿之所，应选择干燥、向阳的房间；衣物、被褥宜保持干燥；睡眠时宜注意肩部的保暖；秋冬季或大风天外出应以衣物遮挡颈肩部。

本病属中医学"肩臂劳损"的范畴，此乃积累性劳损或感受风寒而诱发，使经络受阻，气血不行，为肿为痛。推拿手法治疗本病有一定疗效，一般在短期内即可使症状得到缓解。如遇顽固性证候，如颈肋、高位肋骨，严重影响该部的神经、血管时，可用手术切除。

三、寰枢关节半脱位

寰枢关节半脱位是指寰椎与枢椎出现内外力学的平衡失衡，致解剖位置超过生理范围无法回到正常状态，以颈项部疼痛和活动障碍为主要临床表现的病症。本病多因劳损、外伤、退变、炎症等因素，导致寰椎、枢椎的轻微解剖移位，关节构成紊乱，以及周围组织急慢性损伤等局部改变而引起，以眩晕、头痛、耳鸣、恶心呕吐为常见症状的病症。本病在临床上又称为寰椎关节错缝、寰枢关节紊乱、寰枢关节不稳，属中医学"骨错缝""筋出槽"范畴，是中医骨伤科临床常见病、多发病。随着近年来手机、电脑等高科技产品的普及，人们的生活及工作方式发生了改变，该病的发病率逐年增高。严重者还可造成脊髓或椎动脉压迫，病情更为复杂。寰枢关节旋转半脱位在 1907 年由 Corner 首先报道，1968 年 Wortzman 将其正式命名为"寰枢关节旋转脱位和固定"，1977 年 Fielding 和 Hawkins 又发表了关于寰枢关节旋转畸形及其分型的论文，这篇文章将寰枢关节半脱位分为四型。国内至 1981 年才在刘润田教授主编的《脊椎外科学》中提及此病，但以后其在文献上有不同的名称。现代人生活节奏变快，由于不良姿势习惯及高强度的工作压力使得该病的发生率逐步增高。

（一）解剖

本病相关解剖内容详见颈椎病"解剖"内容。寰枢椎解剖及影像图见图 7-1，图 7-2。

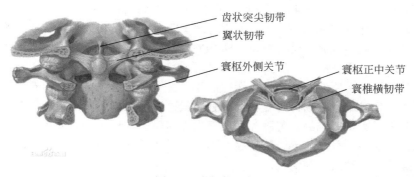

图 7-1 寰枢椎解剖

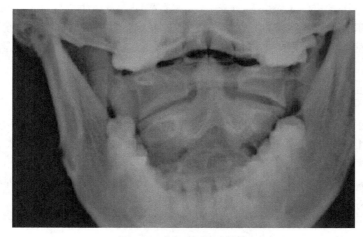

图 7-2 寰枢关节 X 线片

（二）病因病机

1. 劳损 无论是劳役负重，过度不当导致的慢性劳损，还是暴力扭转、体位不正、用力不当引发的急性扭伤，均可导致颈部经络气血运行不畅，气血阻滞不通，瘀血留著而发生疼痛，引发本病。《素问·宣明五气》曰："久视伤血，久卧伤气、久坐伤肉、久立伤骨，久行伤筋，是谓五劳所伤。"久卧、久立或久坐，筋骨受损，经络痹阻，导致本病，出现颈部僵硬、活动受限、头晕、恶心、呕吐等症状。《医宗金鉴·正骨心法要旨》说："因跌、仆、闪、失，以致骨缝开错，气血郁滞，为肿为痛。"由此可见，中医学认为的因急性外伤引起的"气滞血瘀""骨错缝""筋出槽"可导致本病。

2. 外邪入侵 外邪入侵分为风寒湿邪和风湿热邪两大类。多由居处潮湿，或睡卧当风，或冒雾露，冷热交错等原因，以致风寒湿邪乘虚侵袭人体所致。正如《素问·痹论》说："风寒湿三气杂至，合而为痹也。"也可因工作于湿热环境，风湿热之邪乘虚而入。风、寒、暑、湿、燥、火六淫之邪侵犯人体，流注肌腠，痹阻筋脉关节，阻于颈项部，其气郁结，气血循行不畅，营卫不得宣通，不通则痛；气滞血凝，血脉不通，久之失养，筋脉不荣，不荣亦痛，产生本病诸多症状。风寒湿对痹证的影响很大，张景岳在《类经图翼》曰："凡人肩冷臂痛者，每遇风寒，肩膀上多冷，或曰需热手抚摩，夜须多被拥盖，庶可支持"。

3. 经络不畅 经络分布全身，联络脏腑和肢体。如《灵枢·海论》说："夫十二经脉者，内属于脏腑外络于肢节。"指出了经络能沟通表里、联络上下，将人体各部的组织器官联结成一个有机的整体。经络还具有运行气血、濡养周身的作用。《灵枢·本脏》说："经脉者，所以行气血而营阴阳，濡筋骨，利关节者也。"由于经络能输布营养到周身，因而保证了全身各器官正常的功能活动。所以经络的气血运行，为保证全身各组织器官的营养供给和功能活动提供了必要的物质基础。颈项部将脑与全身脏腑紧密连接在一起，十二经和奇经八脉大部分通过此处，其中足太阳膀胱经、督脉对颈项部生理功能影响最大。当风寒外邪侵入人体，瘀阻经络，或津失血耗，气滞血瘀，致使经气不利，经络循行不畅，气血不通，不通则痛，出现项背挛急疼痛、活动障碍的情况。

4. 久病体虚 老年体虚，肝肾不足，肢体筋脉失于濡养、温煦，筋骨不健，屈伸不利，颈部活动障碍，如《证治准绳·杂病》所云："人多有挫闪，及久坐失枕，而致项强不可转移者，皆由肾脏不能生肝，肝血无以养筋，故机关不利。"或病后、产后气血不足，腠理空虚，外邪乘虚而入，导致该病的发生发展，如《济生方·痹》所言："皆因体虚，腠理空虚，受风寒湿气而成痹也。"

（三）临床表现

（1）近期多有头颈部的外伤史和（或）口腔、咽喉部感染病史。

（2）排除齿状突骨折和寰枢关节完全性脱位、骨折伴脱位及不稳；排除寰枢关节先天性病变及颅脑部病变。

（3）上颈部肌肉紧张、痉挛、疼痛不适，伴有头晕、头痛、视物模糊等症状。

（4）颈椎活动功能受限，左或右旋转幅度小于45°。

（5）触诊发现寰椎横突左右不对称，枢椎棘突偏歪；患侧寰枢小关节囊明显隆起、压痛。

（6）颈椎 X 线侧位片显示寰齿前间隙（ADI）大于 3mm。

（7）颈椎张口位 X 线片显示寰齿侧间隙差值（VBLADS）大于 2mm。

（8）颈椎张口位 X 线片显示枢椎棘突偏离中轴线，左右寰枢外侧关节间隙不对称。

（四）检查

（1）颈项僵直，头颈屈伸、侧屈、旋转活动功能明显受限。

（2）触诊项肌痉挛，患侧脊旁有时可触及条索状结节。

（3）第1、2颈椎棘突和横突压痛，第1、2颈椎两侧不对称，局部压痛明显。

（4）颈椎张口位 X 线片显示枢椎齿状突偏离中轴线，左右寰齿侧间隙差距大，寰枢外侧关节间隙明显不对称，上下明显不平行，寰椎两侧块明显不对称。

（五）诊断与鉴别

本病需依据病因、临床症状及影像学标准来确诊，由于寰枢关节的运动属于耦合运动，当其发生失稳错位时必然是关节相互之间发生于某个方向的位移，因此，明确半脱位概念的界定有助于明确本病的诊断，才能正确地指导手法治疗。

寰枢关节半脱位须与梅尼埃病、三叉神经痛、急性缺血性脑血管病及局限性脑梗死相鉴别。

1. 梅尼埃病 梅尼埃病为内耳膜迷路积水，表现为发作性眩晕，波动性听力减退及耳鸣。其特点是耳鸣加重后眩晕发作，眩晕发作后耳鸣逐渐减轻或消失。耳鼻喉科可协助诊断。

2. 三叉神经痛 三叉神经分布区内反复发作的阵发性短暂剧烈疼痛，而不伴三叉神经功能破坏的表现，称三叉神经痛。三叉神经痛表现为骤然发作的剧烈疼痛，发作时患者紧按或擦病侧面部可减轻疼痛，严重者可伴有同侧面部肌肉的反射性抽搐，在三叉神经的皮下走行穿出骨孔处，常有压痛点。

3. 急性缺血性脑血管病 急性缺血性脑血管病临床上又称短暂性脑缺血血管病，多见于中年以上患者，发作时 2 分钟即出现症状，但多在 15 分钟内恢复，无后遗症。急性缺血性脑血管病表现为对侧肢体或面部肌肉无力、瘫痪、有麻刺感，或感觉消失，构音障碍，或突然眩晕，或口周有麻刺感，双侧肢体感觉异常，或出现共济失调。

4. 局限性脑梗死 局限性脑梗死即脑卒中（俗称"中风"），多见于中年以上高血压、糖尿病、心脏病或高脂血症患者，表现为一侧性头痛，眩晕、呕吐，对侧身体感觉异常，偏瘫，语言不清等症状。CT、MRI 检查可协助诊断。

（六）推拿治疗

（1）常规推拿理筋手法，患者采取骑马式端坐位，医者立其身后，以揉、推、拿等手法放松颈伸肌群，以拿法、弹拨法分别放松两侧胸锁乳突肌，然后对枕后施以点按深揉手法，以局部有酸胀重着为度。

（2）若患者颈部皮肤或有冰凉感者，可在局部使用擦法，以透热为宜，得散寒通络之功效。若颈部肌肉紧张，触及条索或结节样改变，给予弹拨手法，头晕较重者，可点按风池穴。

（3）旋转复位扳法，患者取骑马式端坐位，颈部自然放松，术者立于患者身后，一手拇指固定于偏歪的棘突，其余四指扶持颈部，另一手掌心紧贴下颌握住下巴，令患者稍低头，左手向上牵拉并向棘突偏歪侧旋转头颈部至最大限度固定位时，右手拇指同时突然发力推颈椎棘突，双手协同配合行旋转复位手法，此时多可听到一声"咔嗒"声，拇指下的棘突可有轻度位移，说明该椎体被推动，手法告毕。

（七）辨证分型

1. 风寒湿痹型 颈肩部拘急疼痛、遇风寒痛增、酸胀不舒，夜间尤其明显，头有沉重感、屈伸不利，苔薄白或白腻，脉弦滑或沉细。时日稍久寒邪未退即引起湿邪缠至，寒湿交凝互结于肩部使疼痛加重、拘急感明显，颈部沉闷酸乏，不能轻快屈曲舒展，甚则活动时痛感会牵拉到颈背部的骨肉。因寒湿为阴邪至黑夜阴气叠加，故疼痛愈甚，舌苔薄白或白腻，脉弦滑或沉细。

2. 瘀血阻络型 颈部外伤或劳损，长期固定或日久的累积性损伤，颈部活动障碍，头晕，患者表现为颈部疼痛，关节活动幅度减小、僵硬，偶伴关节肿胀，舌色较暗，瘀斑时见，苔薄黄，脉细、弦、涩。本型以颈部的胀痛或刺痛伴头晕为主要表现。

3. 肝肾亏虚型 面色苍白无华、气短乏力，头晕心悸失眠，颈部酸痛，劳累后痛更加重，休息则减轻，舌淡苔薄白，脉沉细乏力。

（八）其他疗法

1. 理疗　采用红外线治疗仪，在每次手法按摩前红光照射肩关节后外侧 30 分钟，每天 1 次，10～15 天为 1 个疗程，灯距 20～30cm，以患者有舒适温热感为度，治以消炎止痛。亦可用中频治疗法进行局部治疗，每次 20 分钟，每日 1 次，10～15 天为 1 个疗程，治以舒筋活血。

2. 中药熏洗　川乌、草乌气味雄烈，祛风散寒；防风、细辛、地鳖虫祛风通络镇痛；黄芪、当归益气补血，行气祛瘀；红花、赤芍、乳香、没药活血化瘀。综合全方祛邪扶正，标本兼治。上述诸药各 10g，煮沸后熏洗肩部，每日 2 次，每次 30 分钟，10 天为 1 个疗程。

3. 针刀配合手法治疗　针刀治疗将肌与骨作为一个整体进行治疗，肌病与骨病往往是互为因果的，针刀通过对寰枢椎周围肌肉的松解来治疗寰枢关节紊乱，先确定枕外粗隆中点，在上顶线上向两侧旁开 2.5cm 为两个点，再向外旁开 2.5cm 为 1 个点。再分别找出头后大直肌、头后小直肌及头下斜肌的起点。用小针刀在所选病变部位施术，将粘连、挛缩的软组织进行剥离松解，直至针下有松动感，出针。针刀治疗颈椎 3 次，5 天治疗 1 次，颈肌松弛后行提拉推顶，10 次为 1 个疗程，疗程间隔 3 天，治疗 2 个疗程。

4. 针刺　针刺配合手法治疗本病，取得了满意的疗效。针刺列缺，选 2 寸消毒银针，向上斜刺列缺穴，进针约 1.5 寸，强刺激，以胀麻感向上臂及颈部放射为准，约 1 分钟运针一次，每次运针时嘱患者缓慢前后俯仰或左右旋转颈部，并尽量向疼痛方向活动，待疼痛缓解、活动功能改善时拔针，整个过程运针 4～5 次，时间约 5 分钟。同时配合仰头摇正手法，每天 1 次，2～3 次为 1 个疗程。

5. 温针灸　温针灸为针刺与艾灸相结合的疗法，此法在体表的穴位上烧灼、温熨艾绒或其他药物，通过经络的传导，同时借灸火的热力及药物的作用，起到温通气血、扶正祛邪的作用。取后溪、中渚、风池、风府、大椎、悬钟、大杼，针灸的同时甩动双手，配合深呼吸。

6. 中药内服　气滞血瘀给予桃红四物汤加减。桃仁 12g，红花 15g，当归 20g，生地 20g，赤芍 20g，白芍 30g，川芎 20g，葛根 60g。寒湿明显者加制附片、桂枝；湿热者加重楼、龙胆草、黄柏。气血不足、肝肾亏虚给予黄芪 60g，当归 20g，川芎 20g，鸡血藤 20g，鹿角霜 20g，党参 20g，白术 15g，茯神 20g，桂枝 20g，桑枝 20g，丹参 20g，桑寄生 20g，葛根 20g，甘草 6g。

（九）调护与预防

（1）注意劳逸结合，应避免长期保持一种姿势。

（2）避免颈部剧烈运动，以免造成颈部拉伤。

（3）坚持适量的运动，比如上肢的伸展和扩胸运动。

（4）注意颈部的保暖，避免风寒入侵诱发炎症。

（5）排除骨折、骨裂和颈椎脱位等。

（6）禁忌过猛的扳摇被动运动手法，避免造成颈部和寰枢关节损伤。

（7）手法复位前先行放松手法。

（8）对年老体弱的危重病患者手法应慎重。

（9）排除严重脊髓型颈椎病和脊髓损伤的患者。

四、落　枕

落枕又名"失枕"，是颈部软组织常见的损伤之一，多见于青壮年，男性多于女性，冬春季发病率较高。临床上以急性颈部肌肉痉挛、强直、酸胀、疼痛以致转动失灵为主要症状。轻者4～5天可自愈，重者疼痛严重并向头部及上肢部放射，迁延数周不愈。此病推拿疗效确切、迅速。落枕为单纯的肌肉痉挛，成人若经常发作，常系颈椎病的前驱症状。

（一）解剖

颈部的肌群有颈阔肌、胸锁乳突肌、菱形肌、斜方肌、头夹肌、半棘肌、肩胛提肌、斜角肌等。这些肌群主管头和颈肩部的各种活动，如受到外力牵拉或劳损，致使颈部肌肉群张力平衡失调，便可产生颈部肌筋损伤性痉挛和疼痛。颈部的筋膜位于浅筋膜及颈阔肌的深面，各处厚薄不一，围绕颈项部的肌肉、器官，并在血管和神经周围形成纤维网，以维护其完整性而起保护作用。若受外力牵拉过久，受到损伤，颈项部的相应部位便可出现疼痛不舒的感觉。

（二）病因病机

落枕多由睡眠时枕头过高、过低或过硬，以及躺卧姿势不良等因素，致使颈部一侧肌群在较长时间内处于过度伸展牵拉位，在过度紧张状态下而发生的静力性损伤，临床中主要是胸锁乳突肌、斜方肌及肩胛提肌发生痉挛。本病的发生多因素体亏虚，气血不足，循行不畅，舒缩活动失调，或夜寐肩部外露，颈肩复受风寒侵袭，致使气血凝滞，肌筋不舒，经络痹阻，不通则痛，故而拘急疼痛。临床中也有少数患者因颈部突然扭转或肩扛重物，致使部分肌肉扭伤，发生痉挛性疼痛，而致本病者。

（三）临床表现

（1）颈项相对固定在某一体位，某些患者用一手扶持颈项部，以减少颈部活动，缓解症状。
（2）颈部疼痛，动则痛甚。
（3）颈部活动明显受限，如左右旋转、左右侧弯、前屈与后伸等活动不利。

（四）检查

1. 颈活动受限　颈部呈僵硬态，活动受限往往限于某个方位上，强行使之活动，则加重症状。

2. 肌痉挛伴压痛　胸锁乳突肌痉挛者，在胸锁乳突肌处有肌张力增高感和压痛；斜方肌痉挛者，在锁骨外 1/3 处，或肩井穴处，或肩胛骨内侧缘有肌紧张感和压痛；肩胛提肌痉挛者，在上 4 个颈椎棘突旁和肩胛骨内上角处有肌紧张感和压痛。

（五）诊断与鉴别

落枕是一种急性发作的症状，多在睡眠后出现一侧颈项部疼痛，局部僵硬并有明显压痛，头颈活动受限。但在手法治疗前需与下列疾病加以区别。

1. 颈椎半脱位　颈椎半脱位常见有寰枢关节半脱位，患者往往有外伤史和肩部负重史，临床表现为颈项疼痛，颈椎旋转活动明显受限。颈椎半脱位可摄颈椎张口位片证实。

2. 颈椎病　反复落枕，起病缓慢，病程长。因颈椎关节不稳而引起，常伴有椎间隙狭窄，骨质增生。颈椎半脱位需摄颈椎双斜位片或正位片证实。

3. 颈椎结核 有结核病史和全身体征，如低热、消瘦、盗汗及疲乏无力等。颈椎结核多发于儿童及青壮年，需摄颈椎正侧位片证实。

（六）推拿治疗

1. 治疗原则 本病的治疗原则为舒筋活血，温经通络，理顺肌筋。

2. 取穴与部位 推拿治疗本病可选风池、风府、风门、肩井、天宗、肩外俞等穴。

3. 主要手法 推拿治疗本病的主要手法有一指禅推法、㨰法、按法、揉法、拿法、拔伸法、擦法等。

4. 操作方法

（1）患者取坐位，医者立于其后，用轻柔的㨰法、一指禅推法在患侧颈项及肩部施术3～5分钟。

（2）用拿法提拿颈椎旁开1.5寸处的软组织，以患侧为重点部位，并弹拨紧张的肌肉，使之逐渐放松。

（3）嘱患者自然放松颈项部肌肉，术者左手持续托起下颌，右手扶持后枕部，使颈略前屈，下颌内收。双手同时用力向上提拉，并缓慢左右旋转患者头部10～15次，以活动颈椎小关节。摇动旋转之后，在颈部微前屈的状态下，迅速向患侧加大旋转幅度，手法要稳而快，手法的力度和旋转的角度必须掌握在患者可以耐受的限度内，切忌暴力蛮劲，以防发生意外。

（4）术者按揉风池、风府、风门、肩井、天宗、肩外俞等穴，每穴按揉30秒，手法由轻到重；然后轻拿颈椎棘突两侧肌肉；最后可在患部加用擦法治疗。

（七）辨证分型

1. 风寒侵淫，阻滞经络 颈部肌肉疼痛、酸楚，痛有定处，遇寒则痛势加重，得热则痛缓，舌质淡，苔薄白，脉弦紧，或沉迟而弦。

2. 肝肾亏虚，复感外邪 颈部疼痛日久未愈，颈肌麻木不仁，时轻时重，肌肉消瘦，腰酸软无力，舌质淡红，苔薄白或少津，脉沉细弱或细数。

3. 痰瘀闭阻，颈筋受挫 睡觉姿态不良或过度疲劳者，睡醒后突然颈部刺痛，转侧受限，稍有活动疼痛回避，颈部有固定压痛点，舌质紫暗或有瘀斑，苔白腻，脉弦紧。

（八）其他疗法

1. 牵引治疗 牵引可以纠正小关节错位，解除滑膜嵌顿，可以缓解颈部肌肉痉挛。采用手摇式颈椎持续牵引仪，患者取坐位，牵引重量范围为6～10kg，牵引方法为持续式，重量以患者耐受为度，共牵引20分钟。

牵引疗法的禁忌证主要包括脊椎肿瘤、脊髓压迫、局部感染、骨质疏松症、脊柱关节炎、急性骨折、主动脉血管瘤、怀孕、非控制性高血压和严重的心脏血管或呼吸系统疾病。

2. 中药疗法

（1）中药熏蒸：采用中药熏蒸可使含药蒸汽渗透扩散入患者的皮肤，进而深达脏腑以起到促进血液循环、通经活络、活血化瘀、行气止痛之目的。治疗时中药煮沸后产生的药蒸汽，以对流和传导的方式，直接作用于疼痛部位，可起到活血化瘀、消炎止痛、祛风散寒的作用，治疗过程中，患者的疼痛症状有显著改善和减轻。同时，中药蒸汽对皮肤的温热刺激可使患者心情放松，局部肌肉松弛，减轻疼痛。采用中药熏蒸器，使用配制的中药药液，将中药以蒸汽的形式喷在颈项部，每次约30分钟。

中药熏蒸疗法的禁忌证：经期及孕妇禁止熏蒸，皮肤破损处不宜熏蒸；急性传染病患者、重症心脏病患者、高血压患者、重度贫血及头晕患者、动脉硬化症患者不宜熏蒸；结核病、心力衰竭、肾衰竭患者不宜熏蒸；有严重出血倾向者不宜熏蒸；温热感觉障碍者不宜熏蒸；过饥、过饱、过度疲劳，饭前饭后30分钟内不宜熏蒸；有皮肤过敏者，应停止使用。

（2）中药热敷：可选用羌活、川芎、姜黄、葛根、威灵仙、白芍、甘草等中药，将中药置于布袋内，把袋口扎紧放入锅中，加适量清水，以浸没药袋为宜，煮沸40分钟，趁热将毛巾浸透后折成方形或长条形敷于患部，待毛巾欠热时即用另一块毛巾换上，两块毛巾交替使用，每次热敷20～30分钟，每日热敷2次。热敷时可适当配合颈部转动。

中药湿热敷疗法在应用中首先应注意温度的掌握，以免烫伤；其次热敷所用中药，一般用量大，药物毒性大，千万叮嘱患者不得误服，以免药物中毒，要遵医嘱使用；皮肤破损、开放性损伤等疾病不适宜采用热敷疗法；注意有无糖尿病史，有无药物过敏史，重点注意有无糖尿病史，因为正常湿敷的温度为50～60℃，糖尿病患者皮肤耐受性差，要适当降低湿敷温。

3. 微波治疗 微波治疗利用微波生物组织的热效应治疗疾病，它具有辐射能量的方向性好、加热分布均匀、有效透热深度深的特性，临床广泛运用。它有血管扩张、加速局部血流、增强代谢、镇痛、解痉、消炎的作用。

微波治疗可产生热效应和生物效应，可穿透组织5～10cm，但局部温度并不高，从而改变组织的微循环，促使组织代谢加快加强，改变局部和深层组织的血循环，促使局部水肿、炎症的吸收和消除炎性物质，从而起到明显的消炎治疗作用。单纯的加热有时都可得到令人欣喜的治痛效果，微波更具有明显的止痛作用，因此颈部活动范围明显增加或恢复正常，使颈项部痛好转或消失。微波治疗时间每次不宜超过30分钟，微波理疗的功率以患者的温热舒适感为宜。

微波理疗的禁忌证：活动性肺结核；发热；出血性疾病；体内植入有心脏起搏器的患者；治疗部位有金属异物；尚无排脓通路的脓肿。

4. 中频电疗 中频电疗应用频率1000～100 000Hz的脉冲电流治疗疾病，促进血液循环是中频电疗的作用基础。各种中频电疗作用后10～15分钟，局部开放的毛细血管数增多，血流速度及血流量均有增加，局部血液循环改善。治疗仪发出的脉冲直通人体经络，直接刺激交感神经，扩张血管，促进血液循环，改善局部血液供给营养，提高组织的活力，加速代谢废物和炎性物质的外排，起到消炎、消肿的作用；高能量的电流能引起掩盖效应，还能刺激神经肌肉引起神经的兴奋和肌肉的收缩，产生运动效应，可治疗周围神经损伤；电脑中频电疗仪是由电脑控制的输出低频调制中频电流的治疗仪，采用多步程序处方治疗，治疗中多次变换多项参数，机体组织不易产生耐受性，而且在治疗中产生内源性镇痛物质较多，因此具备良好的镇痛治疗作用。

治疗时将2个硅胶电极片并置于发病部位，与皮肤接触面可以使用湿润纱布覆盖，然后极片上方用沙袋压住，开启仪器，选择相应处方，调整电流强度以患者能够耐受为度，每次20分钟，每日1～2次。

中频电疗的禁忌证：孕妇，肿瘤患者、植入式电子设备者、心肺肾功能不全者；局部有金属部位，创伤及出血倾向，局部对电过敏的患者。

5. 红光治疗 红光治疗是通过红光生物体产生光化学作用，使之产生相应的生物效应及治疗效果，可在较短时间内促使病变组织蛋白质固化，并产生一系列良性反应，促使新的鳞状上皮细胞生成、恢复创面，从而达到治愈疾病的目的。在低功率照射时，可导致末梢神经兴奋，起到止痛作用，并且还可以使局部血管扩张，血流加快，消除静脉瘀血，而改善局部血液微循环，加速局部代谢产物的吸收，促进炎症消散；同时使局部细胞活动旺盛，代谢活动加强，而使细胞的再生和修复过程加快。

将头置于合适位置，调整治疗头方位，使红光输出窗对准病灶，照射距离约为 10cm，每日 1 次，每次 20 分钟。

禁忌证：有光线过敏反应史者慎用；恶性肿瘤、出血性疾病、急性感染期不宜作治疗；患各种严重的心肝等疾病、急性生殖系统感染、发热等暂时不宜作治疗；血液凝固性差者慎用。

6. 针刺治疗

（1）毫针：毫针针刺治疗落枕疗效快而显著。治疗的关键在于局部取穴，强调"以痛为腧"，远端穴位要用强刺激，并令患者配合做颈项部运动。针具常选用 1.5 寸毫针，其治则为通经活络，舒筋止痛。以取局部穴位为主，配合循经远端取穴。针刺治疗落枕常用穴位：天柱、阿是穴、后溪、悬钟、大椎、落枕穴等。操作：针用泻法，先刺远端穴落枕穴、后溪、悬钟，持续捻转，嘱患者慢慢活动颈项部，再针刺局部的腧穴。针刺阿是穴视不同部位，针刺方向、针刺深浅亦需改变。留针 30 分钟，每日 1 次，7 次为 1 个疗程。方义：大椎穴属于督脉，位于项背部，与阿是穴合用可疏通局部经气，使脉络通畅，通则不痛；后溪属手太阳经，又为八脉交会穴，通于督脉，针之可疏通项背部经气；悬钟是足少阳经穴，能疏通经络、宣通气血；落枕穴是治疗落枕的经验穴位，有活血通络、解痉镇痛作用。加减：病及督脉、太阳经可加风府、天柱、肩外俞；病及少阳经者可加风池、肩井；向肩部放射痛加天宗、秉风等。

（2）电针：电针疗法是在针刺腧穴的针体上通以接近人体生物电的微量电流以治疗疾病的一种疗法。电针治疗本病取穴风池、天柱、肩髃、外关。在穴位处消毒，根据不同穴位的针刺要求将毫针刺入穴内，然后将关闭的电针治疗仪每一输出线的夹子分别夹住上述穴位，其中风池和外关为一对，天柱和肩髃为一对，选择疏密波，拧开开关，将电流调至患者能忍受为度，留针约 30 分钟，每日 1 次，7 次为 1 个疗程。

电针感应强，通电后会产生肌收缩，应事先告诉患者，让其思想有所准备，配合治疗。电针刺激强度应逐渐从小到大，不要突然加强，以免出现晕、弯针、断针等异常现象。

（3）梅花针：属于丛针浅刺法，是集合多支短针浅刺人体一定部位和穴位的一种针刺方法，是祖国针灸医学遗产的一部分，是我国古代"半刺""浮刺""毛刺"等针法的发展，临床应用极为广泛，对于很多疾病具有独特的疗效。因针柄的一端装 5 枚小针，状如梅花，故名梅花针。治疗落枕时先取压痛点，常规消毒后，用梅花针在所找取的压痛点上轻轻叩打，直至局部皮肤出现潮红为度。隔日 1 次，3 次为 1 个疗程。

（4）三棱针：古称锋针，三棱针刺法具有开窍泄热、活血祛瘀、疏经通络、治疗顽固性痹证的作用，既适用于实证和热证，也可用于寒实证。治疗落枕时以三棱针在压痛点、天宗、大椎施术。穴位常规消毒后，用三棱针在上述穴位处点刺 3～5 下，并用两手拇指挤出紫血数滴，之后令患者活动颈部。如 1 次不愈，隔日再进行 1 次。

7. 灸法治疗　灸法是应用艾叶制成的艾绒或其他药物放置在体表穴位上烧灼温熨，利用烤灸的热力透入肌肤，起到温和气血、扶正祛邪、调整内脏的作用。艾灸可以分为艾条灸和艾炷灸两种。

艾条灸治疗时直接将艾条一端点燃，对准治疗穴位距离 2～3cm 施灸，以局部感觉温热而无灼痛为度，每个穴位施灸 5 分钟左右，以皮肤红晕而不起疱为度。艾条点燃后也可以上下移动、左右移动或反复旋转施灸。治疗落枕时常取压痛点、肩井、天宗、风池。令患者取俯卧位，两手平放于身体两侧，点燃艾条，在所取的穴位处施灸，施灸距离以患者能忍受为度。灸完后令患者活动颈部，每日 1 次，3 次为 1 个疗程。

艾炷灸既可以直接放在治疗穴位上，又可以隔姜片或附子饼做隔物灸，当艾炷点燃至 1/4 剩余而患者感觉微有灼痛时换艾炷再灸，连续 3~7 壮，以皮肤红晕而不起疱为度。治疗落枕常用隔姜灸，取压痛点，将刺孔后的薄姜片置于穴位上，然后医者点燃艾条，在姜片上方施灸，一穴灸完再换另一穴，姜片亦要视情况不断换之，灸至穴处皮肤发红为度，每天 1 次，连灸 3 日。

现代医学研究表明，艾灸有温养细胞、促进细胞新陈代谢、旺盛循环、增加抗体、改变血液成分、调节组织器官平衡的作用。但对于过饱、过劳、过饥、醉酒、大渴、大惊、大恐、大怒者，慎用灸疗。另外，少数患者对艾叶发生过敏，此类患者可采用非艾灸疗法或其他穴位刺激法。

8. 拔罐疗法 具有温经散寒、行气活血、消肿止痛、祛风除湿的作用，也是落枕病常用的治疗方法之一。拔罐时可取阿是穴、肩井、天宗、肩中俞等穴及足太阳膀胱经、足少阳胆经、督脉等经络治疗，拔罐后将罐吸拔留置于施术部位 10~15 分钟，然后将罐起开。

在临床应用拔罐时应注意以下几个问题。

（1）拔罐也应在严格消毒下进行，应用刺络拔罐法尤应注意。

（2）患者要有舒适的体位，并根据不同的部位选择不同口径的拔罐器具。以肌肉丰满、富有弹性、没有毛发和骨骼凹凸的部位为佳。拔罐操作要稳、准、快。

（3）皮肤有溃疡、水肿及大血管的部位不宜拔罐；伴有自发性出血和损伤后出血不止的患者不宜使用拔罐疗法；精神高度紧张、体质明显虚弱者，也不宜采用拔罐疗法。

（4）拔罐时应避免烧伤皮肤。

（5）应用刺络拔罐法时，出血量不宜过多。

（6）应注意掌握留罐的时间以免起疱，起罐时以指腹按压罐旁皮肤，待空气进入罐中即可取下，切忌用力硬拔。

（7）如出现烫伤，小水疱可不必处理，任其自然吸收，如水疱较大或皮肤有破损时，应先用消毒毫针刺破水疱，放出疱液，然后涂以甲紫，并以纱布覆盖保护伤口。

9. 小针刀疗法 指通过针和刀的双重作用，在"盲视"下对病变的软组织进行切割、铲剥、分离等，达到疏通经络、松解组织、调整平衡目的的一种闭合性、微创性治疗方法。落枕患者软组织损伤的病理变化包括粘连、瘢痕、挛缩、堵塞四个方面。针刀具有剥离粘连、疏通阻滞、解痉止痛的作用。针刀通过恢复动态平衡，促进能量的释放和补充，疏通体液潴留和促进体液回流，激发生物能转化成生物电流及促进局部微循环，使疾病得以治愈。

胸锁乳突肌松解术：乳突及上项线的肌肉附着点处有压痛者，刀口线与胸锁乳突肌纤维方向平行，针体与下方皮肤约成 45°，垂直于乳突或上项线骨面刺入，刀刃至骨面后行纵行疏通剥离法、横行摆动法，若有硬结或该处肌肉变硬可纵切几刀。胸锁乳突肌下端胸骨、锁骨附着处有压痛者，刀口线与胸锁乳突肌纤维方向平行，针体垂直从胸骨柄或锁骨上缘骨面刺入，刀刃达骨面先纵行疏通剥离，再横行摆动针体，如该处肌肉或肌肉变性严重，也将针刀刀刃线旋转 90°，使之与胸锁乳突肌纤维方向垂直，然后纵行切几刀。

斜方肌松解术：寻找斜方肌上束的压痛点或硬结点，术者刺手拿针刀，刀口线与斜方肌肌纤维方向一致，针刀经过皮肤、皮下组织、筋膜，达斜方肌上束，纵疏横剥一刀，如有硬结应切开。松解斜方肌中束，寻找斜方肌中束的压痛点或硬结点，操作同上。

头夹肌止点松解术：在第 7 颈椎棘突部，则在疼痛或压痛点处进针刀，刀口线和颈椎纵轴平行，使针体和背平面成 45°刺入，达第 7 颈椎棘突两侧，不可超过棘突根部，以免损伤神经或脊髓。先在棘突尖部的两侧缘沿头夹肌走行方向纵行剥离，然后，再在棘突两侧铲剥数下，即可出针。

肩胛提肌止点松解术：刀口线方向和肩胛提肌纵轴平行，针体和背平面成 90°刺入，达肋骨面，先纵行剥离，后将针体倾斜，使其和肩胛骨平面成 130°角，刀刃与肩胛骨边缘骨面上做纵向切开剥离，1～2 次即可出针。

选用小针刀疗法应注意严格掌握其禁忌证：血友病等有出血倾向及有凝血功能障碍者；发热、感染或骨结核患者；严重器质性内脏疾病者。还要防止晕针、折刀、卷刃，严格无菌操作，严防血管、神经、内脏损伤。

10. 刮痧治疗　刮痧是应用边缘钝滑的器具，如牛角刮板、瓷匙等物，在患者体表一定部位反复刮动，使局部皮下出现瘀斑的一种疗法。此法可疏通腠理，促使周身气血流畅，逐邪外出，从而达到"祛邪通络、活血化瘀、舒筋活络、消肿止痛"的目的。

刮痧治疗落枕可取天柱、肩井、天宗、附分、秉风、曲垣等穴。令患者取坐位，医者立于患者后边，一手扶住患者头顶或前额，一手持刮痧板从天柱刮至曲垣、秉风，从秉风刮至肩井，再从附分沿肩胛内缘下刮至魄户。再从秉风刮至天宗，刮至皮肤呈红色为度。为减轻患者痛苦，施术前可在上述施术线路涂以红花油。一次不愈者可隔日再治疗 1 次。

刮痧禁忌证：患者体形过于消瘦；传染性皮肤病、疖肿、痈疽、瘢痕、溃烂及不明原因的皮肤包块等；血小板减少症；活动性出血性疾病、血友病、白血病，以及有凝血功能障碍的患者；恶性肿瘤中晚期；有心、肾或肺功能衰竭者；对刮痧恐惧或过敏者；身体极度消耗，或出现恶病质的患者等。

（九）调护与预防

（1）适宜的枕头是预防本病首先应注意的。一般情况下，枕头的高低以平卧时与躯干保持水平为准。平卧时，枕头应放在头与肩部之间；侧卧时，枕头应放在头下，枕芯要软硬适度。

（2）采取良好正确的睡姿，宜平卧或侧卧，切忌俯卧歪头旋颈入睡。

（3）调节工作体位，长期伏案低头工作者，宜做头颈部保健操。

（4）颈项部宜避免风寒，冬季注意保暖，夏天不宜贪凉。

（5）本病在推拿治疗过程中，手法宜轻柔，切忌施用强刺激手法，防止发生意外。

第二节　肩 部 疾 病

肩关节是人体活动度最大的关节，可做前屈、后伸、内旋、外旋、内收、外展及环转动作。但因为肩关节肱骨头较大，且呈球形，关节盂浅小，虽然保证了肩关节的灵活性，但也因此成为全身稳定性最差的关节，常由于劳损、外伤等原因而造成疾病。常见肩部疾病包括肩关节周围炎、肩袖损伤、肱二头肌长头肌腱腱鞘炎、肩峰下滑囊炎等疾病，属于中医学"肩痹""伤筋"等范畴。

一、肩关节周围炎

肩关节周围炎又称肩周炎，俗称漏肩风、五十肩，为以肩部逐渐产生疼痛，夜间为甚，逐渐加重，肩关节活动功能受限而且日益加重，达到某种程度后逐渐缓解，直至最后完全复原为主要表现的肩关节囊及其周围韧带、肌腱和滑囊的慢性特异性炎症。肩周炎是以肩关节疼痛和活动不便为主要症状的常见病症。本病的好发年龄在 50 岁左右，女性发病率略高于男性，多见于体力劳动者。如得不到有效的治疗，有可能严重影响肩关节的功能活动。肩关节可有广泛压痛，并向颈部及肘部放射，还可出现不同程度的三角肌萎缩。本病属于中医学"肩痹"范畴。

（一）解剖

肩关节周围复杂的结构决定了其独特的功能，成为人体活动度最大最灵活的关节，同时也是人体最容易受伤最不稳定的关节结构。其包括以下关节结构。

1. 胸锁关节 上肢骨与躯干骨骺连接的唯一关节，属于多轴关节。肩锁关节允许锁骨外侧端向前、向后运动 20°～30°，向上、向下运动约 60°，并绕冠状轴做微小的旋转和环转运动。

2. 肩锁关节 由锁骨的肩峰端与肩峰的面构成，属于平面关节，是肩胛骨活动的支点。

3. 盂肱关节 由肱骨头与肩胛骨关节盂构成，是典型的多球窝结构。关节盂仅能容纳关节头的 1/4～1/3，肩关节这种结构降低了关节的稳定性，所以肩袖肌群及周围韧带对其稳定性起了很重要的作用。

4. 肩肱关节 由肩峰及肩峰下滑囊和肩弓构成。

肩肱节律：肩关节外展至 30°或前屈至 60°，肩胛骨是不旋转的，称为静止期，在此以后胛骨开始旋转，每外展 15°，肩关节转 10°，肩胛骨转 5°，两者比例为 2∶1，当外展至 90°以上时，每外展 15°，肩关节转 5°，肩胛骨转 10°，两者比例为 1∶2。

5. 喙锁关节 由喙突和锁骨外侧缘构成。

6. 肩胛胸壁关节 由肩胛骨和胸廓后壁组成。特点：①虽不具有关节的结构，但在功能上被视为肩关节的一部分。②肩胛骨的运动，均由互相协同而又相互拮抗的肌肉共同完成。③任何一个肌肉的收缩都难以产生肩胛骨单方向的运动。

关节囊：包括肩肱关节囊、肩峰下滑囊、三角肌下滑囊，可以分泌滑液润滑关节、减少摩擦。当受到炎症刺激时会分泌大量滑液，导致关节囊内部肿胀，张力升高，产生肿胀、疼痛，久之可产生粘连，钙化。

肩关节韧带：主要包括盂肱韧带、喙肩韧带、喙肱韧带、肩锁韧带等。

肩关节周围的韧带以及滑囊是重要的静态稳定系统，通过协同作用保证了肩关节的整体稳定性。

肩关节的肌肉组织包括如下。①前屈肌群：喙肱肌、肱二头肌、三角肌前部。②后伸肌群：背阔肌、大圆肌、三角肌后部。③内收肌群：胸大肌、背阔肌、肩胛下肌、喙肱肌、大圆肌、肱二头肌长头。④外展肌群：冈上肌、三角肌。⑤内旋肌群：肩胛下肌、背阔肌、大圆肌、胸大肌。⑥外旋肌群：冈下肌、小圆肌、三角肌后部。

（二）病因病机

肩关节周围炎的发生，与年龄、环境、劳损外伤等有很大的关系。中医学认为，年老体衰，气血不足，筋骨失去濡养，加之外感风寒湿邪，导致肩关节局部气血瘀滞，筋脉拘挛，发为本病。

因为肩关节的活动范围广泛，稳定性较差，活动劳损情况较为频繁，导致关节滑囊、肌肉韧带因承受各种原因导致的伤害、劳损、撞击、刺激等出现非特异性的炎症反应、退变。如长时间的急慢性损伤，导致关节、肌肉韧带出现出血、渗出、水肿、增厚、粘连，肩关节发生粘连，出现活动障碍。关节周围的肌肉组织的相关病变，如冈上肌肌腱炎、肩袖损伤、肩峰下滑囊炎等，日久也可导致关节活动障碍，功能受限。肩关节的骨折、脱位等疾病导致肩关节长期固定，也可导致肩关节粘连。

（三）临床表现

1. 中年后发病　慢性起病，多有肩关节的劳损外伤史，少数可因寒冷刺激等急性发作。

2. 初期症状　以局部疼痛为主，可伴有怕冷、局部僵硬、活动不利的症状，动则痛甚。

3. 疼痛性质　以局部钝痛为主，日轻夜重，肩关节大范围活动疼痛加重，可沿着整个肩关节及上肢部位放射。

该病可分为炎症急性期、关节粘连期、肌肉萎缩期。急性炎症期以局部渗出、肿胀充血为主，组织内部张力增高，主动运动受限明显，被动运动无明显受限症状。粘连期表现为，肩关节组织广泛粘连，活动受限明显障碍，疼痛减轻，关节的主动被动运动都明显受限。肌肉萎缩期，表现为关节功能运动受限后的失用性萎缩，尤其是三角肌、冈上肌萎缩最为明显。

4. 查体　肩关节广泛的压痛，在各肌腱起止点及三角肌上下缘均可触及。

5. 功能障碍　在肩关节的各个活动度都伴有运动障碍，如前屈、后伸、外展、外旋、内收、内旋、环转，尤其是上举、内旋最为明显。

（四）检查

X线检查，可以排除骨性病变，病程较久，可出现骨质疏松，肌肉、肌腱韧带不同程度的钙化。彩色超声检查，可以发现关节囊、肌肉间的水肿炎症及肌肉撕裂损伤。

（五）诊断与鉴别

1. 诊断

（1）肩部外伤史，劳损病史、感受风寒病史。

（2）肩部疼痛，以钝痛为主，活动后疼痛加重，可出现放射痛。

（3）广泛的压痛，常见于喙突、喙肱韧带、肩峰下、冈上肌、肱二头肌长头肌腱、三角肌上下缘、四边孔等处。

（4）发病一段时间后，伴随运动功能受限，疼痛感觉反而减轻。

（5）时间日久可出现肩部上臂肌肉萎缩。

（6）结合影像学检查，排除相关疾病，明确诊断。

2. 鉴别诊断

（1）神经根型颈椎病：颈椎脊神经根受刺激压迫，在其支配区域可有烧灼样、刀割样疼痛，可伴有放电感和麻木感觉。可单侧或双侧发病，肩关节主动被动运动障碍，臂丛神经牵拉试验呈阳性。

（2）肩峰下滑囊炎：疼痛部位在肩外侧深部，可放射到三角肌止点，外展、外旋受限明显。

（3）冈上肌腱炎：在冈上肌腱的止点有压痛。冈上肌腱止点即肱骨大结节顶部和肩峰下滑囊区、三角肌的止端。疼痛弧试验呈阳性。

（4）肩手综合征：是脑血管疾病后期的并发症，是在脑血管疾病发生后的 1～15 个月出现的肩、手疼痛和运动障碍，发生在偏瘫侧，同时伴有手指、腕关节肿胀。

（5）带状疱疹：是由水痘-带状疱疹病毒引起的急性炎症性皮肤病。本病好发于成人，冬春季发病较多，常有上呼吸道感染病史，发病初期以剧烈疼痛为主要表现，无关节运动受限症状，后期在发病部位可出现集簇性的疱疹，可以明确诊断。

（六）推拿治疗

1. 治疗原则 本病的治疗原则为温经活血，通络止痛，松解粘连，滑利关节。

2. 部位及穴位 推拿治疗本病可选肩背部及肩井、肩前、肩贞、天宗、秉风、曲池、手三里、合谷等穴。

3. 主要手法 推拿治疗本病的主要手法有㨰、拿、揉、点、弹拨、摇、搓、抖、推、扳法等。

4. 操作方法

（1）温经活血：患者取坐位，医生站于患侧，将患者的上肢托住，在肩臂部位使用㨰法及揉法，重点操作肩前部、三角肌部及肩后部等压痛点，同时使用摇法，使患者肩关节进行被动运动，如外旋、外展和内旋。操作 5 分钟。

（2）通络止痛：患者取坐位，医生站于患侧，在肩井、肩前、肩贞、天宗、秉风等穴位进行点按、弹拨，操作 5 分钟。以产生酸胀感为度。

（3）松解粘连：患者取坐位，医生站于患侧，对粘连的部位及痛点进行可耐受的弹拨，以达到解痉止痛、松解粘连的目的。

（4）滑利关节：姿势同上，一手扶住患侧肩关节，另一手扶住其腕部或者拖住其手部，以肩关节为轴，做一个由小到大的环转摇动，连续进行 10 次。在其功能受限的体位进行扳法，如外展、外旋、内旋、内收等。拿捏肩部，并做上肢牵抖方法进行治疗。

（5）松筋整理：接上势，以㨰法在肩部到前臂、反复上下搓动 3 遍，并牵抖患者上肢半分钟，沿患者上肢外侧向下掌根推 2 次，结束治疗。

（七）辨证分型

1. 风寒湿痹证 肩部肩周重滞，拘挛疼痛，夜间疼痛明显，屈伸不利。疼痛部位广泛，感受风寒后疼痛加重，得温痛减。主动活动疼痛明显，被动运动时无明显疼痛。舌苔薄白或白腻，脉弦滑或沉细。

2. 瘀血阻滞证 肩部疼痛，痛有定处，关节活动幅度减小，僵硬。疼痛以胀痛、刺痛为主，日轻夜重，伴有关节肿胀。舌质紫暗，伴有瘀点瘀斑。舌苔薄黄，脉细、弦、涩。

3. 气血两虚证 肩部疼痛不明显，肌肉萎缩，活动不利，肩膊酸痛，伴有面色无华晦暗，有气无力，头昏眼花，纳呆怕冷等症状。舌质淡、苔白，脉无力等症状。

（八）其他疗法

1. 红外线治疗 利用红外线的活血止痛作用，在推拿治疗之前，使用红外线仪器，在关节后外侧照射 30 分钟，一日一次，10～15 天为一个疗程，以患者感觉局部温热舒适为度，以达到活血消炎镇痛的作用。

2. 中药熏洗治疗　以中药组方具有活血通络止痛消肿的药物，使用干、湿敷法在患处进行熏洗烫熨治疗。主要药物有川乌、草乌、防风、细辛、土鳖虫、黄芪、当归、红花、赤芍、乳香、没药。

3. 石蜡疗法　以加热的石蜡为温热介质，涂敷于患部，将热能传至人体以达到治疗目的的治疗方法，称为石蜡疗法。将石蜡加热熔化后，用平毛刷浸蜡液，迅速均匀地在治疗的肢体线涂刷一层较薄的石蜡，冷凝形成蜡壳后，再浸入盛熔蜡的盆或桶中。选用主要穴位有肩髎、肩髃，肩前、肩贞、阿是穴。每日1次，每次30分钟，20日为1个疗程。

（九）调护与预防

1. 预防

（1）注意休息，劳逸结合，避免长时间处于同一体位。

（2）避免突发用力，拉伤肌肉，诱发甲周炎。

（3）坚持合理的适量运动，以拉伸、牵引动作为主。

（4）注意局部保暖，避免风寒刺激、诱发疾病。

2. 功能训练

（1）旋转运动法：在可承受的范围内做肩关节的摇法，由前向后、再由后向前，反复数次。

（2）上举运动法：患者面对墙壁用患肢沿墙壁缓慢地向上摸高爬动，使患肢尽量上举然后再慢慢回到原处，反复进行，循序渐进，以提高高度。

（3）搭肩运动法：患者患肢取屈曲位，将手搭于对侧肩部，肘部尽量接近胸壁，每次坚持该动作数分钟。

（4）摸耳运动法：患侧上肢自枕后向对侧耳后靠拢接近直至触及，重复该动作数次。

二、肩 袖 损 伤

肩袖损伤是常见的运动损伤，是由于形成肩袖的冈上肌、冈下肌、肩胛下肌、小圆肌受到急性撞击，导致肌腱部位的撕裂，严重时断裂，或是由于肌腱的慢性损伤，肩袖受到挤压、摩擦损伤，产生无菌性炎症，以肩部疼痛、无力、活动受限为主要表现的一种疾病。其在中老年和肩关节创伤中比较常见，其发病率占肩关节疾病的17%～41%，在60岁以上人群中的发病率为30%～50%，多数患有肩袖撕裂的老年人并没有临床症状，或仅有轻度不适，但并不妨碍功能。

（一）解剖

肩袖又称旋转袖，是包绕在肱骨头周围的一组肌腱复合体，肱骨头的前方为肩胛下肌腱，上方为冈上肌腱，后方为冈下肌腱和小圆肌腱，这些肌腱的运动保障肩关节旋内、旋外和上举活动，但更重要的是，这些肌腱将肱骨头稳定于肩胛盂上，对维持肩关节的稳定和肩关节活动起着极其重要的作用；同时还协同肩部其他肌肉群共同完成肱骨外展和在不同方向上的旋转。

（二）病因病机

1. 直接暴力损伤　多由于肩部撞击，如肩部着地、交通事故等，使肩袖与喙肩弓发生碰撞、挤压而发生瘀血、充血、水肿，甚至断裂发生本病。

2. 间接暴力损伤 由于在功能活动中，如肩关节外展，或是上肢旋转时发力过猛，引起肩袖撕裂损伤。间接暴力损伤常见于举重、高尔夫球手杆等造成的损伤。

3. 年龄因素 解剖可见老年人冈上肌随着年龄的增长而出现纤维变性、细胞排列紊乱和肌腱断裂，因此退变是肩袖损伤的物质基础。慢性劳损是促进退变的因素。因肩部过度活动或是超负荷运动，使肩袖受到肩峰及喙肩韧带的撞击、磨损诱发炎症，加速退变。在重力及肩袖牵拉的作用下，裂口越来越大，形成慢性损伤，经久不愈。

根据肩袖损伤程度的不同，可分为部分撕裂与完全撕裂两大类。部分撕裂是指仅发生于肩袖某一部分，又分为肩袖骨膜侧撕裂、肩袖滑囊处撕裂、肩袖内肌纤维断裂、肩袖纵行断裂四种病理类型。完全断裂则是整层肩袖断裂，关节腔与肩峰下滑囊直接相通。

中医学认为该病病机为劳损外伤、扭伤撕裂肩部经筋，或是积劳成疾，气血瘀滞，不通则痛。或是风寒湿邪客留肩髃，致使气血受阻，不荣则痛。

（三）临床表现

1. 症状

（1）本病多见于喜好运动者，或长期从事肩部过度作业者。急性损伤者多有明确的损伤史，慢性疼痛者常有劳损史。

（2）疼痛是肩袖损伤初期的主要症状，急性损伤疼痛限于肩峰部，并向三角肌止点放射，当肩袖撕裂时，患者自觉有撕裂声响，局部有肿胀，皮下出血。慢性劳损疼痛呈间歇性，以夜间为甚，不能卧向患侧，或呈持续性钝痛，疼痛分布在肩关节前方和三角肌区。

（3）肩关节上举、外展功能均受限，常受限于肩关节外展 60°～120° 范围内，或不能外展。

2. 体征

（1）压痛：肩峰外侧腱袖撕裂处可有明显的触痛和深部压痛，冈上肌撕裂时，压痛在大结节的顶部。冈下肌撕裂时，压痛在大结节顶部的外侧。肩胛下肌撕裂时，压痛在大结节的前下方。

（2）弹响：急性损伤者上举及旋转上臂时可感到有弹响。慢性劳损者弹响较少见。

（3）肌肉萎缩：病史超过 3 周以上者，冈上肌、冈下肌和三角肌可见萎缩。

（4）特殊检查：肩外展抗阻力试验、肩坠落试验、撞击试验、疼痛弧试验等可出现阳性。

3. 辅助检查 X 线检查对本病诊断无直接诊断价值，但有助于鉴别和排除肩关节骨折、脱位及其他骨关节疾病。肩关节造影摄片为诊断肩袖撕裂的经典方法。MR 检查是目前临床上用的诊断肩袖损伤的方法，可直观地观察肩袖损伤的程度、大小和残余肩袖组织的情况。

（四）诊断与鉴别

1. 肩关节周围炎 主要表现为肩关节各方向活动均受到限制，而本病多以外展及上举受限为主，多数患者表现为典型的疼痛弧。

2. 冈上肌腱钙化 症状与本病相类似，主要区别是冈上肌腱钙化，X 线上可见到钙化阴影。

3. 肩峰下滑囊炎 主要表现为患肩外展、内旋活动受限，急性期由于滑囊下的充血、水肿，常可在肩关节前方触及肿胀的滑囊。

（五）推拿治疗

1. 治疗原则 本病的治疗原则为舒筋通络，活血止痛。

2. 主要手法　急性损伤可用肩"人"字形石膏固定。恢复期可施以擦法、按法、拿法、弹拨法、摇法、扳法、搓法、抖法、擦法等。

3. 取穴与部位　推拿治疗本病可选肩髃、肩贞、臂臑、秉风、肩井、曲池及肩关节阿是穴等。

4. 操作方法

（1）患者取坐位，医者站于患侧，以一手托起患肢手臂，另一手用擦法或按揉法在肩前部、肩后部操作，三角肌部用擦法、揉拿法操作，同时配合患肩做外展、前屈、后伸和内旋、外旋运动。手法力度由小到大，循序渐进，时间约 5 分钟，起到舒筋活血、解痉通络的作用。

（2）继上势，医者按揉肩髃、肩贞、臂臑、肩井、秉风、曲池等穴。手法宜深沉缓和，以酸胀为度，时间约 5 分钟，起到活血、通络、止痛的作用。

（3）继上势，医者将患肩抬至 40°～60°，分别在肩前部、冈上肌、冈下肌、小圆肌等处用按揉法、弹拨法操作，手法宜深沉缓和，时间约 3 分钟，起到滑利关节的作用。

（4）肩关节杠杆扳法，继上势，医者前臂置于患肩腋下，患肘屈曲成 90°于胸前，医者以一手掌推肘尖至胸前，推至最大限度时稍停顿，一推一松重复操作 5 遍，使肩关节间隙增大。

（5）继上势，医者在肩部做抱肩搓揉法、掌揉法、肩关节擦法操作，以透热为度。再用搓法从肩关节至前臂往返操作 3～5 遍，再牵抖上肢放松，起到舒筋活络的作用。

（六）辨证分型

1. 风寒湿痹证　肩部肩周重滞，拘挛疼痛，夜间疼痛明显，上举外展不利。疼痛部位广泛，感受风寒后疼痛加重，得温痛减。主动活动疼痛明显，被动运动时无明显疼痛。舌苔薄白或白腻，脉弦滑或沉细。

2. 瘀血阻滞证　肩部疼痛，痛有定处，关节活动幅度减小，僵硬。疼痛以胀痛刺痛为主，日轻夜重，伴有关节肿胀。舌质紫暗，伴有瘀点瘀斑，舌苔薄黄，脉细、弦、涩。

3. 气血两虚证　肩部疼痛不明显，肌肉萎缩，活动不利，肩膀酸痛，伴有面色无华晦暗，有气无力，头昏眼花，纳呆怕冷等症状。舌质淡、苔白，脉无力。

（七）其他疗法

1. 针刺治疗　针刺是治疗肩袖损伤的传统方法，也是目前行之有效的方法之一，具有祛风舒筋活络、活血化瘀、益气养血、解痉止痛的作用，能缓解肩关节周围各组织的疼痛、肩关节的活动功能和关节周围的肌肉萎缩，尤其是在肩关节周围炎急性期，针刺治疗止痛，使患肩的活动度在短时间内有较大改善。由于针刺法治疗肩关节周围炎疗效较好且针刺引起的疼痛较轻，因而易于被患者接受。肩关节周围炎前期以肩关节周围软组织的急性损伤为主，疼痛明显，但粘连较轻，通过针刺能祛风散寒、活血化瘀、解痉止痛；功能障碍恢复期，肩关节囊挛缩，关节周围软组织广泛粘连，病程长者，关节周围肌肉可出现不同程度的萎缩，针刺治疗能舒筋活络、益气补血、祛瘀止痛，促进组织粘连的松解、关节活动和萎缩肌肉的恢复。

针刺的选穴原则主要有近端取穴、远端取穴、辨证循经取穴及经验取穴等。针刺治疗肩关节周围炎前期患者以局部取穴为主，肩三针（肩髃、肩前、肩贞）配天宗、臂臑，远端取外关、合谷等。中期患者以远端取穴为主，取肩井、天宗、曲池、外关、合谷等。后期患者与远端配穴治疗，取肩三针、天宗、曲池、合谷、足三里、条口等。进针得气后施以平补手法，然后留针 30 分钟，每隔 10 分钟运针 1 次，每日 1 次，2 周为 1 个疗程，疗程间休息 1 天可再进行下一疗程。

2. 灸法治疗 灸法可用于各证型的肩关节周围炎，尤其适用于寒湿痹证及肝肾不足型。常用的灸法有艾卷灸、艾炷灸。将艾卷一端点燃后，对准穴位熏烤。可将艾卷燃烧端距皮肤 2cm 左右进行固定施温和灸，亦可持艾卷有节奏地一起一落，像小鸟啄食一样进行雀啄灸，或持艾卷围绕病位缓慢地来回移动或做环形移动进行回旋灸，以穴位处有温热感并向四周放散，但无灼痛为度，一般每处灸 5～7 分钟，至皮肤红晕为止。临床可根据肩袖损伤的疼痛部位和疼痛分布，选取相应的穴位后予以灸疗，每日 1 次，10 次为 1 个疗程。

将纯净的艾绒放在平板上，用手搓捏成圆锥形的艾炷，艾炷的体积大小根据穴位而定，如为成人腹背部穴位，艾炷可如莲子大小；四肢部或小儿穴位，艾炷可如苍耳大小；头面部穴位，艾炷可如麦粒大小。临床应用时，可将大小适宜的艾炷直接放在肩周穴位上点燃施灸，称直接灸；也可在穴位与艾炷间隔以药物进行施灸，称为间接灸。间接灸用生姜为间隔者，称为隔姜灸；用食盐为间隔者，称为隔盐灸；用大蒜为间隔者，称为隔蒜灸。直接灸疗时，所灸穴位处皮肤微感灼痛即可易炷再灸；间接灸疗时，当艾炷燃尽，再易一个，称为一壮，可以行 3、5、7、9 壮。以皮肤红润不起疱为度。

（八）调护与预防

1. 预防

（1）注意休息，劳逸结合，避免长时间处于同一体位。

（2）避免突发用力，否则易拉伤肌肉，诱发甲周炎。

（3）坚持合理的适量运动，以拉伸、牵引动作为主。

（4）注意局部保暖，避免风寒刺激、诱发疾病。

（5）坚持功能训练。

2. 功能训练

（1）肩关节外展外旋：患者应平卧于床上，患侧肘关节屈曲 90°，肘不必紧贴于体侧，患侧肩关节尽可能外展，90°以内，90°为最佳，健手患手均握木棒一端，健手尽力向外推患手，注意上臂不可离开床面，达到最大限度时同样维持 1 分钟。

（2）肩关节体侧抗阻内外旋训练：手握弹性皮筋一端，皮筋另一端固定于某处，向外侧用力牵拉皮筋。至最大角度保持一定时间或完成动作为一次。可通过皮筋的松紧调节阻力的大小。

（3）肩关节抗阻前屈训练：手握弹性皮筋一端，皮筋另一端踩于足下，向上用力拉皮筋。可通过皮筋的松紧调节阻力的大小。注意不可耸肩，保持拇指向上。

三、肱二头肌长头肌腱腱鞘炎

肱二头肌长头肌腱腱鞘炎，也称作肱二头肌长头腱鞘炎，是指由于肩关节劳损外伤、感受风寒、退变等，引起此肌腱腱鞘内充血、水肿、细胞浸润，甚至纤维化，腱鞘增厚、粘连形成，使肱二头肌长头肌腱在鞘内的滑动发生障碍，产生肩关节前部疼痛，同时伴有外展后伸功能障碍的一种病症。本病是肩关节常见疾病之一，属于中医学伤科伤筋范畴。

（一）解剖

肱二头肌长头肌腱起于肩胛骨盂上结节，通过肱骨头穿行于肱骨横韧带和肱二头肌腱鞘，藏于肱骨间沟的纤维管内，发出后与肱二头肌短头于肱骨中部组成肌腹。当肩部用力外展外旋时，该肌腱在腱鞘内上下滑动，引起大范围损伤。

（二）病因病机

本症是一个局限性的病变，其病因不外乎内因和外因。

1. 跌仆闪扭　外伤可导致本病。肩关节的直接外伤或肱二头肌用力不当，造成局部充血、水肿而又未及时恢复；或陈旧性损伤，如肩关节脱位、肱骨外科颈骨折，以致腱鞘的鞘膜增厚，粘连形成，发生本病。

2. 慢性劳损　肱二头肌长期的劳累，使长头肌腱在结节间沟的骨质上反复摩擦，而使腱鞘水肿、增厚，产生本病。

3. 精亏血虚　年老体衰，肾气不足，精血亏损，筋脉失养，则拘紧挛急。临床上可见到肱骨颈部的骨刺、骨疣，或肩腱袖的退行性变等可导致本病。

4. 外感侵袭　被风寒湿之邪所击中。宋代《三因极一病证方论》曰："三气侵入经络……在骨则重而不举，在脉则血凝不流，在筋则屈而不伸……逢寒则急"。说明感受外邪后，造成局部供血不足，肌肉痉挛，最终引起本病的发生。

（三）临床表现

肱二头肌长头处的疼痛与肩活动受限为本病的主要临床表现。

1. 疼痛　疼痛明显、痛点明确（位于结节间沟处）。疼痛可因劳累、受寒或肱二头肌的收缩而加重，夜间的痛势比白天为重。

2. 肿胀　在疾病的初期，除局部疼痛外，可伴有肿胀。主要为急、慢性炎症，引起的肱二头肌长头腱鞘内的充血和水肿。

3. 活动受限　主要表现为肱二头肌收缩所产生的肩关节活动受到极大限制，如上臂的极度外展位时的后伸和用力屈肘等。

（四）检查

1. 压痛　压痛位于肱二头肌结节间沟处。

2. 触诊　在肱二头肌长头处可触及细微的摩擦感。

3. 肱二头肌抗阻力试验阳性　肱二头肌抗阻力屈肘及前臂旋后时，在肱二头肌长头处出现剧烈疼痛，称为肱二头肌抗阻力试验阳性。这一试验，在诊断本病上占有极大比重。曾有人提出，仅此一试验阳性者，即可诊断为本病。

4. 辅助检查　X线检查一般无病理改变，可排除骨关节疾病。部分患者可见肱骨间沟变窄，或有骨赘形成。彩色超声检查可发现肱二头肌长头肌腱肿胀、充血、炎症改变及钙化等病理改变，有助于诊断。

（五）诊断与鉴别

1. 肩关节粘连　主要特点是疼痛，可向上、向下放射，压痛广泛和肩关节活动受限。早期以疼痛为主，后期以肩关节功能障碍为主。

2. 肱二头肌长头肌腱断裂　大多是由肱二头肌的急骤强力收缩所引起的，多见于青壮年人。主要表现为肩内侧有剧烈疼痛、肘关节屈曲无力，肘屈曲时，在上臂的内前侧，可有肿物隆起。

3. 肩峰下滑囊炎　无明显外伤史，肩关节前外侧邻近三角肌止点部位疼痛，肩峰前下部有明显的深压痛，严重者可触及球形囊性物，肩关节外展活动受限。

（六）推拿治疗

1. 治疗原则 本病的治疗原则为急性损伤者应以活血化瘀、消肿止痛、松解粘连为主；慢性劳损者应以舒筋通络、松解粘连为主。

2. 主要手法 推拿治疗本病的主要手法有㨰法、一指禅推法、拿法、按法、揉法、弹拨法、摇法、搓抖法等。

3. 取穴与部位 推拿治疗本病可选肩内陵、肩髃、肩髎、肩贞、曲池、阿是穴等，以及肩前部、上臂前外侧部。

4. 操作方法

（1）患者取坐位，医者站于患侧，以一手托起患肢手臂，另一手用㨰法施术于肩前与肩外部，手法宜深沉缓和，重点在就二头肌长头肌腱与三角肌前部，操作时配合肩部被动运动，以疏通经络，消肿止痛。时间约 5 分钟。

（2）继上势，医者用一指禅推法、按揉法在肩内陵、肩髃、肩髎、肩贞、曲池、阿是穴等处操作，手法由轻渐重，以患者耐受为度，以活血化瘀，解痉止痛。时间约 5 分钟。

（3）继上势，医者用食指弹拨结节间沟内的肱二头肌长头肌腱，手法宜深沉缓和，配合拿法、按揉法操作，以松解粘连，滑利关节。时间约 3 分钟。

（4）继上势，医者先在肩前部用掌揉法施术，然后用托肘摇肩法或大幅度摇肩法操作，以利关节。时间约 3 分钟。

（5）继上势，医者在肩前部用掌擦法施术，以透热为度。搓揉肩部，牵抖上肢。

（七）辨证分型

1. 风寒湿痹证 肩前部拘挛重滞，夜间疼痛明显，外展、后伸活动不利。疼痛部位广泛，感受风寒后疼痛加重，得温痛减。主动活动疼痛明显，被动运动时无明显疼痛。舌苔薄白或白腻，脉弦滑或沉细。

2. 瘀血阻滞证 肩部疼痛，痛有定处，肱骨结节间沟处压痛明显，关节活动幅度减小，僵硬。疼痛以胀痛刺痛为主，日轻夜重，伴有关节肿胀。舌质紫暗，伴有瘀点瘀斑。舌苔薄黄，脉细、弦、涩。

3. 气血两虚证 肩前部疼痛不显，伸举外展无力，肌肉萎缩，活动不利，活动多伴有摩擦感，活动受限不明显，伴有面色无华晦暗、有气无力、头昏眼花、纳呆怕冷等症状。舌质淡、苔白，脉无力等症状。

（八）其他疗法

1. 针刺疗法 采用毫针针刺，取穴以局部痛点及经络循行部位，肩贞、肩髃、肩髎、合谷、曲池等穴位为主。同时可配合使用电针治疗，使用疏密波。1 日 1 次，每次 30 分钟，5～10 天为 1 个疗程。

2. 拔罐疗法 在局部使用投火法留罐治疗，10 分钟 1 次，可同时配合远红外照射治疗。

（九）调护与预防

（1）注意休息，劳逸结合，避免长时间处于同一体位。

（2）避免突发用力，否则易拉伤肌肉，诱发甲周炎。

（3）坚持合理的适量运动，以拉伸、牵引动作为主。

（4）注意局部保暖，避免因风寒刺激而诱发疾病。

四、肩峰下滑囊炎

肩峰下滑囊炎又称为三角肌下滑囊炎，是由于肩部急慢性炎症导致肩峰下滑囊充血、水肿及无菌性炎症的一种病症。临床上以肩峰下肿胀、疼痛和关节功能受限为主要症状。本病属于中医学"肩痹"范畴。

（一）解剖

肩峰下滑囊位于三角肌深处，肩峰、喙肩韧带与肩袖和肱骨大结节之间，将肱骨大结节与三角肌、肩峰突隔开，冈上肌肌腱在肩峰下滑囊的底部，可分为肩峰下滑囊和三角肌下滑囊两部分。正常情况下，滑囊分泌润滑液，起润滑作用，减少肱骨大结节与肩峰及三角肌之间的磨损，有协助三角肌、大圆肌等骨骼肌顺利进行运动的功能。

肩峰下滑囊主要受到腋神经、肩胛上神经、肩胛下神经分支的支配。

（二）病因病机

肩峰下滑囊炎可分为原发性病变和继发性病变两种。肩部受到明显的暴力撞击或外伤时，可使三角肌滑囊受伤，造成急性肩峰下滑囊炎，称为原发性肩峰下滑囊炎。由慢性劳损、损伤、退变，促使肩峰下滑囊产生渗出，水肿、增厚，囊内张力增高，滑囊内壁互相粘连，影响上臂外展和肩关节旋转。

肩峰下滑囊与三角肌滑囊相互贯通，因此在病理状态下，上肢下垂时，肩峰下滑囊液流向三角肌下滑囊。导致三角肌出现肿胀。当上肢抬举时，滑囊液在倒流回肩峰下滑囊，减轻三角肌肿胀。

中医理论认为，少阳经筋循行于肩髃部，手阳明、太阳经筋聚结，因此肩髃部位多气多血。如遇劳损外伤，跌打扭错，所循行经筋受阻，筋脉拘挛，气血瘀滞，滑液集聚，产生肿胀，久滞不散则筋肌失荣，拘挛疼痛。

（三）临床表现

1. 症状

（1）常有急慢性劳损和损伤史，常继发于冈上肌腱炎。

（2）肩外侧深部疼痛，向三角肌止点方向放射。一般昼轻夜重，常影响睡眠。

（3）急性期，由于滑囊充血水肿，三角肌多膨隆肿胀，后期三角肌可见不同程度的萎缩。

（4）初期肩关节活动能够受限不明显，日久之后肌腱粘连而使活动度明显受限，尤其是外展、外旋受限较重。

2. 体征

（1）压痛：肩关节外侧肩峰下和肱骨大结节处有明显局限性压痛，上肢下垂时三角肌止点处饱满，有广泛压痛。

（2）功能障碍：肩关节外展、外旋功能障碍。

（3）肌肉萎缩：病程日久可出现冈上肌萎缩，甚至三角肌可出现失用性萎缩。

3. 辅助检查 X 线检查一般无异常，可排除骨性病变，后期可见冈上肌腱内有钙化。

（四）诊断与鉴别

1. 冈上肌腱炎 疼痛多在肩外侧冈上肌腱止点处，局部压痛，且可触及肌腱增粗、变硬等。肩外展出现典型的疼痛弧是本病的重要依据。

2. 肱二头肌长头腱鞘炎 疼痛部位局限在肩前部肱骨结节间沟处，少数患者可触及条索状物。肩关节内旋、肱二头肌抗阻力试验呈阳性。

（五）推拿治疗

1. 治疗原则 本病的治疗原则为急性期以活血消肿、解痉止痛为主，慢性期以舒筋通络、滑利关节为主。

2. 手法 推拿治疗本病主要手法有一指禅推法、按法、揉法、拿法、弹拨法、摇法、搓抖法、擦法等。

3. 取穴与部位 推拿治疗本病可选肩井、肩髃、肩髎、肩贞及阿是穴等穴及肩峰下方和三角肌止点处。

4. 操作

（1）患者取坐位，医者站于患侧，以一手托起患肢手臂，另一手用㨰法施术于患肩外侧点在肩峰下及三角肌部位，同时配合拿法操作，以活血消肿，解痉止痛。时间约 5 分钟。

（2）继上势，医者用按揉法或一指禅推法在肩井、肩髃、肩髎、臂臑等穴及阿是穴施术，以三角肌止点处为治疗重点，以舒筋解痉，通络止痛。时间约 5 分钟。

（3）继上势，医者用拇指弹拨肩外侧变性、增厚的组织，以舒筋通络，松解粘连。时间约 3 分钟。

（4）继上势，医者在患肩三角肌部位施掌揉法，再用冬青膏或按摩膏施擦法，以透热为度，可舒筋活血，消肿止痛。时间约 3 分钟。

（5）继上势，医者用托肘摇肩法或大幅度摇肩法操作，再搓揉肩部，牵抖上肢，以滑利关节。

（六）其他疗法

1. 皮肤针治疗 患者皮肤常规消毒，选择 1～2 个明显的压痛点，使用皮肤针叩刺，皮肤潮红出血。配合拔罐，通过负压吸引，排除组织局部的瘀血，起到祛瘀生新的作用，具有良好的消肿镇痛效果。

2. 体外冲击波治疗 体外冲击波治疗具有能量集中、渗透力强、增强组织代谢、改善循环、促进细胞的新陈代谢的作用。在患者可承受的强度下，给予 2000 次的治疗量，一周两次治疗，可达到快速改善症状、缓解疼痛的目的。

（七）调护与预防

（1）本病以肩峰下肿胀疼痛及肩关节活动受限为诊断要点，推拿的重点部位应在肩峰下及角肌部位。

（2）推拿治疗本病以舒筋活血、促进炎症水肿吸收为主。急性期手法宜轻柔，切不可用力过重，以免加重滑囊损伤；慢性期手法宜深透，可配合局部热敷，以达到缓解疼痛的目的。炎症、水肿吸收后，应加强肩关节各方向的被动运动，防止关节粘连。

（3）治疗期间患肩避免过度负重，注意局部保暖。

第三节　肘部疾病

肘部疾病是指主要症状出现在肘关节附近，由于外力损伤或用力不当等导致的肘关节周围肌肉、韧带、神经、血管等软组织损伤性疾病，主要表现为肘关节周围肿胀、疼痛、麻木等一系列症状的疾病。本病多发生于体力劳动中上肢活动较多及长期伏案的人群。本节所阐述的疾病不包括肘关节周围肿瘤、结核、骨折等恶性及急性病症。

一、肱骨外上髁炎

肱骨外上髁炎是因急慢性损伤而致的肱骨外上髁周围软组织的无菌性炎症，以肘关节旋前功能受限、外侧疼痛为主要临床表现，又称肱桡关节滑囊炎、桡侧伸腕肌起点损伤、前臂伸肌总腱炎、肘关节劳损、桡侧腕伸肌与环状韧带纤维组织炎等。好发于右侧，常见于需反复做前臂旋前、用力伸腕的成人。因网球运动员好发，故又名网球肘。

肱骨外上髁为肱桡肌及前臂伸肌总腱的附着部。如果前臂在旋前位腕关节经常作背伸性活动或不良用力、外力撞击，而致肱骨外上髁处骨膜或周围软组织损伤，可引起出血性粘连，甚至关节滑膜嵌入肱桡关节间隙而致疼痛。本病为劳损性疾病。

（一）解剖

肘关节由肱骨下端和尺桡骨上端包在一个关节囊内所构成，由关节囊、韧带、骨间膜及肌肉等软组织联系和保护。肘部主要依靠肱尺关节的屈伸活动，前臂旋前、旋后活动来满足生活和工作的需要。肘关节的稳定性，主要靠骨结构来维持肱尺关节的稳定，环状韧带维持上尺桡关节的稳定，内外侧副韧带及关节囊维持肱桡及整个肘关节的稳定。以上三个关节都包在一个关节囊内。肱骨远端扁平，外侧为外上髁而低小，为前臂伸肌总腱附着。内侧为内上髁而高突，主要为屈腕肌和前臂旋前肌肉的起点。肘关节的功能是维持前臂屈伸与旋转。

（二）病因病机

本病可因急性扭伤或拉伤而引起，但多数患者起病缓慢，一般无明显外伤史。与职业工种有密切关系，如需要经常用力屈伸肘关节，尤其需要使前臂反复旋前、旋后动作的人群，如网球运动员、木工、钳工、泥瓦工等。可由于劳损引起前臂伸肌群联合总腱在肱骨外上髁附着部的牵拉、撕裂伤，使局部出现出血、水肿等损伤性炎症反应，进而在损伤肌腱附近发生粘连，以致纤维变性而引起本病，以右侧多见。其病机有以下几点。

（1）桡侧腕伸肌起点的骨膜撕裂，骨膜下充血形成小血肿，钙化、骨化而造成肱骨外上髁骨质增生，形成一锐边或小结，使腕伸肌腱受到经常性刺激而发生本病。

（2）桡侧腕伸肌群深层与肱桡关节间的滑囊炎或肱桡关节滑膜被肱骨与桡骨小头嵌挤引起疼痛。

（3）由于桡侧腕短伸肌起点的炎症作用，刺激与相交织的桡侧副韧带引起炎症，桡侧副韧带止于桡骨小头，并与环状韧带紧紧附着，又造成环状韧带炎症，并减弱维持桡骨小头正常位置的力量。由于桡骨小头位置不稳，随即表现为沿桡侧腕伸肌的疼痛。

（4）慢性劳损，由于工作性质，前臂经常处于紧张旋前、伸腕活动，使桡侧腕长、短伸肌经常处于紧张状态，牵拉周围软组织引起痉挛，从而挤压肌肉间的血管神经束，引起疼痛。

中医学认为，本病多由气血虚弱，血不荣筋，肌肉失却温煦，筋骨失于濡养，加上前臂伸肌联合总腱在肱骨外上髁处长期反复牵拉刺激所致。损伤后气血运行不畅，经络不通，瘀血留滞或陈伤瘀血未去而造成本病。

（三）临床表现

肘后外侧酸痛为主要症状。多起病缓慢，其疼痛在旋转背伸、提拉、端、推等动作时更为剧烈，同时疼痛可沿腕伸肌向下放射，如拧毛巾、扫地、端提壶、倒水等。

轻者，症状轻微且时隐时现，有些患者可自然痊愈。重者可反复发作，持续疼痛，前臂旋转及握物无力，局部可微呈肿胀。

（四）检查

（1）X线摄片示，有的无异常，有的可见肱骨外上髁粗糙或钙化阴影。
（2）肱骨外上髁处及肱桡关节处明显压痛，以及沿腕伸肌行走方向广泛压痛。
（3）前臂伸肌紧张试验和密尔（Mill）试验呈阳性。

（五）诊断与鉴别

本病结合症状、体征、病史及影像学检查可做出诊断，但应与以下疾病相鉴别。

1. 肘关节外伤性骨化性肌炎　以肘关节活动障碍为主要症状，X线片示肌间隙有钙化阴影。

2. 肱骨内上髁炎　肘部疼痛部位在肱骨内上髁部。

（六）推拿治疗

1. 治疗原则　本病的治疗原则为通络止痛，舒筋活血。

2. 取穴与部位　推拿治疗本病可选曲池、尺泽、小海、少海、手三里、合谷及前臂桡背侧。

3. 主要手法　推拿治疗本病的主要手法有按法、揉法、拿法、弹拨法、擦法等。

4. 操作方法

（1）患者取坐位或仰卧位，医者立于或坐于病侧，用轻柔的㨰法从肘部沿前臂背侧治疗，往返10次左右，以舒筋通络。

（2）重点在肘部治疗，用拇指按揉曲池、手三里、尺泽，用中指按揉小海、少海，手法宜缓和，同时配合拿法沿腕伸肌往返提拿。

（3）再用弹拨法，医者右手持腕，使患者右前臂为旋后位，左手用屈曲的拇指端压于肱骨外上髁前方，其他四指放于肘关节内侧。右手逐渐屈曲肘关节至最大限度，左手拇指用力按压肱骨外上髁的前方，然后再伸直肘关节，同时医者左手拇指推至患肢桡骨头之前上面，沿桡骨头前外缘自后弹拨腕伸肌起点。施术后患者有桡侧三指麻木感及疼痛减轻的现象。也可将前臂置旋前位，放置桌上，肘下垫物，医者用拇指向外方紧推邻近桡侧腕长、短伸肌，反复数次，弹拨范围可上下移动。

（4）最后用擦法沿腕伸肌治疗，以透热为度，亦可搓上肢结束。对需理筋整复者，可在㨰法后，医者一手握肱骨下端，一手握腕部作对抗用力，拔伸肘关节。握腕部的一手同时做轻度的前臂旋转，左右扳动活动，握肱骨下端的一手拇指同时按揉桡骨小头。在拔伸过程中再做肘关节屈伸活动，最后做弹拨、按揉等手法。

（七）辨证分型

1. 风寒阻络证 肘部酸痛麻木，屈伸不利，遇寒加重，得温痛缓。苔薄白或白滑，脉弦紧或浮紧。

2. 湿热内蕴证 肘外侧疼痛，有热感，局部压痛明显，活动后疼痛减轻，伴口渴不欲饮。舌苔黄腻，脉濡数。

3. 气血亏虚证 起病时间较长，肘部酸痛反复发作，提物无力，肘外侧压痛，喜揉喜按，并见少气懒言，面色苍白。舌淡苔白，脉沉细。

（八）其他疗法

1. 中药外用疗法 中药局部外敷，或将中药制成膏剂、散剂等贴敷于患处皮肤，药物经皮肤吸收后直接作用于患处，可达到较好的疗效。

2. 针灸治疗 针刺局部穴位、阿是穴，可行气活血，散寒通络。

3. 针刀手术 针刀为一种针灸针与手术刀结合的治疗器具，可以通过刺激穴位，达到行气通滞、活血化瘀的目的，还可以切开瘢痕、松解局部粘连。

4. 冲击波治疗 体外冲击波疗法是近年来新兴的一种非侵入性的物理疗法，禁忌证少。

5. 封闭治疗 通过将激素及镇痛药物混合后进行局部注射，可迅速缓解症状。

（九）调护与预防

（1）本病的发生，其中有一部分是由附着于肱骨外上髁肌腱纤维的部分断裂而造成的。因此，推拿治疗中不宜有过强的刺激，以免产生新的损伤。

（2）从事腕力劳动较多的患者，可根据情况改变原有的姿势，以有益于本病的康复。

（3）患者坚持自我推拿，对本病的治疗、康复是一种积极措施。

（4）局部应注意保暖，防止寒冷刺激。

（5）嘱患者进行功能锻炼，常用的方法有甩鞭法，即前臂在内旋的同时屈肘，然后伸直肘关节。

二、肱骨内上髁炎

肱骨内上髁炎，又称"高尔夫球肘""学生肘"，是由于慢性劳损等原因引起肱骨内上髁部损伤出现前臂旋前、主动屈腕受限及以局部疼痛为主要表现的疾病，中医学称为"肘痛"。肱骨内上髁位于尺侧，与肱骨外上髁相对应。其病理变化与肱骨外上髁炎相似。

（一）解剖

肱骨内上髁位于肱骨干骺端与肱骨滑车之间的内侧，系肘关节内上方皮下可明显触及的骨性隆起。该髁背面、滑车关节面的内侧有一尺神经沟，有尺神经通过。肱骨内上髁是前臂屈肌总腱附着部。该骨架上有尺侧副韧带的起点，同时前臂桡侧腕屈肌、尺侧腕屈肌、掌长肌、指浅屈肌等6条屈肌及旋前肌均起于该髁。内外上髁是关节囊开始移行于骨膜的接壤处，又是很多肌腱的起始点，具有丰富的感觉神经末梢。

（二）病因病机

（1）由于某种工作需反复屈腕、伸腕，前臂旋前的动作，使前臂屈腕肌群牵拉，引起肱骨内上髁肌腱附着处的集叠性损伤，产生慢性无菌性炎症而发病。

（2）在跌仆受伤，腕关节背伸，前臂外展、旋前位姿势时，往往引起肱骨内上髁肌肉起点撕裂伤，产生小血肿和局部创伤性炎症、肿胀，挤压尺神经皮支引起疼痛。若治疗不当或治疗不及时，则血肿机化，造成局部粘连，甚至纤维瘢痕化，在屈腕时则可因肌腱牵拉而疼痛。

（三）临床表现

患者肱骨内上髁处及其附近疼痛，尤其是前臂旋前、主动屈腕关节时，疼痛更加严重，疼痛可放射到前臂掌侧，屈腕无力。

（四）检查

肱骨内上髁处及尺侧腕屈肌、指浅屈肌部有明显压痛点。前臂抗阻力旋前或抗阻力屈腕时疼痛加重。

（五）诊断与鉴别

根据病史、症状特征及相关检查可做出诊断，应与以下疾病相鉴别。

1.肘关节尺侧副韧带损伤 外展、外旋应力常伤及本韧带的前束及后束，合并滑膜损伤，关节肿胀，内侧间隙压痛，伸肘、屈肘、外翻痛为阳性，X线片示间隙增大。

2.肱骨外上髁炎 疼痛部位在肘外侧，密尔试验为阳性。

（六）推拿治疗

1.治疗原则 本病的治疗原则为舒筋活血，通络止痛。

2.取穴与部位 推拿治疗本病可选小海、少海、青灵、阿是穴及前臂尺侧。

3.主要手法 推拿治疗本病的主要手法有按、揉、拿、弹拨、擦法等。

4.操作方法 类似于肱骨外上髁炎，只是部位在肱骨内上髁处。

（1）患者取坐位或仰卧位，医者立于或坐于患侧，用轻柔的㨰法，从肘部沿前臂尺侧治疗，往返10次左右，以舒筋通络。

（2）重点在肘部内侧治疗，用拇指按揉少海、小海、青灵、阿是穴，手法宜缓和，同时配合拿法沿腕屈肌往返提拿。

（3）用弹拨法，可将前臂置旋后位，放置桌上，肘下垫物，医者用拇指从肱骨内上髁部弹拨腕屈肌，反复数次，弹拨范围可上下移动。

（4）最后用擦法沿腕屈肌治疗，以透热为度，亦可搓肘部及前臂结束。

（七）辨证分型

1.寒湿外侵 肘部漫痛，得温痛减，遇劳加重，不能旋臂，提物困难。苔薄白，脉浮缓。

2.气血瘀阻 有骤然挥臂或绞拧衣物史，痛如锥刺，向前臂及腕部放射，持物困难或握物无力。苔薄白，脉弦紧。

3.肝肾两亏 肘痛，昼轻夜重，持物无力，伴头晕目眩耳鸣，腰酸膝软；舌红少苔，脉细弱。

（八）其他疗法

本部分内容同肱骨外上髁炎中"其他疗法"。

（九）调护与预防

治疗期间，避免用力屈腕。嘱患者坚持自我推拿，配合功能锻炼，可做展旋、叉腰、伸屈肘关节、翻掌运臂等动作。

第四节　腕部疾病

腕部疾病是指主要症状出现在腕关节周围，由于用力不当或外力损伤等导致的腕关节周围肌肉、韧带、神经、血管等软组织损伤性疾病，主要表现为腕关节周围肿胀、疼痛、麻木等一系列症状的疾病。本节所阐述的疾病不包括腕关节周围肿瘤、结核、骨折等恶性及急性病症。

一、桡骨茎突狭窄性腱鞘炎

因拇长展肌腱与拇短伸肌腱的腱鞘发炎，肌腱的肿胀受压，腱鞘内张力增加，在腱鞘部位（即桡骨茎突处）产生的以肿胀、疼痛为特点的疾病，即为桡骨茎突狭窄性腱鞘炎。虽然狭窄性腱鞘炎以桡骨茎突部最为多见，但在指、趾、腕、踝等部均可发生。本病以中青年易发病，属于职业性劳损范围，多发于经常用腕部操作的劳动者，如瓦工、木工、家庭妇女等，女性多于男性。

（一）解剖

腱鞘是保护肌腱的滑囊，由外层的腱纤维鞘和内层的腱滑膜鞘共同组成，内层与肌腱紧密贴附，外层通过滑液腔与内层分开。在两端，内外两层相互移行而构成封闭的腔隙。内外层之间有滑液，可减少肌腱活动时的摩擦，保证肌腱润滑，使之有充分的活动度。腕背韧带覆盖于桡骨茎突上方，与骨面共同构成一纤维骨性鞘管。拇长展肌腱与拇短伸肌腱共同通过该鞘管后折成一定的角度终止于拇指；桡骨茎突处的骨性突起是造成桡骨茎突狭窄性腱鞘炎的原因之一，骨性突起加大了肌腱与骨面之间的摩擦。

（二）病因病机

导致本病的主要原因是腕部经常活动或短期内活动过度，腱鞘因摩擦而慢性劳损或慢性寒冷刺激。人们在日常生活和生产劳动中，如果经常用拇指捏持操作，使两条肌腱在狭窄的腱鞘内不断地摩擦，日久可引起肌腱、腱鞘的慢性劳损，发生无菌性炎症，如遇寒则症状加重。其主要病理变化是肌腱与腱鞘发生炎症、水肿，逐渐增厚的腱鞘内外层使腱鞘管道变得更加狭窄，以致肌腱、腱鞘之间轻度粘连，肌腱从狭窄的腱鞘内通过变得困难，影响到拇指的功能活动，在临床上可产生交锁现象。肿胀及受压的肌腱使腱鞘内的张力增加，产生肿胀疼痛。其特点是：腱鞘内不是因分泌过多的滑液肿胀疼痛，而是组织肥厚而疼痛。

（三）临床表现

（1）一般无明显外伤史，起病多较缓慢。患者桡骨茎突部疼痛，初起较轻，逐渐加重，可放射至手或肩、臂部，严重时局部有酸胀感或烧灼感，遇寒冷刺激或拇指活动时痛剧。

（2）拇指无力，伸拇指或外展拇指活动受限，日久可引起大鱼际萎缩。

（四）检查

（1）桡骨茎突部明显压痛，并有肿胀。

（2）可触及硬结，拇指运动时有摩擦感或摩擦音。

（3）握拳尺偏试验呈阳性。

（五）诊断与鉴别

本病的诊断可结合临床症状及病史，其中握拳尺偏试验为阳性是诊断本病的重要依据。为避免误诊，应与以下疾病相鉴别。

1. 下尺桡关节损伤　间接扭拧伤为下尺桡关节损伤的常见原因。下尺桡关节稳定性减弱，握物无力，有挤压痛、异常错动感，转腕可出现响声，前臂旋前尺骨小头向背侧突出。

2. 腕舟骨骨折　腕桡侧深部疼痛，鼻咽窝部肿胀及压痛，第1、2掌骨远端腕部叩击痛呈阳性。X线片示外展位常可早期明确诊断。

（六）推拿治疗

1. 治疗原则　本病的治疗原则为舒筋活血，松解粘连。

2. 取穴与部位　推拿治疗本病可选手三里、合谷、阳溪、偏历、列缺和桡骨茎突部及其上下方。

3. 主要手法　推拿治疗本病的主要手法有㨰、按、揉、弹拨、拔伸、擦法等。

4. 操作方法

（1）患者取坐位或仰卧位。先于前臂伸肌群桡侧施㨰法，再点按手三里、偏历、阳溪、列缺、合谷等穴，然后医者用拇指重点按揉桡骨茎突部及其上下方，达到舒筋活血之目的。

（2）沿前臂拇长展肌与拇短伸肌到第1掌骨背侧，用轻快柔和的弹拨法，上下往返治疗4～5次，重点在桡骨茎突部。

（3）医者再一次以一手握住患腕，另一手握其手指进行拔伸，并使患腕掌屈、背伸，同时缓慢旋腕。

（4）推按阳溪穴（相当于桡骨茎突局部）。以右手为例，术者左手拇指置于桡骨茎突部，右手示指及中指夹持患者拇指，拇指及余指握住患者其他四指向下牵引，同时向尺侧屈曲，然后，术者用左手拇指用力向掌侧推压挤按桡骨茎突部，同时右手用力将患者腕部屈曲，然后再伸展，反复3～4次。

（5）最后，以桡骨茎突为中心用擦法，擦时可配合药物，以透热为度，并可配合热敷及外敷膏药。

（七）辨证分型

1. 瘀滞证　多为早期，有急性劳损史；局部肿痛，皮肤稍灼热。舌苔薄黄或薄白，脉弦或弦涩。

2. 虚证　多为后期，劳损日久；腕部酸痛无力，劳累后加重，局部轻度肿胀。舌质淡，舌薄白，脉沉细。

（八）其他疗法

1. 中药外用　本部分内容同肱骨外上髁炎中"其他疗法"的药外用疗法。

2. 针灸治疗　针刺局部穴位、阿是穴，行气活血，散寒通络。

3. 针刀手术　本部分内容同肱骨外上髁炎中"其他疗法"的针刀手术。

4. 冲击波治疗　本部分内容同肱骨外上髁炎中"其他疗法"的冲击波治疗。

5. 封闭治疗　本部分内容同肱骨外上髁炎中"其他疗法"的封闭治疗。

6. 外科手术治疗　外科手术作为桡骨茎突狭窄性腱鞘炎终末期的治疗手段，用于经保守治疗无效、反复发作的患者。

（九）调护与预防

（1）避免腕关节的过度活动及劳累和接触寒凉之物。

（2）嘱患者进行功能锻炼，经常做拇指的外展、背伸活动，可防止肌腱和腱鞘的粘连。

二、腕关节扭伤

腕关节周围肌肉、韧带、关节囊等软组织受到间接暴力而造成过度牵拉而发生的损伤称为腕关节扭伤，包括撕裂、出血、肌腱脱位，严重者可合并小片撕脱性骨折。本病可发生于任何年龄。

腕关节活动范围大，而且活动频繁，可做屈、伸、内收、外展和环转运动，故极易发生扭伤，常合并骨折，所以腕部急性损伤必须排除桡骨尺骨下端骨折和腕骨骨折等。

（一）解剖

腕部软组织众多，结构复杂，既有前臂的长肌腱，亦有很多起自腕骨和掌骨处的短小手肌。上有下桡尺关节，下有尺桡韧带（为关节囊加强部分，比较松弛）、三角纤维软骨，中有腕关节，包括桡腕关节、腕掌关节、腕骨间关节。在背侧有腕背侧韧带，此韧带比较薄弱，掌侧有腕掌侧韧带。在尺侧有尺侧副韧带，桡侧有桡侧副韧带，各韧带都有加强稳定腕关节的作用。所以各腕骨不是显露于皮下，而是被血管、韧带和神经覆盖。当然，还有通过腕关节的腕伸肌腱、腕屈肌腱和指伸、屈肌腱。

（二）病因病机

1. 急性损伤　在体育运动、生产劳动及日常生活中，由于手掌猛力撑地，或不慎跌仆、因持物而突然伸屈或旋转腕关节，造成关节周围韧带、肌腱的撕裂伤，当暴力过大时可合并撕脱骨折和脱位。

2. 慢性劳损　腕关节超负荷的过度劳累及腕关节长期反复操劳积累，使某一肌肉、韧带、肌腱处于紧张、收缩状态而损伤。损伤后，软组织撕裂，局部渗出或出血，肌腱移位，日久可致粘连。

中医学认为，上述原因致筋脉受损，气血凝滞而致本病。《诸病源候论》说：腕关节损伤"皆是卒然致损，故气血隔绝，不能周荣……按摩导引，令其血气复也"。

（三）临床表现

1. 急性损伤 腕部疼痛，活动时痛剧，夜间常因剧痛而致寝不安。肿胀、皮下瘀斑明显。腕关节功能受限。

2. 慢性劳损 腕关节疼痛不甚，作较大幅度活动时，伤处可有痛感。无明显肿胀，腕部常有"不灵活""乏力"之感。

不管是急性损伤还是慢性损伤，依其损伤部位的不同，其疼痛的表现也不一样。

（1）腕背侧韧带与指伸肌腱损伤：腕关节用力掌屈时，在背侧发生疼痛。

（2）腕掌侧韧带与指屈肌腱损伤：腕关节用力背伸时，在掌侧发生疼痛。

（3）桡侧副韧带损伤：当腕关节向尺侧倾斜时，在桡骨茎突部发生疼痛。

（4）尺侧副韧带损伤：当腕关节向桡侧运动时，尺骨小头处疼痛。

如果向各方向运动均发生疼痛，且活动明显受限，则为肌腱等的复合损伤。

（四）检查

（1）受伤部位有明显的压痛及肿胀。

（2）分离试验阳性，即做受累肌腱、韧带相反方向的被动活动，在损伤部位可出现明显的疼痛。

（3）X线检查示单纯腕与手部扭伤及侧副韧带损伤，X线片除有局部软组织肿胀阴影外，其余无明显发现。

（五）诊断与鉴别

本病有外伤史，局部肿痛，压痛明显，活动受限。根据肌腱、韧带的解剖位置，不难做出诊断，但应与舟骨骨折、桡骨远端骨折相鉴别。

1. 腕舟骨骨折 患者有外伤史，如摔倒时手掌着地，腕关节疼痛肿胀以桡侧为主，阳溪穴处压痛明显，桡偏腕关节或叩击第2、3掌骨头部，腕部有剧烈疼痛，而牵拉时疼痛不明显，拍腕关节舟状位X线片，一般可以确诊。

2. 桡骨远端无移位骨折 腕关节外伤后肿胀、疼痛，压痛点在桡骨远端周围，X线片可以确诊。

（六）推拿治疗

1. 治疗原则 本病的治疗原则为舒筋通络，活血祛瘀。

2. 取穴与部位 推拿治疗本病可选少海、通里、神门、合谷、阳溪、尺泽、列缺、太渊、养老、支正、阳谷、内关、大陵、阳池、会宗及腕关节部。

3. 主要手法 推拿治疗本病的主要手法有按、揉、摇、拿、弹拨、拔伸、擦、搓法等。

4. 操作方法 因损伤部位和时间不同，在手法的具体运用上也有不同。

（1）急性损伤：由于疼痛和肿胀较为明显，手法操作时宜轻柔。

1）在伤处附近选用相应经络上的适当穴位，如尺侧掌面，可选手少阴经的少海、通里、神门等穴；桡侧背面，可选手阳明经的合谷、阳溪、曲池等穴；桡侧掌面，可选手太阴肺经的尺泽、列缺、太渊等穴。其他部位同上选法，选好穴位后用点按法使之得气，约1分钟，以疏通经气，促使经络气血畅通。

2）在伤处周围向上、下、左、右用揉法或㨰法 3～5 分钟，以使凝滞消散，改善血液循环。同时配合拿法，并沿肌肉组织做垂直方向的轻柔弹拨。

3）摇腕关节：在拔伸的情况下，被动地使腕做绕环、背伸、掌屈、侧偏等动作，以恢复正常的活动功能。

4）最后用擦法及搓法治疗，以透热为度。

对肿胀明显者，可在术后用中药外敷。

（2）急性损伤后期和慢性劳损：由于疼痛和肿胀较轻，运用以上手法时，要相应加重，活动幅度逐渐加大，以解除挛缩，松解粘连，改善关节活动。手法操作要注意力度，以防再度损伤。

（七）辨证分型

1. 气滞血瘀   损伤早期，腕关节疼痛，活动加重，局部肿胀及皮下瘀斑，关节活动受限。舌红边瘀点，脉弦。

2. 筋脉失养   损伤后期，关节持续隐痛，轻度肿胀，或触及硬结，腕部常有"不灵活""乏力"之感。舌淡，苔薄，脉弦细。

（八）其他疗法

腕部推拿治疗，对骨折愈合后、关节脱位复位后的功能恢复及肌腱、韧带断裂修复后等所造成的后遗症状也是十分有益的。

扭伤要及时治疗，若损伤严重，治疗失误，可引起创伤性关节炎、月骨无菌性坏死及腕关节粘连，影响腕关节功能的恢复。

（九）调护与预防

（1）急性损伤后，经检查不伴有骨折、脱位、肌腱断裂者，但局部肿胀明显，皮下出血严重，一般在损伤后的 24～36 小时内不做推拿治疗，应及时给予冷敷或加压包扎。

（2）局部保暖，避免寒冷刺激及腕部过度用力。

（3）治疗期间可用"护腕"保护。

（4）嘱患者进行功能锻炼，在疼痛减轻后练习。可用抓空增力势，即五指屈伸运动。先将五指伸展张开，然后用力屈曲握拳。

（5）对非急性损伤者，可让患者进行自我保健推拿，以健侧的拇指指腹或拇、示指指腹按揉或夹住受伤的肌腱、韧带、关节，揉动该处 3～5 分钟。接着擦热患部，每天 1 次。

第五节   腰骶部疾病

腰骶部疾病是由多种因素导致的以腰部长期疼痛为主要表现的一种疾病，主要是由外伤、劳损或寒湿侵袭腰部所致，以腰部疼痛，弯腰、受寒或劳损加重，活动受限为主要表现。腰痹痛既是一个独立疾病，又可以是其他疾病的兼症。因骨折、脱位以及妇科、肿瘤、泌尿科等其他疾病所引发的腰痛，不在此范围。

一、腰椎间盘突出症

腰椎间盘突出症又称"腰椎间盘纤维环破裂症",是临床常见的腰腿痛疾病之一。其发病率约占门诊腰腿痛的15%。本病是由于腰椎间盘的退变与损伤,导致脊柱内外力学平衡失调,使椎间盘的髓核自破裂口突出,压迫腰脊神经根而引起腰腿痛的一种病症,好发于30~50岁的体力劳动者,男性多于女性。临床以腰4~5和腰5~骶1之间突出最多。

中医学对腰椎间盘突出症很早就有论述。如《素问·刺腰痛》说:"衡络之脉令人腰痛,不可以俯仰,仰则恐仆,得之举重伤腰。"又云:"肉里之脉令人腰痛,不可以咳,咳则筋缩急。"说明本病由外伤引起,症状为腰痛合并下肢痛,咳嗽时加重。这与西医所说的腰椎间盘突出的症状基本相似。

（一）解剖

椎间盘是椎体之间的连接部分,除第1、2颈椎之间,骶椎和尾椎之间无椎间盘外,其余椎体之间均存在椎间盘,成人共有椎间盘23个。

椎间盘由髓核、纤维环和软骨板三部分组成,是一个富有弹性的软垫,其长度总和约占脊柱全长的1/4~1/3,它和脊椎后关节构成脊柱运动的基础,同时可承受压力、缓冲震荡,各椎体和椎间盘前后面分别为前、后纵韧带,前纵韧带宽大坚强,后纵韧带较窄,椎弓间则有坚韧而富有弹性的弓间韧带,棘突间有棘间韧带,棘突顶端有棘上韧带。椎体和附件上附着的肌肉、韧带既是脊柱运动的动力,又能对椎间盘起很好的保护作用。

椎间盘的髓核、纤维环、软骨板随年龄的增长,也发生相应的变化,髓核的变性从20岁后即开始,20~30岁表现为外形逐渐模糊,与纤维环之间分界不清,30岁以后随着水分吸收的加快髓核逐渐出现纤维化,50岁以后可退变为纤维软骨。

（二）病因病机

1. 内因

（1）解剖结构的因素:腰椎间盘纤维环后外侧较为薄弱,后纵韧带纵贯脊柱的全长,加强了纤维环的后面,但自第1腰椎平面以下,后纵韧带逐渐变窄,至第5腰椎和第1骶椎间,宽度只有原来的一半。腰骶部是承受动、静力最大的部分,故后纵韧带的变窄造成了自然结构的弱点,使髓核易向后方两侧突出。

（2）椎间盘的退变和发育上的缺陷:椎间盘随年龄的增长可有不同程度的退变。至30岁以后,退变明显,由于负重和脊柱运动的机会增多,椎间盘经常受到来自各方面力的挤压、牵拉和扭转应力,因而容易使椎间盘发生脱水、纤维化、萎缩、弹力下降,致脊柱内外力学平衡失调,稳定性下降,最后因外伤、劳损、受寒等外因导致纤维环由内向外破裂。这是本病发生的主要原因。

2. 外因

（1）损伤和劳损:尤其是积累性损伤,是引起该病的重要因素。由于腰椎排列呈生理性前凸,椎间盘前厚后薄,人们在弯腰搬运重物时,由于受到体重、肌肉和韧带等张力的影响,髓核产生强大的反抗性张力,在此情况下,如腰部过度负重或扭伤,就很可能使髓核冲破纤维环而向侧后方突出,引起脊神经根、马尾或脊髓的刺激或压迫症状。

椎间盘在弯腰活动或受压时则变形,此时,椎间盘吸水能力降低,直至压力解除后,变形和吸水能力方能恢复。若长期从事弯腰工作，或腰部积累性劳损，至髓核长期得不到正常充盈，纤维环的营养供应也长期不足，加之腰背肌肉张力增高，导致椎间盘内压力升高，故轻微的外力也可使纤维环破裂而致髓核突出。

（2）寒冷刺激：长期受寒冷的刺激，使腰背肌肉和血管痉挛、收缩，影响局部血液循环，进而影响椎间盘的营养供应。同时，由于肌肉的紧张痉挛，导致椎间盘内压力升高，特别是对于已变性的椎间盘，更可造成进一步的损害，致使髓核突出。

（三）临床分型

1. 根据髓核突出的方向分型

（1）向后突出：一般所指的椎间盘突出，实际上皆属此种类型，为三型中最重要者。

（2）向前突出：一般不会引起临床症状，故无实际临床意义。

（3）向椎体内突出：此型表现为髓核经过已闭塞的血管，向软骨板和椎体内突出，形成环状缺口，多发生于青年期。

2. 根据向后突出的部位分型

（1）单侧型：临床最为多见，髓核突出和神经根受压只限于一侧。

（2）双侧型：髓核自后纵韧带两侧突出，两侧神经根皆受压迫。

（3）中央型：髓核自后中部突出，一般不压迫神经根，而只压迫下行的马尾神经，引起鞍区麻痹和大小便功能障碍等症状。

3. 根据髓核突出的程度分型

（1）隐藏型（幼弱型）：纤维环不全破裂，其外层尚保持完整，髓核在受压情况下，向破裂部分突出。此时如椎间盘所受的压力大，纤维环破裂多，则髓核继续向外突出；如能适当休息，髓核完全可以还纳，破裂纤维环也可能得到愈合。

（2）突出型（移行型）：纤维环裂隙较大，但不完全，外层尚保持完整，髓核突出较大，呈球状，此型可转为破裂型，也可经手法复位而治愈。

（3）破裂型（成熟型）：纤维环完全破裂，髓核从破裂的纤维环向外突出。有的突出物上被以薄膜，从而与附近组织隔开，不致发生粘连；有的外无被膜，其突出的断端与附近组织发生粘连，甚至与神经根发生粘连，此种情况，回纳比较困难。

（四）临床表现

1. 腰痛和一侧下肢放射痛　腰部反复疼痛，逐渐向一侧下肢放射，程度轻重不等，严重者不能久坐久立，翻身转侧困难，咳嗽、喷嚏或大便用力时，因腹压增高而疼痛加重。下肢放射痛多向一侧沿坐骨神经分布区域放射。

2. 腰部运动障碍　腰部各分向活动均受限，尤以后伸和前屈为甚。

3. 腰椎脊柱姿势改变　脊柱姿势的改变有脊柱侧弯、腰椎前凸增大、腰椎曲线变平或倒转四种形式，尤以脊柱侧弯最多见，占80%以上。

4. 主观麻木感　久病患者或神经根受压严重者常有患侧下肢麻木，中央型髓核突出可见鞍区麻痹。

5. 患肢温度下降　患者感觉患肢不温，怕冷，经与健肢对比，患肢温度确有降低。

（五）检查

1. 压痛点 在腰 4～5 或腰 5～骶 1 间隙、棘突旁有明显压痛，用力按压或叩击痛处时，可引起下肢放射痛，且在居髎、环跳、委中、阳陵泉、悬钟等穴处常有不同程度的压痛。

2. 直腿抬高及加强试验 本试验阳性者直腿抬高在 15°以下。本试验是确诊本病的重要检查，阳性率可达 90%以上。

3. 蹬趾背伸或跖屈力减弱或消失 腰 4～5 突出为蹬趾背伸力减弱或消失；腰 5～骶 1 突出，出现蹬趾跖屈力减弱或消失。

4. 屈颈试验 本病屈颈试验呈阳性。

5. 挺腹试验 本病挺腹试验呈阳性。

6. 下肢后伸试验 本病下肢后伸试验呈阳性。

7. X 线检查 腰骶椎 X 线检查的目的在于排除其他疾病，如肿瘤、结核、骨折等。同时查到与本病有关的异常改变，如椎间隙变窄、生理前凸消失、脊柱侧弯等。必要时也可做 CT 检查。

（六）诊断与鉴别

根据病史、症状和体征，对多数腰椎间盘突出症可做出诊断，但必须细致检查，综合分析各体征，再结合 X 线检查方可获得正确的诊断。临床上尚需要与以下疾病相鉴别。

1. 急性腰肌扭伤 除有急性外伤史、剧烈腰痛外，可有臀及下肢的牵扯痛，但此病阳性体征不多，无沿坐骨神经分布区的压痛，无肢体感觉异样，无腱反射异常。此病直腿抬高及加强试验呈阴性。

2. 慢性腰肌劳损 病程长，症状轻，压痛点广泛，腰痛与劳累、休息、风寒湿关系密切，可有竖脊肌板硬和下肢反射性疼痛，经休息、理疗、推拿易治愈。

3. 梨状肌综合征 由下肢外展、外旋或内旋动作过猛，损伤梨状肌并累及坐骨神经所致，症状与腰椎间盘突出症有诸多相似之处，但无腰痛和脊柱侧弯等表现，疼痛主要在臀部及下肢。检查梨状肌局部压痛明显，直腿抬高试验在 60°以前疼痛明显，超过 60°后疼痛反而减轻，梨状肌紧张试验呈阳性。

4. 增生性脊柱炎 发病年龄大，病程缓慢，腰腿痛受寒湿、劳累后加重，疼痛不受体位改变的影响，压痛点广泛，直腿抬高试验呈阴性，腱反射异常。X 线检查可见椎间隙变窄，椎体前后缘有明显的骨质增生。

（七）推拿治疗

1. 治疗原则 本病治疗原则为舒筋通络，活血化瘀，松解粘连，理筋整复。

2. 取穴与部位 推拿治疗本病可选腰阳关、大肠俞、环跳、委中、承山、阳陵泉、悬钟、丘墟及腰臀和下肢后外侧穴位。

3. 主要手法 推拿治疗本病的主要手法有滚、按、揉、点压、顶推、扳法、踩跷、背法等。

4. 操作方法

（1）循经按揉法：患者取俯卧位，医者用滚、按、揉法在患者脊柱两侧膀胱经及臀部和下肢后外侧施术 3～5 分钟，以腰部为重点。然后医者用双手掌重叠用力，沿脊柱由上至下按压腰骶部，反复 2～3 遍，此法作用在于改善血液循环，缓解腰背肌肉痉挛，促进炎症的吸收。

（2）拔伸推压法：患者取俯卧位，医者先用拇指或肘尖点压腰阳关、肾俞、居髎、环跳、承扶、委中及阿是穴，以解痉止痛。然后在助手配合拔伸牵引的情况下，用拇指顶推或肘尖按压患处（与突出物方向相反）。此法作用在于增加椎间盘外压，降低椎间盘内压，促使突出的髓核回纳。

（3）理筋整复法：患者取侧卧位，医者用腰部斜扳法，左右各一次，可调整后关节紊乱，松解粘连，改变突出物与神经根的位置，然后再取仰卧位，用强制直腿抬高以牵拉坐骨神经和腘神经，对粘连有一定的松解作用，并可使脊椎后部和后纵韧带牵拉，增加了椎间盘外周的压力，相对地降低了椎间盘内的压力，从而迫使髓核复位。

（4）踩跷、背晃法：其机制同拔伸推压法，只不过力度较前稍重，可选择性使用。

（5）整理手法：患者取俯卧位，医者用㨰、拿、揉、弹拨手法沿腰部及患侧坐骨神经分布区施术 3～5 分钟，然后擦热患处。此法作用在于改善血供，加速炎症吸收，进而使萎缩的肌肉和麻痹的神经逐渐恢复其功能。

（八）辨证分型

1. 血瘀证　腰腿痛如刺，痛有定处，日轻夜重，腰部板硬，俯仰旋转受限，痛处拒按。舌质暗紫或有瘀斑，脉弦紧或涩。

2. 寒湿证　腰腿冷痛重着，转侧不利，静卧痛不减，受寒及阴雨加重，肢体发凉。舌质淡，苔白或腻，脉沉紧或濡缓。

3. 湿热证　腰部疼痛，腿软无力，痛处伴有热感，遇热或雨天痛增，活动后痛减，恶热口渴，小便短赤。苔黄腻，脉濡数或弦数。

4. 肝肾亏虚　腰酸痛，腿膝乏力，劳累更甚，卧则减轻。偏阳虚者面色㿠白，手足不温，少气懒言，腰腿发凉，或有阳痿、早泄，妇女带下清稀，舌质淡，脉沉细。偏阴虚者，咽干口渴，面色潮红，倦怠乏力，心烦失眠，多梦或有遗精，妇女带下色黄味臭，舌红少苔，脉弦细数。

（九）其他疗法

1. 牵引　腰椎牵引是一种应用外力作用于脊柱的垂直轴，使腰椎分离而治疗腰痛的治疗方法。腰椎间盘突出症患者常需要牵引治疗，牵引具备很好的治疗作用，主要表现在：牵引可以加大椎间隙和椎间孔，改变神经根与压迫物之间的位置关系，使神经根等组织受到的刺激或压迫减轻；牵引可以纠正椎体的侧弯、旋转、滑脱及小关节错位，解除滑膜嵌顿；牵引可以降低椎间盘内压或使椎间盘内产生负压，有利于膨出的纤维环、突出的髓核还纳；牵引可以缓解腰部肌肉痉挛和关节囊、韧带及神经根的粘连，有利于恢复腰椎平衡及增强腰椎的稳定性。

临床应用最多的是骨盆牵引。患者取仰卧位，胸部和骨盆分别固定于牵引床的两端，施加一定牵引力使腰椎受到拉伸。牵引力量一般为体重的 25%，视患者个人体质和病情情况最大可达体重的 70%，通常每次牵引时间为 20～30 分钟，每日或隔日 1 次。

2. 中低频温热治疗仪　中低频温热治疗仪主要作用为活血化瘀、舒经通络。

3. 中药疗法　临床治疗腰椎间盘突出症的内服、外用方药很多，在治疗时常根据患者体质和病情的不同选择相应的方药。针对实证患者：寒湿证常应用甘姜苓术汤、独活寄生汤加减；湿热证常应用加味二妙散加减；血瘀证常应用活络效灵丹加减。针对肾虚证患者常应用青蛾丸加减。

4. 红外线治疗 由于红外线与人体内细胞分子的振动频率接近，因此渗入体内之后便会引起人体细胞的原子和分子的共振，透过共鸣吸收，分子之间摩擦生热形成热反应，促使皮下深层温度上升，并使微血管扩张，加速血液循环，有利于改善代谢、加快清除体内代谢产物，活化组织细胞，促进组织修复，所以红外线被用于许多疾病的辅助治疗。

红外线治疗的禁忌证包括发热性疾病、进行性消耗性疾病、并发炎性水肿、高度器质性循环障碍的部位、高度知觉障碍的部位、可能会引起内出血的疾病等。老人、幼儿、热耐力很低的人及极度疲劳状态等都应减少剂量。

5. 微波治疗 微波治疗就是用微波在人体产生的热对患者的病变部位进行辐射，从而达到治疗的目的，它具有辐射能量的方向性好、加热分布均匀、有效透热深度深的特性，临床广泛运用。

微波治疗效应及原理见落枕微波治疗。

6. 针刺 腰椎间盘突出症患者接受针刺治疗时常选择侧卧屈膝位或俯卧位，针具常选用 1.5 寸毫针，臀部穴位常选用 3 寸毫针。针刺治疗腰椎间盘突出症常用穴位如下：夹脊、肝俞、肾俞、命门、大肠俞、腰阳关、上髎、次髎、秩边、环跳、承扶、风市、委中、阳陵泉、阴陵泉、足三里、丰隆、承山、三阴交、悬钟、昆仑、太溪、太冲、气海、关元、后溪、外关、合谷、中渚、百会、水沟穴等。进针时应注意针刺的角度、方向和深度，在进针后应施以一定的手法使腧穴产生经气感应，即"得气"，在"得气"的基础上根据患者体质、病情选择适宜的补泻手法激发经气，从而调整经络气血运行进而调整脏腑功能，产生良好的疗效。针刺治疗常留针 30 分钟，每隔 10 分钟捻针 1 次，每日或隔日治疗 1 次。

在针刺治疗过程中可以将电针仪与毫针连接，通过毫针将脉冲电流作用于腧穴，既可以产生手法捻针的作用，又能够将针刺和脉冲电刺激结合起来产生双重治疗作用。通常选取同侧躯体的 1～3 组穴位，急性期常选择密波，恢复期和后遗症期常选择疏波。密波能够降低神经应激功能，具有镇静、止痛、缓解痉挛的作用，疏波可以引起肌肉收缩，增强肌肉韧带的功能。电流强度最好在感觉阈和痛阈之间，以患者能够耐受为度。

7. 艾灸 本法详见本章第一节落枕中的"其他疗法中的"灸法治疗"。

8. 中药离子导入治疗 中药离子导入疗法是利用直流电使中药离子进入人体以达到治疗目的的方法。中药离子具有自身独特的性味和功效，当中药离子被导入人体，会在局部乃至全身发挥中药本身的治疗作用。治疗时将所需导入的中药离子放在极性与该离子相同的电极下，由于同性相斥的原理，通电后中药离子即被斥入人体。

中药离子导入药液可以选择中药酊剂、中药煎剂或中药糊剂，参考中药处方如下：红花 20g，桃仁 15g，延胡索 35g，当归 20g，白芍 15g，制马钱子 5g，防己 20g，牛膝 25g，制川乌 15g，制草乌 15g，威灵仙 20g，伸筋草 15g，冰片 10g，乳香 15g，没药 20g，透骨草 20g。

9. 拔罐疗法 拔罐疗法操作及临床操作注意事项见本章第一节落枕中的"其他疗法"中的"拔罐疗法"。

10. 小针刀疗法 该疗法是针刺疗法与手术相结合形成的一种治疗新技术，尤适用于各种慢性软组织损伤和某些骨关节疾病，近来已被用于治疗非髓核压迫为主的腰椎间盘突出症。小针刀对穴位施术时，除有刺激作用外，尚能行剥离、疏通、松解。对软组织损伤后引起之粘连和瘢痕，疗效显著。腰椎间盘突出症患者，由于脊柱生物力学发生改变，影响脊柱稳定性，造成脊柱周围肌肉及关节、筋膜、韧带的损伤、痉挛、渗出、粘连，以致瘢痕形成，正是小针刀疗法的适应证。

其探寻方法是：①压痛点；②被动牵拉该肌引起的痛点；③主动使该肌完成某一动作引起的痛点。定点后，标记、常规消毒。刀口线最好与大血管、神经及肌纤维平行，若肌纤维与神经血管走向不同，则按神经、血管走向。对病变表浅者，刺入前首先加压分离，然后快速进刀达病变组织。对病变较深者，则快速通过皮肤，然后缓慢接近病灶，期间应及时询问患者的感觉，若有酸、胀及酥麻感表明已达病灶，即行手术；若有尖锐刺痛，可能是重要血管，或有麻木或触电样感，可能是神经根或神经干，应提起针刀，调整方向或更换手术部位；若无任何感觉，且刺入较深，多在组织间隙，不可再进，应重新定点、标记。

了解手术针感，对手术的准确性和安全性非常重要。具体治疗手术方法如下：①纵行剥离，粘连发生在肌腱附着点或神经根周围，刀口线与神经根和肌纤维平行，分几条线纵行剥离，并仔细询问患者感觉，不可横剥。②横行剥离，粘连发生在肌纤维的非附着点处，如肌肉和骨质发生粘连，刀口肌纤维与肌纤维平行刺入，达骨面后，与肌肉或韧带垂直铲剥，将其从骨面铲起。③切开剥离，粘连、瘢痕发生在几种软组织之间，刀口线与肌纤维平行刺入，将相互间的粘连、瘢痕切开，若病变坚硬、钙化、骨化，则将其切成碎块。④切割肌纤维紧张或挛缩，引起疼痛或关节功能障碍，刀口线与肌纤维垂直刺入，切断少量肌纤维。一般切断少于 1/3 的肌纤维，该肌功能不受影响。⑤穴位剥离，对穴位行剥离、疏通、松解，常用于环跳、委中、阳陵泉、殷门等穴。

小针刀禁忌证可见本章第一节落枕中"其他疗法"的小针刀疗法。同时还要防止晕针、折刀、卷刃，应严格无菌操作。严防血管、神经、内脏损伤，如肝、肾、脊髓、肠管等。

（十）调护与预防

腰椎间盘突出症患者发病后需要在生活中做好调护措施，以促进病情康复，预防疾病复发。在急性发作期患者宜卧硬板床保持完全卧床休息 1～3 周，尽量减少下地活动以减少因负重而增加的损伤，使局部炎症尽快消退；症状基本消失后或每次治疗结束之后最好以腰围固定，限制腰椎活动，防止再次损伤；避免过度劳累，做好防寒保暖措施，避免久居阴冷潮湿之地，宜穿软底平跟鞋，注意足部保暖。另外，腰椎间盘突出症患者要注意保持日常生活中各类动作的正确姿势，有效维持腰椎的稳定性，避免腰椎间盘突出的诱因和加重因素。

（1）推拿治疗前应排除骨、关节疾病及推拿禁忌证。

（2）病程长，经多次推拿治疗无效者，可考虑综合治疗。

（3）推拿治疗后可能出现疼痛加重现象，应平卧硬板床休息 1～2 周，并用皮腰围保护腰部，尽量避免弯腰动作。

（4）病情好转后，适当进行腰背肌肉功能锻炼，促进康复。功能锻炼对于腰椎间盘突出症的康复可起到重要的辅助作用，功能锻炼可以逐渐纠正因疾病造成的不良姿势，增强腰背部肌肉力量，从而逐步恢复正常功能。常用的功能锻炼如下。①飞燕式：患者俯卧，双下肢伸直，两手贴在身体两旁，下半身不动，抬头时上半身向后背伸，每日 3 组，每组做 10 次。经过一段时间的锻炼，改为抬头后伸及双下肢直腿后伸，同时进行腰部尽量背伸，形似燕子双飞，每日 5 组，每组 20 次。②支撑式：患者仰卧，两腿屈膝成 90°，足底放在床上，以头后部及双肘支持上半身，双足支持下半身，呈半拱桥形，当挺起躯干架桥时，膝部稍向两旁分开，停留 3～5 秒，每日 3 组，每组 10 次。经过一段时间的锻炼，可增加至每日 5 组，每组 20 次。

二、腰椎管狭窄症

腰椎管狭窄症是指腰椎管、神经根管及椎间孔变形变窄并引起马尾及神经根受压而产生的相应的临床症状，又称腰椎椎管狭窄综合征。腰椎管狭窄症分为原发性与继发性两类，前者多发于青年人，后者多发于 40 岁以上的中老年人。好发部位为腰 4~5，其次为腰 5~骶 1，男性较女性多见，体力劳动者多见。本病属中医学"腰痛"范畴。

（一）解剖

本部分解剖内容详见本节腰椎间盘突出症"解剖"内容。

（二）病因病机

1. 原发性 原发性腰椎管狭窄症多为先天所致，是椎管本身由于先天性或发育性因素而致的腰椎管狭窄，表现为腰椎管的前后径和横径均匀一致性狭窄。此类型临床较为少见。

2. 继发性 继发性腰椎管狭窄症多为后天所致，其中退行性变是主要发病原因。中年以后腰椎发生退行性改变，如腰椎骨质增生、黄韧带及椎板肥厚、小关节突增生或肥大、关节突关节松动、椎体间失稳等均可使腰椎管内径缩小，椎管容积变小，达到一定程度后可引起脊神经根或马尾神经受挤压而发病。

原发性和继发性两种因素常常相互联系，相互影响。即在先天发育不良，椎管较为狭小的基础上再发生各种退变性因素，使椎管容积进一步缩小而导致本病。这种混合型的腰椎管狭窄症临床比较多见。

此外，还有其他因素导致的椎管狭窄，如陈旧性腰椎间盘突出，脊椎病、尾椎骨折错位复位不良，脊柱髓核术后或椎板切除术后等也可引起腰椎管狭窄。

（三）临床表现

（1）腰部及下肢阵发性、持续性疼痛在下腰部和椎管部，痛多为双侧，左右交替出现，或一侧轻一侧重，疼痛性质为酸痛、刺痛或灼痛。

（2）典型的间歇性跛行、即当站立或行走过久时，出现腿酸痛或麻木无力，逐渐加重，甚至不能继续行走，休息后缓解，若继续行走其症状又出现。

（四）检查

（1）起病缓慢，有长期慢性腰痛史。

（2）以腰腿痛和间歇性跛行为其主要特征。

（3）腰部后伸活动受限，腰后伸试验呈阳性，直腿抬高试验可为阳性。

（4）部分患者可出现下肢肌肉萎缩，足趾背伸无力。小腿外侧痛觉减弱或消失，跟腱反射减弱或消失。

（5）X 线检查可见椎体的退行性改变。CT、MR 检查有助于明确诊断，可见椎体后缘骨质增生，椎管矢径变小，关节突关节可增生肥大向椎管内突出。可见椎管呈弯月形，中央椎管、侧隐窝部狭窄，黄韧带厚等现象。

（五）诊断与鉴别

1. 血栓闭塞性脉管炎　此病属于慢性进行性动、静脉同时受累的全身性疾病。表现为下肢麻木，酸胀、疼痛和间歇性跛行，足背动脉和足后动脉搏动减弱或消失，后期可产生肢体的远端溃烂或坏死。

2. 腰椎间盘突出症　腰痛伴一侧下肢放射痛，呈阵发性加剧，腰部活动受限，脊柱侧弯，直腿抬高及加强试验均为阳性，压痛点在棘突旁或骶部，且有叩击放射痛，CT、MRI 检查可见髓核突出。

（六）推拿治疗

1. 治疗原则　本病的治疗原则为补肾强腰，疏经通络，行气活血。

2. 穴位与部位　推拿治疗本病可选腰骶部及患肢部，以及腰夹脊、三焦俞、肾俞、命门、大肠俞、关元俞、环跳、委中、承山、阿是穴等。

3. 主要手法　推拿治疗本病的主要手法有点、按、弹、扳、擦、运动关节等法。

（1）补肾强腰：患者取俯卧位。医生站于一侧，以掌根按揉法沿腰脊柱两侧夹脊穴上下往返操作 3～5 遍，再以双指按揉腰夹脊、三交俞、肾俞、大肠俞、关元俞、环跳、委中、承山等穴，每穴 1 分钟，且以酸胀为度。沿脊柱两侧皮肤经臀部至小腿，以拿法反复操作 3～5 遍。再到腰骶部痛点（阿是穴）或阳性反应物施以弹拨按揉 1～2 分钟。以使其腰骶部肌肉、韧带充分松弛。

（2）疏经通络：患者取侧卧位，患侧下肢在上，健侧在下。自然伸直全身放松。医生与患者面对而立，一手扶按肩部，另一手扶按屈膝屈髋下肢的臀部。两手轻用力做相反方向的推拉。使腰牵拉，关节放松，然后两手用力扳至极限时，扶按部的一手再施一快速灵巧的推动，常可听见腰部发出"咔"声，但不强求，以松解粘连，滑利关节。

（3）活动腰骶：患者取仰卧位。医生一手扶双踝部，一手扶双膝部，使患者双下肢充分屈曲，角度逐渐加大，使大腿靠近腹壁，医生执双踝之手改托腰骶部；再用力下压双膝，托腰骶部之手随之向上托起，做腰部极慢卷曲，以使椎管容积加大。反复操作 3～5 次。

（4）行气活血：患者取俯卧位。医生站于一侧，以冬青膏或红花油为介质，以小鱼际擦法直擦腰骶部督脉及两侧膀胱经，横擦腰部，以透热为度，可达到疏经散寒、活血通络之目的。

（七）辨证分型

1. 血瘀气滞，经络阻滞　常有腰部外伤史，腰腿疼痛剧烈，不能俯仰，有时痛如锥刺、刀割。清晨疼痛较重，起床活动后则疼痛略有缓解，舌质暗或有瘀斑，脉沉或弦涩。

2. 正气不足，气血两虚　腰腿痛反复发作，经久不愈，劳累则痛加，休息则痛减。周身无力，面色不华，苔薄白，脉沉细。

3. 风寒痹阻　疼痛剧烈，患肢伸屈不利，疼痛循经串行，患肢麻木、感觉迟钝。全身沉重，腰腿重着，喜暖畏寒，遇寒冷潮湿则疼痛加重，苔白腻，脉沉。

4. 肾气亏虚　腰腿酸痛，细软无力，遇劳更甚，卧则减轻，形羸气短，肌肉瘦削。舌淡苔薄白，脉沉细。

（八）其他疗法

1. 牵引治疗

（1）适应证：早期狭窄，症状较轻者。

（2）操作方法：常用骨盆牵引，多采用仰卧位屈膝牵引，目的在于放松腰部肌肉，减轻压迫症状。

2. 中频脉冲电治疗 中频脉冲电治疗法，将薄板电极置于腰部脊柱两侧，以肾俞穴为中心，取耐受电量，电脑中频治疗仪治疗结束后，配以按摩手法。

3. 中药熏蒸 电脑控制中药熏蒸床，采用自拟中药外洗方。处方：熟地15g，骨碎补15g，杜仲15g，续断15g，川牛膝15g，威灵仙15g，独活15g，当归15g，延胡索15g，三棱15g，莪术15g，透骨草30g，伸筋草30g，桂枝10g，红花10g。熏蒸部位主要为腰腿部，温度以个体耐受为准。每天1次，每次30分钟，4周为1个疗程。

4. 针刺治疗 针刺穴位及手法：选阿是穴为主，配合使用腰夹脊、肾俞、志室、命门、次髎、腰阳关、秩边、环跳、承扶、委中、承山、后溪、申脉等穴。方法：常规消毒进针，行捻转补泻，其中腰俞以补为主，次髎平补平泻，后溪多泻少补，申脉多补少泻，每日1次，每次留针30分钟，每10分钟行针1次，15次为1个疗程。

5. 中药治疗 以芍药甘草汤为主方，子时、午时各服药1次，亦可煎汤代茶饮，每日1剂，15剂为1个疗程。

6. 温通针法 取命门、大椎、悬钟、腰夹脊、阳陵泉为主穴，肾虚劳损者，加太溪、肾俞，寒凝湿阻者，加阴陵泉、脾俞。用左手拇指按压穴位，右手将针刺入穴位中，候气至，左手拇指加重按压力度，右手拇指用力向前捻按，待针下沉紧后，推弩守气，并押手，实施关闭法，使针进入椎管狭窄部位，守气1分钟后，缓慢出针，并按压针孔，留针时间为30分钟，每10分钟行针1次，10天为1个疗程，治疗1个疗程后，可休息3天再治疗。

7. 天灸疗法

（1）天灸浸出液的配制：将生川乌、生南星、蓖麻子、甘遂、白芥子、透骨草、威灵仙、白芷等研细末，以95%的酒精浸泡7天后，过滤即为天灸浸出液。

（2）天灸部位：患椎间隙、患椎旁夹脊穴、肾俞、大肠俞、委中等。

（3）贴敷方法：贴敷部位以碘伏消毒并标记敷药范围，取直径2cm的圆形滤纸，在天灸浸出液中浸透，贴敷于选定穴位，然后用医用防渗膜覆盖，再用胶布覆盖固定。

（4）取药方法：从胶布一侧边缘缓慢揭起，将水疱完全暴露，用消毒针在水疱最下方刺破，用无菌棉签将水疱内液体挤尽；碘伏消毒后，以创可贴覆盖，防止感染，并嘱患者治疗期间禁食海鲜等。

（5）贴敷时间：一般1～2小时，若不起疱12小时后移除。

（6）疗程：天灸5～7天1次，4次为1个疗程。

8. 电针疗法

（1）选穴：腰2～5夹脊穴、阿是穴、大肠俞、秩边、委中、昆仑、环跳、委中、承山。

（2）针具选用：1.5寸和3寸毫针常规消毒后备用。

（3）操作：针刺双侧大肠俞及秩边穴，以有针感向臀部及下肢放射为佳，根据患者胖瘦决定针刺深浅，其余腧穴采用平补平泻针刺手法。得气后接上电针治疗仪，选择连续波，强度以患者可以耐受为度，每次治疗30分钟，每天1次，10次为1个疗程。

（4）其他：同时以特定电磁波治疗仪照射腰骶部。

9. 神阙隔姜灸 患者仰卧，取 3～4cm 厚鲜生姜 1 片，用针灸针或注射针头扎 7～9 个孔，放于神阙穴上，上置 2cm 长的艾条并点燃，燃烧完毕后再取同长的艾条点燃，共两炷，若患者感到过于灼热时，可将艾条连同姜片稍抬起，灸完后局部皮肤潮红。也可每日推拿及艾灸 1 次，或先灸后推，或先推后灸，治疗期间患者须卧床休息。

（九）调护与预防

疼痛症状减轻后，应积极进行腰背肌的功能锻炼，可采用飞燕点水法、五点支撑法练功，以增强腰部肌力；练习行走、下坐、侧卧外摆等动作，以增强腿部肌力。

（1）卧硬板床息，注意腰部保暖。

（2）避免腰部过度劳累，适当进行腰背部功能锻炼。

（3）手法力度要轻柔和缓，避免强烈旋转及背伸扳法，以免加重病情。

（4）当保守治疗无效或病情严重，出现病理体征时，应建议患者手术治疗。

三、退行性脊柱炎

退行性脊柱炎又称肥大性脊柱炎、增生性脊柱炎、老年性脊柱炎、脊椎骨关节炎等，指椎间盘退变狭窄，椎体边缘退变增生及小关节因退变而形成的骨关节病变。以椎体边缘增生和小关节肥大性变化为其主要特征。本病好发于中年以后，男性多于女性，长期从事体力劳动者易患此病。

（一）解剖

腰椎椎体因负重关系，在所有椎骨中，体积最大，呈肾形，上下扁平。椎体的横径及矢径自腰 1～4 逐渐增大，与椎体负重自上而下逐渐增加相一致。但在第 5 腰椎椎体下部负荷小于上部，所以下部横径、矢径与腰 4 椎体相应部位相比变小。腰椎椎体前缘高度自腰 1～5 逐渐递增，而后缘高度则逐渐递减。腰 1 和腰 2 椎体前低后高，腰 3 前后高低大致相等。腰 4 和腰 5 却变得前高后低。

腰椎椎体由纵向及横向略呈弧形的骨小梁构成，交织成网，以抵抗压力及应力。随着年龄的增长，骨质逐渐疏松，即单位体积骨量减少，横行骨小梁变细，甚至消失，而纵行骨小梁增粗，周围皮质变薄。椎体由于长期负荷，可逐渐压缩变扁，或呈楔形，髓核也可经软骨板突向椎体，形成许莫氏结节。椎间盘退变后，椎体边缘出现骨质增生。

（二）病因病机

1. 内因 退行性变是发生本病的主要原因。椎体边缘增生与椎间盘退变有着密切的联系，也与年龄、压力及创伤有关。腰椎间盘在人体直立时是负重最大，活动最多的地方，在日常生活和劳动中受到损伤的机会较其他组织为多。加之椎间盘缺乏直接的血液供应，故损伤、退变后修复较慢。椎间盘退变后，失去其固有的弹韧性，厚度变薄，椎间隙变窄，从而减弱了椎体对压力的抵抗，椎体和小关节不断受到振荡、冲击和磨损，因而渐渐产生了骨刺。

2. 外因 损伤和劳损是导致本病的外部因素。由于腰部长期负重和过度活动，因此，损伤和劳损机会增多，进一步加速椎间盘退变，弹性减弱，同时引起周围韧带松弛，关节不稳定，导致椎体不断受到创伤刺激，日久形成骨刺。骨刺发生的部位，多在脊柱生理曲度的凹侧，这是由于杠杆力学作用。骨刺的产生一般与年龄增长成正比，年龄越大，增生越严重。所以，压力和重力对骨刺的产生有密切关系。压力可能是引起骨刺的主要因素，骨刺则是椎体对于压力的反应，是骨组织对压力所产生的代偿性产物。

（三）临床表现

（1）患者多为40岁以上的体质肥胖者，有长期从事弯腰劳动和负重的工作史或有外伤史，起病缓慢。

（2）早期症状典型，患者常感腰背酸痛不适，僵硬板紧，不能久坐久站，晨起或久坐起立时症状较重，稍加活动后减轻，但过度活动或劳累后加重。

（3）腰部俯仰活动不利，但被动运动基本达到正常。

（4）急性发作时，腰痛较剧，且可牵掣到臀部及大腿，若骨刺压迫或刺激马尾神经，可出现下肢麻木无力、感觉障碍等症状。

（四）检查

（1）腰椎生理曲度减小或消失，甚或出现反弓。

（2）局部肌肉痉挛，有轻度压痛，一般无放射痛。

（3）下肢后伸试验常呈阳性。直腿抬高试验一般可接近正常。

（4）X线检查可见椎体边缘有不同程度增生，或有椎间隙变窄，生理弧度改变。

（五）诊断与鉴别

根据患者的年龄、病史、症状、体征及X线片所见，一般不难做出诊断。但须与强直性脊柱炎相鉴别（表7-1）。

表7-1 退行性脊柱炎与强直性脊柱炎鉴别表

退行性脊柱炎	强直性脊柱炎	退行性脊柱炎	强直性脊柱炎
1.多在40岁以上	多在40岁以下	5.小关节间隙清楚	关节间隙模糊
2.脊柱活动一般不受限	脊柱强直出现较早	6.骶髂关节一般正常	骶髂关节首先受累
3.椎体轮廓清晰	椎体模糊呈竹节样改变	7.红细胞沉降率（血沉）、抗链球菌溶血素"O"（抗"O"）正常	急性期均增高
4.椎体边缘有骨唇变化			

（六）推拿治疗

1. 治疗原则 本病的治疗原则为舒筋通络，行气活血，解痉止痛。

2. 取穴及部位 推拿治疗本病可选肾俞、命门、腰阳关、腰夹脊、气海俞、关元俞、委中、阳陵泉、承山等。

3. 主要手法 推拿治疗本病的主要手法有擦、按、揉、点压、弹拨、扳、擦及被动运动。

4. 操作方法

（1）揉腰背法：患者取俯卧位，医者用深沉有力的擦法施于腰背两侧竖脊肌，自上而下反复3～5遍，然后用掌根按揉3～5遍，以缓解肌肉痉挛。

（2）弹拨止痛法：医者用拇指在腰背疼痛的部位上做与肌纤维垂直方向的弹拨，以松解粘连，再结合局部痛点按压肾俞、大肠俞、阳关、居髎等穴，以达解痉止痛之目的。

（3）腰椎扳法：患者取俯卧位，医者先行腰椎后伸扳法扳动3～5次，然后用腰椎斜扳法，左右各1次，以滑利关节。

（4）活血通络法：患者取俯卧位，医者以红花油或冬青膏为介质，在腰部督脉及两侧膀胱经施擦法，再横擦腰骶部，以透热为度，能有效地提高血流量，具有止痛作用。

（5）止痛法：有下肢牵痛者，可用擦法施于股后外侧和小腿外侧，随后拿委中、承山，按揉阳陵泉、昆仑等穴。

（七）辨证分型

1. 风寒湿痹型　腰部酸痛，僵硬，遇寒痛增，得温痛缓。舌质淡苔白滑，脉沉紧。

2. 气滞血瘀型　腰痛，痛处固定，僵硬。舌质暗红，脉弦紧。

3. 肾虚型　腰痛日久，酸软无力，遇劳甚，卧则减轻，腰肌痿软，喜按喜揉。偏阳虚者面色无华，手足不温，舌质淡，脉沉细；偏阴虚者面色潮红，手足心热，舌质红少苔，脉弦细数。

（八）其他疗法

1. 保守疗法　临床上常用的保守治疗措施主要有以下几类。

（1）卧木板床：可在木板上加用棉垫，而不可选用钢丝、棕绷或尼龙丝床，因后者可造成腰部被迫性屈曲体位而加重病情。

（2）腰背肌锻炼：此对腰部功能的恢复至关重要，开始时应有专人辅导以免不得要领而起不到应有的作用。

（3）腰围保护：以具有弹性的软腰围最为理想，但发作期应改用较硬的皮腰围，或是选用轻质的腰背支具。

（4）药物疗法：可酌情选用消炎镇痛药物，以缓解患者症状。

（5）按摩疗法：可改善局部血液循环而有利于本病的恢复，但推拿尤其是粗暴的重手法推拿不仅不利于本病的恢复，且可加重病情，不宜选用。

（6）其他：可酌情选用理疗、局部封闭疗法、体育疗法、中草药外敷、针灸、卧床行轻重量持续牵引等。

2. 手术疗法

（1）筋膜切开松解术：本法用于腰背部持续性疼痛无法缓解者，其原因多为腰背部伴有纤维织炎致使末梢神经受卡压。

（2）脊柱融合术：对伴有椎节明显不稳，或伴有后方小关节损伤性关节炎者，可选择相应的脊柱融合术。对有单纯性椎节不稳定者，一般的腰椎后路棘突间融合术、椎板融合术或小关节融合术等均可获得满意的疗效。

（3）椎管或根管减压术：对本病后期因增生明显伴有严重根性或马尾神经性症状者可考虑本手术。一般在局部麻醉或硬膜外麻醉下显露椎板及棘突，视病情不同而行单侧根管减压术、单椎节减压术或是全椎板切除减压术等，并依据椎节是否稳定而决定是否同时予以椎节融合固定术。

（九）调护与预防

退行性脊柱炎以骨质增生为特点，增生是不可逆的，所以一切治疗方法只能是减轻症状，缓解病痛，增加腰脊柱的活动度。推拿治疗的目的是增加腰部的血液和淋巴液的循环，增强腰部肌肉的张力，从而控制腰脊柱的稳定性而使腰痛症状缓解。

（1）避风寒，卧硬板床，适当进行腰部功能锻炼。

（2）劳动时腰部宜用腰围固定，以保护腰椎的稳定性。

四、第三腰椎横突综合征

第三腰椎横突综合征是指腰3横突及周围软组织的急慢性损伤、劳损及感受风寒湿邪，致腰3横突发生无菌性炎症、粘连、变性及增厚等，刺激腰脊神经而引起腰臀部疼痛的综合征。本病好发于青壮年体力劳动者，男性多于女性，是推拿临床常见的腰腿痛疾病之一。

（一）解剖

1. 腰椎横突　腰椎横突在发生上由肋部和横突部愈合而成，其前部即代表肋部。横突由椎弓根与椎弓板融合处向外突出。在5个腰椎横突当中，第3腰椎横突最长，弯度大，活动多，所受杠杆作用最大，其上附着的筋膜、韧带及肌肉承受的拉力较大，因此损伤的机会较多。

腰椎横突上附着大小不等的肌肉、韧带及筋膜等软组织，两侧对称相互拮抗、协同作用，共同维持人体重心的相对稳定。横突间韧带附着于相邻两横突之间，腰横突间韧带呈薄膜状，有腰神经后支的外侧支穿过，如韧带损伤或卡压时可产生腰痛。

2. 腰脊神经　腰部的脊神经出椎间孔后，分为前后两支。前支较粗，构成神经丛（腰、骶丛）；后支较细，在横突间肌内侧向后走行，分为内侧支和外侧支。内侧支分布于肌肉，外侧支成为皮神经。臀上皮神经发自腰1～3脊神经后支的外侧支，穿横突间隙向后走行，再穿过附着在腰1～4横突上之腰背筋膜的深层，然后入竖脊肌至其背侧与浅筋膜之间向下走行，在竖脊肌的外缘腰下三角处穿过腰背浅筋膜，在皮下组织分为内、中、外三支，越过髂嵴的后部，达臀部皮下，称为臀上皮神经。部分神经纤维入臀中肌，其余分布于臀部及股后侧的皮肤。

（二）病因病机

1. 外伤　腰椎具有生理性前凸，第3腰椎位于其前凸顶点的中间位置，为5个腰椎的活动中心，是腰椎前屈、后伸及左右旋转活动的枢纽，第3腰椎横突较其他腰椎横突长，所以此处承受拉力最大，横突上附着的肌肉、韧带及筋膜等所受到的拉力亦大，故此处构成了最易受到损伤的解剖学基础。

正常时，两侧横突附近的肌肉、筋膜及韧带相互拮抗或协同作用，以维持人体的动态平衡。若因一侧腰部肌肉、韧带和筋膜收缩或痉挛时，其同侧或对侧均可在肌力牵拉的作用与反作用下遭受损伤，尤其是腰部在前屈或侧屈活动时，因外力牵拉，使附着在第3腰椎横突上的肌肉、筋膜超过其承受能力，而致损伤。严重时可并发腰3横突撕脱性骨折。

2. 劳损　由于腰3横突过长，腰背筋膜在长期弯腰劳动中，肌筋膜产生慢性牵拉性损伤；或因急性损伤后，未能及时治疗或治疗不当，或因反复多次损伤致横突周围发生水肿、渗出，产生纤维变性，或形成瘢痕粘连、筋膜增厚、肌肉挛缩等病理改变，致使穿过肌筋膜的血管神经束受到刺激和压迫，影响神经的血供和营养，可使神经水肿变粗而出现腰3横突周围乃至臀部、股后侧及臀上皮神经分布区域的疼痛。

（三）临床表现

（1）腰部有负重或不同程度的外伤、劳损史，从事体力劳动的男性青壮年多见。

（2）腰痛或腰臀部疼痛，多数为单侧，少数为双侧。部分患者的疼痛范围可波及股后、膝下及股内侧肌等处，有的可沿大腿向下放射到膝部或小腿外侧。弯腰及旋转腰部时疼痛加剧，劳累后明显加重，稍微活动，疼痛减轻。疼痛多呈持续性。患者无间歇性跛行。

（3）腰部活动受限，表现为腰部俯仰转侧活动受限，尤以健侧侧屈或旋转时尤甚。

（四）检查

1. 局部压痛　患侧腰 3 横突处有局限性压痛，有时可触及一纤维性硬结，常可引起同侧臀部及下肢后外侧反射痛。

2. 局部肿胀　早期横突尖端部肥厚，呈现轻度肿胀。

3. 直腿抬高试验　直腿抬高试验可为阳性，但加强试验为阴性。

（五）诊断与鉴别

本病根据症状和体征，尤其是根据腰 3 横突尖端处的压痛点，即可做出诊断。腰椎 X 线片检查除腰 3 横突肥大，有时左右不对称现象外，余无特殊。本病应与慢性腰肌劳损、梨状肌综合征及腰椎间盘突出症相鉴别。

1. 慢性腰肌劳损　慢性腰肌劳损压痛范围广泛，除腰部外，腰骶部或臀部有时也有压痛。而腰 3 横突综合征比较局限。

2. 梨状肌综合征　梨状肌综合征疼痛从臀部开始，可沿坐骨神经分布区域出现下肢放射痛，但无腰痛症状。自觉患侧下肢短缩，步履跛行，或呈鸭步移行。压痛点局限在臀部梨状肌体表投影区。此外，梨状肌紧张试验为阳性，可与之相鉴别。

3. 腰椎间盘突出症　腰椎间盘突出症腰痛伴下肢坐骨神经放射痛，呈阵发性加剧。腰部活动功能明显障碍，尤以屈伸为主。脊柱侧弯畸形，直腿抬高及加强试验均为阳性，压痛点在棘突旁或腰骶部，且有叩击痛和反射痛。

（六）推拿治疗

1. 治疗原则　本病的治疗原则为舒筋通络，活血散瘀，消肿止痛。

2. 取穴及部位　推拿治疗本病可选肾俞、大肠俞、秩边、环跳、委中、承山及腰臀部等。

3. 主要手法　推拿治疗本病的主要手法有㨰、按、揉、弹拨、擦法等。

4. 操作方法

（1）局部松解法：患者俯卧，医者站于一侧，先在患侧腰 3 横突周围施柔和的㨰、按、揉手法 3～5 分钟，配合点按肾俞、大肠俞，以酸胀为度。可缓解肌肉紧张痉挛。

（2）弹拨搓揉法：医者用双手拇指在腰 3 横突尖端做与条索状硬块垂直方向的弹拨，弹拨要由轻到重，由浅入深，手法柔和深透，并配合搓揉以解痉止痛、松解粘连。

（3）下肢㨰揉法：沿患侧臀部及股后外侧、小腿外侧施㨰揉法 3～5 遍，配合点按环跳、秩边、委中、承山等，以舒筋通络、活血散瘀。

（4）整理手法：沿腰部两侧膀胱经施轻揉手法 3～5 分钟，待肌肉放松后，配合腰部后伸被动运动，最后直擦腰背两侧膀胱经，横擦腰骶部，以透热为度。此手法可配合湿热敷。

（七）辨证分型

1. 风寒湿痹 腰部冷痛，转侧俯仰不利，腰肌硬实，遇寒痛增，得温痛缓。舌质淡苔白滑，脉沉紧。

2. 气滞血瘀 腰痛如刺，痛处固定，拒按，腰肌僵硬，转摇不能，动则痛甚。疼痛多为胀痛或刺痛，腰部肿胀。舌质暗红，脉弦紧。

3. 肝肾亏虚 腰痛日久，酸软无力，遇劳更甚，卧则减轻，腰肌痿软，喜按喜揉。偏阳虚者面色无华，手足不温，舌质淡，脉沉细；偏阴虚者面色潮红，手足心热，舌质红少苔，脉弦细数。

（八）其他疗法

1. 中药疗法

（1）风寒湿痹证

治法：祛风散寒，除湿止痛。

方药：甘姜苓术汤加减。

干姜12g　桂枝12g　牛膝15g　茯苓20g　白术15g　杜仲15g　桑寄生20g　续断15g　秦艽20g　防风15g　独活15g　当归20g　细辛3g　川芎9g　甘草6g

随症加减：若寒邪偏胜，腰部冷痛，拘急不舒，可加熟附片、细辛；若湿邪偏胜，腰痛重着，苔厚腻，可加苍术、薏苡仁；年高体弱或久病不愈，肝肾虚损，气血亏虚，而兼见腰膝酸软无力，脉沉弱等症，宜独活寄生汤加附子。

（2）气滞瘀血证

治法：活血化瘀，通络止痛。

方药：身痛逐瘀汤加减。

当归20g　川芎12g　桃仁15g　红花10g　䗪虫9g　香附12g　没药15g　五灵脂20g　牛膝15g　杜仲20g　地龙10g　蜈蚣2条　延胡索15g

随症加减：若兼有风湿者，肢体困重，阴雨天加重，加独活、秦艽、狗脊；腰痛日久肾虚者，兼见腰膝酸软无力，眩晕，耳鸣，小便频数，加桑寄生、杜仲、续断、熟地黄；腰痛引胁，胸胁胀痛不适，加柴胡、延胡索。

（3）肝肾亏虚证

1）肾阴虚

治法：滋补肾阴，濡养筋脉。

方药：左归丸加减。

熟地黄20g　枸杞子20g　山萸肉15g　山药30g　龟甲胶30g　菟丝子30g　鹿角胶30g　牛膝15g　桑寄生20g　川续断15g　茯苓20g　党参12g

随症加减：肾阴不足，常有相火偏亢，可酌情选用知柏地黄丸或大补阴丸加减化裁；虚劳腰痛，日久不愈，阴阳俱虚，阴虚内热者，可选用杜仲丸。

2）肾阳虚

治法：补肾壮阳，温煦经脉。

方药：右归丸加减。

肉桂12g　制附子15g　鹿角胶20g　杜仲20g　牛膝15g　枸杞子20g　菟丝子30g　熟地

20g　山药 30g　山茱萸 30g　当归 20g　川续断 20g

随症加减：肾虚及脾，脾气亏虚，症见腰痛乏力，语声低弱，食少便溏等，治当补肾为主，佐以健脾益气，升举清阳，加黄芪、党参、升麻、柴胡、白术。

2. 熏蒸治疗　药物：金毛狗脊 30g，杜仲 20g，川续断 20g，制川乌 15g，制草乌 15g，威灵仙 30g，鸡血藤 30g，细辛 10g，制乳香 20g，制没药 20g，独活 15g，木瓜 30g，土鳖虫 20g，桃仁 20g，红花 20g，透骨草 30g，当归 30g，川芎 30g，怀牛膝 15g。上述药物混匀，装入布袋中，冷水浸泡 1 小时后煎煮 30 分钟，取汁 1500ml 作为熏蒸药液。

方法：患者取仰卧位，暴露腰部及患肢皮肤，调整熏蒸窗位置，使之正对腰部及患肢，上以密闭舱封闭，设定温度为 50～55℃，时间为 30 分钟。治疗期间应注意观察患者的反应，根据患者的耐受程度及时调整熏蒸温度。10 天为 1 个疗程，1 个疗程更换 1 次药物，一般治疗 3 个疗程。

3. 超短波治疗　将超短波治疗仪的一个极板置于腰骶部病变部位，另一极板置于腹部与之相对，治疗强度一般为 3 档，每次 20 分钟，每日 1 次，10 次为 1 个疗程。

4. 蜡疗　将医用石蜡放入电脑恒温电蜡疗仪中熔化成液体，将液体石蜡倒入蜡盘中，厚 2～3cm，待表层冷却成饼状，制成长 25cm、宽 20cm 的柔软蜡饼（45～55℃），从盘中倒出蜡饼放置在腰部（椎间盘突出部位），用塑料薄膜或油布置于蜡饼上，再用棉垫或毛毯覆盖包好。治疗时间为 30～50 分钟，每日 1 次。

5. 超声波治疗仪　此疗法具有方向性强、能量集中、穿透力强三大特点。操作：找准痛点和病变处，足够的导声膏涂抹在皮肤表层，同时治疗时要完全接触皮肤，治疗时超声探头必须围绕病变部位做往复式移动，不能固定或停留在某一部位。强度以患者能耐受为度，每次治疗时间为 15 分钟，每日 1 次，10 次为 1 个疗程。

6. 针刺

（1）体针

治法：滋补肝肾，调和气血，祛除寒湿，通络止痛。以督脉、足太阳膀胱经穴为主。针灸并用。

主穴：肾俞、腰 3～骶 1 夹脊穴、大肠俞、气海俞、委中。

随证取穴：以腰痛为甚，加腰阳关；疼痛以下肢后侧为甚，加次髎、秩边、承扶、昆仑；疼痛以下肢外侧为甚，加环跳、阳陵泉、悬钟、丘墟。寒湿证加灸大椎，瘀血证加膈俞，肝肾亏虚加灸命门。

方法：患者取俯卧位，穴位常规消毒后，肾俞、气海俞、大肠俞、膀胱俞、次髎、委中、阳陵泉、承山、悬钟穴均用 1.5 寸针针刺，可进针 0.8～1.2 寸；秩边、承扶、环跳穴用 3 寸针进针 2～2.5 寸，并行针使针感向患侧下肢及足部放射为佳；丘墟穴用 1 寸针进针 0.5～0.8 寸。进针得气后，肾俞用补法，余穴均用平补平泻法，夹脊穴接电针，连续波，强度以患者能耐受为度，留针 30 分钟，每日针刺 1 次。

（2）埋针治疗

取穴：肾俞、大肠俞、气海俞、关元俞、腰 3～骶 1 夹脊、秩边、环跳、承扶、承山、阿是穴。

操作：局部常规严格消毒，采用一次性 8 号注射针头作套管，用 35×40 号毫针作针芯，取 3/0 号羊肠线 0.5cm 一段置入针管前端，快速进针皮下 0.5～1 寸后缓缓边推针芯边退针管，将羊肠线留置穴内，出针后用无菌干棉签轻压针孔片刻，表面贴创可贴保护，12 小时之内禁沐浴，每 10 天埋线 1 次。

（3）烧针治疗

取穴：取阳明经穴位、畏寒侧肢体、双侧肾俞、痛点。穴位局部以 75%乙醇消毒后，将火针烧红后沿经点刺，迅速以干棉球急按，一周 1 次。穴位交替使用，嘱患者 24 小时内避免水洗。

7. 艾灸 将 5cm 长的无烟艾条两端点燃，置于自制的灸盒内，将灸盒置于腰部夹脊穴上，以病变部位为中心，艾条燃完后拿掉灸盒，每日 1 次。

8. 刺络拔罐 每次选取 2～3 个痛点，常规皮肤消毒后，用无菌三棱针点刺 2～3 次，后于刺络处拔火罐，留罐 10 分钟，每隔三天 1 次，每次选取不同的点治疗。

（九）调护与预防

（1）腰部束宽皮带护腰，对防止过度损伤有一定作用。

（2）治疗期间，避免腰部过多的屈伸和旋转活动。

（3）注意局部保暖，防止过度劳累。

（4）患者可以按照医生的建议坚持进行自我锻炼，完成相关治疗后可进一步加强疗效，防止再次发病，有时一些遗留症状常可自行缓解恢复。

目前主要的自我锻炼方法以传统的"飞燕式"为主，另外也可配合其他动作优化治疗效果。

1. 飞燕式 患者取俯卧位，头转向任意一侧，两上肢贴紧身侧并伸直或在后脑交叉且两肘关节后展。运动时头颈肩带动上体向后做背伸动作，同时两腿并紧伸直背伸，如此反复、还原。

2. 仰卧抬腿 身体仰卧，向上抬腿，尽量将腿抬高，抬腿过程中注意不要弯曲膝关节，左右交替进行，两条腿交替一次为一个动作，15～20 个为一组。

3. 五点支撑 平卧，以双足、双肘及头为支点，以身体为桥身，以五个支点为支架，缓慢向上抬起腰臀部，使腰背向上拱起如拱桥状，然后缓慢放下，一升一落为一次，15～20 个一组。

4. 屈髋滚腰 仰卧，放松下肢，屈膝屈髋，双手交叉抱小腿，如腹中胎儿状，使膝部尽量贴紧胸腹部，可同时做抱膝触胸动作，前后滚动，使腰部如轮胎状前后滚动接触地面，反复 10 次一组。

5. 拧腰转体式 两脚分立，约与肩宽，两膝微屈，躯体前平屈，两臂自然下垂。当右手向右上方摆起，随之腰转、头转，目视右手，同时左手摆向右侧膝关节外，两腿不动；相反方向依同，两边各做一次为一个完整动作。

6. 攀足翘首式（体前屈） 两足并立，两手交叉从腹前向下压，向前弯腰，手掌触足面，收立起身后，两手叉腰，抬头望天，再还原。做此动作尽量避免屈腿下压。

7. 挺腰式 患者取仰卧位，两手四指朝前叉腰，屈髋，屈膝，屈肘，以头后枕部、两肘关节、两足五点为支点，向上支起胸，将腰拱起成拱形状。治疗期，此运动重复 4～6 次，早、晚各锻炼一次，每次腰拱起后坚持 1 分钟左右；恢复期和巩固期依据患者情况调整运动处方（重复次数增多，坚持时间加长）。

五、急性腰扭伤

急性腰肌扭伤是指腰骶、骶髂及腰背两侧的肌肉、筋膜、韧带、关节囊及滑膜等软组织的急性损伤，从而引起腰部疼痛及活动功能障碍的一种病症。本病俗称"闪腰岔气"，是腰痛疾病中最常见的一种，多发于青壮年体力劳动者，长期从事弯腰工作的人和平时缺乏锻炼，肌肉不发达者，易患此病。如治疗及时，手法运用恰当，疗效极佳。若治疗不当或失治，可致损伤加重而转变成慢性腰痛。

（一）解剖

腰部脊柱是一根独立的支柱，其前方为松软的腹腔，附近只有一些肌肉、筋膜和韧带等软组织，而无骨性结构保护，既承受着人体二分之一的重力，又从事着各种复杂的运动，故腰部在承重和运动时，过度的负重或不良的弯腰姿势所产生的强大拉力和压力，容易引起腰段脊柱周围的肌肉、筋膜和韧带损伤。

腰背部的扭伤多发生在腰骶、骶髂关节和腰背两侧竖脊肌。腰骶关节是脊柱运动的枢纽，骶髂关节则是连接躯干和下肢的桥梁，腰部两侧的肌肉和韧带是维持脊柱稳定的重要因素。

腰背部的肌肉一般分为浅、深两层。

1. 浅层 腰背部的浅层肌肉主要有斜方肌和背阔肌。

（1）斜方肌：为三角形阔肌，起自颈部上项线、枕外隆凸、项韧带和全部胸椎棘突，肌纤维向外，止于锁骨外侧半、肩峰和肩胛冈外侧半。其上部纤维收缩可上提肩胛骨并使肩胛下角外旋，下部肌纤维收缩可下降肩胛骨，中部肌纤维收缩可使肩胛骨向脊柱靠拢。肩胛骨固定时，单侧收缩可使头颈部偏向同侧而面部转向对侧，两侧同时收缩则使头颈后仰。

（2）背阔肌：为三角形阔肌，以腱膜起自下 6 个胸椎和全部腰椎棘突、骶正中嵴、骶髂后缘及腰背筋膜后层。肌纤维向外上止于肱骨小结节嵴。背阔肌能内收、内旋、后伸肱骨。

2. 深层 腰背部的深层肌肉包括由浅至深的竖脊肌、横突棘肌和深层短肌。

（1）竖脊肌：为腰背部最强厚的肌肉。竖脊肌以一个总肌腱起于骶骨背面、骶髂韧带和髂嵴后部，向上纵行排列于脊柱棘突和肋角之间的沟内，分为外、中、内三条肌柱。竖脊肌为强大的伸肌，主要作用是后伸躯干和维持直立，一侧竖脊肌收缩也可侧屈躯干。

（2）横突棘肌：包括由浅至深的半棘肌、多裂肌和回旋肌三层。肌纤维起于各椎骨的横突，向上止于上数椎骨的棘突，越深层肌纤维越短。半棘肌纤维一般向上跨越五个椎骨，多裂肌纤维一般跨越三个椎骨，而回旋肌纤维仅只跨越一个椎骨。

（3）深层短肌：指横突间肌、棘突间肌等最深层的，位于相邻椎骨之间的短肌，其作用是协同横突棘肌维持躯干的姿势。躯干无论位于何种姿势，腰背部肌肉都处于收缩状态，以抵抗重力。腰背部深肌收缩还可使躯干屈、伸、侧屈和回旋。

3. 腰背筋膜 腰背筋膜分浅、深两层包绕在竖脊肌周围。其浅层贴于竖脊肌表面，内侧附于棘突和棘上韧带，向外与背阔肌腱膜紧密结合，尤其厚韧。深层位于第 12 肋和髂嵴之间，内侧附于腰椎横突，向外分隔竖脊肌和腰方肌，在竖脊肌外侧缘与浅层汇合，再向外成为腹内斜肌和腹横肌的起始部之一。腰背筋膜对竖脊肌起着强有力的保护和支持作用。

（二）病因病机

腰部急性损伤，多由卒然感受暴力所致，或由于腰部活动时姿势不正确，用力不当，或用力过度，或搬运抬扛重物时，肌肉配合不协调，以及跌仆闪挫，使腰部肌肉、韧带受到剧烈的扭转、牵拉等，均可使腰部受伤。《金匮翼》载："瘀血腰痛者，闪挫及强力举重得之。盖腰者，一身之要，屈伸俯仰，无不由之，若一有损伤，则血脉凝涩，经络壅滞，令人卒痛不能转侧，其脉涩，日轻夜重者是也。"

（三）临床表现

急性腰扭伤多由间接外力所致，轻者为竖脊肌和腰背筋膜不同程度的损伤。较重者可发生棘上韧带、棘间韧带的损伤；严重者可发生滑膜嵌顿后关节紊乱等。

1. 腰部疼痛 腰部因损伤部位和性质不同，可有刺痛、胀痛或牵扯样痛。疼痛一般较剧烈，部位较局限，但有局部肿胀，常牵掣臀部及下肢疼痛。

2. 活动受限 腰不能挺直，俯仰转侧均感困难，甚至不能翻身起床、站立或行走，咳嗽或深呼吸时疼痛加重。

（四）检查

1. 局部压痛 伤后多有局限性压痛，压痛点固定，与受伤组织部位一致。

2. 腰部肌肉痉挛 多数患者有单侧或双侧腰部肌肉痉挛，多发生在竖脊肌、腰背筋膜等处。这是疼痛刺激引起的一种保护性反应，站立或弯腰时加重。

3. 脊柱侧弯 疼痛引起不对称性的肌肉痉挛，可改变脊柱正常的生理曲线，多数表现为不同程度的脊柱侧弯畸形，一般是脊柱向患侧侧弯。疼痛和肌肉痉挛解除后，此种畸形可自行消失。

4. 体格检查 直腿抬高试验阳性，骨盆旋转试验阳性有助于确诊。

（五）诊断与鉴别

有明显外伤史，伤后即出现典型的剧痛、活动受限是诊断本病的重要依据。其次受伤部位固定压痛点、下肢牵扯痛、腰肌痉挛、脊柱侧弯和检查直腿抬高试验阳性、骨盆旋转试验阳性有助于确诊。

本病应与严重的棘上韧带、棘间韧带断裂，棘突、关节突骨折，横突骨折，椎体压缩骨折及腰椎间盘突出症相鉴别。除拍正位 X 线片以外，必要时让患者腰椎屈曲位拍摄侧位和斜位 X 线片，以显示上述病理改变。如棘上韧带、棘间韧带断裂者，则可见棘突间隙加宽。

急性腰扭伤与腰椎间盘突出症不易鉴别，尤其是未出现下肢放射痛以前，更不易鉴别。可先行治疗观察，待症状明显后方可鉴别。

（六）推拿治疗

1. 治疗原则 本病的治疗原则为舒筋通络，活血散瘀，消肿止痛。

2. 取穴及部位 推拿治疗本病可选肾俞、命门、腰阳关、大肠俞、环跳、委中及腰臀部等。

3. 主要手法 推拿治疗本病的主要手法有㨰、按、揉、点压、弹拨、扳、擦法等。

4. 操作方法

（1）揉舒筋法：患者取俯卧位，自然放松。医者站于一侧，用㨰、揉等轻柔手法在局部施术 3～5 分钟，以改善血液循环，缓解肌肉痉挛。

（2）点拨镇痛法：医者用拇指点压、弹拨等稍重刺激手法依次点压肾俞、阳关、志室、大肠俞、环跳及阿是穴，在点压穴位时应加以按揉或弹拨，以产生酸、麻、胀感觉为度。可调和气血，提高痛阈，从而减轻疼痛。

（3）理筋整复法：患者俯卧，医者先施腰椎后伸扳法扳动数次，然后用腰部斜扳法，常可听到患者腰部有"咔嗒"声响。此法可调整后关节紊乱，使错位的关节复位，使嵌顿的滑膜回纳。

（4）**推拿揉擦法**：上法结束后，再以推拿揉捏法自上而下施述3～5遍，最后直擦腰部两侧膀胱经，横擦腰骶部，以透热为度，以达温经通络、活血散瘀、消肿止痛之目的。

（七）辨证分型

1. 气滞血瘀 腰部疼痛时轻时重，以胀痛为主。痛有定处、痛如针刺。

2. 湿热内蕴 痛处伴有热感。

（八）其他疗法

1. 中药治疗

（1）气滞血瘀证

治法：活血化瘀，行气止痛。

推荐方药：身痛逐瘀汤方加减（秦艽、川芎、桃仁、红花、羌活、没药、当归、香附、牛膝、地龙、血竭、甘草等）。

中成药：七厘胶囊、回生第一散等。

（2）湿热内蕴证

治法：清热利湿，化瘀止痛。

推荐方药：加味二妙丸方加减（苍术、黄柏、山栀子、川续断、鸡血藤、双花、川芎、丹参、香附、薏苡仁、甘草等）。

中成药：二妙散、腰痹通等。

2. 针灸疗法 按照体针定位及取穴方法，根据病情虚实酌情使用。针刺经外奇穴腰痛点。在手背侧，当第2、3掌骨及第4、5掌骨之间，当腕横纹与掌指关节中点处。一侧两穴。导引或留针20分钟，1日3次，同时令患者自伸屈和放置腰10次以上，镇痛作用显著。

（九）调护与预防

（1）损伤早期要减少腰部活动，卧板床休息，以利损伤组织的修复。

（2）治疗时应根据患者的具体情况，选择适宜的手法，以免加重损伤。

（3）注意局部保暖，病情缓解后，逐步加强腰背肌肉锻炼。

六、退行性腰椎滑脱症

退行性腰椎滑脱症是指由于腰椎退变而引起相应椎体失稳，椎体向后或向前移位而引起一系列临床症状的疾病，又称假性腰椎滑脱症。临床上以向前滑脱多见，好发于第4腰椎和第5腰椎。退行性腰椎滑症现常见于女性，以45岁以上者为多见，本病属中医学"腰痛"范畴。

（一）解剖

本部分内容详见本节"腰椎间盘突出症"。

（二）病因病机

1. 椎间盘退变 椎间盘退变导致柱力学平衡失调，关节不稳定。

2. 腰椎生理曲度改变 下腰部脊柱稳定性降低而受力及活动性增大，腰骶角较正常人明显增大。

3. 椎板及小关节的结构特点 Sato 等在前后位 X 线片上测量了 98 例退行性腰椎滑脱症患者和 257 例下腰痛患者的椎板形态。其主要依据有：小关节突关节间距（IAPD）是否宽于椎板腰部和小关节间隙是否显示出来。根据上述条件将其分为 W1、W2 和 N 类三型进行对照。IAPD 宽者为 W 类，其中 W1 为无小关节突间隙，W2 为有小关节突间隙，N 类为 IAPD 不宽于椎板腰部和小关节间隙能分辨清。结果对照组中 W 类最常见，占 65%，N 类占 3.5%，而 DS 组中 N 类占 46%。滑脱程度在 W1、W2 类平均为（4.9±2.2）mm，N 类为（6.4±2.6）mm，有显著性差异。

（三）临床表现

（1）有急性外伤史或持续劳损史。

（2）最早症状是腰痛或臀痛及大腿痛等，其性质为酸痛、牵拉痛、沉重痛、麻木等，一般不严重。

（3）反复发作下腰痛、劳累后加重，休息后减轻。

（4）有坐骨神经痛或马尾神经受压症状，出现一侧或两侧的下肢放射性疼痛麻木、无力和步态异常（蹒跚、笨拙）等，有些人出现间歇性跛行，少数患者出现会阴麻木及小便失禁。

（5）腰椎前凸增加，甚至凹陷或呈现横纹，滑脱处有压痛，滑脱节段可触及"台阶感"。

（四）检查

1. 体格检查 腰背部僵硬，活动受限，腰部屈伸时出现腰痛或下肢不适，滑脱部位棘突间可触及"台阶感"，站高位腰椎向前生理弧度增大，部分患者小腿外侧或股外侧痛觉减退或肌萎缩，膝腱反射减弱或消失，有时直腿抬高试验及弓弦试验均呈阳性。

2. X 线检查 凡对长期腰痛不愈的老年患者或主诉有坐骨神经压迫症状而无明显体征者，都需考虑有腰椎滑脱症的可能。一般摄正侧位 X 线片可明确诊断，必要时摄斜位或最大屈侧位片；一般腰椎滑脱症患者 X 线片可见椎间隙狭窄，边缘硬化，骨质增生，脊柱侧弯、扭转等。

3. 根据椎体滑脱的程度分度 根据椎体滑脱程度可分为Ⅳ度，即将滑脱下位椎体的上缘分为 4 等份，以滑脱椎体在此平面上移动的距离来评定滑脱的程度，每滑动 1 等份为Ⅰ度，依此类推。

（五）诊断与鉴别

本病需同引起腰痛的急性腰肌扭伤、慢性腰肌劳损、腰椎间盘突出症和老年性骨质疏松症相鉴别。

1. 急性腰肌扭伤 急性腰肌扭伤有明显外伤史，一侧腰肌紧张，压痛明显，疼痛固定，拒按，没有下肢神经症状。

2. 慢性腰肌劳损 慢性腰肌劳损有长期久坐或劳损病史，腰部疼痛时轻时重，休息减轻，过度活动后加重，喜按，按后痛减，没有下肢神经症状，腰部活动不受影响。

3. 腰椎间盘突出症 腰椎间盘突出症有外伤、劳累或久坐病史，CT 或 MRI 示椎间盘突出。直腿抬高试验呈阳性，多伴有下肢神经症状。

4. 老年型骨质疏松症 老年型骨质疏松症多见于停经后的老年妇女。患者腰部持续疼痛，可有放射痛。X 线片示脊柱呈广泛性骨质疏松，变小椎体呈凹陷性改变。

（六）推拿治疗

推拿治疗仅适用于假性腰椎滑脱者。

1. 治疗原则　本病的治疗原则为补肾强腰，疏通经络，整复滑脱。

2. 取穴与部位　推拿治疗本病可选取腰骶部，患肢部及志室、腰眼、肾俞、大肠俞、环跳、委中、承山、阿是等穴。

3. 主要手法　推拿治疗本病的主要手法有㨰、揉、点、按、擦、扳等。

4. 操作方法

（1）补肾强腰：患者取俯卧位，医生站于一侧，先在其腰臀部及四肢施㨰法 5 分钟，按揉法在腰部两侧棘突旁及肾俞穴操作 5 分钟，以补肾强腰。

（2）疏通经络：患者取俯卧位，医生站于一侧，点按志室、腰眼、肾俞、大肠俞、环跳、委中、承山及阿是穴，3～5 分钟；再以小鱼际擦法横擦腰骶部，以透热为度。

（3）整复滑脱

1）腰椎微调手法：患者取俯卧位。医生站于一侧，一手置于一侧髂后上棘内侧，另手按压骶骨下端，缓慢增加按压力至关节弹性限制位后，适时加力推压，按髂后上棘之手向外下方用力，按骶骨下端之手向头端用力，使骶骨后旋、髂骨前旋，再转到对侧关节做同样手法。调整完骶髂关节之后，嘱患者面向床端而立，床端放适当垫枕，缓慢俯卧于床头，双下肢自然下垂，两足不着力自然置于地面。医生两手掌前后交叉，掌根分别置于向前滑脱之腰椎的上下椎体的棘突上，先以缓慢渐增的力将上下椎体纵向牵开，以紧张腰椎周围韧带，当上下椎间隙拉开，患者腰痛减轻时，手掌适时向下推压腰椎棘突，以向前或向后矫正滑脱椎体。

2）膝屈垫枕复位法：患者取仰卧位，屈膝。医生将两枕头叠放在一起，对折后压住开口一头、助手抬起患者臀部，使枕头垫入患者臀部下方，并以手握住枕头，医生站于床端，双手向前、向下按压患者膝部 1 分钟，之后患者在抱膝位留枕仰卧 20～30 分钟。

3）腰椎旋转斜扳复位法：患者取侧卧位，医生与患者相对而立，一手按住侧卧上方的髂后上棘，一手推按对侧腰部，再手相对逐渐用力，在患者腰椎旋转至最大生理角度时，再给予一快速冲力，时常可闻及"咔嗒"声，本法主要纠正侧方滑脱。

（七）辨证分型

1. 肝肾亏虚，气血两虚　本证型以肝肾亏虚为主，腰部空虚酸软疼痛，转动乏力，不能直立，不耐久坐，疼痛缠绵，下肢麻痛反复发作，劳则痛加，休息则痛减。气血两虚则神疲无力，气短，面色少华。舌淡，苔薄白，脉沉细。

2. 风寒湿痹　疼痛剧烈，患肢伸屈不利，疼痛循经串行，患肢麻木，感觉迟钝，全身沉重，腰腿重着，喜暖畏寒，遇寒冷潮湿则疼痛加重。舌淡，苔白滑或白腻，脉沉紧。

3. 气滞血瘀　本证型常有腰部外伤史，腰腿疼痛剧烈，不能俯仰，有时痛如锥刺或刀割，晨起较重，起床活动后则疼痛略有缓解。舌质暗或有瘀斑，苔薄，脉沉或弦涩。

（八）其他疗法

1. 手法结合中药治疗　王书君等用加味补阳还五汤联合手法治疗退行性腰椎滑脱症患者 68 例。药物组成：生黄芪 80g，当归尾 10g，赤芍 10g，川芎 12g，地龙 15g，桃仁 5g，红花 5g，牛膝 12g，延胡索 12g，杜仲 15g，续断 15g，桑寄生 12g，防风 15g，桂枝 12g。手法治疗：第一步放松腰部，第二步点穴分筋，第三步屈膝屈髋垫枕整复。结果总有效率为 95.6%。

刘晓安等对 85 例退行性腰椎滑脱症患者进行中药熏蒸治疗。方药组成：附子、肉桂各 10g，葛根、淫羊藿、活血藤、千年健、羌活、红花各 15g，艾叶 30g；同时结合手法治疗：患者俯卧，术者先推按腰背肌，再点按两侧竖脊肌，后改为仰卧，抱膝屈髋，重压患者两膝向下并左右摆动，再用力托起腰骶部向胸腹部弯曲滚动数次后行侧扳法。手法治疗 7 次为 1 个疗程，治疗 2 个疗程。结果治愈率为 56%，总有效率为 96%。

徐峥等采用中药汽浴疗法联合手法整复治疗退行性腰椎滑脱症患者 77 例。中药汽浴方用正骨烫药加减化裁（苏木、羌活、防风、红花、鸡血藤、桂枝、制川乌、制草乌、乳香、没药、川续断、艾叶、松节各 15g，透骨草、伸筋草各 30g），熏蒸温度控制在 40℃左右，对患部蒸汽熏蒸。整复手法以循经推拿松解、坐位整复为主，隔日 1 次，每次完成后佩戴腰围。结果总有效率为 88.3%。

顾磊采用散瘀活血方剂联合坐姿旋转手法治疗退行性腰椎滑脱症患者 60 例。散瘀活血方组成：川芎 20g，延胡索、当归、牛膝各 15g，独活、鸡血藤各 10g，三七 5g。手法治疗为晃腰擒拿、循经点穴、坐姿旋转、团身放松四步方法。结果总有效率为 91.7%。

2. 中药内服 中药内服可用补肾壮筋汤或独活寄生汤加减。

3. 针刺 可针刺志室、肾俞、大肠俞、腰椎夹脊、环跳、委中、承山等穴，采用平补平泻法，可加灸。

4. 拔罐 拔罐采用患部定罐或走罐的方法进行治疗。

5. 综合疗法 综合疗法以手法为基础，配合中药、针灸、理疗及功能锻炼等。

（九）调护与预防

（1）若腰滑脱超过Ⅱ度或伴有马尾神经症状者，应建议患者手术治疗。

（2）椎弓峡部裂伴有滑脱者，慎用扳法及旋转法。

（3）避免弯腰搬重物等体力劳动，注意休息及腰部保暖，避免突然转身及不恰当的腰部锻炼。

（4）腰围制动。

（5）根据滑脱方向，选择正确的导引练功，坚持每日 1～2 次。

1）弓步压髋法：患者取前后弓步，交替下压髋部约 5 分钟。本法适用于向后滑脱。

2）爬行法：收紧腰，慢爬行 5～10 分钟。

3）弯腰锻炼法：双足与肩同宽，向前弯，双手向下触摸足尖数次。

七、慢性腰肌劳损

慢性腰肌劳损或称"腰背肌筋膜炎""功能性腰痛"等，主要指腰背部肌肉、筋膜、韧带等软组织的慢性损伤，导致局部无菌性炎症，从而引起腰背部一侧或两侧的弥漫性疼痛，是慢性腰腿痛中常见的疾病之一。本病多见于青壮年，有时外伤史不明显，常与职业和工作环境有一定关系。

（一）解剖

参考急性腰肌扭伤解剖。

（二）病因病机

1. 慢性劳损　慢性腰肌劳损是一种积累性损伤，主要由于腰部肌肉疲劳过度，如长时间的弯腰工作，或由于习惯性姿势不良，或由于长时间处于某一固定体位，致使肌肉、筋膜及韧带持续牵拉，使肌肉内的压力增加，血供受阻，这样肌纤维在收缩时消耗的能源得不到补充，产生大量乳酸，加之代谢产物得不到及时清除，积聚过多，而引起炎症、粘连。如此反复，日久即可导致组织变性、增厚及挛缩，并刺激相应的神经而引起慢性腰痛。

2. 急性损伤　急性损伤之后未得到及时正确的治疗，或治疗不彻底，或反复多次损伤，致使受伤的腰肌筋膜不能完全修复。局部存在慢性无菌性炎症，微循环障碍，乳酸等代谢产物堆积，刺激神经末梢而引起症状，受损的肌纤维变性或瘢痕化，也可刺激或压迫神经末梢而引起慢性腰痛。

3. 先天性畸形　如隐性骶椎裂使部分肌肉和韧带失去附着点，从而减弱了腰骶关节的稳定性；一侧腰椎骨匠化或骶椎腰化，两侧腰椎间小关节不对称使两侧腰背肌运动不一致，造成部分腰背肌代偿性劳损。

4. 风寒湿邪侵袭　风寒湿邪侵袭，可妨碍局部气血运行，促使和加速腰背肌肉、筋膜和韧带紧张痉挛而变性，从而引起腰痛。

（三）临床表现

1. 腰部疼痛　长期反复发作的腰背部疼痛，呈钝性胀痛或酸痛不适，时轻时重，迁延难愈。休息、适当活动或经常改变体位姿势可使症状减轻。劳累、阴雨天气、受风寒湿影响则症状加重。

2. 腰部活动不适　腰部活动基本正常，一般无明显障碍，但有时有牵掣不适感。不耐久坐久站，不能胜任弯腰工作，弯腰稍久，便直腰困难。常喜双手捶击，以减轻疼痛。

3. 急性发作　急性发作时，诸症明显加重，可有明显的肌痉挛，甚至出现腰脊柱侧弯，下肢牵掣作痛等症状。

（四）检查

1. 压痛点　腰背部压痛范围较广泛，压痛点多在骶髂关节背面、骶骨背面和腰椎横突等处。轻者压痛多不明显，重者伴随压痛可有一侧或双侧竖脊肌痉挛僵硬。

2. X 线检查　除少数可发现腰骶椎先天性畸形和老年患者椎体骨质增生外，多无异常发现。

（五）诊断与鉴别

根据病史、症状及反复发作、时轻时重的特点，本病诊断一般并不困难。应与以下病症相鉴别。

1. 增生性脊柱炎　腰痛主要表现为休息痛，即夜间、清晨腰痛明显，而起床活动后腰痛减轻。脊柱可有叩击痛。X 线检查可见腰椎骨钙质沉着和椎体边缘增生骨赘。

2. 陈旧性腰椎骨折　有外伤史，不同程度的腰部功能障碍。X 线检查可发现椎体压缩或附近骨折。

3. 腰椎结核　有低热、盗汗、消瘦等全身症状。血沉加快，X 线检查可发现腰椎骨质破坏或椎旁囊肿。

4. 腰椎间盘突出症 有典型的腰腿痛伴下肢放射痛，腰部活动受限，脊柱侧弯和腱反射异常，皮肤感觉障碍等神经根受压症状。

（六）推拿治疗

1. 治疗原则 本病的治疗原则为舒筋通络，温经活血，解痉止痛。

2. 取穴及部位 推拿治疗本病可选肾俞、腰阳关、大肠俞、八髎、秩边、委中、承山及腰臀部。

3. 主要手法 推拿治疗本病的主要手法有滚、按、揉、点压、弹拨、擦法及被动运动。

4. 操作方法

（1）循经揉法：患者取俯卧位，医者先用深沉而柔和的滚法和揉法沿两侧足太阳膀胱经从上向下施术 5～6 遍，然后用掌根在痛点周围按揉 1～2 分钟。

（2）穴位按压：医者以双手拇指依次按揉两侧三焦俞、肾俞、气海俞、大肠俞、关元俞、膀胱俞、志室、秩边等穴位，以有酸胀感为度，从而达到提高痛阈、解痉止痛的目的。

（3）腰部斜扳法：患者取侧卧位，医者与患者面对面，施腰部斜扳法，左右各 1 次，再取仰卧位，做屈髋屈膝被动运动，以调整腰椎后关节紊乱。

（4）活血通络法：患者取俯卧位，医者用掌擦法直擦腰背两侧膀胱经，横擦腰骶部，以透热为度，达活血通络之目的。最后用桑枝棒拍击腰骶部，结束治疗。

（七）辨证分型

1. 寒湿腰痛 腰部冷痛重着，遇阴雨天加重，腰部转侧不利，形寒肢冷。苔白腻，脉沉而迟缓。

2. 湿热腰痛 腰部疼痛，痛处伴热感，热天或雨天加重，部转侧不利，口苦，小便短赤。苔黄腻，脉濡数或弦数。

3. 瘀血腰痛 腰痛如刺，痛有定处。腰部转侧不利，痛处拒按。舌质紫暗，或有瘀斑，脉涩。

4. 肾虚腰痛 腰部酸痛，喜按喜揉，遇劳更甚，卧则减轻，腿膝无力，少腹拘急，面色㿠白，手足不温，少气乏力；或心烦失眠，口渴咽干，手足心热，面色潮红。舌淡或红，脉沉细或细数。

（八）其他疗法

1. 膏药治疗 膏药是祖国医学特色治疗之一，古有"外治之理即内治之理，外治之药即内治之药，所异者，法耳""膏药能治病，无殊汤药，用之得法，其响立应"等说法。由于膏药具有较高的稠度，故而其具备有效成分含量高、析出速度缓慢、作用长期持久、局部疗效切实等一系列优点。

2. 理筋手法 患者俯卧，术者用手掌揉按两侧竖脊肌，然后找出压痛点或痛性结节，由上而下逐个进行点穴、弹拨、拿捏，然后施于滚法，注意手法不宜过重。亦可加用侧卧屈伸法，令患者侧卧，患侧在上，术者立于患者背后，一手按其腰部痛处，一手握持患侧踝部并向后牵拉，使髋关节过伸，继而屈髋屈膝，使大腿触及腹部，然后将下肢牵拉伸直，反复 3 次。

3. 锻炼疗法 功能锻炼：加强腰背伸肌锻炼，如仰卧位拱桥式锻炼，俯卧位的飞燕式锻炼，早晚各 1 次，每次各做 20～30 下。此项锻炼有利于腰背肌力的恢复。

腰部劳损的练功活动：对腰部劳损应加强腰背肌锻炼，以促进气血流通，增强腰部筋肉的力量。可做前俯后仰、左右侧屈、风摆荷叶、仰卧举腿、飞燕点水等功能锻炼，并可结合广播操或太极拳等。

4. 针灸疗法

（1）体针：针刺取阿是穴、肾俞、志室、气海俞、命门、腰阳关、次髎、委中等，针刺后可在腰部穴位加拔火罐，以散瘀温经止痛。隔日 1 次，10 次为 1 个疗程。结核、肿瘤患者不宜针灸。

（2）耳针：耳针刺腰骶区、神门区、肾区等，可稍作捻转，两耳同刺，留针 10 分钟，隔日 1 次，可连做 2～3 次。

5. 食疗法

（1）椒茴煮猪尾：胡椒 12g，大茴香 10g，猪尾 1 条（去毛洗净切段），水适量，煮汤调味服。

（2）良姜猪脊骨粥：高良姜 10g，薏苡仁 30g，生姜 10 片，杜仲 10g，桑寄生 20g，水煎去渣，再加猪脊骨 250g，大米 120g，煮粥调味服。

（3）薏苡仁生姜羊肉汤：薏苡仁 50g，生姜 20g，羊肉 250g，加水适量煲汤，调味佐膳。

（4）杜仲狗脊汤：杜仲 20g，狗脊 15g，黄精 15g，鸡血藤 30g，猪骶骨 1 具，久煎，调味饮汤吃肉。每日 1 次，连服 10 天。

（5）当归牛尾汤：当归 30g，杜仲 12g，何首乌 15g，牛尾巴 1 条。将牛尾巴去毛洗净，切成小段，和上述药物同煮，加水适量，煲透熟，调味，饮汤吃牛尾。

（6）牛膝黄精猪肾汤：牛膝 20g，黄精 15g，川续断 10g，杜仲 10g，猪肾 1 对。水煎调味饮汤吃肾，每日 1 次，连服 30 天。

（九）调护与预防

（1）在日常生活和工作中，注意姿势正确，尽可能变换体位，勿过度疲劳。

（2）宜睡硬板床，同时配合牵引及其他治疗，如湿热敷、熏洗等。

（3）加强腰背肌肉锻炼，注意局部保暖，节制房事。

八、腰椎小关节紊乱

腰椎小关节紊乱，即腰椎后关节紊乱症，古称腰椎错骨缝，是指由劳损、跌仆闪失或扭转外力等因素，引起腰部关节突关节的正常解剖关系发生异常及筋肉组织改变，出现腰部疼痛、压痛或伴下肢疼痛和腰部活动受限为主要特征的一种伤病，又称后关节损害，包括腰椎后关节错位、后关节滑膜嵌顿与后关节炎等，但最常见的是后关节错位与后关节滑膜嵌顿。

（一）解剖

脊柱由椎体、椎间盘及椎旁韧带所组成，三者共同维持脊柱的形态，并构成其功能活动的解剖基础。前、后纵韧带对椎间盘和椎体起保护作用，并对其运动范围加以约束。棘上韧带对棘突的活动有限制作用，保证各小关节活动于正常的范围之内，同时脊柱的正常运动又依赖于肌力的平衡作用。脊柱小关节（即关节突关节）由上椎体的下关节突和下椎体的上关节突及关节囊组成，具有稳定脊柱、引导脊柱运动方向的功能。腰椎间关节面呈矢状位，因此其活动范围较大，可侧屈和前后屈伸。腰骶关节的小关节面呈斜位，即介于冠状和矢状位之间，关节囊较为松弛，可做屈伸和旋转各种运动。腰骶关节是先天性生理变异的好发部位。

（二）病因病机

中医文献对腰椎后关节紊乱早有论述，如《医宗金鉴·正骨心法要旨》中记载："或因跌扑闪失，以致骨缝开错，气血瘀滞，为肿为痛……"又曰："若肌筋隆起，骨缝必错，则成伛偻之形。"在《中国接骨图说》中也记载："若脊椎筋隆起，骨缝必错，则不可仰俯。"以上明确阐述了脊椎小关节紊乱的病因、病理与临床表现。据临床观察，常由于脊柱扭转不当而发生腰椎后关节紊乱，引起腰部剧烈疼痛和运动障碍，也可由于急性期治疗不妥而形成骨关节炎性改变，出现长期慢性疼痛。本病为临床多见的一种伤病，是引起腰腿痛的常见原因。

因姿势不良或突然改变体位引起腰背肌肉损伤或脊柱小关节错位、滑膜嵌顿，从而破坏了脊柱力的平衡和脊柱运动的协调性。同时，各种损伤可刺激感觉神经末梢而引起疼痛并反射性地引起肌肉痉挛，肌肉痉挛进而可引起关节解剖位置的改变，发生交锁或扭转。长期的交锁及各种炎症反应的刺激均可导致小关节粘连而影响其功能。

（三）临床表现

（1）有腰部前屈、直腰过猛或急性腰部扭闪外伤史，或慢性腰部劳损史，或下蹲位工作过久突然站起的损伤史。

（2）伤后下腰部剧痛，或单双侧腰肌酸沉胀痛，可伴有臀部、骶尾部或股上部牵掣样疼痛。

（3）腰椎小关节错缝或滑膜嵌顿时，腰部正常生理曲线异常，坐、立或腰部过伸时疼痛加重，腰前屈侧痛减，侧屈和旋转活动受限且痛剧。

（4）腰肌紧张、僵硬，急性者更著，痛点不易查出；腰肌痉挛缓解后，患椎棘突旁或关节突部压痛。

（5）卧床休息翻身时痛剧，轻微活动或改变体位后疼痛减轻，直腿抬高受阻，一般无神经根刺激体征。

（6）腰椎后关节错位整复及滑膜嵌顿解除后，腰痛可缓解或消失，腰部活动功能改善或运动自如。

（四）检查

（1）患者腰部呈僵硬屈曲位，后伸活动明显受限，损伤的关节突关节及其同节段上的棘突偏左或偏右，并伴有压痛。严重疼痛者可出现保护性腰脊柱的侧凸体征。

（2）X线检查可见腰椎后关节排列方向不对称，腰椎侧弯和后突，椎间隙左右宽窄不等。

（五）诊断与鉴别

本病多有明显的外伤史，根据症状、体征及 X 线检查等即可确诊。本病当与下列疾病相鉴别。

1. 急性腰肌筋膜扭伤　腰部各方向的活动均受限，并引起疼痛加剧，在棘突旁竖脊肌处，腰椎横突或骶髂后部有压痛，压痛点较表浅。

2. 腰椎间盘突出症　是指由于解剖学上的弱点、椎间盘退变与外力损伤等因素，引起纤维环破裂，髓核自纤维环的缺损处向外膨出，压迫马尾神经或脊神经根，出现腰痛伴下肢放射性疼痛、麻木为主要特征的一种伤病，又称纤维环破裂髓核膨出症，是一种临床常见病，占腰腿痛病例的 15%～20%，多发生于青壮年男性体力劳动者，轻者影响体力劳动和日常工作，重者生活不能自理而被迫卧床休息。腰椎间盘突出症主要症状是腰痛或伴单、双侧下肢沿股神经或坐骨神经，或（鞍区）马尾神经放射性疼痛、麻木。咳嗽、喷嚏及大便用力时（暂时使椎管内静脉扩张，增加椎管内压，蛛网膜压力也增高，更加重了突出物对神经根的压迫），腰腿部或鞍区症状加重，站立、行走、久坐痛著。屈膝屈髋或卧床休息疼痛减轻。

（六）推拿治疗

1. 治疗原则 本病的治疗原则为舒筋活络，行气止痛，整复错位。

2. 取穴与部位 推拿治疗本病可选肾俞、命门、环跳、居髎、八髎、委中、秩边等。

3. 主要手法 推拿治疗本病的主要手法有推法、按法、拿法、滚法、揉法、斜扳法等。

4. 操作方法

（1）腰椎旋转复位法：患者取端坐位，腰部自然放松，医者立于其后外侧，一手拇指按压在棘突的偏向侧旁以定位，另一手穿过腋下夹住对侧的肩部，做腰前屈、旋转侧屈、逐渐伸直的复合动作，这时可以听到一弹响声，同时按在棘突旁的拇指下有腰椎松动的移位感。然后用拇指在偏歪后纠正的棘突两旁自上而下地做理筋手法数次。

（2）背背复位法：患者站立于地面。术者立其背后，两手后伸，用肘窝挽住患者两肘窝，弯腰、屈膝、挺臀，用臀部抵紧患者腰部，将其反背起（使其双足离开地面），用臀部之力使其腰部左右、前后摆动数次，再作快速地伸膝挺臀动作颠簸抖动腰部，亦可双足跟离地，突然落地，重复3～5次，以在瞬间牵伸腰部。此法适用于腰椎小关节（紊乱）错位、腰椎间盘突出症、急性腰部扭伤等伤病。

（七）辨证分型

1. 气滞血瘀型（急性期） 腰部剧痛、刺痛或顽固性酸痛不适，甚者疼痛拒按。舌暗，瘀斑，脉弦涩。

2. 肝肾亏虚型（慢性期） 腰部僵硬，脊柱活动受限，可与气候变化有关，晨起时腰部痛剧、僵硬，轻微活动后痛减，过度劳累后腰痛增剧。舌色较暗，瘀斑时见，薄黄苔，脉细、弦、涩。

（八）其他疗法

1. 调制中频电治疗 电脑中频电疗仪是由电脑控制的输出低频调制中频电流的治疗仪，采用多步程序处方治疗，治疗中多次变换多项参数，机体组织不易产生耐受性，而且在治疗中产生内源性镇痛物质较多，因此具备良好的镇痛治疗作用。

调制中频电治疗禁忌证包括恶性肿瘤患者、有出血倾向者、治疗部位有金属物、植入心脏起搏器者、孕妇等。

2. 红外线治疗 红外线是一种电磁波，具有温热效果，其作用主要表现在改善血液循环，缓解肌肉紧张，从而减轻疼痛；促进代谢产物的排泄、促进损伤修复愈合；调节自主神经功能、改善神经传导速度；增加肌肉、韧带、关节囊等软组织的伸展功能，减轻局部僵硬不适。

3. 微波治疗 本部分内容详见第一节落枕中的"其他疗法"的"微波治疗"。

4. 针刺 本部分内容详见本节腰椎间盘突出症中的"其他疗法"的"针刺治疗"。

5. 艾灸 本部分内容详见第一节落枕中的"其他疗法"的"灸法治疗"。

6. 中药离子导入 中药离子主要通过汗腺管口进入人体，直接作用于局部组织，或随血液循环、淋巴循环作用于全身产生治疗作用，当中药离子导入腧穴部位时，可以通过腧穴激发经气，发挥调节阴阳、扶正祛邪、活血止痛等作用。

7. 拔罐疗法 取穴同推拿疗法，具体操作及临床注意事项见第一节落枕中的"其他疗法"的"拔罐疗法"。

8. 中药 中医学认为，本病的急性疼痛期可因跌打损伤或风寒湿邪内侵，致使邪遏经脉，气血失畅，故应以祛实为要；缓解期，又当补益肝肾、强筋壮骨以治其本，即以补虚为主。

（1）急性期

治则：活血祛瘀，散寒除湿，通络止痛。

方药：腰伤一方（《外伤科学》）。

当归12g　赤芍12g　续断12g　秦艽15g　木通10g　延胡索10g　枳壳10g　厚朴10g　桑枝（先煎）30g　木香（后下）5g

用于腰部损伤初期，积瘀肿痛，或兼小便不利者。

（2）慢性期

治则：温阳益气，强筋壮骨。

方药：杜仲散（《伤科验方》）。

杜仲炭9g　当归12g　乳香6g　肉苁蓉9g　川牛膝9g　川续断9g　炙黄芪12g　补骨脂9g　没药6g

用于一切新旧损伤腰痛，肾亏腰痛。

（九）调护与预防

（1）症状缓解或消失后，应适当休息，避免劳累，以稳定治疗效果。

（2）局部注意保暖，防止风寒湿邪侵犯经络，阻滞气血运行，而加重病情。

（3）适当进行功能锻炼，以加强胸背、腰背肌的力量，增强保护机制。腰椎小关节紊乱锻炼方法见本节腰椎间盘突出症中"调护与预防"的锻炼方法。

第六节　胯部疾病

一、骶髂关节半脱位

骶髂关节是由髂骨和骶骨的耳状关节面组成的微动关节，骶骨耳状关节面随骨盆的前倾、后仰，对调整脊柱的重心稳定有一定作用。骶髂关节面上覆有关节软骨，相互交错稳定关节。骶髂关节的前后侧有长短不等的韧带保护，在髂骨粗隆与骶骨粗隆之间有骶骨间韧带加强，因而，骶髂关节只有少量有限的活动，超过生理功能外的扭转活动可使该关节周围韧带被牵拉而引起损伤，并可由于韧带松动而引起关节移位，并出现程度不同的疼痛，这种情况在临床上称为骶髂关节半脱位。

骶髂关节半脱位是临床中常见腰痛病因之一。属于中医学"腰痛""骨错缝"范畴。

（一）解剖

骶骨的耳状关节面在上位三个骶骨的侧部，朝向后外，其前面较后面宽。髂骨的耳状面朝向前内。相对的关节面之间间隙很小，关节面粗糙不平，可相互交错，增加稳定性。骶骨的关节面覆盖一层较厚的透明软骨，髂骨关节面上的透明软骨则极薄。关节软骨上可能覆盖一层纤维软骨，到青年时期，这些软骨板紧密融合，关节腔甚至完全阻塞（图7-3）。

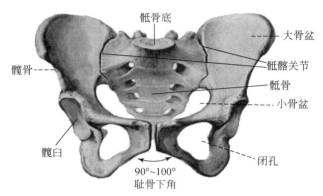

图 7-3　骶髂关节解剖图

（二）病因病机

骶髂关节半脱位的发生大多与暴力损伤或长时间在不良体位下劳动有关。当人体直立时，重力中线经骶髂关节前方对其产生一定扭力；当前屈弯腰时，脊柱前倾，骨盆腘绳肌牵拉固定或后旋，易造成骶髂关节扭伤或劳损。此外，妊娠期间激素水平改变，黄体酮增加，使韧带松弛及体重增加，致使骨盆向前下方倾斜，引起损伤。此外，医源性损伤的原因主要是在对髂后部取骨做植骨手术时，如范围过大，可因破坏了髂腰韧带而引起骶髂关节不稳。该病多见于成年女性。

（三）临床表现

患者大多见于剧烈体育活动、外伤或久坐后，少数患者可无明显外伤史，急性发作期，在下腰部一侧可出现疼痛，大多较为严重，放射至臀部或腹股沟区；但一般不会放射到坐骨神经的小腿分布区。患者常取侧卧位或俯卧位，翻身时疼痛加剧。拒绝站立，或是下肢取屈曲姿势。步行时，患侧常呈臀沟下垂状跛行步态。

（四）检查

体格检查时，骶髂关节处可有局限性压痛，直腿抬高患侧受限，并有骶部疼痛。骨盆分离试验、4字试验为阳性，对抗性髋外展试验及姚曼（Veomen）试验等均为阳性，其他凡可促使髂骨旋转的活动均可引起患肢疼痛，但无神经根性放射痛。

（五）诊断与鉴别

1.诊断要点

（1）症状

1）下腰痛：大多数患者会出现下腰痛及臀外上方疼痛，有时疼痛向臀部和腹股沟处放射，弯腰、翻身、仰卧等动作均可引起疼痛加剧。坐位时常用健侧负重，卧位须向健侧侧卧，咳嗽、打喷嚏等动作常使疼痛加重。

2）下肢不适：有时患者可出现单侧或双侧坐骨神经走行区域放射性疼痛，偶尔会有麻木感。站立行走时患肢疼痛加重以致不能支撑，患者常自觉下肢有延迟或缩短，行走时往往需用手掌保护患肢少受震动，常影响日常生活，比如上下楼梯、上下床铺等往往引起疼痛加重。

（2）体征

1）局部压痛及叩击痛：患侧骶髂关节可触及肿胀、突起，在患侧髂后上棘的内下角有压痛及叩击痛，有时可触及痛性筋结。双侧对比触摸髂后上棘时，可感觉患侧髂后上棘有凸起或凹陷。

2）局部移位：双侧髂后上棘畸形且双下肢量比不等长。双下肢量比差 0.3cm 以上有诊断意义，量比差 1cm 以上有确诊意义，通常情况下量比差不超过 2cm。如果患侧下肢缩短，髂后上棘凸起，为骶髂关节向后移位；如果患侧下肢变长，髂后上棘凹陷，为骶髂关节向前移位。

3）姚曼试验：即单髋后伸试验。患者俯卧，检查者一手握住患侧踝部或托膝关节，使髋关节后伸。另一手压住骶部，患侧骶髂疼痛加剧者为阳性。

4）单腿跳跃试验：嘱患者先用健侧下肢后用患侧做单腿跳跃动作，健侧下肢持重单腿跳跃活动无困难。如患侧骶髂关节有错缝或者其他病变，则持重做单腿跳跃时，患侧骶髂关节疼痛或疼痛加剧，甚至不能跳跃。

5）床边试验：又称盖斯兰试验。患者取仰卧位，移至检查床边，其患侧下肢放置于床外下垂，健侧下肢屈曲，医者一手固定骨盆，同时以另一手按压下垂之大腿，使髋关节后伸，骶髂关节发生疼痛即为阳性。

6）4 字试验：又称骶髂关节分离试验。患者取仰卧位，被检查一侧膝关节屈曲，髋关节屈曲、外展、外旋，将足部置于另一侧的膝关节上，双下肢呈"4"字形。医者一手置于屈曲的膝关节内侧，另一置于另一侧髂前上棘前面，两手同时向下压。骶髂关节处出现疼痛即为阳性。

7）骨盆挤压试验：患者取仰卧位，医者站立于患者一侧，两手分别置于患者髂骨翼两侧，同时向中线挤压骨盆，骶髂关节部位发生疼痛则为阳性。

8）骨盆分离试验：患者取仰卧位，医者站立于患者一侧，两手分别置于两侧髂前上棘前面，两手同时向外下方推压，骶髂关节部位发生疼痛则为阳性。

2. 鉴别诊断

（1）腰椎间盘突出症：是由于腰椎间盘的退变，纤维环破裂、髓核突出刺激神经根进而出现腰、臀部疼痛及下肢放射性疼痛的常见疾病，腰椎间盘突出症患者的压痛点是在腰椎棘突旁，局部压痛常引起下肢放射性疼痛或麻木，另外腰椎间盘突出症患者直腿抬高试验、踇趾背伸试验、踇趾跖屈试验及下肢皮肤感觉障碍测定试验均为阳性，腰椎 CT、磁共振成像检查可确诊。

（2）急性腰扭伤：是指腰部软组织急性损伤所致的腰痛。有明显的外伤史，局部肌肉痉挛，活动受限，疼痛可牵涉臀部、股后侧，压痛点在腰部且多呈局限性，无双下肢放射痛及麻木感。

（3）慢性腰肌劳损：多数继发于急性损伤后未完全恢复或虽无明显急性外伤史，但因工作生活姿势不良或长期处于某一特定姿势及过度劳累，亦可产生慢性腰痛。以酸痛为主，卧床或休息则痛减，劳累痛重。病情时轻时重，不能完全缓解。棘突旁压痛不明显，无下肢放射痛，直腿抬高试验阴性，不出现典型的坐骨神经痛。

（4）腰椎管狭窄症：发病年龄常在 50 岁以后，50%是先天性腰椎管狭窄，故无明显的外伤史。间歇性跛行及腰椎后伸受限是腰椎管狭窄症的临床表现特点，CT 检查可以明确诊断。

（5）梨状肌综合征：正常情况下，坐骨神经从梨状肌下缘出骨盆、从臀大肌前方进入股后侧，并分为胫神经和腓总神经。梨状肌损伤可出现肿胀、痉挛，压迫坐骨神经引起临床症状。梨状肌综合征主要表现为患肢跛行，腰臀部酸痛，严重者臀部呈刀割样剧痛，并伴随着沿股后侧、小腿后外侧出现放射性痛。查体可见梨状肌体表投影区处压痛，并可触摸到条索状梨状肌肌腹。直腿抬高试验在 60°以下时，坐骨神经痛加重，而抬高超过 60°时，疼痛反而减轻。直腿抬高加强试验呈阴性。腰部无明显压痛，脊柱无侧弯，腰部活动正常，跟、膝腱反射正常。

（6）强直性脊柱炎：早起受累的关节主要是骶髂关节，表现为骶髂关节部位的疼痛和一定程度的活动受限，青壮年男性多发。疼痛为酸痛，夜间及长时间静止后，疼痛加剧，清晨起床时患部发僵，轻度活动后有所好转。强直性脊柱炎在骶髂关节部位可以出现局部压痛和叩击痛，床边试验、4 字试验多为阳性，与本病的鉴别要点在于强直性脊柱炎具有特殊影像学表现，放射线片上常可见骶髂关节面硬化、骨破坏及关节间隙变窄等征象，另外，人类白细胞抗原 HLA-B27 检查常有助于强直性脊柱炎的诊断。

（7）臀上皮神经损伤：臀上皮神经通常指腰 1～3 神经后支的皮支在臀部皮肤的一段。臀上皮神经损伤可产生臀部疼痛，腰部活动受限，并牵扯股后侧痛，但痛不过膝，触及臀部有明显压痛。臀上皮神经损伤与本病的鉴别点在于其骶髂关节活动不受影响。

（8）第三腰椎横突综合征：由于腰 3 横突较长，又是腰部活动着力的中心，抗应力大，劳损机会多，影响其附近走行的腰 2 神经后支，可产生腰痛及臀部痛；也可以产生下肢疼痛症状，多沿大腿向下放射至膝平面以上，无向小腿及足部的放射痛。在第 3 腰椎横突尖端处有明显的压痛及条索状结节，可向臀部放射，直腿抬高试验呈阴性，骶髂关节活动无明显受限。

（9）肿瘤性疾病：腰骶部的肿瘤可见于马尾部的肿瘤、恶性肿瘤（肺癌、肾癌、前列腺癌、甲状腺癌）的转移、椎管内肿瘤（脊髓、神经根附属组织）等。腰骶部的肿瘤发展缓慢，腰及下肢疼痛或麻木、乏力症状呈持续性，并且进行性加重，症状的出现不因休息或其他物理治疗而缓解，夜间痛甚。脑脊液检查、椎管造影、CT、磁共振成像检查可明确诊断。

（六）推拿治疗

1. 治疗原则　本病治疗原则为活血止痛，理筋整复。

2. 手法及治疗部位　本病的推拿手法有滚法、按揉、揉法、整复手法。

患者取俯卧位，用擦法、滚法施于腰骶部及腰臀部，操作 3～5 分钟；用拇指揉患侧骶髂关节处，继而以拇指点按八髎、环跳、秩边、委中等穴，每穴约 1 分钟；用掌根或大鱼际揉患侧骶髂关节处 2～3 分钟；用掌擦法擦患侧骶髂关节处，以透热为度，继而整复关节，手法如下。①前脱位整复法：患者于近床边处取侧卧位，患侧骶髂关节在上，健侧下肢伸直，患侧屈髋屈膝，医者面对患者站立，一手按住患侧肩部向后固定其躯体，另一手按住患侧膝部向前向下做最大限度的快速按压，借助杠杆力量可使骶髂关节错动而复位。②后脱位整复法：患者取俯卧位，医者站于患侧，交叉患侧下肢，并以两手握住踝关节处，用一侧尺骨鹰嘴按住骶髂关节，然后两手同时用力做后伸快速扳动，可听到复位关节的响声，可使骶髂关节复位。关节整复后患者仰卧，医者用力握住患肢，向下牵引 1～2 分钟。

（七）辨证分型

1. 气滞血瘀　下腰部损伤后，腰骶部疼痛骤然发作、疼痛剧烈。痛有定处，日轻夜重，下腰部俯仰受限，躯干转侧及下肢行走困难。舌质红或紫暗，苔薄，脉弦细。

2. 气虚血凝 下腰部损伤日久，腰骶部拘急不舒，疼痛隐隐。下腰部活动不利，时轻时重，下腰部肌张力较高。舌质暗红苔薄，脉弦细或涩。

3. 气血两亏 下腰部长期劳损导致腰骶部酸痛，痛连臀腿，遇劳则甚。下腰部动作不利，体倦乏力，面色无华。舌质淡苔薄，脉细无力。

4. 肝肾亏虚 下腰部长期劳损或骶髂关节反复多次半脱位，腰骶隐痛，遇劳更甚，卧则减轻。腰部酸痛无力，喜按喜揉，偏阳虚者面色无华，手足不温，阳痿或早泄，舌质淡苔薄，脉沉细；偏阴虚者面色潮红，手足心热，失眠遗精，舌质红苔少，脉细数。

（八）其他疗法

1. 艾灸 本部分内容见本章落枕中"其他疗法"的灸法治疗。

2. 中药离子导入 本部分内容见本章腰椎间盘突出症中"其他疗法"的中药离子导入治疗。

（九）调护与预防

骶髂关节半脱位患者发病后需要在生活中做好调护措施，以促进病情康复，预防疾病复发。如在整复治疗期间患者需要卧床休息，避免长时间站立并注意腰骶部保暖。骶髂关节半脱位整复后虽然症状明显缓解，但骶髂关节附近的韧带损伤需要修复过程，因而在短期内不宜做腰骶部大幅度的活动。另外，妇女产后应注意卧床休息，不宜过早下床行走或劳动。

功能锻炼对于骶髂关节半脱位的康复可起到重要的辅助作用，功能锻炼可以逐渐改善因不良姿势造成的局部软组织劳损、增强腰背部肌肉力量，从而逐步恢复骶髂关节的正常功能。常用的功能锻炼有两种，即卧位骶髂关节锻炼法和站位骶髂关节锻炼法。卧位骶髂关节锻炼法：患者取健侧卧位，患肢在上，膝关节保持伸直状态，然后做下肢的前屈、后伸、外展动作，每个动作做10～20次，活动范围根据患者个人的具体情况而定；站位骶髂关节锻炼法：患者取站立位，双手向下按压固定两侧骶髂关节髂后上棘处，做骶髂部前屈后伸、左右旋转动作，每个动作做10～20次，活动范围根据患者个人的具体情况而定。

二、梨状肌综合征

梨状肌综合征也称梨状肌损伤、梨状肌孔狭窄综合征，是引起急慢性坐骨神经痛的常见疾病。一般认为，腓总神经高位分支，自梨状肌束间穿出或坐骨神经从梨状肌肌腹中穿出。当梨状肌受到损伤，发生充血、水肿、痉挛、粘连和挛缩时，该肌间隙或该肌上、下孔变狭窄，挤压其间穿出的神经、血管，因而出现的一系列临床症状和体征，称为梨状肌综合征。本病多发生于青壮年，男性多于女性。

（一）解剖

1. 梨状肌 位于小骨盆的后壁，呈三角形，起自第2～5骶椎前侧面，肌纤维向外集中，经坐骨大孔出小骨盆，止于股骨大转子顶端。近处固定时，此肌收缩，使大腿外展、外旋和后伸。远处固定时，一侧收缩，使骨盆转向同侧；两侧收缩，使骨盆后倾。梨状肌受骶丛的肌支（S_1～S_3）支配。由髂后上棘到尾骨尖画一条线，在连线上距髂后上棘2cm处画一点标记，此点到股骨大转子的连线，即梨状肌的体表投影（图7-4）。

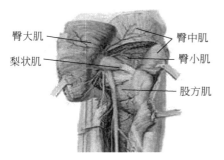

图7-4   梨状肌及其周围肌群

臀大肌
梨状肌
臀中肌
臀小肌
股方肌

2. 坐骨神经孔   由梨状肌自内上向外下方横行分隔为上下两部分。正常情况下，坐骨神经由梨状肌下孔穿出。

3. 坐骨神经   是人体最粗大的神经，起始于腰骶部的脊髓，途经骨盆，并从坐骨大孔穿出，抵达臀部，然后沿股后侧下行到足。坐骨神经管理下肢的感觉和运动，由腰神经和骶神经组成。坐骨神经经梨状肌下孔出骨盆到臀部，在臀大肌深面向下行，依次横过闭孔内肌，上下孖肌及股方肌的后方，支配这些肌肉，并沿大收肌后面，半腱肌、半膜肌、股二头肌之间下降，途中发出肌支至大腿的屈肌，坐骨神经在到腘窝以前，分为胫神经和腓总神经，支配小腿及足的全部肌肉及除隐神经支配区以外的小腿与足的皮肤感觉。

（二）病因病机

1. 外力损伤   是由用力不当，如髋臀部的闪、挫、扭、下蹲、跨越等外力作用下导致的。或是在负重情况下，在梨状肌功能位过度牵拉发生的损伤。病理表现为肌肉撕裂，出血、渗出，肌肉保护性痉挛。长时间可导致局部粘连，刺激坐骨神经而导致下肢出现放射性疼痛、麻木。

2. 坐骨神经变异   由于坐骨神经变异，可以发生梨状肌综合征。80%坐骨神经由梨状肌下孔发出，少数患者因坐骨神经出骨盆时行径变异，穿行于梨状肌内，当髋外旋时肌强力收缩可使坐骨神经受到过大压力，长此以往也是一种慢性致伤因素。臀部外伤出血、粘连、瘢痕形成注射药物使梨状肌变性、纤维挛缩，髋臼后上部骨折移位，骨痂过大均可使坐骨神经在梨状肌处受压，刺激坐骨神经可以产生一系列症状。

本病属于中医学的"筋伤""痹证"范畴。足太阳膀胱经及足少阳胆经行于此处，由于劳倦外伤及外感风寒湿邪，客于臀部，导致经络受阻，气血瘀滞，经气不利，筋经失于条达而发生本病。

（三）临床表现

（1）多青壮年发病，有间接外伤史，如闪、扭、蹲、跨越等，部分患者可有受寒冷疾病史。

（2）臀部深层次疼痛，有紧缩感，沿坐骨神经分布区域出现放射性疼痛，呈牵拉及刀割样感觉。小腿外侧可有麻木感，会阴部位可有下坠感。

（3）肢体运动异常，患肢不能伸直，自觉下肢短缩，间接性跛行，或有鸭步移行。

（四）检查

（1）在梨状肌体表投影深部，有明显压痛，严重时沿坐骨神经分布区域可有压痛点分布。

（2）梨状肌分布区域可有条索样改变或弥漫性肿胀隆起，长期可导致肌肉萎缩无力。

（3）髋关节外展、外旋功能受限。

（4）直腿抬高试验，在60°时可出现明显疼痛，超过60°时，疼痛可减轻。梨状肌紧张试验阳性。

（5）X线检查可排除骨关节相关疾病，彩色超声可见局部肿胀等病理改变。

（五）诊断与鉴别

1. 腰椎间盘突出症 多发生在 20～40 岁的青壮年，症状以腰部疼痛并有一侧肢体放射性疼痛、麻木为主要特点。椎间盘突出的相应椎旁可有明显的压痛点。直腿抬高试验阳性。CT、MRI 等可明确诊断。

2. 臀上皮神经损伤 以一侧臀部及股后外侧疼痛为主，一般不超过膝关节，在臀部可触及条索状结节，梨状肌紧张试验呈阳性。

（六）推拿治疗

1. 治疗原则 本病治疗原则为舒筋解痉，祛瘀通络。

2. 常用穴位及部位 推拿治疗本病可选次髎、中髎、下髎、环跳、殷门、委中、阳陵泉等穴及臀部、股后部、小腿外侧。

3. 常用手法 推拿治疗本病常用手法有㨰法、按揉法、按压法、指揉法、弹拨法、擦法。

4. 操作方法

（1）患者取仰卧位，医生站于患侧，先以较为深沉有力的㨰法在梨状肌投影区进行操作，再用掌按揉法在患处操作，在患肢后方外侧进行点按、㨰法操作，持续 5 分钟左右。此法可疏通血脉，放松患侧肌肉组织。

（2）接上式，用弹拨法在梨状肌肌腹进行弹拨治疗，点按、次髎、中髎、下髎、环跳、殷门、委中、阳陵泉等穴位，以有酸胀感为度，时间约为 5 分钟。此法可舒筋活血止痛。

（3）接上式，在梨状肌体表投影处，做掌按法或掌揉法，在以肘尖部做按压或弹拨法，以力达深处。此法可舒筋止痛，解除梨状肌痉挛。

（4）接上式，医生以一手按住髋臀部，一手按住患侧下肢，做髋关节的被动后伸、外旋动作，以滑利关节，松解粘连。

（5）最后，在梨状肌处沿纤维走行方向做擦法，以深部透热为度。

（七）辨证分型

1. 气滞血瘀证 臀部及下肢疼痛，活动受限。察次症：臀痛如锥刺，拒按，疼痛可沿股后侧向足部放射。舌暗，脉涩。

治法：行气活血，祛瘀止痛。

推拿治疗时术者叠掌按揉臀部及下肢肌肉，反复按揉使局部肌肉血僵硬变为松软，以使局部肌张力降低。若在梨状肌体表投影处触及结节及肿块时，可施以点按、弹拨法，活血化瘀，解痉止痛。

2. 风寒湿阻证 臀腿疼痛，屈伸受限。肢体发凉麻木，畏冷，酸痛重着。舌暗，脉紧。

治法：祛风散寒除湿，活血止痛。

推拿治疗时被动活动髋关节、膝关节，以滑利关节，改善关节活动功能。若偏寒者得寒痛增，肢体发凉，畏冷，治疗时加点按肾俞、命门，以激发阳气。偏湿者肢体麻木、酸痛重着，治疗时加点按委中、丰隆，以疏通经脉、祛湿止痛。若见患侧下肢畏冷、腰膝酸软者，可于下肢施以擦法、拿揉法，以活血化瘀，祛风散寒。

3. 湿热蕴蒸证 臀部及下肢活动受限，臀腿灼痛、腿软无力。舌黄腻，脉濡数。

治法：清利湿热，通络止痛。

推拿治疗时应以轻柔手法按揉臀部及下肢，以缓解局部肌肉痉挛，解痉止痛。若兼关节重着者，推拿治疗时以轻柔手法点按环跳、丰隆，以清利湿热、缓急止痛。若见臀部灼热胀痛者，可施以点按、擦法、揉法于局部，以活血舒经通络。

4. 肝肾亏虚证　臀部及下肢疼痛、麻木，活动受限。臀部酸痛，腿膝乏力，遇劳更甚，卧则减轻。舌红，脉沉。

治法：滋补肝肾，舒筋通络，强筋壮骨。

推拿治疗时加点按肾俞、足三里，以培补肾气，促进经气运行，强筋壮骨。偏阳虚者面色无华，手足不温，加点命门；偏阴虚者面色潮红，手足心热，加点按委中、足三里。若见患侧臀部及下肢酸痛乏力者，可重点点按肝俞、肾俞、命门、八髎等。

（八）其他疗法

针灸疗法、针刀疗法、中药熏蒸，以及艾灸等治疗方法都有一定的疗效，可配合推拿，选择治疗，加强效果。

（九）调护与预防

急性期患者应卧床休息，患肢保持外旋、外展位置，使梨状肌处于松弛状态。缓解期的患者应该进行必要的康复治疗及功能锻炼，促进血液循环，预防肌肉萎缩。

1. 体位指导　患者应多卧床休息，保持患肢在外展、外旋位，避免髋关节做旋转动作，使梨状肌处于放松状态。

2. 饮食调理　患者宜高蛋白、高维生素、高纤维饮食，多饮温开水，多食新鲜水果、蔬菜，保持大便通畅。

3. 情志调摄　主动与患者沟通，及时解除其心理障碍，消除个别患者因疾病引起的恐惧或对治疗效果的疑虑。

4. 加强劳动保护　患者本人需要加强劳动保护，在做扛、抬、搬、提等重体力劳动时应避免瞬间使用暴力，防止肌肉因剧烈收缩造成损伤，增强肌肉工作效能。若在寒冷潮湿环境中工作后，应洗热水澡以祛除寒湿，消除疲劳。尽量避免弯腰抬重物时旋转躯干。

三、髋关节骨关节炎

髋关节骨关节炎通常是指由于髋关节面长期负重不均衡所致的关节软骨变性或骨质结构改变的一类骨关节炎性疾病。其主要表现为臀外侧、腹股沟等部位的疼痛（可放射至膝）、肿胀、关节积液、软骨磨损、骨质增生、关节变形、髋的内旋和伸直活动受限、不能行走，甚至卧床不起等。本病属于中医学的"骨痹"范畴，常见于老年人及长时间负重劳累人群。

（一）解剖

髋关节由股骨头与髋臼构成，属球窝关节，是典型的杆臼关节。股骨关节面占股骨头面积的2/3，嵌入髋臼内。臼的月状面围绕髋臼窝，窝内充填脂肪；髋臼唇附着于臼缘增加臼的深度。髋臼横韧带封闭髋臼切迹，神经血管经过韧带下出入关节。髋臼凹陷与股骨头关节面之间的间隙为髋关节间隙，正常成人此间隙宽为 4～5mm。间隙的上半部较窄，显示两相对骨性关节面的距离。下半部较宽，显示股骨头与髋臼窝底之间的距离。在正位片上，正常人股骨颈下缘与闭孔上缘虽不相连，但共同形成一道比较自然的弧形曲线，称为耻颈曲线。关节囊一般坚厚，而其后下方较薄弱；在髋骨附于髋臼周缘及横韧带；在股骨，前方附于转子间线，上方与下方附于大小转子附近，在后方附着于离转子间嵴约 1cm 处。

（二）病因病机

病因未明，一般认为与衰老、创伤、炎症、肥胖和代谢等因素有关。

1. 肥胖　体重的增加和髋关节炎的发病成正比。肥胖是病情加重的因素。肥胖者的体重下降则可以减少髋关节炎的发病。

2. 软骨构造　当软骨变薄、变僵硬时，其承受压力的耐受性就减少，因此出现髋关节炎的概率增多。

3. 外伤和外力的承受　当关节承受肌力不平衡并加上局部压力，就会出现软骨的退行性变。正常的关节活动甚至剧烈运动后是不会出现骨关节炎的。

4. 遗传因素　遗传因素对骨关节炎的影响可能包括先天性结构异常和缺陷（如先天性髋关节脱位、股骨头骨骺脱位等）、软骨或骨的代谢异常、肥胖和骨质疏松症等。

中医学认为，本病属"痹证"范畴，多由肝肾不足、气血亏虚导致筋骨失去濡养，加之劳倦外伤，风寒等六淫之邪侵袭所致。

（三）临床表现

主要症状为在活动或承重时引起步态异常和髋部疼痛。髋部疼痛可经闭孔神经放射至腹股沟、大腿和膝关节。臀部周围及股骨大转子处也可有酸胀感，并向股后外侧放射。

（四）检查

（1）近 1 个月反复髋关节疼痛。

（2）X 线片显示骨赘形成，髋臼缘增生，髋关节间隙变窄。

（五）诊断与鉴别

1. 诊断

（1）中老年发病，有长期劳累、寒冷刺激病史。

（2）负重状态下有明显髋部疼痛感，步态异常。

（3）近 1 个月反复髋关节疼痛。

（4）X 线片显示骨赘形成，髋臼缘增生，髋关节间隙变窄。

2. 鉴别诊断

（1）腰椎间盘突出症：腰部疼痛，伴有一侧或双侧下肢疼痛，发病多急剧，查体可见神经根刺激症状。辅助检查 CT 或 MRI 可见有椎间盘突出，压迫相应神经根，与症状相一致。专科检查可见直腿抬高试验阳性。

（2）缺血性股骨头坏死：最常见的症状为疼痛，疼痛的部位为髋关节、股近侧，可放射至膝部。疼痛可以因坏死组织-修复的炎症病变或炎症病灶内的高压引起，可表现为持续痛，静息痛。骨软骨塌陷变形导致创伤性关节炎，或有髋关节周围肌肉韧带附着部位慢性损伤性疼痛。髋部活动受限，特别是旋转活动受限，或有痛性和短缩性跛行。主要依靠影像学进行明确诊断。

（六）推拿治疗

1. 治疗原则　本病的治疗原则为舒筋通络，行气活血，解痉止痛。

2. 取穴与部位　推拿治疗本病可选腰腹部及肾俞、腰阳关、大肠俞、秩边、关元俞、髀关、伏兔、阳陵泉、委中、昆仑等穴位。

3. 主要手法　推拿治疗本病的主要手法有㨰、揉、按、拿、擦、扳法等。

（1）疏经通络：患者取俯卧位，医生站于一侧，先以㨰法在腰骶部及臀部两侧进行上下往返操作 5～6 遍，用力由轻到重；然后以双手拇指按揉肾俞、腰阳关、大肠俞、八髎等穴位，以酸胀为度，并以掌根在痛点周围按揉 1～2 分钟。

（2）行气活血：患者取俯卧位。医生站于一侧，先以揉法在髋臀部及股前外侧依次点按环跳、居髎、髀关、风市、阳陵泉 5 分钟。此法能改善局部血供和髋臀部症状。

（3）解痉止痛：患者取卧位。医生站于一侧，以弹拨、点压等法施术于痛点及患处，反复 3～5 遍，以达到提高痛阈、松解粘连、解痉止痛的目的。

（4）理筋整复：患者取俯卧位。医生站于一侧，以小鱼际擦法直擦腰背两侧膀胱经，横擦腰部，以透热为度。在髋部两侧及下肢部位进行击打，以有酸胀感为度。然后患者取仰卧位。医生面向患者站立，进行髋关节摇法，左右各 1 次，再做屈髋屈膝被动运动数次，以调整腰椎后关节，解除肌肉痉挛。

（七）辨证分型

1. 气滞血瘀证　髋臀部及下肢疼痛，活动受限。臀痛如锥刺，拒按，疼痛可沿大腿前侧。舌暗，脉涩。

治法：行气活血，祛瘀止痛。

推拿治疗时术者叠掌按揉臀部及下肢肌肉，反复按揉使局部肌肉僵硬变为松软，以使局部肌张力降低。可对髋部两侧环跳、居髎、髀关、风市、伏兔等施以点按、弹拨法，达到活血化瘀、解痉止痛的目的。

2. 风寒湿痹证　臀腿疼痛，屈伸受限。肢体发凉麻木，畏冷，酸痛重着。舌暗，脉濡涩。

治法：祛风散寒除湿止痛。

推拿治疗时被动活动髋关节、膝关节，以滑利关节，改善关节活动功能。若偏寒者得寒痛增，肢体发凉，畏冷，治疗时加点按肾俞、命门，以激发阳气。偏湿者肢体麻木、酸痛重着，治疗时加点按委中、丰隆，以疏通经脉，祛湿止痛。若见患侧下肢畏冷、腰膝酸软者，可于下肢施以擦法、拿揉法，以活血化瘀，散寒祛湿。

3. 肝肾亏虚证　臀部及下肢疼痛、麻木，活动受限。臀部酸痛，腿膝乏力，遇劳更甚，卧则减轻。舌红，脉沉细。

治法：滋补肝肾，舒筋通络，强筋壮骨。

推拿治疗时加点按肾俞、足三里，以培补肾气，促进经气运行，强筋壮骨。偏阳虚者面色无华，手足不温，加点命门；偏阴虚者面色潮红，手足心热，加点按委中、足三里。若见患侧臀部及下肢酸痛乏力者，可重点点按肝俞、肾俞、命门、八髎等。

（八）其他疗法

1. 拔罐疗法　髋部两侧，下肢疼痛部位，给予拔罐疗法，每次 10 分钟，可隔日一次。此法有活血、散寒、通络、止痛的作用。

2. 艾灸疗法 隔姜灸法在髋臀部及髀关、伏兔、足三里进行治疗。每次时间控制在 15 分钟，以皮肤潮红能够耐受为主。

（九）调护与预防

平时要使用具有补益肝肾的食物，如山药、核桃、芝麻、枸杞等，加强锻炼、可练太极拳、八段锦、五禽戏等传统健身功法。注意防风避寒。避免长时间久坐久站。

第七节　膝　部　疾　病

膝关节是全身最大的关节之一，由股骨、胫骨和髌骨构成，它是人体重要的承重关节，也是最易损伤的关节之一。膝关节是全身发病率最高的关节，膝关节疼痛不仅涉及关节内的各种病损，也常由各种关节外因素引起。膝关节产生的症状往往不具有特异性。如疼痛、打软腿、关节交锁等症状，既可以由交叉韧带、半月板损伤引起，也可以由为髌股关节异常、关节软骨病变引起，甚至可能仅由异常增生滑膜的嵌顿而引起。膝关节病主要包括退行性膝关节炎、半月板损伤、膝关节创伤性滑膜炎等。

一、退行性膝关节炎

退行性膝关节炎又名膝关节增生性关节炎、肥大性膝关节炎、老年性膝关节炎。近年来国内外文献已普遍称其为膝关节炎或膝关节痛。原发性退行性膝关节炎是生理上的退化作用和慢性积累性关节磨损的结果，临床以中老年发病较普遍，尤以 50～60 岁最多见，女性较多。

（一）解剖

膝关节是人体中最大而且结构最复杂的一个关节，其位置表浅，负重大，活动量大，其结构复杂且不稳定，特别是在活动过程中由于关节不稳，容易引起损伤。膝关节也是骨质增生的好发部位之一。膝关节的结构由骨关节面、肌肉、韧带及关节腔内容物等组成。其功能活动为机械运动的过程。膝关节是由股骨下端与胫骨上端及髌骨组成，膝关节面上附着关节软骨。软骨表面十分光滑，有防止摩擦的作用。

（二）病因病机

本病的原因尚未完全明了，主要与膝关节积累性机械损伤和膝关节退行性改变有关。

（1）较肥胖的中老年妇女，由超负荷等因素反复持久刺激引起关节软骨面和相邻软组织的慢性积累性损伤，同时使膝关节内容物的耐受应力降低，当持久行走或跑跳时在关节应力集中的部位受到过度磨损，导致膝关节腔逐渐变窄，关节腔内容物相互摩擦，产生炎性病变使腔内压增高。异常的腔内压刺激局部血管、神经，使之反射性的调节减弱，应力下降，形成作用于关节的应力和对抗应力的组织性能失调。

（2）由于老年人软骨基质中的黏多糖减少，纤维成分增加，使软骨的弹性减低而遭受力学伤害产生退行性改变。

由于上述原因，早期因关节软骨积累性损伤导致关节软骨的原纤维变性，而使关节软骨变薄或消失，关节活动时产生疼痛与受限；后期关节囊形成纤维化、增厚，滑膜充血肿胀肥厚，软骨呈象牙状骨质增生。同时膝关节周围的肌肉因受到刺激而表现为先痉挛后萎缩。

总之，其病理改变是一种由软骨退行性变化引起的骨质增生，滑膜的炎症是继发的。

（三）临床表现

（1）发病缓慢，多见于中老年肥胖女性，往往有劳累史。

（2）膝关节活动时疼痛加重，其特点是初起疼痛为阵发性，后为持续性，劳累及夜间更甚，上下楼梯疼痛明显。

（3）膝关节活动受限，甚则跛行。极少数患者可出现交锁现象或膝关节积液。

（4）关节活动时可有弹响、摩擦音，部分患者关节肿胀，日久可见关节畸形。

（四）检查

X 线检查可见股骨、胫骨内外髁增生，胫骨髁间突变尖，胫骨关节面模糊，髌骨关节面变窄，髌骨边缘骨质增生，髌韧带钙化。血、尿常规检查，血沉检查，抗链球菌"O"及类风湿因子检查未见异常；关节液为非炎性。

（五）诊断与鉴别

临床症状：膝关节活动时疼痛，初起时，疼痛为发作性，后为持续性，劳累和夜间疼痛较重，上下楼梯时明显；膝关节活动受限，跑、跳、跪、蹲均受不同程度的限制；关节活动时可有摩擦或弹响音，部分患者关节肿胀。膝髌处明显压痛，股四头肌可有萎缩。综合膝骨关节炎的临床表现，即可诊断此病。但仅有病名诊断是不能制定正确治疗方案的，必须对此病进行进一步分析，明确病变部位、性质、程度等，判断疾病的主要矛盾，才能据此制定出正确的方案。

（六）推拿治疗

1. 目的　促进局部组织血液循环和新陈代谢，增加局部组织痛阈，改善关节腔的内压，促进关节腔内容物组织的修复，松解股四头肌和关节粘连，恢复关节的应力和张力平衡。

2. 治疗原则　本病的治疗原则为舒筋通络，活血化瘀，松解粘连，滑利关节。

3. 部位及取穴　推拿治疗本病可选膝髌周围及鹤顶、内外膝眼、阳陵泉、血海、梁丘、伏兔、委中、承山、风市等穴。

4. 主要手法　推拿治疗本病的主要手法有㨰法、按揉法、弹拨法、提拿法、擦法、摇法等。

5. 操作方法

（1）方法一

1）患者取仰卧位，先以㨰法施术于股四头肌，重点在髌骨上部，约 5 分钟，并按揉鹤顶、血海、梁丘、伏兔等穴，每穴 1 分钟。

2）以按揉与弹拨法交替作用在髌韧带、内外侧副韧带，重点在鹤顶、内外膝眼、阳陵泉、血海、梁丘等穴周围进行治疗，并提拿髌骨。

3）患者取俯卧位，以㨰法施术于股后侧、腘窝及小腿后侧约 5 分钟，并按揉委中、承山。

4）患者取仰卧位，屈髋屈膝，术者一手扶按患侧髌骨，一手握持小腿远端，作屈膝摇法，配合膝关节的屈伸、旋转等被动活动。

5）术者于患者患膝周围施擦法，以透热为度，结束手法。

（2）方法二

1）提拿股四头肌，反复 20 次。

2）推揉髌骨 20 次。

3）膝关节过伸加压 3～5 次。

4）侧向加压屈伸膝关节。

5）屈伸旋膝 3～5 次。

6）抱膝搓揉数次。

7）痛点按揉配合弹拨 1～2 分钟。

（3）方法三

1）摩法：患者取仰卧位，术者用掌摩法施术于患侧大腿至小腿，反复 3～5 次。

2）推法：术者用叠掌推法，沿小腿经膝关节推至大腿中段，推力由大渐小，反复推动 3～5 次。

3）点按法：术者依次点按血海、鹤顶、内外膝眼、委中、阳陵泉等穴，每穴点按 1 分钟。

4）捏法：术者施用 5 指捏法，自患侧大腿经膝关节至小腿，反复 3～5 次，重点在股四头肌施术。

5）揉法：术者依次于大腿经膝关节至小腿，施掌揉法操作，然后在膝关节两侧用合揉法操作 3～5 分钟。

6）膝关节屈伸法：术者一手扶持患膝，一手握持小腿远端，进行患侧膝关节的被动屈伸活动，幅度由小渐大。

（七）其他疗法

物理疗法、经皮电刺激、磁疗、热疗、膏贴、酒类外搽、熏洗、外敷等法均可用于退行性膝关节炎的治疗。

（八）调护与预防

推拿治疗方法，对退行性膝关节炎的关节骨质增生是不可逆的，但对其所产生的体征和临床症状，有明显的改善作用，即刻效果明显。

（1）膝关节肿痛严重，应予休息；减轻膝关节的负荷，避免膝关节过度运动。

（2）坚持每日做膝关节的主动屈伸和旋转活动。

二、半月板损伤

半月板损伤（meniscus injury）是膝部最常见的损伤之一，多见于青壮年，男性多于女性。国外报道，内、外侧半月板损伤之比为（4～5）：1，而国内报道相反，其比例为 1：2.5。半月板损伤是膝部常见的一种损伤，多数在运动中出现，以青壮年多见。

（一）解剖

半月板是 2 个月牙形的纤维软骨，位于胫骨平台内侧和外侧的关节面。其横断面呈三角形，外厚内薄，上面稍呈凹形，以便与股骨髁相吻合，下面为平面，与胫骨平台相接。这样的结构恰好使股骨髁在胫骨平台上形成一较深的凹陷，从而使球形的股骨髁与胫骨平台的稳定性增加。半月板的前后端分别附着在胫骨平台中间部非关节面的部位，在髁间棘前方和后方。这个部位又可称为半月板的前角和后角。

（二）病因病机

膝关节半月板为纤维软骨组织，呈周缘厚、内侧薄的楔形，平面观为半月形，充填于股骨髁和胫骨髁之间。内外侧半月板在四周及前后角均有坚固的附着点，可依靠其本身的弹性及附着缘使其在移位后再回到原位。因此，半月板有增强膝关节稳定性的作用。当膝关节伸时，半月板向前，屈时向后。膝关节旋转时，半月板与股骨内外髁一起活动。其旋转发生在半月板与胫骨平台之间，一侧半月板向前，一侧半月板向后，而当膝关节处于半屈曲、小腿内旋或外旋时，半月板即被挤住而不能运动。如此时突然进一步旋转或伸直，半月板本身的纤维软骨或其周缘的纤维组织所承受的拉力，超过其本身的耐力时，即会发生撕裂。长期蹲位或跪位劳动者，在屈膝位小腿外旋，一侧半月板后移，后角被挤压于两髁之间，前角则受到牵拉。长期的挤压磨损可引起退变，容易造成撕裂。半月板异常松动、关节韧带损伤后，或肥胖等，都是半月板损伤的因素。

（三）临床表现

多数患者有旋内、内收或外展的典型外伤史。伤后膝关节立即发生剧烈疼痛，关节肿胀，屈伸功能障碍，伤时膝关节内有撕裂感。但长期蹲位劳动的人，曾有韧带损伤，关节不稳定的患者，或曾有过半月板轻微损伤的患者，其继发的半月板撕裂常由较小的甚至不明显的外力而引起。主要症状是膝关节活动痛，以行走和上下坡时明显，部分患者可出现跛行。伸屈膝关节时，膝部有弹响，部分患者出现"交锁征"，即在行走的情况下突发剧痛，膝关节不能伸屈，状如交锁，将患膝稍作晃动一段时间，即可缓解恢复行走，膝关节往往感到无力，软弱不稳。

（四）检查

（1）在关节间隙平面内侧或外侧有压痛点。

（2）仰卧屈膝旋转试验（麦氏试验）阳性。

（3）俯卧屈膝旋转试验（研磨试验）阳性。

（4）回旋挤压试验阳性，即患者仰卧，充分屈髋屈膝，检查者一手握住足部，一手置于膝部，先使小腿内旋内收，然后外展伸直，再使小腿外旋外展，然后内收伸直，如有疼痛或弹响声为回旋挤压试验阳性。

（5）膝关节空气造影或碘溶液造影可见撕裂的阴影。

（6）膝关节 X 线片一般无明显骨质改变。

（五）诊断与鉴别

1. X 线摄片检查　摄片的目的不是为了诊断半月板撕裂，而是排除骨软骨游离体、剥脱性骨软骨炎和可能类似于半月板撕裂的其他膝关节紊乱。关节造影术是分析膝关节疾病的有价值的辅助措施。但由于现代 MRI 等非侵入性和高准确性的检查手段，造影技术目前已较少应用。

2. MRI　MRI 是迄今为止诊断半月板损伤、交叉韧带断裂等阳性敏感率和准确率最高的影像学检查手段，准确率达 98%。半月板撕裂的 MRI 表现为，低信号的半月板内有线状或复杂形状的高信号带贯穿半月板的表面。

其他的影像学诊断方法（如膝关节高分辨率超声、高分辨率 CT 等）对膝关节内紊乱的诊断也有一定帮助。

3. 关节镜检查 关节镜技术已被公认为最理想的半月板损伤的诊断与外科处理手段。但关节镜不应成为半月板撕裂的常规检查手段。只有在临床得出半月板撕裂的初步诊断之后，关节镜检查为证实诊断并同时进行关节镜手术处理时，才能显示其优越性。

（六）推拿治疗

1. 治疗原则 本病的治疗原则为活血祛瘀，消肿止痛。

2. 取穴 以足阳明胃经、足少阳胆经及足太阴脾经为主，取阴市、梁丘、伏兔、犊鼻、足三里、箕门、血海、阳陵泉、阴陵泉、膝关、曲泉等穴。

3. 主要手法 推拿治疗本病的主要手法有一指禅推法、㨰法、揉法、按法、搓法、擦法等。

4. 操作方法

（1）对膝关节交锁的患者可用膝关节屈伸手法解除交锁。即患者仰卧，屈膝屈髋90°，一助手握股骨下端，医者握持踝部，两人相对牵引，医者内外旋转小腿几次，然后使小腿尽量屈曲，再伸直下肢，交锁即可解除。也可单独操作。对内侧半月板损伤，医者一手握其足部，另一手压住膝部，固定大腿，将小腿内收内旋，然后逐渐伸直膝关节。外侧半月板损伤交锁者，将小腿外展内旋后再伸膝，可反复多次，直至交锁解除。

（2）在解除交锁后可用搓揉法，搓揉膝关节周围大小腿，重点搓揉血海、阴陵泉、曲泉、膝关、梁丘、犊鼻、膝阳关、阳陵泉及承山穴。最后用擦法擦上述部位，以透热为度。

5. 方义 多手法配诸穴都具有舒筋活血、消肿止痛的作用。本病属经络不通、瘀血内阻筋脉之病。按揉阳陵泉、曲泉有解痉止痛的作用。拔伸牵引可扩大膝关节间隙，有利于交锁的半月板在旋转屈伸时得到解除。搓揉、擦血海、阴陵泉等穴及膝关节周围具有活血祛瘀、消肿止痛的作用，促进血液循环，有利于恢复半月板的功效。

（七）其他疗法

（1）保守治疗：最重要的是治疗过程中的康复训练，避免膝关节肌群的萎缩。

（2）关节镜下半月板手术：为了用尽可能小的创伤对半月板损伤进行有效的治疗，关节镜技术无疑是最好的选择。关节镜下可以完成半月板的所有术式。

（3）半月板切除术。

（八）调护与预防

（1）治疗期间避免膝部损伤，局部注意保暖。

（2）每天热水洗患侧足部10～20分钟，对减轻症状、促进修复有一定作用。

（3）保守治疗无效者，可考虑做半月板切除术，手术后采用推拿治疗，对功能恢复可起到积极的作用。

三、膝关节创伤性滑膜炎

膝关节滑膜面积较大较广泛，构成多个滑囊，并能分泌滑液、滑利关节，以利关节正常活动。正常情况下各滑囊无明显积液，但在外伤、炎症、风湿情况下可产生积液，形成滑膜炎。

（一）解剖

滑膜是位于关节囊内壁的薄层组织。在正常情况下，滑膜的主要功能为分泌关节液、润滑关节、营养关节软骨。滑膜炎仅仅是继发于其他疾病的一种临床表现，而并非一种独立的临床疾病。许多疾病（如创伤、结核、关节退变、风湿类疾病、细菌感染、肿瘤、手术等）可以使滑膜受到机械、生物、化学等刺激，引起滑膜组织充血、水肿、血管通透性增高，滑液过度分泌，吸收减少，从而导致关节肿胀、疼痛、活动受限等临床症状，这就是所谓的滑膜炎。如病变迁延不愈，关节滑膜长期受炎症刺激，可逐渐增厚，且有纤维机化，引起粘连，影响关节正常活动，则形成慢性滑膜炎。因滑膜分布于髋、膝、踝、肩等关节部位，故这些部位均可发生滑膜炎。其中膝关节是人体滑膜最多、关节面最大和结构最复杂的关节，且由于膝关节负重大、运动多，故遭受损伤、感染或退变等机会较多，所以临床中膝关节滑膜炎最为常见。

（二）病因病机

由于暴力、跌仆损伤或过度劳累，关节附近骨折、脱位及外科手术等外伤因素损伤滑膜，使之充血、渗出，产生大量积液，刺激神经，可产生疼痛。另可由于积液中含有血浆、白细胞、吞噬细胞等，发生纤维机化。滑膜在长期慢性刺激下逐渐增厚，引起关节粘连，影响正常活动。由于股四头肌萎缩，使关节不稳。《素问·生气通天论》曰："湿热不攘，大筋软短，小筋弛长，软短为拘，弛长为痿。"因热伤血不能养筋，故为拘挛；湿伤筋不能束骨，故为弛弱。膝关节骨折、脱位、韧带断裂等都使膝关节迅速积液，湿热相搏，使之发热胀痛，热灼筋肉而拘挛，致关节不能伸屈，为急性滑膜炎。如受伤较轻，或多次轻伤，加上寒湿热侵袭而膝部渐肿——病程较长，为慢性滑膜炎。

（三）临床表现

单纯性外伤性滑膜炎，关节肿胀，轻度肿痛不适，滑膜有摩擦发涩的声响，伸屈功能受限，慢性滑膜炎较多见，肿胀持久不退，休息后减轻，过劳后加重，虽无明显疼痛，但胀满不适，股四头肌可有轻度萎缩。病程久则滑膜囊壁增厚，摸之可有韧厚感。

（四）检查

（1）浮髌明显，浮髌试验为阳性。
（2）慢性滑囊炎者，股四头肌轻度萎缩。
（3）抽关节积液，对诊断和鉴别诊断有一定意义。
（4）膝关节 X 线片无明显骨质改变和间隙改变。

（五）诊断与鉴别

检查发现膝关节屈伸活动受限，下蹲困难并伴疼痛，关节周围可有局限性压痛点，浮髌试验为阳性。慢性损伤性滑膜炎，可能无明显外伤史，主要表现为膝关节发软及活动受限，肿胀持续不退，不敢下蹲。活动增多时加重，休息后减轻。久病者可扪及膝关节囊肥厚感。对膝关节积液多者或反复出现积液者，可做关节积液检查，它能反映出滑膜炎的性质及其严重性。故关节穿刺和滑液检查，对膝关节滑膜炎的诊断和鉴别诊断，均有重要参考价值。

（六）推拿治疗

1. 治疗原则 本病的治疗原则为活血散瘀，消肿止痛。

2. 取穴 以足阳明胃经、足太阴脾经为主，足少阳、足太阳经为辅。取伏兔、阴市、梁丘、犊鼻、足三里、箕门、血海、阴陵泉、膝阳关、阳陵泉、委中、委阳等穴。

3. 主要手法 推拿治疗本病的主要手法有一指禅推法、搓法、揉法、擦法及被动运动等手法。

4. 操作方法

（1）患者取仰卧位，可在腘窝垫一薄枕。先用轻柔的一指禅推法或搓法沿足阳明胃经，从伏兔至足三里反复推搓，然后重点放在股四头肌上，直至肌肉放松，再用点按揉法，点揉伏兔、阴市、梁丘、足三里、犊鼻、血海、阴陵泉、阳陵泉、膝阳关，每穴半分钟至一分钟。

（2）用双手手掌对称搓揉膝关节两侧，主要搓揉膝关节两侧韧带，最后用擦法擦两侧及膝关节周围穴位，如曲泉、膝阳关、阳陵泉、阴陵泉，以透热为度。

（3）患者取俯卧位，患膝前垫一薄枕。用一指禅推法推腘窝部，重点推委中、委阳。最后用擦法擦患处，以透热至膝关节为佳。

（4）对于单纯性外伤性滑囊炎者，医者一手握住踝部，另一手握住髌上囊肿处，轻轻伸屈膝关节。

5. 方义 上述诸穴及手法配合应用，能达到舒筋活血、肿散结止痛之目的。本病属实证，一指禅推法推足阳明胃经有健脾和胃生肌之功用。推揉膝关节周围穴位（如阴市、梁丘、犊鼻、足三里诸穴）具有舒筋活血、滑利关节之功效。用双手搓、揉、擦膝关节两侧韧带及周围能放松肌肉，促进周围血液循环，加速膝关节功能的恢复。伸屈膝关节被动运动有利于滑利关节，消肿止痛。

（七）其他疗法

1. 早期治疗 一般采取休息和口服非甾体类抗炎药物治疗。

2. 固定 如采用患肢制动的方案，固定时间不宜过长，以免出现严重的肌肉萎缩和关节僵硬，并要在医生指导下进行功能锻炼。

3. 功能锻炼 功能锻炼的主要目的是延缓滑膜炎造成的功能障碍和肌肉萎缩的并发症。

4. 手术治疗 对于保守治疗无效的病例或诊断不清的病例要积极考虑关节镜检查并做关节镜下滑膜切除术。

（八）调护与预防

（1）术后可以用活血祛瘀消肿之中药外敷和适当制约活动，并鼓励患者适当做股四头肌收缩活动之锻炼，后期加强膝关节屈伸锻炼。

（2）活动关节能预防肌肉萎缩和关节粘连，但活动过多又促进关节腔内积液和出血的发生，应恰当处理两者关系。

（3）治疗后应卧床休息，抬高上肢，并禁止负重。

（4）控制本身饮食结构，避免酸性物质摄入过量，加剧酸性体质。饮食的酸碱平衡对于滑膜炎的治疗及并发症的防治是十分重要的一个环节。饮食方面要多吃富含动物有机活性碱的食品，少吃肉类，多吃蔬菜。

（5）经常进行户外运动，多出汗，可帮助排除体内多余的酸性物质，从而防止滑膜炎的发生。但是要避免过度劳累，加强保暖。要注意调整自己的衣着，保护好滑膜炎容易发病的膝关节部位，不要再贪恋空调，平时多注意活动锻炼，更好地预防滑膜炎。

（6）保持好心情，不要有过大的心理压力，压力太重会导致酸性物质的沉积。适当地调节心情和本身压力可以保持弱碱性体质，从而防止滑膜炎的发生。

第八节　踝部疾病

一、踝关节损伤

踝关节损伤是临床上常见的一种损伤，中医称为骨错缝伤筋，包括韧带、肌腱、关节囊等除骨折、脱位以外的所有软组织损伤。此病可发生于任何年龄，但以青壮年为多见，占全身各种关节扭伤的 80%左右。踝关节为下肢承重关节，由胫骨、腓骨与距骨组成，并形成凹与凸的对立面。外踝的位置较内踝低，距腓前韧带较胫侧三角韧带薄弱，因此，踝关节过度内翻的扭伤较为多见。

（一）解剖

1.骨　与踝关节、足部有关的骨共有 28 块（单侧）。1 块胫骨、1 块腓骨、7 块跗骨（包括距骨，跟骨，足舟，内侧、中间、外侧楔形骨，骰骨）、5 块跖骨、14 块趾骨（分基节骨、中节骨、末节骨）。

2.韧带

（1）内侧韧带：内侧韧带呈三角形，称三角韧带，该韧带的特点是强而有力，其作用主要是限制足过度外翻。

（2）外侧韧带

1）距腓前韧带，在踝关节跖屈位可限制足内翻活动，在踝关节中立位时，对抗距骨向前移位。概括起来，外侧韧带的主要作用是防止足、踝的内翻幅度。

2）距腓后韧带：可限制踝关节过度背伸活动。

3）跟腓韧带：在踝关节 90°位限制足内翻活动。

（3）下胫腓韧带：此韧带可分为胫腓前韧带、骨间韧带、下胫腓后韧带、下胫腓横韧带。其中骨间韧带是骨间膜的延续，最为坚固，下胫腓韧带亦有维持关节稳定的作用。

3.肌　使踝关节运动的肌主要包括如下。跖屈：小腿三头肌、踇长屈肌、趾长屈肌、胫骨后肌、腓骨长肌和腓骨短肌等。背伸：胫骨前肌、踇长伸肌、趾长伸肌和第三腓骨肌等。内翻：踇长屈肌、趾长屈肌、胫骨后肌和胫骨前肌。外翻：趾长伸肌、第三腓骨肌、腓骨长肌和腓骨短肌等。

（二）病因病机

踝关节是下肢关节中最易受伤的一个关节。多因行走在高低不平的地面，或在空中落地时站立不稳而跌倒，或下楼、下坡时踏空跌地，牵拉超过关节的生理活动范围，或在运动时踝关节向内侧跌仆、压伤等，均可引起韧带的损伤。轻者韧带损伤或部分撕裂，重者韧带完全断裂，或伴内、外踝尖部横行撕脱性骨折。

（三）临床表现

症状有急性损伤病史。急性期踝部肿胀明显，皮下有瘀斑，踝关节活动受限。日久，踝部肿痛减轻，但行走活动时加重。

（四）检查

体征：踝关节活动受限，踝内翻试验呈阳性。

X 线检查对本病诊断虽无直接意义，但有助于排除骨折、脱位等，如外侧韧带损伤较重，可作足部强力内翻摄片检查。正常人足内翻对，距骨骨关节面与胫骨下关节面有落差 10°的倾斜，如超过此限度，即可确定有韧带断裂，可借以诊断是否因外侧副韧带断裂而造成关节的部分脱位。

（五）诊断与鉴别

1. 临床症状 有急性踝关节扭伤史，踝部明显疼痛、肿胀，局部皮下瘀血，踝关节活动功能障碍，以屈伸和内翻活动为甚。步行困难，外踝扭伤时，肿胀主要在外踝前下方，内踝损伤时，可能伴有外踝骨折，可能出现内踝肿胀疼痛、足不能触地等症状。足部刺痛伴踝关节畸形或异常活动时，应考虑骨折或韧带完全撕裂，需摄片及详细检查。

2. 检查 踝关节 X 线正侧位片，可以帮助排除内外踝的撕脱性骨折，若损伤较重者，应做踝内翻、外翻位的摄片，可见到距骨倾斜的角度增大，甚至可见到移位的现象。

3. 骨折 患者的压痛点主要在骨折断端，沿小腿纵轴方向叩击足底，则断端疼痛剧烈，有时可闻及骨擦音。

4. 脱位 患者后踝部有明显畸形，有时畸形不明显，但仍需慎防有潜在的踝关节脱位。

（六）推拿治疗

本病损伤早期主要是伤血，局部可见红肿，治疗以活血化瘀为主，晚期局部红肿消退，但关节活动不利，行走时疼痛加重，主要是气滞血瘀，治以舒筋通络为主。

1. 治疗原则 本病的治疗原则为活血化瘀，消肿止痛。

2. 取穴 以足少阳胆经、足太阳膀胱经为主，取阳陵泉、承筋、悬钟、太溪、昆仑、丘墟等穴。

3. 主要手法 推拿治疗本病的主要手法有按法、揉法、擦法、拔伸法、摇法等。

4. 操作方法

（1）患者取仰卧位，按揉阳陵泉、承筋、悬钟、太溪、昆仑、丘墟诸穴，以酸胀为度。继用鱼际揉法在损伤处及其周围操作治疗 3～5 分钟。

（2）拔伸踝关节，术者以右手紧握足趾部，向上牵引半分钟后，先外翻扩大踝关节内侧间隙，以左手示指压入其间隙内，在继续牵引下，做内翻扩大踝关节外侧间隙，以拇指压入关节间隙内，在左手拇指及示指夹持踝关节，右手牵引下，将踝关节左右摇动及屈伸活动 2～3 次。

（3）在患部用擦法，以透热为度。

5. 方义 按揉阳陵泉、承筋、悬钟、太溪、昆仑、丘墟诸穴，可通经络之气，使气血调和，疼痛减轻。在损伤处用揉、按手法，有舒筋活血、消肿止痛的作用。运用拔伸法及摇法能滑利关节，使伤筋骨缝理顺整复。

（七）其他疗法

1. 外侧副韧带断裂

（1）不全断裂者可用宽胶布足外翻位固定 3～4 周，但肿胀明显者则需小腿石膏托足外翻位固定 3～4 周。

（2）完全断裂应行缝合术，术后石膏固定 3～4 周。

（3）陈旧性损伤以护踝及高筒靴保护为主，呈习惯性者可行石膏固定 4～6 周。无效者可考虑修补手术。

2. 踝关节骨折脱位

（1）有移位者，复位后小腿石膏固定 6～8 周。

（2）手法复位失败者应及早开放复位及行内固定术，术后小腿石膏固定 8～10 周。

（3）陈旧性损伤以恢复功能为主，对关节病变且已失去开放复位条件者，可考虑行踝关节融合术。

3. 胫腓下关节分离　轻者手法复位后小腿石膏固定（注意塑形），严重者则需开放复位及行内固定术。

（八）调护与预防

（1）损伤早期，肿胀甚者，卧床休息，患肢抬高。治疗时手法要轻柔，以免加重损伤性出血。不宜热敷，可采取冷敷。

（2）恢复期手法宜稍重，特别是对血肿产生粘连、踝关节功能受限者，应以轻重手法配合被动动作使粘连剥离松解。

（3）如踝关节扭伤所致韧带完全断裂或合并骨折者，不宜用推拿治疗。

二、跟　痛　症

足跟痛（painful heel）指足跟一侧或两侧疼痛，不红不肿，行走不便，由足跟的骨质、关节、滑囊、筋膜等处病变引起的疾病，又称脚跟痛。常见的为跖筋膜炎，往往发生于久立或行走者，由长期、慢性轻伤引起。侧位 X 线片显示跟骨骨刺。但是有骨刺不一定有足跟痛，跖筋膜炎不一定有骨刺。本病多见于 50～60 岁的中老年人。

（一）解剖

人足的后部，位于踝关节之下和足弓之后，常称为足踝，俗称脚后跟。在解剖学上，足踝（或称踝关节）是人类足部与腿相连的部位，组成包括 7 块跗骨加上足部的距骨和小腿的骨骼。

（二）病因病机

1. 肾虚　足少阴肾经起于小趾下，斜出足心，出于然谷之下，循内踝之后，别入跟中。年老体虚，素体虚弱，房劳过度，久病之后肾精亏损，不能充养于足跟，则见足跟痛。

2. 气滞血瘀　各种急慢性损伤导致足跟部经络受损，气血运行不畅，气滞血瘀，不通则痛，则见足跟痛。

3. 寒湿侵袭　长期涉水行走以致寒湿之邪侵袭。湿为阴邪，其性重浊，易侵袭阴位，寒主收引，其性凝滞，以致局部气血运行不畅，不通则痛，则见足跟痛。

现代医学认为，足跟底部是由跟骨结节、滑囊、脂肪垫、皮肤组成，如任何原因导致上述结构改变，均可致足跟痛。

（1）足跟骨刺：跟骨退行性改变导致的骨质增生，即"骨刺"，也是导致足跟痛的常见原因之一。当"骨刺"长期存在，且长"骨刺"的跟骨长期负重或负重过大，引起局部充血和发生无菌性炎症时，刺激病变部神经，足跟才会痛。

（2）跖筋膜炎：是足跟痛最常见的原因之一，往往发生于长期站立或行走工作者，是长期、慢性、轻微外伤积累引起的病变，表现为筋膜纤维的断裂及其修复过程。跖筋膜炎引起的足跟痛可以自然治愈。垫高足跟，减轻跟腱对跟骨的拉力，前足跖屈，缓解跖筋膜的张力，都可使症状减轻。

（3）跟垫痛：常发生在老年人中，跟垫是跟骨下方由纤维组织为间隔，以脂肪组织及弹力纤维形成的弹性衬垫；青年时期，跟垫弹力强，可以吸收振荡。老年时，跟垫弹力下降，跟骨在无衬垫的情况下承担体重，严重时可形成瘢痕及钙质沉积，引起足跟痛。

（4）跟骨后滑囊炎：最易发生于跟腱与皮肤之间的滑囊，由不合适的高跟皮鞋摩擦损伤引起。滑囊壁可变肥厚，囊内充满滑液，局部肿胀，并有压痛。

（5）跟骨骨突炎：常发生于8～12岁的男孩，病变与小腿胫骨结节骨突炎相似，是在发育过程中，未愈合的骨骺受肌腱牵拉引起的症状，疼痛在跟腱附着点下方，可双侧同时发病。跑步与足尖站立可使症状加重。骨骺愈合后症状自然消失。

（6）距骨下关节炎：常发生在跟骨骨折后，是一种创伤性关节炎。X线摄片示跗骨窦处疼痛，负重时疼痛加重。

（7）跟骨骨膜炎：骨膜炎是由骨膜及骨膜血管扩张、充血、水肿或骨膜下出血，血肿机化、骨膜增生及炎症性改变造成的应力性骨膜损伤或化脓性细菌侵袭造成的感染性骨膜损伤。

（8）足弓结构发育异常：高弓足、扁平足或内翻足等发育异常。

（9）跟腱炎：由各种原因造成的过度使用导致跟腱内的纤维发生慢性损伤，如超负荷的运动、频繁在硬性地面活动（如公路上奔跑、爬山等），均可引起跟腱炎。

（三）临床表现

本病临床表现为出现足跟一侧或两侧疼痛，不红不肿，行走不便。

（四）检查

本病可结合X线检查进行诊断。

（五）诊断与鉴别

临床表现为出现足跟一侧或两侧疼痛，不红不肿，行走不便。结合X线检查进行诊断。但应与以下疾病相鉴别。

1. 跟骨骨髓炎 虽有足跟痛症状，但局部可有明显的红肿热痛等急性感染的征象，严重者伴有高热等全身症状。实验室检查和X线检查可确立诊断。

2. 跟骨结核 本病多发于青少年，局部症状明显，肿痛范围较大，全身情况差，并有低热盗汗、疲乏无力、食欲不振等症状。实验室检查及X线检查可鉴别。

（六）推拿治疗

1. 肾虚型

主症：多发于40～60岁的中老年人，以单足或双足足跟痛为主症。每于久行、久立后症状加重，休息后缓解，伴腰膝酸软，眩晕耳鸣，神疲乏力。舌淡苔白，脉沉细弱。

治疗原则：补肾益气，强筋健骨。

取穴：以足少阴、足太阳经为主。取大钟、太溪、照海、命门、腰阳关、肾俞及局部阿是穴等。

手法：揉法、按法、擦法，弹拨法等。

操作方法：患者取仰卧位，沿足少阴肾经、足太阳膀胱经按揉数遍，然后弹拨局部，再用擦法沿两条经脉方向上下来回操作，以透热为度。患者取俯卧位，按揉命门、肾俞、腰阳关诸穴，操作3～5分钟。

方义：因足跟痛由肾虚所致，故取足少阴肾经以补肾健骨。足太阳膀胱经与足少阴肾经相表里，故可选足太阳膀胱经穴位，用按揉法以加强益肾的作用。因肾藏真阴真阳，肾阳虚不能温煦足跟部经络而致痛，故用弹拨法于局部，按揉命门、肾俞、腰阳关诸穴，使气血运行通畅，取督脉腧穴推拿，又有补肾壮阳之功效。

2. 气滞血瘀型

主症：足跟痛不能行走、站立，足跟部有急慢性损伤史。舌紫暗，有瘀斑瘀点，脉涩。

治疗原则：活血通络，消肿止痛。

取穴：以足少阴肾经、足太阳膀胱经为主，取然谷、水泉、照海、大钟、昆仑、仆参、申脉及局部阿是穴等。

手法：按法、揉法、擦法、摇法、拔伸法等。

操作方法：患者取仰卧位，沿足少阴肾经、足太阳膀胱经按揉数遍，再施拔伸法和摇法于踝部，配合背屈和跖屈左右摇转各2～3次。擦两经以透热为度。

方义：足少阴肾经，循内踝之后别入跟中，各种急慢性损伤，易致局部少阴经络受阻，气血运行不畅，故取足少阴肾经穴位施用按揉治疗，以达活血通络之目的。继用拔伸及摇踝部，能理筋整复、滑利关节而止痛。太阳膀胱经与少阴肾经相表里，故用擦法以通两经之气血，有散瘀止痛之功。

3. 寒湿侵袭

主症：足跟疼痛，遇寒加剧，得热减轻，随天气变化而症状加重。舌淡苔白腻，脉沉紧。

治疗原则：温经散寒，通络止痛。

取穴：以足少阴肾经和足太阳膀胱经为主，取然谷、水泉、照海、大钟、肾俞、命门等穴。

手法：按揉法、擦法、弹拨法、理筋法等。

操作方法：患者取仰卧位，沿足少阴肾经、足太阳膀胱经诸穴按揉数遍，再沿此两经脉来回往返擦数遍，以透热为度。然后弹拨局部损伤之筋脉，继用理筋法复之。患者取俯卧位，按揉命门、肾俞，以酸胀为度，时间约5分钟。

方义：肾中内藏真阳，寒湿之邪易伤阳气，故取足少阴肾经诸穴施用按揉法，起温阳散寒通络之作用。局部损伤处用弹拨理筋之法可达通经活络、理顺平复伤筋之效。继施按揉肾俞、命门诸穴，有温阳散寒、通络止痛之功效。

（七）其他疗法

1. 手术治疗

（1）足跟骨刺切除术对于顽固性跟骨痛有效，X 线片证实有骨刺者可用此法。

（2）跟骨钻孔术对跟骨内压高者适用，目的是使增高的跟骨内压降低，治疗顽固性无骨刺的跟痛症。

（3）无原因顽固性足跟痛可采用跟骨神经切断术。

（4）跟骨滑囊切除术是将跟骨结节滑囊及跟骨下滑囊切除。

（5）平足症的跟骨截骨术目的是通过跟骨截骨使跟骨角增大，外翻的跟骨摆正，使跟骨有一个良好的生物支架。

2. 理疗 理疗法可采用半导体激光、微波、超声、红外线治疗、中药封包治疗、中药熏洗治疗等。

3. 药物治疗 口服非甾体抗炎药治疗；压痛点注射盐酸泼尼松龙，每周 1 次。跟后滑囊炎常发生在跟腱与皮肤之间，由摩擦损伤引起，表现囊内积液，肿胀压痛，避免摩擦及囊内注射盐酸泼尼松龙对此有效。

（八）调护与预防

（1）患者鞋内加一厚垫，以减轻跟底部挤压力。

（2）每天热水浸足 15 分钟，促进局部气血畅通。

（3）避免久行久立及过度劳累。

（4）避免长期冒雨涉水、赤足行走。

（5）每天坚持足部自我推拿治疗。

（6）要保护好足跟，首先要挑选质量合格的鞋，特别是运动鞋；同时注意不要让足过度疲劳。有的人（如售货员）由于工作需要，每天站立的时间较长，则可以采用改变站姿的方法，前倾和后倾站立相交替或者时而扶着柜台放松一下足关节，以防止韧带的某一部位长时间承受太大的力量。如果足跟已经有了疼痛发炎的现象，就应该停止运动，让韧带充分休息。还可以采用一种"跟骨垫"将后跟垫高，使脚掌受力点前移，减少后跟韧带的拉力，帮助韧带尽快恢复。

第八章

内 科 病 症

第一节 头 痛

头痛是临床常见的症状之一，可单独出现，也可兼见于各种急、慢性疾病中，本节所述的头痛系指外感或内伤杂病引起，以头痛为主要症状者。

推拿治疗头痛，必须首先排除脑脓肿、脑血管疾病急性期、颅内占位性病变、脑挫裂伤、外伤性颅内血肿等颅内器质性疾病，明确诊断后施以手法治疗，对于外感或内伤引起的头痛，一般均能缓解，尤以偏头痛、肌收缩性头痛、感冒头痛、高血压头痛疗效显著。

（一）病因病机

头为诸阳之会，凡外感诸邪，或内伤诸因皆能引起气血不利、经脉不调、清阳不疏而发生不同部位、不同性质的疼痛。太阳头痛，多为头后部痛，下连项背；阳明头痛，痛在前额及眉棱骨处；少阳头痛，多在头之两侧，并累及两耳；厥阴头痛，痛在颠顶部或连及目系。

外感头痛：多因起居不慎，外感风寒，邪袭上扰络脉，气血不和，络脉瘀滞不通而痛；或多感风热，风挟热邪，火炽上炎，侵扰清窍，气血逆乱而痛；或感风湿，风挟湿邪，蒙蔽清阳，清阳不升，浊阴不降而致头痛。

内伤头痛：多与肝、肾、脾三脏有关。情感冲动，肝胆之风上扰清窍；或情志不和，肝失疏泄，郁而化火，上扰清窍而致头痛；或髓海精气不足，肾阳衰微，清阳不展而致头痛；或火盛伤阴，肝失濡养，或肾阴虚亏，水不涵木，肝阳上亢，上扰清窍而头痛；因于脾者，多因操劳，思虑过度，或病后体虚，脾虚生化不足，营血亏虚，不能上荣脑髓脉络而致头痛；或脾失健运，痰湿内生，痰浊上扰而致头痛。

（二）诊断要点

以头痛为主要要点，或前额、额颞、颠顶、顶枕部或全头部头痛，头痛性质多为跳痛、胀痛、隐痛等。有突然发作，也有反复发作。

（三）诊断与鉴别

1. 蛛网膜下腔出血 典型表现为突然发生的剧烈头痛、恶心、呕吐和脑膜刺激征阳性的患者，无局灶性神经缺损体征，伴或不伴有意识障碍。在急性期多无颈项强直，有时易与椎基底动脉型偏头痛混淆。确定诊断最重要的是影像学检查，如无发现，应进一步行腰椎穿刺。脑血管造影对于脑动脉瘤的位置、形态、是否多发、侧支循环是否良好等手术相关信息的收集是必要的。

2. 脑膜脑炎（又可分为细菌性、结核性、病毒性） 无突发头痛，通常是伴有发热的急性或亚急性起病。开始头痛较轻，随着病情的发展逐渐加重到难以忍受的程度。脑膜刺激征常为阳性，严重者伴有意识障碍、精神症状、癫痫发作、瘫痪和感觉障碍。腰椎穿刺及影像学检查可出现相应改变。

3. 脑动脉夹层 常于运动中起病，头痛的部位具有特征性。椎基底动脉系统的动脉夹层见患侧枕部或耳后疼痛，大脑前动脉夹层见患侧前额、太阳穴或眼眶部疼痛。此外，头痛在动脉夹层出现时最为剧烈，数日后逐渐缓解，疼痛剧烈时消炎镇痛药无效，多伴有意识障碍等神经系统症状。

4. 癫痫

（1）癫痫头痛程度较轻，且多在发作前后出现。

（2）癫痫患者头痛时脑电图有癫痫波出现。

（3）可出现视幻觉，癫痫的视幻觉复杂，形象模糊。

（4）癫痫患者多有突然发生但又很快终止的意识障碍。但须注意偏头痛与癫痫可以并存。

5. 脑室梗阻综合征 可表现为头痛，多见于颅后窝肿瘤，表现为进行性颅内压增高、小脑性共济失调和脑神经损害症状。CT 可见第四脑室以上脑室系统对称性扩大、脑水肿和颅后窝占位征象。

6. 巨细胞动脉炎 颞动脉受累最为常见，但体内任何较大动脉均可受累。50 岁以上老年人多见，症状主要表现为发热、倦怠、消瘦、贫血、血沉＞50mm/h；新近发生的头痛、视力障碍（黑矇、视物模糊、复视、失明）；或其他颅动脉供血不足征象，如咀嚼肌间歇性动脉障碍、耳鸣、眩晕等；或出现风湿性多肌痛症候群等。颞动脉造影、颞动脉活检，可以确定诊断。

7. 痛性眼肌麻痹 又称托洛萨–亨特综合征，是一种伴有头痛和眼肌麻痹的特发性眼眶和海绵窦炎性疾病。病因可能为海绵窦段颈内动脉及其附近硬脑膜的非特异性炎症或肉芽肿。病性眼肌麻痹可发生于任何年龄，以壮年多见。头痛发作常表现为眼球后及眶周的顽固性胀痛、刺痛和撕裂样疼痛，常伴有恶心和呕吐，头痛数天后出现疼痛侧动眼神经、滑车神经或外展神经麻痹，病变多为单侧，表现为上睑下垂、眼球运动障碍和瞳孔对光反射消失。持续数日至数周缓解，数月至数年后又复发。皮质类固醇治疗有效。

8. 高血压脑病 是血压急骤升高导致的一过性急性全脑功能障碍综合征。成人舒张压＞140mmHg，儿童、孕妇或产妇＞180/120mmHg 可发病。其发病机制是脑血流自动调节崩溃学说，或小动脉痉挛学说。高血压脑病起病急骤，病情进展迅速，出现颅内高压征象、抽搐发作。患者剧烈头痛（头痛呈持续性全头胀痛、跳痛），呕吐，黑矇，烦躁，反应迟钝，意识模糊，嗜睡，失语，偏瘫或感觉障碍等，可因呼吸循环衰竭死亡；眼底检查可呈 4 级高血压眼底改变、视盘水肿、视网膜出血。及时降压治疗症状可在数分钟至数日完全消失，不遗留后遗症。

9. 脑出血 是指原发性脑实质出血。头痛原理是血肿占位、颅内压增高、血液刺激。高血压脑出血通常在活动和情绪激动时发病。50%的患者出现头痛并很剧烈，可呈持续性胀痛、跳痛。头痛常与出血部位一致。脑出血常见呕吐、出血后血压明显增高。小脑出血、脑室出血头痛性质多剧烈，但定位体征不明显，容易误诊。

（四）推拿治疗

1. 治疗原则 本病的治疗原则为疏经通络，行气活血，镇静止痛。风寒头痛者，治以祛风散寒；风热头痛者，治以疏风清热；风湿头痛者，治以祛风除湿；肝阳头痛者，治以平肝潜阳；血虚头痛者，治以养血调血；痰浊头痛者，治以化痰降逆；肾虚头痛者，治以养阴补肾；瘀血头痛者，治以活血化瘀。

2. 基本治法

（1）头面部操作

1）取穴及部位：印堂、头维、太阳、鱼腰、攒竹、阳白、百会、四神聪。

2）主要手法：一指禅推法、分推法、按揉法、指尖击法、拿法、梳法。

3）操作方法：患者取坐位或俯卧位。医者先用一指禅推法从印堂开始向上沿发际至头维、太阳，往返 5～6 遍。再用拇指分推法从印堂开始经鱼腰、太阳至耳前，反复分推 3～5 遍。然后指按揉印堂、攒竹、鱼腰、阳白、太阳、百会、四神聪，每穴约 1 分钟。用指尖击法从前额部向后颈部反复叩击 1～2 分钟。用五指拿法从前额发际处拿至风池处，反复操作 3 分钟左右。用梳法从前额发际梳至后颈发际处，反复操作约 1 分钟。

（2）颈肩部操作

1）取穴及部位：肩井、风池。

2）主要手法：拿法、一指禅推法。

3）操作方法：用拿法从风池拿至大椎两侧，反复操作 3 分钟左右。用一指禅推法沿颈部两侧膀胱经、督脉上下往返治疗 3 分钟左右。用拿法拿风池、肩井各约 1 分钟。

（五）辨证施治

1. 风寒头痛

（1）用𢳂法在项背部施术，约 3 分钟。

（2）指按揉肺俞、风门，每穴约 2 分钟。

（3）直擦背部两侧膀胱经，以透热为度。

2. 风热头痛

（1）指按揉大椎、肺俞、风门，每穴约 1 分钟。

（2）拿曲池、合谷，每穴约 1 分钟。

（3）用拍法拍击背部两侧膀胱经，以皮肤微红为度。

3. 风湿头痛

（1）指按揉大椎、合谷，每穴约 1 分钟。

（2）提捏印堂及项部皮肤，以皮肤透红为度。

（3）用拍法拍击背部两侧膀胱经，以皮肤微红为度。

4. 肝阳头痛

（1）指按揉肝俞、阳陵泉、太冲、行间，每穴约 1 分钟。

（2）推桥弓，从上而下每侧各推 30 次左右，两侧交替进行。

（3）用扫散法在头两侧胆经循行部位交替操作，各操作 20 次。

5. 血虚头痛

（1）指按揉中脘、气海、关元、足三里、三阴交、膈俞，每穴约 1 分钟。

（2）掌摩腹部 5 分钟左右。

（3）直擦背部督脉，以透热为度。

6. 痰浊头痛

（1）用一指禅推法推中脘、天枢，每穴约 2 分钟。

（2）用掌摩法摩腹部 5 分钟左右。

（3）指按揉脾俞、胃俞、大肠俞、足三里、丰隆，每穴约 1 分钟。

7. 肾虚头痛

（1）指按揉肾俞、命门、腰阳关、气海、关元、太溪，每穴 1～2 分钟。

（2）直擦背部督脉，横擦腰骶部，均以透热为度。

8. 瘀血头痛

（1）分抹前额 1～2 分钟。

（2）指按揉攒竹、太阳，每穴约 5 分钟。

（3）指按揉合谷、血海、太冲，每穴约 1 分钟。

（4）擦前额部，以透热为度。

（六）其他疗法

针刺疗法：选取头部腧穴为主。

（七）调护与预防

嘱患者适当参加体育锻炼，增强体质，并注意平时保暖，以抵御外邪侵袭；保持心情舒畅，避免不良情绪刺激；饮食宜清淡，勿进肥甘之品，戒烟、酒；对头痛剧烈，或进行性加剧，同时伴有恶心、呕吐者，应考虑其他病变，须进一步检查。

第二节　眩　晕

眩晕为目眩、头晕之意，如坐车船，旋转不定，两者常同时并见，故统称眩晕。轻者闭目即止，重者可伴有恶心、呕吐、汗出，甚则昏倒等症状。

本病在现代医学中，包括梅尼埃病、脑动脉硬化、高血压、颈椎病、贫血、神经衰弱、脑震荡后遗症及某些脑部疾病等。

（一）病因病机

眩晕发生的原因有肝阳上亢、痰浊中阻、肾精不足、气血亏虚、瘀血内阻。而以肝阳上亢、气血亏虚多见。

1. 肝阳上亢　平素阳盛之体，肝阳上亢，发为眩晕。或因情志不舒，长期忧郁恼怒，气郁化火，使肝阴暗耗，风阳升动，上扰清窍，发为眩晕。或肾阴不足，不能养肝，水不涵木，阴不维阳，肝阳上亢，发为眩晕。

2. 痰浊中阻　恣食肥甘，伤于脾胃，健运失司，以致水谷不化精微，聚湿生痰，痰湿交阻，则清阳不升，浊阴不降，发为眩晕。

3. 肾精不足　先天不足，或劳伤过度，均能导致肾精亏耗，生髓不足，不能上充于脑。脑为髓之海，因髓海不足而发生眩晕。

4. 气血亏虚　久病不愈，耗损气血，或失血之后，虚而不复，或脾胃虚弱，不能健运水谷而生化气血，以致气血两虚，气虚则清阳不展，血虚则脑失所养，皆能发生眩晕。

5. 瘀血内阻 跌仆坠损，头脑部外伤，瘀血内留，阻于经脉，致气血不能荣于头目；或瘀停胸中，迷闭心窍，心神飘摇不定；或妇人产时感寒，恶露不下，血瘀气逆，并走于上，迫乱心神，干扰清窍，皆可发为眩晕。

（二）诊断要点

头晕目眩，视物旋转，轻者闭目即止，重者如坐车船。

1. 肝阳上亢 眩晕耳鸣，头痛且胀，每因烦劳或恼怒而头晕，头痛增剧，面色潮红，急躁易怒，少寐多梦，口苦、舌红、苔薄黄、脉弦。

2. 痰浊中阻 眩晕，头重，胸脘痞闷，泛泛欲呕，少食多寐，舌苔白腻，脉濡滑。

3. 肾精不足 眩晕，神疲健忘，腰膝酸软，遗精耳鸣，失眠多梦；或四肢不温，舌质淡，脉沉细；或五心烦热，舌质红，脉弦细。

4. 气血亏虚 头晕眼花，动则加剧，面色苍白，唇甲不华，心悸失眠，神疲懒言，饮食减少，舌质淡，脉细弱。

5. 瘀血内阻 眩晕，头痛，或兼见健忘，失眠，心悸，精神不振，面或唇色紫暗，舌有紫斑或瘀点，脉弦涩或细弦。

（三）诊断与鉴别

1. 视觉系统 屈光不正、眼肌麻痹和视力减退可引起眩晕，称为眼性眩晕。患者无旋转感、自发性倾倒和听力障碍，只感到外界环境来回摆动。可有假性眼震及复视，遮盖眼后眩晕消失。

2. 深感觉系统 头部、下肢肌力和关节本体感受器损害可引起姿态感觉性眩晕。由姿势不稳引起，患者有深感觉障碍，龙贝格征阳性，无眼震，如脊髓痨的后索病变。

3. 前庭系统 眩晕与眼震并存是诊断前庭系统性眩晕的重要客观指标。前庭系统性眩晕又分为周围性眩晕与中枢性眩晕，两者的鉴别见表 8-1。

表 8-1 周围性眩晕与中枢性眩晕的鉴别

临床特征	周围性眩晕	中枢性眩晕
眩晕特点	突发，持续时间短（数十分、数小时、数天）	持续时间长（数周、数月至数年），较周围性眩晕轻
发作与体位关系	头位和体位改变加重，闭目不减轻	与改变头位和体位无关，闭目减轻
眼球震颤	水平性或旋转性，无垂直性，向健侧注视时眼震加重	眼震粗大和持续
平衡障碍	站立不稳，左右摇摆	站立不稳，向一侧倾斜
自主神经症状	伴恶心、呕吐、出汗等	不明显
耳鸣和听力下降	有	无
脑损害症状	无	可有，如头痛、颅内压升高、脑神经损害、瘫痪、癫痫发作等
病变	前庭器官病变，如梅尼埃病、迷路炎、中耳炎、前庭神经元炎	前庭核及中枢联络路径病变，如椎基底动脉供血不足，小脑、脑干及第四脑室肿瘤，听神经瘤，颅内高压症和癫痫

（四）推拿治疗

1. 治疗原则 本病的治疗原则为虚补实泻，调整阴阳。肝阳上亢，治以平肝潜阳，清利头目；痰浊中阻，治以化痰降逆；肾精不足，治以滋阴潜阳，填精补髓；气血亏虚，治以补气养血；瘀血内阻，治以活血化瘀。

2. 基本治法

（1）头面及颈部操作

1）取穴及部位：太阳、攒竹、鱼腰、印堂、睛明、四白、前额部、眼眶部。

2）主要手法：抹法、推法、按法、揉法、拿法。

3）操作方法：按揉睛明、攒竹、太阳、鱼腰、四白，每穴1～2分钟；推印堂至发际，分推额部、眼眶部，抹太阳至颞侧5～8遍；抹督脉经（项部），拿风池、风府，3～5分钟。

（2）腰背部操作

1）取穴及部位：肝俞、心俞、肾俞、脾俞、膈俞、背部、腰部。

2）主要手法：擦法、推法。

3）操作方法：横擦五脏俞及膈俞，以透热为度。直推背部膀胱经5～10遍。

（3）四肢部操作

1）取穴及部位：曲池、神门、阳陵泉、涌泉，上肢屈侧、下肢内侧阴经。

2）主要手法：按法、揉法、擦法、拿法。

3）操作方法：按揉曲池、神门、阳陵泉，擦涌泉，操作8～10分钟。拿上肢，屈侧力量宜重，伸侧宜轻。按揉下肢内侧3～5分钟。

（五）辨证施治

1. 肝阳上亢

（1）重推心俞、肝俞、肾俞、命门。

（2）拿曲池，按揉三阴交。

（3）拇指推桥弓，左右各10～20遍。

2. 痰浊中阻

（1）推摩膻中、中府、云门。

（2）推揉中脘，按揉足三里、丰隆，推脾俞、胃俞。

3. 肾精不足

（1）推大椎，按揉翳风。

（2）重推肾俞、命门，按揉大肠俞，拿承山。

4. 气血亏虚

（1）推中脘，摩腹，按揉血海、足三里。

（2）推心俞、脾俞、胃俞，3～5分钟。

5. 瘀血内阻

（1）揉中脘、章门、期门、云门。

（2）患者膝关节屈曲，拿承山。

（六）其他疗法

1. 针刺治疗 治疗本病主要取穴百会、风池、头维、太阳。

2. 耳针疗法 治疗本病取肾上腺、皮质下、枕、脑、神门、内耳，每日1次。

（七）调护与预防

头部推拿治疗时，应固定患者头部，不使其晃动，防止头晕加重。临床上有应用颈部扳法治疗眩晕而引起昏厥的报道，因此治疗时要慎重使用扳法。患者应注意劳逸结合，且要保证足够的睡眠时间。保持心情舒畅、乐观，防止七情内伤。对肾精不足者，要节制房事，切忌纵欲过度。对痰浊中阻者，忌食甘肥厚味之物。素体阳盛者，忌食辛燥之品。

第三节　失　　眠

失眠又称"不寐""不得眠""目不暝"，是指经常不能获得正常睡眠为特征的一种病症。轻者难以入寐，或睡中易醒，醒后不能再寐，或时寐时醒；重者可彻夜不能入寐。本病可单独出现，也可以与头痛、健忘、眩晕、心悸等症同时出现。《灵枢·大惑》认为"卫气不得入于阴，常留于阳。留于阳则阳气满，阳气满则阳跷盛；不得入于阴，则阴气虚，故目不暝矣。"失眠多见于现代医学的神经衰弱、更年期综合征等病。

（一）病因病机

1. 心脾两虚　思虑劳倦过度，伤及心脾，脾伤则生化之源不足，营血亏虚，心伤则阴血暗耗，血虚不能养心，以致心神不安而不寐。

2. 阴虚火旺　禀赋不足，或病后体虚，或房劳过度，肾阴亏损，心肾不交，水不制火，心火独亢，神志不宁而致不寐。

3. 肝郁化火　情志所伤，肝失条达，气郁不疏，郁而化火，火性上炎，扰动心神，心神不宁以致不寐。

4. 痰热内扰　饮食不节，伤及脾胃，宿食停滞，痰热内生，壅遏于中，痰热上扰，胃气不和，以致不得安寐。

导致不寐的因素与心、脾、肝、肾及阴血不足有密切关系，其病理变化总属阳盛阴衰，阴阳失调。

（二）诊断要点

《中国精神障碍分类与诊断标准（第3版）》（CCMD-3）：失眠症是一种以失眠为主的睡眠质量不满意状态，其他症状均继发于失眠，包括难以入睡、睡眠浅、易醒多梦、早醒、醒后不易再睡、不适感、疲乏或白天困倦。失眠可引起焦虑、抑郁或恐惧心理，并导致精神活动效率下降，妨碍社会功能。

症状标准：①几乎以失眠为唯一的症状，包括难以入睡、睡眠不深、多梦、早醒，或醒后不易再睡，醒后不适感、疲乏，或白天困倦等。②具有失眠和极度关注失眠结果的优势观念。

严重标准：对睡眠数量、质量的不满引起明显的苦恼后社会功能受损。

病程标准：至少每周发生3次，并至少已持续1个月。

（三）诊断与鉴别

1. 与环境性失眠相鉴别　环境性失眠是由于环境因素作用于躯体，或对睡眠过程的直接干扰而导致睡眠质和量的下降,如卧室温度过高或过低、光线过强、噪声过大、气味不良或身居高原产生高原反应等,或者处于特定的环境下,如看护患者、照料婴儿、身处危险场所等,患者需要保持警惕,往往精神不能放松而致失眠。患者不伴有明显的焦虑抑郁和其他精神症状,当环境改变或不良因素消除后,或者患者适应这种环境后,失眠现象消失,为诊断关键。比如刚入院的患者和陪护的家属往往都有这种失眠现象,可以通过改善环境或短暂的调节而得以改善。

2. 与各种神经症和精神病相鉴别 各种神经症和精神病都可以引起失眠现象,表现形式多样,既可以是入睡困难,也可以是多梦易醒或早醒。既可在疾病的早期出现也可在康复期出现,因此极易造成误诊。而且长期未愈的失眠症患者也多会产生焦虑、抑郁和类神经衰弱症状,因此详细的问诊和精神检查非常重要。其中原发性精神疾病的表现可作为诊断依据,如分裂症有幻觉妄想,抑郁症有三低症状,躁狂症有三高症状,强迫症有强迫思维或行为等,且占主导地位,失眠虽然是最常见的甚至是唯一的主诉,但仍非主导症状。而失眠继发产生的神经衰弱、焦虑症和抑郁症症状,失眠是原发和主导症状。如一个失眠患者伴有长期而荒谬的被害妄想,可基本确定为分裂症,而只伴有焦虑,则较难明确诊断,常常需要药物治疗后方能确诊。

3. 与躯体疾病能造成机体神经调节系统功能紊乱相鉴别 许多躯体疾病能造成机体神经调节系统功能紊乱,大脑兴奋和抑制失调,破坏了正常的睡眠节律而引起失眠。常见的病因:感染和中毒性疾病,如流行性感冒、肺炎、肝炎、食物中毒、有机磷农药中毒等;内分泌和代谢障碍性疾病,如甲状腺功能亢进、皮质醇增多症、垂体瘤、更年期综合征、糖尿病等;心血管疾病,如心律失常、充血性心力衰竭、冠心病、高血压、心肌病等;呼吸系统疾病,如慢性阻塞性肺疾病、哮喘、气胸、肺癌等;消化系统疾病,如消化性溃疡病、慢性腹泻、肝癌等;其他全身性疾病,如类风湿病、肝肾功能损害、食物过敏等。

4. 与神经症相鉴别 神经症是一组有一定人格基础、常受心理社会因素影响而起病的精神障碍,具体表现为焦虑、抑郁、恐惧、强迫、疑病或神经衰弱等。病程多迁延,没有可证实的器质性病变基础,症状与现实处境不相称,患者十分痛苦和无力自拔,但自知力完整或基本完整,常迫切要求治疗。各种神经症都可以产生睡眠障碍,是失眠最多见的原因之一,同时长久的睡眠不足状态又会加重原有症状,两者相互影响,形成恶性循环。但神经症的主诉除失眠之外,还具有其他突出的相应的症状,如焦虑、恐怖、强迫等,且程度上比失眠更令患者痛苦。而失眠症则往往以失眠为唯一主诉,其他引起的焦虑抑郁仅具从属和次要地位,往往产生于失眠之后,其严重程度随睡眠状况的波动而变化,神经症则不具有这种特点。

5. 与脑部疾病相鉴别 脑部疾病引起的失眠又称脑器质性失眠,常见病因有脑血管病、脑炎脑膜炎、脑外伤、脑炎性病变、痴呆等。其中95%以上的中风患者有睡眠障碍。产生失眠的机制很多,既有神经活动机制的改变,也有继发的心理问题而引起。以帕金森病为例,包括:中枢神经系统病变和缺血缺氧直接导致失眠;不自主运动的干扰,如周期性肢动症、睡前不停眨眼,以及睡眠期转换时出现的震颤等;肌张力增高和主动动作减少,影响翻身等;上气道的异常运动,引起睡眠呼吸障碍;药物影响,大量多巴胺和乙酰胆碱类药物可引起快速眼动(REM)睡眠减少;出现睡眠行为异常病变,如睡惊症、睡行症和 REM 行为异常症等;并发的焦虑、抑郁或其他精神病,如痴呆等;白日过度瞌睡导致睡眠觉醒节律失调等,这类患者在起病初期,特别以失眠为主要表现时容易造成误诊,故要加强医生的知识面,以及仔细体检和必要辅助检查的应用。

（四）推拿治疗

1. 治疗原则 本病的治疗原则为调理脏腑，镇静安神。心脾两虚者，治以补益心脾；阴虚火旺者，治以滋阴降火；肝郁化火者，治以疏肝泻热；痰热内扰者，治以化痰清热。

2. 基本治法

（1）头面部操作

1）取穴及部位：印堂、神庭、太阳、睛明、攒竹、鱼腰、角孙、百会、风池、肩井。

2）主要手法：一指禅推法、抹法、按揉法、扫散法、拿法。

3）操作方法：患者取坐位。医者用一指禅推法从印堂向上推至神庭，往返 5～6 遍；再从印堂向两侧沿眉弓推至太阳，往返 5～6 遍；然后从印堂开始沿眼眶周围治疗，往返 3～4 遍。沿上述部位用双手抹法治疗 5～6 遍。指按揉印堂、攒竹、睛明、鱼腰、太阳、神庭、角孙、百会，每穴 1～2 分钟。用扫散法在头两侧胆经循行部位治疗，每侧 20～30 次。拿五经、拿风池、拿肩井，时间 2～3 分钟。

（2）颈肩部操作

1）取穴及部位：中脘、气海、关元。

2）主要手法：摩法、按揉法。

3）操作方法：患者取仰卧位。医者用掌摩法先顺时针方向摩腹，再逆时针方向摩腹，时间约 3 分钟。指按揉中脘、气海、关元，每穴 1～2 分钟。

（3）腰背部操作

1）取穴及部位：心俞、肝俞、脾俞、胃俞、肾俞、命门。

2）主要手法：滚法、掌推法。

3）操作方法：患者取俯卧位。医者用滚法在患者背部、腰中施术，重点在心俞、肝俞、脾俞、胃俞、肾俞、命门等部位，时间约 5 分钟。用掌推法从背部沿脊柱自上而下推至腰骶部，反复操作 3～4 遍。

（五）辨证施治

1. 心脾两虚

（1）指按揉神门、天枢、足三里、三阴交，每穴 1～2 分钟。

（2）直擦背部督脉，以透热为度。

2. 阴虚火旺

（1）推桥弓，先推一侧桥弓穴 20 次，再推另一侧桥弓穴 20 次。

（2）擦两侧涌泉穴，以透热为度。

3. 肝郁化火

（1）指按揉肝俞、胆俞、期门、章门、太冲，每穴 1～2 分钟。

（2）搓两胁，时间约 1 分钟

4. 痰热内扰

（1）指按揉神门、内关、丰隆、足三里，每穴 1～2 分钟。

（2）横擦脾俞、胃俞、八髎，以透热为度。

（六）其他疗法

1. 针刺治疗 治疗本病取头维、百会、神庭、神门、内关、太冲、三阴交等。

2. 隔物灸 隔物灸疗法治疗本病可用肚脐隔姜灸。

（七）调护与预防

指导患者睡前不要吸烟、饮酒、喝茶和咖啡，避免看有刺激性的书和电视、电影，每日用温水洗脚；适当参加体力劳动和体育锻炼，增强体质；注意劳逸结合，特别是房事要有所节制；平时生活起居要有规律，早睡早起；嘱患者消除烦恼，解除思想顾虑，避免情绪波动，心情要开朗、乐观。

第四节 中 风

中风，是以猝然昏倒、不省人事，伴口角㖞斜，言语不利，吞咽困难，饮水反呛，二便障碍，半身不遂，或未经昏仆，仅以口僻、半身不遂、偏身麻木为主要临床表现的一种病证。因其发病突然，症状多样，病情变化迅速，如风性数变善行，故称中风，亦称卒中。本病属现代医学的脑血管缺血性病变和出血性病变，如脑血栓形成、脑栓塞、腔隙性脑梗死、脑出血、蛛网膜下腔出血等疾病，均可参照中风辨证治疗。

本病多见于中老年人，近年发病率不断升高，且呈年轻化趋势。大多伴有高血压、高脂血症、糖尿病、动脉硬化、脑血管畸形、脑动脉瘤等病史。四季皆可发病，但以冬、春两季最为多见，北方多于南方。

（一）病因病机

中风是多种因素造成的较为复杂的病理过程。其主要病因是风、火、痰、瘀。本病发病部位在脑，与心、肾、肝、脾四脏密切相关。其病机有虚（阴虚、气虚）、火（肝火、心火）、风（肝风、外风）、痰（风痰、湿痰）、气（气逆）、血（血瘀），共六项，在一定情况下，可相互作用，相互影响。本病也可因烦劳过度、情志不畅、气候突然变化等因素诱发，而引起气血逆乱，阴阳失调。

（1）年老久病，元气耗伤，气血亏虚，则髓海失养。气虚则无力运血，血流不畅则日久成瘀，阻滞脉络，瘀滞不通；气血同源，气虚则血虚，阴血虚则阴亏，阴不制阳，内风妄动，夹痰浊上扰清窍，携瘀血阻滞经络，突发中风。

（2）烦劳过度，而致内伤阴阳，阴不制阳，则阳气内动，引动风阳，内风上扰，或内风夹瘀血痰浊上壅脑窍及脉络。

（3）饮食不节，过食肥甘厚味醇酒，脾失健运致使脾胃受伤，则痰浊内生，郁而化热，痰热互结，阻滞经脉，上蒙清窍；或肝旺致气机郁结，肝气克伐脾土，则内生痰浊；或肝肾阴虚，水不涵木，肝风内动，再肝郁化火，煎津成痰，痰火互结，夹肝风阳之邪，闭阻经脉，发为中风。《丹溪心法·中风》上说："湿土生痰，痰生热，热生风也。"

（4）五志过极，情志失调，肝郁气滞，血行不畅，瘀阻清窍；或暴怒伤肝，则肝阳上亢，或肝阳引动心火，风火相煽，气血上冲犯脑。气血逆乱，扰乱脑海而发为中风。因暴怒引发中风的情况最为多见。

（二）诊断要点

中医学临床上根据中枢神经受损的程度，有无神志异常，将中风分为中经络与中脏腑两大类型。

1. 中经络

主症：半身不遂，舌强语謇，口角㖞斜。患者偏身或一侧手足麻木，或有一侧肢体肌力减弱，或有患侧或对侧口眼㖞斜者；中经则以半身不遂、口眼㖞斜、舌强语謇或不语、偏身麻木为主症。中络、中经合称中经络，为无神志障碍者。兼见面红目赤，眩晕头痛，心烦易怒，口苦咽干，便秘尿黄，舌红或绛，苔黄或燥，脉弦有力，为肝阳暴亢；肢体麻木或手足拘急，头晕目眩，苔白腻或黄腻，脉弦滑，为风痰阻络；口黏痰多，腹胀便秘，舌红，苔黄腻或灰黑，脉弦滑大，为痰热腑实；肢体软弱，偏身麻木，手足肿胀，面色淡白，气短乏力，心悸自汗，舌暗，苔白腻，脉细濡，为气虚血瘀肢体麻木；心烦失眠，眩晕耳鸣，手足拘挛或躁动，舌红，苔少，脉细数，为阴虚风动。

2. 中脏腑

主症：神志恍惚，迷蒙，嗜睡，或昏睡，甚者昏迷，半身不遂。中腑指患者以半身不遂、口眼㖞斜、言语不利或不语、偏身麻木、神志障碍为主症者；中脏则指患者必有神志障碍且较严重，并见半身不遂、口眼㖞斜、言语不利或不语等症。中腑、中脏合称中脏腑。

中脏腑又分为闭证和脱证。闭证：半身不遂伴神昏，舌强言謇或不语，伴面赤，呼吸急促，喉中痰鸣，牙关紧闭，口噤不开，肢体强直，两手握固，二便不通。苔黄腻，脉洪大而数。脱证：神昏或昏愦，半身不遂，舌强言謇或不语，伴面色苍白，瞳神散大，气息衰微，手撒口开，汗出淋漓，肢冷，二便失禁。苔滑腻，脉细弱或脉微欲绝。

在中风的发展过程中，中经络和中脏腑是可以互相转化的。中风病的急性期是指发病后两周以内，中脏腑最长病期可至 1 个月；恢复期是发病两周或 1 个月至半年以内。脑血管缺血性中风可合并出现脑血管出血性中风，同样，脑血管出血性中风也会合并出现脑血管缺血性中风。

（三）诊断与鉴别

1. 痫证　也会出现突然昏仆、不省人事的临床表现，但痫证神昏时间短暂，发作时常伴有四肢逆冷，移时多可自行苏醒，醒后无半身不遂、口眼㖞斜、言语不利等表现。

2. 痉证　以四肢抽搐、颈背强直，甚至角弓反张为主症，发病时可伴有神昏，多出现在抽搐之后，持续时间长，无半身不遂、口眼㖞斜等表现；中风患者多在起病时即有神昏，而后可以出现抽搐，持续时间短，有半身不遂、口眼㖞斜、半身不遂等表现。

（四）检查

1. 血液实验室检查　血液实验室检查包括血常规、出凝血时间、心肌酶、肌钙蛋白、血液流变学、血液生化（包括血脂、血糖、肾功能、肝功能、离子）。这些检查有利于发现脑梗死的危险因素，发现并发症，对鉴别诊断也有价值。

2. 神经影像学检查

（1）电子计算机断层扫描（CT）：颅脑 CT 可以直观显示脑梗死的范围、部位、血管分布、有无出血、病处的新旧等。发病后应尽快进行 CT 检查，虽早期有时不能显示病灶，但对排除脑出血至关重要。多数病例发病 24 小时后逐渐显示低密度梗死灶，发病后 2～15 日可见均匀片状或楔形的明显低密度灶。大面积脑梗死有脑水肿和占位效应，出血性梗死呈混杂密度。病后2～3 周为梗死吸收期，由于病灶水肿消失及吞噬细胞浸润，可与周围正常脑组织等密度，CT上难以分辨。增强扫描有诊断意义，梗死后 5～6 日出现增强现象，1～2 周最明显，约 90%的梗死灶显示不均匀强化。颅脑 CT 是最方便、快捷和常用的影像学检查手段，缺点是对脑干、小脑部位病灶及较小梗死灶分辨率差。颅脑 CT 扫描是诊断脑出血首选的重要方法，可清楚显示出血部位、出血量大小、血细胞形态、是否破入脑室及血肿周围有无低密度水肿带和占位效应等。病灶多呈圆形或卵圆形均匀高密度区，边界清楚，脑室大量积血时多呈高密度铸型，脑室扩大。1 周后血肿周围有环形增强，血肿吸收后呈低密度或囊性变。动态 CT 检查还可评价出血的进展情况。

（2）磁共振成像（MRI）：可清晰显示早期缺血性梗死、脑干、小脑梗死、静脉窦血栓形成等，梗死灶 T_1 呈低信号、T_2 呈高信号，出血性梗死时相 T_1 有高信号混杂。MRI 弥散加权成像（DWI）可早期显示缺血病变（发病 2 小时内），为早期治疗提供重要信息。磁共振血管成像（MRA）可发现颈动脉狭窄或闭塞。MRI 和 MRA 检查对发现结构异常，明确脑出血的病因很有帮助。对检出脑干和小脑的出血灶和监测脑出血的演进过程优于 CT 扫描，对急性脑出血诊断不及 CT。脑出血时 MRI 影像变化规律如下：①超急性期（＜24 小时），血肿为长 T_1、长 T_2 信号，与脑梗死、水肿不易鉴别；②急性期（2～7 天）为等 T_1、短 T_2 信号；③亚急性期（8 天至 4 周）为短 T_1、长 T_2 信号；④慢性期（＞4 周）为长 T_1、长 T_2 信号。MRA 可发现脑血管畸形、血管瘤等病变。

3. 腰椎穿刺检查 仅在无条件进行 CT 检查，临床又难以区别脑梗死与脑出血时进行腰椎穿刺检查，一般脑血栓形成患者脑脊液（CSF）压力、常规及生化检查正常，但有时仍不能据此就诊断为脑梗死。脑出血患者一般无须进行腰椎穿刺检查，以免诱发脑疝形成，如需排除颅内感染和蛛网膜下腔出血，可谨慎进行。

4. 超声心动图检查 可发现心脏附壁血栓、心房黏液瘤和二尖瓣脱垂，对脑梗死不同类型间鉴别诊断有意义。

5. 心电图检查 应常规检查，作为确定心肌梗死和心律失常的依据。脑栓死作为心肌梗死首发症状并不少见，更需注意无症状性心肌梗死。超声心动图检查可证实是否存在心源性栓子，颈动脉超声检查可评价颈动脉管腔狭窄程度及动脉硬化斑块情况，对动脉源性栓塞有一定意义。

（五）推拿治疗

1. 治疗原则 本病的治疗原则为疏通经脉，调和气血。中医推拿治疗中风病的主要目的在于促进后遗症期的功能恢复。急性期应积极采取现代医学手段综合抢救治疗。

2. 基本治法

（1）头面部操作

1）取穴及部位：印堂、神庭、睛明、太阳、阳白、鱼腰、迎香、下关、颊车、地仓、水沟及头侧部。

2）主要手法：推、按、揉、扫散、拿、擦、一指禅推等手法。

3）操作方法：患者取仰卧位，医生坐于头顶侧。先推印堂至神庭，继之一指禅推印堂依次至睛明、阳白、鱼腰、太阳、四白、迎香、下关、颊车、地仓、水沟等，往返推 1～2 遍。然后推百会 1 分钟，并从百会横行推到耳郭上方发际，往返数次，强度要大，以微有胀痛感为宜。揉风池 1 分钟。同时掌根轻揉痉挛一侧的面颊部。最后扫散头部两侧（重点在少阳经），拿五经，擦面部。

（2）上肢部操作

1）取穴及部位：肩髃、臂臑、曲池、手三里及上肢部。

2）主要手法：擦、揉、按、摇、抖、搓、拿、捏、捻等手法。

3）操作方法：患者取侧卧位，医生立于患侧。先拿揉肩关节前后侧，继之擦肩关节周围，再移至上肢，依次擦上肢的后侧、外侧与前侧（从肩到腕上），往返擦 2～3 遍；然后按揉肩髃、臂臑、曲池、曲泽、手三里等上肢诸穴，注意加强刺激阴经腧穴，每穴 1 分钟；轻摇肩关节、肘关节及腕关节，拿捏全上肢 5 遍；最后搓、抖上肢，捻五指。

（3）腰背部及下肢后侧操作

1）取穴及部位：八髎、环跳、承扶、殷门、委中、承山、腰骶、下肢后侧部。

2）主要手法：推、拍、打、擦、按、揉、拿等手法。

3）操作方法：患者取俯卧位，医生立于患侧。先推督脉与膀胱经（用八字推法）至尾部继之施按法于膀胱经夹脊穴及八髎、环跳、承扶、殷门、委中、曲泉、承山等穴，注意加强刺激阴经验穴；轻快拍打腰骶部及背部，擦背部腰骶部及下肢后侧。

（4）下肢前、外侧操作

1）取穴及部位：髀关、伏兔、风市、梁丘、血海、膝眼、足三里、三阴交、太冲及下肢前、外侧部。

2）主要手法：擦、按、揉、捻搓、摇、拿、捏等手法。

3）操作方法：患者取仰卧，医生立于患侧。依次擦患肢外侧（髀关至足三里、解溪）、前侧（腹股沟至髌上）、内侧（腹股沟至血海），往返擦 2～3 遍；然后按揉髀关、风市、伏兔、血海、梁丘、膝眼、足三里、三阴交、解溪、太冲等，每穴 1 分钟，轻摇髋、膝、踝等关节；拿捏大腿、小腿肌肉 5 遍；最后搓下肢，捻五趾。

（六）辨证施治

1. 风痰入络　肌肤不仁，手足麻木，突然发生口眼㖞斜，语言不利，口角流涎，舌强语謇，甚则半身不遂，或兼见手足拘挛、关节酸痛等症。舌苔薄白，脉浮数。

治法：化痰息风。

手法：同"推拿治疗"中基本治法。

取穴与部位：在基本治法的基础上加天突、丰隆、合谷、曲池。

操作：患者取仰卧位，医者站于患者身侧，用按揉法在天突、丰隆、合谷、曲池治疗，时间约 5 分钟。

2. 风阳上扰　平素头晕头痛，耳鸣目眩，突然发生口眼㖞斜，舌强语謇，或手足重滞，甚则半身不遂。舌质红，苔黄，脉弦

治法：镇肝潜阳。

手法：同"推拿治疗"基本治法。

取穴与部位：在基本治法的基础上加太冲、行间、太溪、三阴交、桥弓、涌泉。

操作：患者取仰卧位，医者站于患者身侧，用按揉法在太冲、行间、太溪、三阴交治疗，时间约 3 分钟；配合用推法在桥弓穴治疗，每侧 20 次。或患者取俯卧位，医者站于患者足端，用擦法在涌泉穴治疗，以透热为度。

3. 阴虚风动　平素头晕耳鸣，腰酸软，突然发生口眼㖞斜，言语不利，手指拘挛或蠕动，

甚或半身不遂。舌质红，苔腻，脉弦细数。

治法：滋阴潜阳。

手法：同"推拿治疗"基本治法。

取穴与部位：在基本治法的基础上加太溪、风池、三阴交。

操作：患者取仰卧位，医者站于患者身侧，用按揉法在太溪、风池、三阴交治疗，时间约5分钟。

随证加减：

语言謇涩者，重点按揉廉泉、通里、风府。

口眼㖞斜者，推抹瘫痪一侧面部，时间3～5分钟，然后重按颧髎、下关、瞳子髎。

口角流涎者，按揉面部一侧与口角部，再推摩承浆。

（七）其他疗法

1. 穴位注射 取曲池、手三里、足三里、丰隆等穴。每次选用2～4穴，用维生素 B_{12} 注射液进行注射，每穴注入1～2ml。本法适用于中经络证。

2. 耳压疗法 取心、肝、脑干、膀胱、交感、耳尖等，毫针刺激或王不留行籽按压。

3. 现代康复疗法 治疗中风可配合现代康复疗法，以循序渐进方式进行康复训练，按照床上正确体位摆放、床上运动、坐起训练、坐位平衡训练、站立平衡训练、步行训练的顺序进行，并配合运动治疗、作业治疗。

4. 中医方剂治疗 治疗中风可选用天麻钩藤饮、化痰通络汤、星蒌承气汤、补阳还五汤、镇肝熄风汤、安宫牛黄丸、紫雪丹、羚角钩藤汤、涤痰汤、参附汤、解语丹、地黄饮子等。

（八）调护与预防

（1）急性脑中风患者，应明确西医诊断后，采取综合治疗措施，待病情稳定后，一般在2周左右后，才可以进行推拿治疗。

（2）嘱患者清淡饮食，戒烟酒，生活规律，畅情志，积极配合治疗。

（3）护理长期卧床患者，首先要保持呼吸道通畅，还应经常擦洗、翻身，防止褥疮、炎症的发生。

（4）病情好转后，嘱患者适当进行功能锻炼，以促进患肢功能的恢复，但不可过度疲劳，要劳逸结合。

（5）控制高血压、心脏病、糖尿病、短暂性脑缺血等内科疾病是预防中风的重点。若出现血压升高、波动性头痛头晕、手足麻木无力等中风的先兆征象，须尽早采取干预措施，立即就诊。

（6）保持情绪平稳，少做或不做易引起情绪激动的事。

第五节 面 瘫

本病是以面部表情肌群运动功能障碍为主要特征的一种疾病。临床以一侧额纹消失、眼睑闭合不全、鼻唇沟变浅、口角㖞斜，或出现患侧舌前 2/3 味觉减退或丧失等为主要症状。面瘫是由于人体正气不足，络脉空虚，卫外不固，风、寒、热等外邪侵袭面部经络，导致人体气血痹阻、经筋缓纵不收而引起的一种病证。面瘫亦称口眼㖞斜、面神经麻痹，俗称"吊线风"。本病可分为周围性面瘫与中枢性面瘫两类，可发生于任何年龄、任何季节，多数患者为 20～40 岁。

中枢性面瘫通常由脑血管病、颅内肿瘤、脑外伤、炎症等引起。周围性面瘫的常见病因为：①感染性病变，多由潜伏在面神经感觉神经节病毒被激活引起；②耳源性疾病，如中耳炎；③自身免疫反应等。

（一）解剖

面神经是一种混合性神经，其功能以运动为主，也含有感觉纤维及副交感纤维。在脑神经中，与听神经、迷路、中耳及腮腺相毗邻。

面神经是混合性神经，分为运动和感觉两部分，由三个神经核组成。

1. 运动核　位于脑桥下部、上橄榄体外侧，发出躯体运动纤维，支配面部诸表情肌。

2. 涎上核　位于运动核尾部背侧，发出内脏运动纤维，传导副交感神经冲动，司泪腺、下颌下腺及舌下腺体分泌。

3. 弧束核　位于延脑Ⅸ、Ⅹ脑神经外侧，由面神经膝状节发出内脏感觉纤维和少量躯体感觉纤维，经三叉神经脊束背侧到味觉灰质，与内侧纵束连接，终于弧束核，传导面肌深部、外耳、鼓膜、鼓室内感觉及舌前 2/3 味觉。

三组纤维混合后出脑桥下缘，伴随位听神经入内听道，穿过基部入面神经骨管；抵鼓室内壁前膨大形成膝状节，在鼓室内转向后外，于前庭窗上再转向下，穿鼓室后壁骨管，垂直向下出茎乳孔；于软组织内向前上转 105°进入腮腺，再分上下两主干，又分五支，形如鹅掌，呈扇形向前分布于同侧面部各个肌层内。

面神经为含有运动纤维与感觉纤维的混合神经，约有一万根神经纤维，70%为运动纤维；其粗细可占骨管容积之 30%～50%，其余由血管和结缔组织所充填。走行于颞骨内，长约 3.5cm，是脑神经走行于骨管中最长者。因此，从其中枢到末梢之间的任何部位受损，皆可导致部分性或完全性面瘫。

面神经出茎乳孔后，在茎突的外侧向外、前走行进入腮腺。主干在腮腺内分为上支与下支，两者弧形绕过面神经过腮腺后又分为五支；各分支间的纤维相互吻合，最后分布于面部表情肌群。

面神经在腮腺的浅叶与深叶之间，分为五支：颞支、颧支、颊支、下颌缘支和颈支。面神经支配的薄肌有两层：一层在皮肤和皮下组织，能使面部活动以传达表情；一层分布于面部三个轮匝肌及其周围肌。三个轮匝肌：对称的眼轮匝肌使眼裂闭合，单个的口轮匝肌有三组肌群，将口及口角向不同方向牵拉。

面神经第一分支经岩浅大神经、翼管神经到蝶腭神经节，然后分布到泪腺和鼻腔腺体；第二分支到镫骨肌，可利用镫骨肌反射进行检查；第三分支为鼓索神经，穿过鼓室并入三叉神经的舌神经，其感觉神经到达舌前 2/3，司味觉；其副交感纤维到达下颌下神经节，司下颌下腺及舌下腺分泌。

面神经出颅后先发出一较小的感觉支，司耳甲及耳道后壁的皮肤感觉。另发出一较小的运动支司二腹肌及茎突舌肌的运动。面神经入腮腺后组成腮腺丛，又分为上、下两支，上支发出颞支及颧支，下支分出颊支、下颌缘支及颈支，五大分支的纤维又互相吻合，最后分布于表情肌群，各分支与表情肌的关系如下。

颞支：额肌、耳前肌、耳上肌、眼轮匝肌、皱眉肌。

颧支：上唇方肌、颧肌。

颊支：口轮匝肌、颊肌。

下颌缘支：下唇方肌、三角肌、颊肌。

颈支：颈阔肌。

（二）病因病机

中医学认为，本病的病因病机为正气不足，络脉空虚，卫外不固，风、寒、热等外邪侵袭面部经络，导致人体气血痹阻、阳明经经筋缓纵不收而致病。虽有风邪夹寒、夹热之分，但多数寒热错杂。

现代医学认为，周围性面瘫多由于急性非化脓性茎乳突孔内的面神经炎引起，常因夜间工作疲劳、面部受冷风侵袭而诱发；中枢性面瘫因脑血管疾病或脑肿瘤等原因而发生。

（三）临床表现

起病突然，多在睡眠醒来时，发现一侧面部板滞、麻木、瘫痪，不能皱眉、露齿、鼓颊、吹口哨等，口角向健侧㖞斜，露睛流泪，额纹消失，嚼食障碍，口角流涎。少数患者初起时可有耳后、耳下及面部疼痛。严重者还可出现患侧舌前 2/3 味觉减退或消失及听觉障碍。

（四）检查

1. 体格检查 一侧面部肌肉瘫痪，鼓腮无力，示齿无力，眼睑闭合不全，额纹消失，鼻唇沟变浅，可有听觉过敏，舌前 2/3 味觉减退或消失。面部皮肤有感觉障碍。

2. 神经肌电图检查 病变初期多无明显改变，多于 1 周后出现神经传导速度及运动电位改变，常可提示预后。

3. 血常规 C 反应蛋白检测 提示感染程度，区分细菌和病毒感染。

（五）诊断与鉴别

1. 诊断

（1）病史：通常有感受风寒病史，感染外伤史。或有脑血管病、颅内肿瘤、脑外伤、感染性病变、肿瘤、中毒等病史。

（2）临床表现：病侧面部表情肌瘫痪，前额皱纹消失、眼裂扩大、鼻唇沟平坦、口角下垂，不能做皱额、蹙眉、闭目、鼓气和噘嘴等动作。

（3）影像学检查：CT、MRI 检查、颅底摄片、脑电图、眼底检查等，如有异常有助于鉴别诊断。

2. 鉴别诊断

（1）中枢性面瘫：病变对侧睑裂以下的颜面表情肌瘫痪，睑裂以上皱眉、提眉、闭眼、眉毛高度与睑裂大小均与对侧无异。额皱纹与对侧深度相等。常伴有面瘫同侧肢体瘫痪腱反射异常、巴宾斯基征阳性等。无味觉、泪液、唾液分泌障碍，听力无明显改变。

（2）吉兰-巴雷综合征：可有周围性面瘫，多为双侧性，并伴有对称性的肢体瘫痪和脑脊液-蛋白分离现象。

（六）推拿治疗

1. 主要手法 推拿治疗本病的主要手法有一指禅推法、抹法、按法、按揉法、拿法、擦法。

2. 操作

（1）患者取坐位，医者站在患者身前。治疗顺序为先患侧再健侧。用一指禅推法自印堂开始经阳白、太阳、四白、睛明、迎香、地仓、颧髎、下关至颊车，往返治疗 5～6 遍。

（2）采用双手拇指抹法，自印堂向上抹至神庭，从印堂向左、右抹至两侧太阳，从印堂向左、右抹上、下眼眶，自睛明穴沿两侧颧骨抹向耳前听宫，再从迎香沿两侧颧骨抹向耳前听宫，以患者感觉酸胀温热为度。

（3）拇指按揉牵正、承浆、翳风，每穴 1 分钟。

（4）用大鱼际揉面部前额、颊部 3 分钟。

（5）在患者颜面部用擦法治疗，以透热为度。

（6）用拿法拿风池、合谷各 1 分钟。

（七）辨证施治

1. 风寒证 起病急，一侧额纹消失，同侧眼睑闭合不全，鼻唇沟变浅，口角㖞斜，或可出现患侧舌前 2/3 味觉减退或丧失等症。面部多有吹风受寒史，恶风寒，肢体酸痛。舌质淡，苔白，脉浮紧。

治法：疏风散寒，通经活络。

手法：在"推拿治疗"操作基础上，加推法。

取穴与部位：在"推拿治疗"操作基础上，加背部膀胱经穴位。

操作：患者取俯卧位，医者站在患者身侧，于背部膀胱经行推法，时间为 2～3 分钟，令其微发汗为佳。

2. 风热证 起病急，一侧额纹消失，眼睑闭合不全，鼻唇沟变浅，口角向健侧斜，或可出现患侧舌前 2/3 味觉减退或丧失等症。常伴咽痛，汗出。舌质红，苔薄黄，脉浮数。

治法：疏风清热，通经活络

手法：同"推拿治疗"操作。

取穴与部位：在"推拿治疗"操作基础上，加曲池、大椎。

操作：①按揉大椎 1 分钟；②按揉曲池 1 分钟。

3. 气血不足 一侧额纹消失，眼睑闭合不全，鼻唇沟变浅，口角㖞斜，或可出现患侧舌前 2/3 味觉减退或丧失等症。常伴肢软无力，面色无华。舌质淡，脉细。

治法：补益气血，疏经通络。

手法：同"推拿治疗"操作。

取穴与部位：在"推拿治疗"操作基础上，加肝俞、肾俞。

操作：患者取俯卧位，医者站在患者身侧，用按揉法治疗背部膀胱经的肝俞、肾俞，然后腰部用横擦法，以透热为度，时间为 2～3 分钟。

（八）其他疗法

1. 针灸疗法 针灸疗法治疗本病取太阳、颊车、地仓、阳白、下关、合谷穴，施以泻法、平补平泻法。

2. 穴位贴敷 穴位贴敷治疗本病，选太阳、阳白、地仓、颊车，用马钱子锉成粉末状 1～2 分，撒于胶布上，然后贴于穴位处，5～7 日换药 1 次。

（九）调护与预防

（1）手法操作宜轻柔，避免颜面部皮肤破损。早期禁止在翳风、颊车等处施术，因其深层内部正是面神经干通过之处，此时神经处于水肿、变性状态，不能承受推拿的直接压力。如果误推该处，可能会加重病情或延缓治愈时间。

（2）早期面部表情肌的功能锻炼对于缩短疗程有着重要意义。嘱患者应尽早进行皱眉、蹙额、闭眼、露齿、鼓腮、吹口哨等动作训练，每日可进行数次，每次数分钟。每日2～3次，10次为1个疗程，连用2～3个疗程。

（3）嘱患者生活要有规律，注意保暖，防止受风寒刺激，保持情志舒畅，不可过于紧张。

（4）嘱患者平时应用湿毛巾或热水袋热敷患侧耳下方。病程达20天以上者，鼓励患者做自我推拿。方法为单手在额部、颊部做来回摩擦，以透热为度。

第六节　胃　痛

胃痛是一种以上腹部经常发生疼痛为主症的消化道病症，常因饮食不节或精神刺激而发病。

（一）病因病机

脾胃的升降、运化功能，有赖于肝的正常疏泄功能及肾阳的温煦推动作用。如肝的疏泄功能失调，则会出现肝胃不和的病理变化；如果肾阳不足，则会出现脾胃虚寒的病理变化。因此脾胃病与肝肾是有密切关系的。

1.病邪犯胃　外感寒邪，邪犯于胃或过食生冷，寒积于中，皆使胃寒而痛，尤其是脾胃虚寒者更易感受寒邪而痛发；又如饮食不节，过食肥甘，内生湿热，可以发生热痛或食积痛。此外，虫积也可导致胃脘疼痛。

2.肝气郁结　忧郁、恼怒伤肝，肝气失于疏泄，横逆犯胃而致胃脘痛。肝气郁结，进而可以化火，火邪又可伤阴，均可使疼痛加重或使病程缠绵。

3.脾胃虚寒　脾阳衰微，或劳倦过度，饥饱失常，均可损伤脾胃，使中气虚寒而痛。

胃脘痛的原因虽有不同，但其病机转归则有相同之处，即所谓"不通则痛"。病邪阻滞，肝气郁结，均使脾胃升降失调、气机不利，气滞而作痛；脾胃虚寒，脉络失于温养，或胃阴不足，脉络失于濡润，致使脉络拘急而作痛。气滞若日久不愈，而致血脉凝涩，瘀血内结，则疼痛更为顽固。

（二）诊断要点

胃脘痛在临床上分为病邪阻滞和脏腑失调两类：但不论是病邪阻滞或脏腑失调的胃脘痛，只要未经彻底治疗，日久不愈，均可形成瘀血内停。

1.病邪阻滞

（1）寒邪：胃脘疼痛暴作，畏寒喜暖，局部热敷痛减，口渴或喜热饮，苔白，脉紧。

（2）食滞：胃脘胀闷，甚则疼痛，嗳腐吞酸，呕吐不消化食物，吐后痛减，或大便不爽，苔厚腻，脉滑。

2. 脏腑失调

（1）肝气犯胃：胃脘胀满，攻撑作痛，连及两胁，嗳气，大便不畅，苔多薄白，脉弦。

（2）脾胃虚寒：胃痛隐隐，泛吐清水，喜暖喜按，纳食减少，手足不温，大便溏薄，舌淡，苔白，脉软弱或沉细。

以上胃脘痛诸阻，病邪阻滞者多为急性疼痛，脏腑失调者多为慢性疼痛。病邪阻滞者治疗较易收效，但如未及时彻底治愈，也可能转为慢性。在临床中上述诸症，往往不是单独出现或一成不变的，虚实并见、寒热错杂的并不少见，临证时必须辨证审因，灵活掌握。

（三）诊断与鉴别

与"真心痛"相鉴别：古医籍文献中胃脘痛亦称为"心痛""心下痛"等，但与心脏疾病引起的真心痛不同。《灵枢·厥论》说："真心痛，手足青至节，心痛甚，旦发夕死，夕发旦死。"可见真心痛是一种危急证候，与胃痛的"心痛"绝不相同。

（四）推拿治疗

1. 治疗原则 本病的治疗原则以理气止痛为主。凡病邪阻滞者，辨其邪而去之；肝气郁滞者，则疏肝理气；脾胃虚寒者，则宜温中散寒；瘀血内停者，则治以活血化瘀。

2. 基本治法

（1）头面部操作

1）取穴与部位：中脘、天枢、气海、足三里及上腹部、季肋部。

2）主要手法：一指禅推法、摩法、揉法、按法。

3）操作方法：患者取仰卧位。医者坐于患者右侧，先用轻快的一指禅推法、摩法在胃脘部治疗，使热量渗透于胃腑，然后按揉中脘、气海、天枢等穴，同时配合按揉足三里。时间约为10分钟。

（2）背部操作

1）取穴与部位：膈俞、肝俞、脾俞、胃俞、三焦俞及背部。

2）主要手法：一指禅推法、按法、揉法、擦法。

3）操作方法：患者取俯卧位。用一指禅推法，从背部脊柱两旁沿膀胱经顺序而下至三焦俞，往返4~5次，然后于膈俞、肝俞、胃俞、三焦俞用较重的按揉法，时间约为5分钟。在背部沿膀胱经循行自上而下施擦法，以透热为度。

（3）肩臂及胁部操作

1）取穴与部位：肩井、手三里、内关、合谷、肩部、上肢部、胁肋部。

2）主要手法：拿法、搓法、抹法、揉法、按法。

3）操作方法：患者取坐势，拿肩井循臂肘而下，在手三里、内关、合谷等穴做较强的揉按刺激。然后搓肩臂使经络通畅，再搓抹其两胁，由上而下往返数次。

（五）辨证施治

1. 寒邪犯胃

（1）用较重的点、按法治疗脾俞、胃俞，时间约为2分钟。

（2）用擦法在左侧背部治疗（T_7~T_{12}），以透热为度。

2. 食滞

（1）用顺时针方向摩腹，重点在中脘、天枢穴。

（2）按揉脾俞、胃俞、大肠俞、八髎、足三里。

3. 肝气犯胃

（1）用柔和的一指禅推或揉法，自天突向下至中脘治疗，重点在膻中，然后轻柔地按揉两侧章门、期门。时间约为 3 分钟。

（2）用较重的手法按揉背部肝俞、胆俞、膈俞。

4. 脾胃虚寒

（1）用轻柔的按揉法在气海、关元、足三里治疗。每穴约为 2 分钟，在气海穴治疗时间可适当延长。

（2）直擦背部督脉、横擦左侧背部（$T_7 \sim T_{12}$）及腰部肾俞、命门穴，以透热为度。

5. 疼痛剧烈者

（1）先在背部脾俞、胃俞找到压痛点，用较重的点按法，连续刺激 2 分钟左右，待疼痛缓解后，再辨证治疗。

（2）按揉合谷、梁丘、足三里，手法要重，每穴 2～3 分钟。

（六）其他疗法

艾灸：选中脘、天枢、足三里，选用艾条雀啄灸，每次 30 分钟。

（七）调护与预防

一指禅推、摩胃脘部，为缓解胃脘痛之要法，且能宽胸利膈、理气止痛；摩腹可温中补虚，配合按揉足三里则其效更佳；按揉背部诸穴则有较好的止痛之功；拿肩井可通调周身气血，对缓解胃脘痛有较好的效果。胃脘痛多与情志不遂、饮食不节有关。

因此，要重视精神与饮食的调摄。患者要保持心情舒畅，切忌暴饮暴食，或饥饱不匀，一般可少食多餐，以清淡易消化的食物为宜，忌食烈酒及辛辣刺激性食物。胃痛持续不已者，应在一定时间内进流质或半流质食物。

第七节 便 秘

便秘是指大便干燥，秘结不通，排出困难，或排便间隔时间延长，甚者数日一行，或虽有便意，但艰涩不畅的一种病证。该病由于大肠传导功能失常，致使肠内的粪便停留时间过久，大量的水分被吸收，粪质变得坚硬干燥所致。现代医学中常见的疾病有功能性便秘、肠易激综合征、直肠及肛门疾病所致之便秘、药物性便秘等。

（一）病因病机

便秘的病因主要为大肠的传导功能失常，导致粪便在肠内停留时间过久，所携带的水液被吸收，导致便质干燥难以排出。本证的发生与脾胃及肾脏有密切的关系，亦会受到肝、肺脏的影响，可分为实证和虚证两类。实秘：多由素体阳盛，或嗜食辛辣厚味，或饮酒过度，以致胃肠积热；或热病之后，邪热内燔，津液受灼，肠道燥热，大便干结；或因情志不畅，肝气郁结，忧愁思虑过度，或久坐少动，肺气不降，气机不利，肠道气机阻滞，脏腑之气通降失常，传导失职，糟粕内停，而成便秘。虚秘：多因素体虚弱，劳倦内伤，久病气津两伤；或年老体衰，津亏血少；或病后、产后，气血两伤未得恢复，肠道失于濡润；或年迈体弱，气虚血亏所致，气虚，则使大肠之气传导无力，血虚，则使大肠欠失滋润；或素体阳虚，而致下焦阳气不充，肠道温煦无力，阴寒凝滞，腑气受阻，大便不行，凝结肠道而成便秘。

上述各种病因病机之间即可相兼为病，也可互相转化；可由虚转实，也可由实致虚，常常可虚实并见。总的来说，便秘的主要病机就是邪气阻滞大肠，导致腑气闭塞不通或大肠欠失温润，推动无力，致使大肠传导功能不利，粪便不能正常排出。

（二）诊断要点

便秘的主要症状有如下三点。

（1）大便干燥秘结不通，排便艰涩难解。

（2）间隔时间较长，严重者可3～8日一便。

（3）排便无力，即使排出却不畅。

有的患者大便次数正常，间隔时间正常，但粪质干燥，坚硬难排；或有时有便意，且粪质不干，但排出困难。便秘时间久了，会导致腹胀，严重者会出现腹痛、头胀头晕、食欲不振、失眠等症状。

（三）诊断与鉴别

1. 结肠梗阻性便秘　与长期便秘相同，患者常有腹胀腹痛、恶心、呕吐等症状。结肠肿瘤、肠粘连等慢性肠梗阻者，起病较缓慢，便秘呈逐渐加重。急性肠梗阻者，则起病多较急骤，病情较重，腹痛、恶心、呕吐等症状较便秘更为严重。急性肠系膜血管梗死或血栓形成等缺血性肠病患者，以剧烈腹痛为首发症状，可伴有恶心、呕吐及便秘等症状，但患者常有血便。腹部平片显示阶梯状液平面征，对肠梗阻的鉴别有重要意义。

2. 泻药性肠病　患者由于直肠肛门病变造成排便困难而使用泻药，长期服用后造成对药物的依赖性，从而引发泻药性肠病，与便秘一样，均可造成排便困难。

（四）推拿治疗

1. 治疗原则　实秘以祛邪为主，兼以清热泻火、温寒散结、通气导滞之法；虚秘以补正固元为先，兼以滋阴养血、益气温阳之法。

2. 基本治法

（1）腹部操作

1）取穴及部位：中脘、天枢、大横及下腹部。

2）主要手法：一指禅推法、摩法、掩法、推摩法、揉法。

3）操作方法：患者取仰卧位。一指禅推中脘、天枢、大横，刺激宜轻，每穴1分钟；然后顺时针摩腹，时间约为8分钟，后接推摩法，时间约为3分钟；寒凉处施以掩法，以温热为度；掌揉法，增强胃肠蠕动。

（2）背部操作

1）取穴及部位：肝俞、脾俞、胃俞、肾俞、大肠俞、八髎、长强。

2）主要手法：一指禅推、揉、按揉、捏脊等手法。

3）操作方法：患者取俯卧位。以一指禅推法或以揉法沿脊柱两侧膀胱经，从肝俞、脾俞到八髎往返施术，手法轻柔，时间约为8分钟；掌根按揉肾俞、大肠俞、八髎、长强，刺激可稍强一些，每穴 1 分钟；捏脊法刺激背部诸穴，2～3 遍，以泛红为度。

（五）辨证施治

1. 胃肠道实热 大便干结，腹胀腹痛，小便短赤，面红身热，口干口臭，可兼见心烦，舌质红，苔黄或黄燥，脉滑数。

（1）按揉足三里、丰隆、大肠俞、支沟、曲池，以有酸胀感为度，每穴 2 分钟。

（2）推足阳明胃经，从足三里向下推至下巨虚，时间约为 3 分钟。

（3）揉按大椎、曲池、合谷、支沟穴，以有酸胀感为度。

2. 胃肠道气机郁滞 大便秘结，欲便不得，嗳气频作，胁腹痞满，甚则腹中胀痛，食少纳呆，舌苔薄腻，脉弦。

（1）按揉中府、云门、膻中、章门、期门、肺俞、肝俞、膈俞，以有酸胀感为度，每穴 2 分钟。

（2）横擦胸上部，以透热为度；斜擦两胁，以微有热感为度。

3. 脾虚气弱，气血亏损 虽有便意，然大便干结，临厕努争无力，挣则汗出气短，面色㿠白，少华，便后神疲气怯，可兼见头晕，目眩，心悸。舌淡，苔薄白，脉细弱，或细涩。

（1）横擦胸上部、左侧背部及八髎，均以透热为度。

（2）按揉气海、足三里、百会、三阴交、命门、脾俞各 1 分钟，可配合捏脊 3 遍。

4. 脾肾阳虚，阴寒凝滞 大便艰涩，难以排出，小便清长，面色萎黄无华，或时有眩晕、心悸，甚则腹中冷痛，畏寒肢冷，喜热恶寒，腰脊酸冷，舌淡苔白，脉沉迟。

（1）横擦肩背部及肾俞、命门、八髎，均以透热为度。

（2）直擦背部督脉，以透热为度。

5. 肝肾阴虚肠燥 大便干结状如羊粪，口干少津，神疲纳差，或见心烦易怒，两胁胀痛。舌红，苔少，脉细数。

（1）按揉足三里、三阴交、太冲，均以有酸胀感为度；掌按腹部、掌揉关元，呼气时下按，吸气时轻轻上抬，掌按时应向下及耻骨联合方向按压，掌揉时应缓缓轻揉，以腹部透热为度。

（2）掌推任脉，自中脘沿任脉向下推至神阙，然后医生两手掌相对搓热，并以掌心熨热腹部。

（六）其他疗法

1. 针刺疗法 针刺疗法治疗本病可取天枢、支沟、水道、归来、丰隆、上巨虚等穴位，根据临床辨证分型加减穴位并采取补泻手法。

2. 中药敷脐 中药敷脐治疗本病可采用大承气加术散调醋敷脐，或采用大黄散外敷神阙治疗。

3. 中药方剂 中药方剂治疗本病可选用麻子仁丸、六磨汤、大黄附子汤、黄芪汤、润肠丸、增液汤、济川煎等。

（七）调护与预防

（1）注意合理饮食，嘱患者以清淡为主，忌食生冷辛辣食物。并以粗纤维蔬菜和粗粮为主，无糖尿病患者每日可吃香蕉，喝适量蜂蜜水。

（2）嘱患者调情志，保持良好的情绪，养成按时如厕的习惯。

（3）适当体育锻炼，增强体质，加强腹肌膈肌的锻炼。

第八节　虚　劳

虚劳是以持续或反复发作的疲劳，严重者持续半年以上为主要特征的综合征，可同时伴有低热、头痛、肌肉酸痛、关节疼痛、睡眠紊乱及抑郁、健忘等多种躯体及精神神经症状。现代医学称为慢性疲劳综合征。

（一）病因病机

1. 肾精不足　素体先天禀赋不足，或久病体虚、房劳过度、阴精耗损、髓海空虚、清窍失养。

2. 心脾两虚　素体脾胃虚弱，食少纳呆，或饮食不节，或思虑过度损伤心脾，暗耗心血，损伤脾气，脾失健运，则气血不足，脏腑、肌肉、四肢无气血以滋养，故见四肢酸痛无力、腹胀、纳差等疲劳之症。

3. 肝郁气滞　工作生活压力过大，精神抑郁，致肝郁气滞，气机不利，筋脉失养；或肝郁犯脾，致脾虚湿困，液聚为痰，痰蒙清窍，均可引发肢困身重、疲乏等症。

疲劳，是人体气、血、精、神耗夺的具体表现，而气血精神皆有五脏所化生。病机是本虚标实，由虚致气瘀、血瘀，或情绪抑郁，以本为主，病位多在肝、脾、肾，以肝脾为主，损伤及心。

（二）诊断要点

疲劳感持续反复发作，严重者可持续半年以上，卧床休息不得缓解。

多数患者可表现为：心情抑郁，焦虑不安，急躁易怒，情绪不稳，思绪混乱，反应迟钝，记忆力下降，注意力不集中，做事缺乏信心，犹豫不决；容颜早衰，面色无华，面部过早出现皱纹、色斑、脂肪粒；肢体皮肤粗糙，涩，脱屑较多；爪甲失去光泽，凹凸不平；毛发易脱落、分岔、易断、失光。

临床评估不能解释持续或反复发作的慢性疲劳，休息后不能明显缓解，而各项临床检查均无异常表现。

（三）临床表现

1. 肾精不足　五心烦热，潮热盗汗，咽干颧红，腰膝酸软，神疲乏力，头晕目眩，心烦不宁，健忘多梦，筋脉拘急或疼痛，甚或阳痿、遗精、早泄，舌红少苔，脉细弱或细数。

2. 心脾两虚　疲惫无力，头晕目眩，肢体困倦，动则加剧，心悸健忘，多梦易醒，少气懒言，面色少华，食少纳呆，大便溏薄，舌质淡，苔薄脉细弱。

3. 肝郁气滞　神情抑郁，疲乏无力，头晕目眩，口苦咽干，胸胁胀痛，善太息，或急躁易怒，或悲伤欲哭，或精神紧张，女性患者可月经不调，乳房胀痛，舌暗红，苔薄黄，脉弦涩。

（四）诊断与鉴别

首先要排除是否由其他疾病引起的慢性疲劳，例如：甲状腺功能减退，某些药物不良反应所致的医源性疲劳；或抑郁症倾向的情绪失调，如精神分裂症、厌食症等；或具有不良嗜好，如嗜烟，酗酒等；严重肥胖、麻醉毒品服用者。

其次，虚劳应与神经衰弱、绝经前后诸证、内分泌失调、神经症等相鉴别。

（五）推拿治疗

1. 治疗原则 本病的治疗原则为行气活血，通络除疲。肾精不足者，当益肾填精；心脾两虚者，当补脾益气，养心安神；肝郁气滞者，当疏肝理气，散结解郁。

2. 基本治疗

（1）取穴及部位：推拿治疗本病可选印堂、攒竹、睛明、鱼腰、太阳、神庭、头维、百会、耳门、听宫、听会、膻中、中脘、神阙、气海、关元、大椎、至阳、命门、肺俞、心俞、肝俞、脾俞、胃俞、肾俞、肩髎、曲池、手三里、内外关、合谷、承扶、风市、委中、阳陵泉、太溪、太冲及足太阳膀胱经和督脉。

（2）主要手法：推拿治疗本病的主要手法有一指禅推、㨰、按揉、点、擦、拿、推、弹拨、扫散、运法等。

（3）操作方法

1）头面部操作：患者取坐位，医生双手拇指交替推印堂至神庭 30 遍；双手分推攒竹至太阳 30 遍；拇指点按睛明、阳白、太阳、头维、百会、风池，每穴各 1 分钟；运法作用于耳前耳门、听宫、听会穴及耳轮部、耳背部；用五指拿法从前发际头顶部拿至枕部，5～10 遍；扫散侧头部胆经循行区，5～10 遍；指端击法击头部 1 分钟。

2）胸腹部操作：患者取仰卧位，医生单手掌推胸腹部正中任脉线及两季肋部，3～5 遍；按揉膻中、中脘、神阙、气海、关元，每穴各 1 分钟。

3）腰背部操作：患者取俯卧位，医生用㨰法及掌根或全掌推督脉及膀胱经的两条侧线，3～5 遍；按揉大椎、至阳、命门、肺俞、心俞、肝俞、脾俞、胃俞、肾俞，每穴各 1 分钟；擦法作用于腰骶部，以透热为度。

4）四肢部操作：患者取仰卧位，拿或擦上肢 2 分钟；按揉肩髎、曲池、手三里、内关、外关、合谷，每穴各半分钟；患者再取俯卧位，一指禅推或按揉下肢膀胱经、肝经、脾经、肾经循行方向操作 3～5 遍；拿下肢 2 分钟；按揉承扶、风市、委中、阳陵泉、太溪、太冲，每穴半分钟；搓抖上下肢各 1 分钟。

（六）辨证施治

1. 肾精不足

（1）掌擦督脉及膀胱经 2 分钟。

（2）侧擦腰骶部 2 分钟。

（3）按揉三阴交、肾俞、命门、太溪，每穴各半分钟。

2. 心脾两虚

（1）摩腹部 5 分钟。

（2）按揉中脘、足三里、心俞、脾俞，每穴各半分钟。

3. 肝郁气滞

（1）分擦季肋部 2 分钟。

（2）按揉期门、行间、太冲，每穴各 1 分钟。

（七）其他疗法

1. 针灸疗法　针灸疗法治疗本病可取百会、心俞、脾俞、肝俞、肾俞、神门、足三里、三阴交、印堂、头维、关元，毫针针刺，补泻兼施，每次 20～30 分钟，每日或隔日 1 次。

2. 皮肤针疗法　皮肤针疗法治疗本病，轻叩督脉和背俞穴，每次 15～20 分钟，每日 1 次。

3. 耳针疗法　耳针疗法治疗本病可取心、肝、脾、肾、脑、皮质下、神门、交感，每次选用 3～5 穴，用王不留行籽贴压，每隔 2～3 日一次。

4. 拔罐疗法　拔罐疗法治疗本病，选足太阳经背部第 1、2 侧线，施走罐或闪罐法，以背部潮红为度。

5. 刮痧法　刮痧疗法治疗本病，选足太阳经背部第 1、2 侧线，以皮肤起痧为度。

（八）调护与预防

（1）劳逸结合，保证睡眠充足，不熬夜，不过度疲劳。

（2）调畅情志，以积极乐观的态度面对工作学习生活，并提高自身的心理素质和抗压承受能力。

（3）改善生活方式，注意膳食营养的合理搭配，适当进行药物治疗。

（4）加强体育锻炼，尤其是有氧功能锻炼。在锻炼身体的同时调畅情志。但要注意防止过度运动，减少运动损伤。

（5）可进行温水浴，桑拿汗蒸，此法消除疲劳效果不错，切忌大汗，以恢复体力为度。

第九章

儿 科 病 症

第一节 发 热

发热是小儿的一种常见病症，即体温的异常升高。临床上根据正邪虚实，一般可分为外感发热、肺胃实热、阴虚内热。外感发热，一般是指感冒而言，但急性传染病初起时也可见到。发热后容易出现兼症，尤其是年幼体弱小儿，应予注意。

（一）病因病机

1. 外感发热　由于小儿体质偏弱，抗邪能力较差，加之冷热不知调节，家长护理不当，易外感风热、风寒、暑湿等邪气，外邪犯表，肌肤闭郁，卫阳不得宣发而致发热。

2. 阴虚内热　小儿体质素虚，先天禀赋不足或后天喂养失调或久病伤阴而致肺肾亏虚，阴液虚损引起发热。

3. 肺胃实热　多由于外感误治、入里化热或乳食内伤，造成肺胃壅滞，郁而化热。

（二）临床表现

1. 外感发热　偏于风热者可见发热，微汗出，鼻流黄涕，口干，苔薄黄，指纹红紫；偏于风寒者可见发热，无汗，头痛，流涕，鼻塞，苔薄白，指纹鲜红。

2. 阴虚发热　午后发热，手足心热，形体瘦小，纳谷不馨，盗汗，脉细数，舌红苔剥，指纹淡紫。

3. 肺胃实热　高热，面红气促，不思饮食，烦躁，口渴欲饮，大便秘结，舌红苔燥，指纹深紫。

（三）推拿治疗

1. 外感发热

治则：清热解表，发散外邪。

处方：推坎宫、推攒竹、揉太阳、清天河水。风寒者加掐揉二扇门，推三关。

方义：清天河水、清肺经宣肺清热；推攒竹、揉太阳、推坎宫疏风解表，发散外邪；风寒者加推三关，掐揉二扇门、拿风池发汗解表，驱散风寒；风热者加推脊以清热解表。

若兼咳嗽、咳痰、痰鸣气促者加推揉肺俞、揉膻中、揉丰隆、运内八卦；兼见腹胀纳差、嗳腐吞酸、呕吐者加揉中脘、推揉板门、推天柱骨、分腹阴阳；兼见烦躁惊惕、夜卧不安者加掐揉小天心、清肝经、掐揉五指节。

2. 阴虚内热

治则：清热滋阴。

处方：补肺经、补脾经、清天河水、揉上马、推涌泉、运内劳宫、按揉足三里。

方义：补肺经、揉上马以滋肾养肺，滋补阴液，配清天河水、运内劳宫以清肺肾虚热；补脾经、按揉足三里以健脾胃，增进饮食；推涌泉引热下行以退虚热。

烦躁不眠加清肝经、心经，按揉百会；自汗、盗汗加揉肾顶、补肾经。

3. 肺胃实热

治则：清里泻热，理气消食。

处方：清胃经、清肺经、清大肠、揉板门、运内八卦、退六腑、清天河水、揉天枢。

方义：清肺、胃两经实热，配清大肠、揉天枢通调肠腑积滞以通便泻火；运内八卦、揉板门消食顺气；退六腑、清天河水以除烦清热。

（四）辨证分型

本病可分为外感发热、阴虚发热、肺胃实热三型。

（五）其他疗法

针灸疗法：针法泻法取大椎、曲池、外关、合谷，用于外感风热证；灸法取大椎、风门、肺俞，用于外感风寒。虚证发热取肺俞、尺泽、太白、太冲；里实发热取大肠俞、天枢、支沟、上巨虚。

（六）调护与预防

（1）加强护理，慎衣食，适寒热，避风邪，防外感。

（2）饮食有节，以免损伤脾胃。

（3）病后注意营养，以免气血津液亏损。

第二节　儿童单纯性肥胖

儿童单纯性肥胖（simple obesity）是一个全球性的儿童健康问题。在严重营养不良性疾病和传染病被基本控制后，儿童单纯性肥胖也逐渐成为儿童的一个重要健康问题。肥胖（obesity）是由于体内能量代谢障碍，使人体脂肪积聚过多，尤其是皮下脂肪堆积所致。儿童时期肥胖症容易发展为成人肥胖症，且与成人冠心病、高血压、糖尿病等都有一定联系，故应及早加以预防。儿童易发生肥胖的年龄为 1 岁以内和 4～8 岁。儿童肥胖症大多属单纯性肥胖，少数为内分泌代谢疾病等引起的病理性肥胖。本节以儿童单纯性肥胖为主要阐述内容。

（一）病因病理

1. 外感湿邪　外感水湿之邪、痰湿、脂膏积于体内致病。若脾、胃、肝、肾功能失调，津液及膏脂的生成、输布、利用失常，则水湿、脂膏停于体内，积于血中则血脂增高，停于皮下，则为肥胖。

2. 饮食不节　过食肥甘，活动过少，或感受外湿所致者，病程短，症状轻，体重超过标准体重的 20% 为轻症。小儿肥胖症的轻症居多。

3. 正气虚弱　先天禀赋不足，脾胃两虚或肝肾阴虚，父母体胖遗传，自幼肥胖者，久病不愈，痰湿内停，体重超过标准体重的 50% 者为重度肥胖。日久入络，阻滞经脉气血，损伤五脏，则变证丛生，出现胸痹、眩晕诸症。儿童肥胖症虽重症相对较少，但久病及成年后则存在由轻转重的趋势。

（二）诊断要点

1. 望诊　本病望诊见虚胖浮肿或肥胖臃肿，面色㿠白，舌质红、苔薄腻或黄腻。
2. 问诊　本病问诊示疲乏无力，肢体困重，少动，纳差，腹满，或消谷善饥，口渴喜饮。
3. 闻诊　本病闻诊示声低懒言。
4. 切诊　本病切诊示脉沉细或滑数。

（三）诊断与鉴别

1. 全身水肿　肥胖小儿体重虽增，但全身肌肉松软虚浮，体重增长呈渐进性。而水肿体重增长速度相对较快，且有各种原发病史，水肿可随体位改变，如直立或坐位时下肢水肿较重，而平卧时眼睑、颜面水肿较甚，严重者可见胸腔积液、腹水及阴囊水肿。

2. 内分泌疾病　甲状腺功能低下、垂体及丘脑下部病变、肾上腺皮质功能亢进、男性生殖腺功能低下等均有肥胖表现，但各种内分泌疾病还各有其特点，可以通过做内分泌功能检查、头颅 X 线摄片、CT、磁共振成像、眼底检查等加以区别。

3. 伴有肥胖的综合征　如肥胖生殖无能征（综合征），表现为肥胖、智力低下、指（趾）畸形、性功能降低和视网膜色素变性。

4. 药物性肥胖　长期服用肾上腺皮质激素，注射胰岛素等引起的肥胖，主要表现在面部、肩背部脂肪明显增多，常有粉刺、多毛等现象，停药后肥胖会逐渐消退。

（四）推拿治疗

基本处方：补脾经 500 次，清胃经 300 次，清大肠经 300 次，开璇玑 50 次，摩腹 10 分钟，揉脐及天枢 100 次，点按水分、气海、天枢、滑肉门、外陵、大横等穴位，每穴约半分钟。捏脊 3～5 遍，揉龟尾 500 次，推下七节骨 300 次，按揉肺俞、脾俞、胃俞、大肠俞、膀胱俞等穴位，每穴约半分钟。

1. 脾虚湿阻或脾肾阳虚　基本处方摩腹改为顺时针方向 10 分钟，加健脾益气、消脂减肥操作法。补肾经 300 次，推三关 100 次，揉外劳宫 100 次，摩中脘 3 分钟，振腹 1 分钟或以热为度；按揉气海、关元、足三里、血海、三阴交，每穴约半分钟；由下而上摩脊柱 3～5 遍；擦肺俞、脾俞、胃俞、肾俞、大肠俞和八髎穴，以热为度。

2. 胃热湿阻或肝郁气滞　基本处方摩腹改为逆时针方向 10 分钟，加化痰除湿、祛瘀消脂操作法。揉板门 200 次，清小肠 300 次，运内八卦 100 次，按弦走搓摩 100 次，分腹阴阳 300 次，按脊柱自上而下 5 遍；按揉足太阳膀胱经背部第一侧线和第二侧线，由上而下 3～5 遍；分背阴阳 100 次；拿风池、肩井、曲池、合谷、委中、承山、昆仑等穴位，每穴 5～10 次。

（五）辨证分型

1. 脾虚湿阻证　少气懒言，头晕胸闷，动则汗出，舌淡苔薄，指纹色淡或脉细弱等。

2. 脾肾阳虚证 浮肿尿少，四肢厥冷，动则气喘，舌淡苔嫩，指纹色淡或脉虚无力等。

3. 胃热湿阻型证 头重肢困，多食善饥，口臭，苔腻，指纹紫滞或脉滑等。

4. 肝郁气滞型证 烦躁易怒，胸胁胀满等。

本病临床上常表现为虚实夹杂，即本虚标实之证。

（六）其他疗法

1. 耳针 耳针疗法治疗本病取穴三焦、肺、内分泌、交感、脾、食道等。

2. 中药疗法

（1）脾虚湿阻

治法：健脾除湿。

方药：参苓白术散。党参、白术、茯苓、薏苡仁、白扁豆、荷叶、泽泻、郁金、香橼皮。

（2）胃热湿阻

治法：清热除湿。

方药：黄连温胆汤。黄连、半夏、陈皮、茯苓、枳实、竹茹、甘草。

加减：苔腻湿重者，加瓜蒌、苍术。

3. 饮食调整 对每日摄入热量进行计算，有选择地进食。

4. 行为治疗 行为治疗包括培养正确的进食习惯，如养成细嚼慢咽，不得狼吞虎咽。给孩子进食食物要大小合适，不要过大。正规治疗包括进行饮食行为、运动行为、生活模式等分析。然后制定矫正方案，包括确定基础行为、中介行为和目标行为。正确使用奖励与惩罚，做正、负性强化。

5. 运动处方 运动处方包括运动强度、频率、时间、种类、具体动作编排等。先测试个体最大氧消耗、最大耐受时间、最大心率和恢复期心率，了解个人体质状况和基础。然后根据安全性、可接受性、预期减脂效果和疗效稳定性来制定处方。

6. 短期集体治疗 组织肥胖儿童进行集体的、带约束性的有规律运动和低热能平衡膳食，并教给儿童掌握控制饮食、配膳及加强运动锻炼的方法，时间为2～4周。

（七）调护与预防

1. 预防

（1）从妊娠期开始应防止体重增长过多，以防分娩体重过大的巨大儿，坚持母乳喂养，勿过量及过多增加辅食，尤其是甜食。

（2）婴幼儿应定期到儿童保健门诊作生长发育健康检查，接受医生指导，如有过肥现象，应及时纠正。

（3）学龄儿童应养成经常运动的习惯，少食甜食、饮料及含脂高的食品，多吃新鲜蔬菜及水果。

（4）向家长宣传肥胖病并发症的危害及肥胖病的治疗方法，并协助制定低热量饮食食谱。

2. 调护

（1）减肥药膳

1）荜茇鲤鱼汤：鲜鲤鱼1000g，荜茇5g，川椒15g，各种调味品适量；将鲤鱼去鳞及肠杂，切成小块；姜葱洗净，拍破待用；把鲤鱼、荜茇、葱姜放入锅内，加水适量大火烧开，小火炖40分钟左右；加入香菜等调料，即可食用，吃肉喝汤。此方有利水消肿的作用。

2）茯苓饼：茯苓粉与米粉各等量，白糖、植物油适量。将茯苓粉和米粉及白糖加水适量调成糊状，用小火在平底锅内烙成薄饼即可食用，可作为主食。此方益胃补气，健脾消肿。

3）冬瓜粥：新鲜连皮冬瓜80～100g（如用干的冬瓜应为10～15g，新鲜瓜仁则用30g），粳米50g，冬瓜洗净后切成小块，与粳米同煮成粥；如用冬瓜仁则先煎水去渣，再与粳米煮成粥。每天早、晚分3次食用。此方利尿消肿，清热止渴。煮粥时，不要放盐，以免影响疗效。

（2）行为干预：儿童单纯性肥胖与生活方式密切相关，以过度营养、运动不足、心理行为偏差为特征。故在治疗的同时制定行为干预方案也是关键一环。方案应包括行为分析、行为日记、家长会、行为矫正等部分。按照个体化原则具体实施。

第三节 感 冒

感冒，中医又称"伤风"，是外感病邪引起的肺系疾病，以发热、恶寒、头痛、鼻塞、流涕、咳嗽、喷嚏、全身酸痛等为主要临床表现。任何年龄小儿均可发病，婴幼儿更为常见。因小儿肺脏娇嫩，脾常不足，神气怯弱，肝气未充，感邪之后，易出现夹痰、夹滞、夹惊的兼症。

（一）病因病机

小儿感冒发生的原因，以感受风邪为主，风为百病之长，常兼寒、热、暑、湿、燥邪，以及时邪疫毒等致病。气候变化，寒温交替，调护失宜等常为发病诱因。当小儿正气不足、机体抵抗力低下时，外邪便乘虚而入，发为感冒。正如《幼科释谜·感冒》所言："感冒之原，由卫气虚，元府不闭，腠理常疏，虚邪贼风，卫阳受摅。"说明小儿感冒的病因与卫气不足密切相关。

感冒的病变部位主要在肺卫。病机关键为肌表失疏，肺气失宣。肺主皮毛，司腠理开阖，开窍于鼻，外邪自口鼻或皮毛而入，客于肺卫，致表卫失司，卫阳被遏，肺气失宣，出现发热、恶风寒、鼻塞流涕、喷嚏、咳嗽等证候，发为感冒。小儿感冒病变常累及于脾、心、肝，出现夹痰、夹滞、夹惊的兼夹证。

（二）诊断要点

（1）气候骤变，冷暖失调，或与感冒患者接触，有感受外邪病史。

（2）发热，恶寒，鼻塞流涕，喷嚏，微咳，头痛，全身酸痛等为主症。

（3）感冒伴兼夹证者，可见咳嗽加剧，喉间痰鸣；或脘腹胀满，不思饮食，呕吐酸腐，大便失调；或睡卧不宁，惊惕抽搐。

（三）诊断与鉴别

急性传染病早期：多种急性传染病的早期都有类似感冒的症状，如麻疹、水痘、幼儿急疹、百日咳等，应根据流行病学史、临床表现、实验室检查等加以鉴别。

（四）推拿治疗

1. 风寒感冒

（1）治则：本病治则为辛温解表，宣肺散寒。

（2）治疗：风寒感冒适用以下推拿手法。

1）外感四大手法

开天门：眉心到发际，150次（此手法有助眠作用）。

推坎宫：眉心到太阳，150次（此手法有助眠作用）。

揉太阳：眉尖和眼角的交汇处，150次。

揉耳后高骨：两侧耳后入发际高骨下凹陷中，150次。

2）推三关：前臂内侧（靠近大拇指）手腕至手肘，300次。

3）捏脊或擦工字背

捏脊：从龟尾开始，两手沿着脊柱的两旁，用捏法把皮捏起来，边提捏，边向前推进，由尾骶部捏到枕项部，捏10次，中途不可停。

工字背：第一笔横——两肩胛骨之间；第二笔竖——脊柱当中，捎带力；第三笔横——肚脐和腰线正后方。每个笔画150次。

2. 风热感冒

（1）治则：本病治则为辛凉解表，宣肺退邪。

（2）治疗

1）外感四大手法

开天门：眉心到发际，150次（此手法有助眠作用）。

推坎宫：眉心到太阳，150次（此手法有助眠作用）。

揉太阳：眉尖和眼角的交汇处，150次。

揉耳后高骨：两侧耳后入发际高骨下凹陷中，150次。

2）清肺经：环指的指根至指尖，300次。

3）清天河水：前臂内侧中央，手腕至手肘，蘸温水推，300次。注意：清天河水非保健手法，发热适用。另外，也可治起床气，150次左右。

（五）辨证分型

1. 风寒证　恶寒重，发热轻，无汗，头痛，肢节酸痛，鼻塞声重，时流清涕，喉痒，咳嗽，咯痰稀薄色白，口不渴或渴喜热饮。舌苔薄白而润，脉浮或紧。

2. 风热证　身热较著，微恶风，汗泄不畅，头胀痛，咳嗽，痰黏或黄，咽燥，或咽喉乳蛾红肿疼痛，鼻塞，流黄浊涕，口渴欲饮。舌苔薄白微黄，边尖红，脉浮数。

3. 暑湿证　身热，微恶风，汗少，肢体酸重或疼痛，头昏重胀痛，咳嗽痰黏，鼻流浊涕，心烦口渴，或口中黏腻，渴不多饮，胸闷，泛恶，小便短赤。舌苔薄黄而腻，脉濡数。

（六）其他疗法

1. 中药成药　午时茶颗粒：<3岁3g，1日1～2次；>3岁3g，1日2次。温开水冲服。用于风寒感冒夹滞证。

小儿豉翘清热颗粒：6个月～1岁1～2g，1～3岁2～3g，4～6岁3～4g，7～9岁4～5g，>10岁6g，1日3次，温开水冲服。用于风热感冒证、感冒夹滞证。

清热化滞颗粒：1～3岁2.5g，4～7岁5g，≥8岁7.5g，1日3次，温开水冲服。用于风热感冒夹滞证。

小儿感冒颗粒：1～3岁6～12g，4～7岁12～18g，8～12岁24g，1日2次，温开水冲服。

婴儿应在医师指导下服用。用于风热感冒证。

小儿感冒舒颗粒：1～3 岁 3g，1 日 4 次；4～7 岁 6g，1 日 3 次；8～14 岁 6g，1 日 4 次。温开水冲服。用于风热感冒证。

清开灵颗粒：<1 岁 1.5g，1～3 岁 3g，3～6 岁 4.5g，6～13 岁 6g，1 日 2～3 次，温开水冲服。用于时疫感冒证、感冒夹惊证。

痰热清注射液：0.3～0.5ml/（kg·d），最高剂量不超过 20ml，加入 5%葡萄糖注射液或 0.9%氯化钠注射液 100～200ml，静脉滴注，控制滴速在每分钟 30～60 滴，1 日 1 次，或遵医嘱。用于风热感冒证、感冒夹痰证。

2. 针灸疗法

针法：取大椎、曲池、外关、合谷。头痛加太阳，咽喉痛加少商。用泻法，1 日 1～2 次。用于风热感冒证。

灸法：取大椎、风门、肺俞。用艾炷 1～2 壮，依次灸治，每穴 5～10 分钟，以表面皮肤潮热为宜，1 日 1～2 次。用于风寒感冒证。

3. 刮痧疗法 取前颈、胸部、背部，首先涂抹刮痧油，刮拭 5～10 分钟，均以操作部位发红出痧为宜。适用于 3 岁以上体质壮实儿童。用于暑邪感冒证、风热感冒证。患皮肤疾病者忌用。

（七）调护与预防

1. 预防

（1）经常户外活动，呼吸新鲜空气，多晒太阳，加强锻炼。

（2）随气候变化，及时增减衣物。

（3）避免与感冒患者接触，感冒流行期间少去公共场所。

2. 调护

（1）居室保持空气流畅、新鲜。每天可用食醋加水熏蒸 1 次，进行空气消毒。

（2）饮食宜清淡、易消化，忌食辛辣、冷饮、肥甘厚味。

（3）注意观察病情变化。

第四节 咳 嗽

咳嗽是肺脏疾病的主要症状之一，多见于感冒、肺炎等。本文所述仅指以咳嗽为主症的急、慢性支气管炎而言。

（一）病因病机

该病主要是由外感和内伤引起的。肺为娇脏，主司呼吸，开窍于鼻，外合皮毛，主一身之表，肺居脏腑之上，外感邪气，首当犯肺。外感咳嗽多因风寒、风热之邪外侵，邪束肌表，肺气不宣，清肃失职，痰液滋生；或感受燥邪，气道干燥，咽喉不利，肺津受灼，痰涎黏结，肺气上逆，而致咳嗽。

内伤咳嗽多因平素体虚，或肺阴虚损，肺气上逆，或脾胃虚寒，健运失职，痰湿内生，上扰肺络，而引起咳嗽。

（二）临床表现

1. 风寒咳嗽　咳嗽，痰清稀色白，鼻塞流清涕，恶寒无汗，头身疼痛，苔薄白，脉浮紧，指纹浮红。

2. 风热咳嗽　咳嗽痰稠，鼻流浊涕，稍怕冷，微汗出，发热，口渴，咽痛，小便黄，舌尖红，苔薄黄，脉浮数，指纹鲜红或紫红。

3. 内伤咳嗽　久咳，身微热或干咳少痰，或咳嗽痰多，食欲不振，神疲乏力，形体消瘦，舌红少苔，脉细数，指纹淡紫等。

（三）诊断与鉴别

由于咳嗽是许多疾病的一种非特异性症状，临床上进行确诊时必须详细询问病史、全面查体、做胸部 X 线或 CT、气道反应性测定、肺功能、心电图、纤维支气管镜及一些特殊检查以排除一些可以引起慢性、顽固性咳嗽的其他疾病。

许多疾病伴有咳嗽症状，需要与咳嗽变异性哮喘相鉴别的疾病包括肺炎、毛细支气管炎、上呼吸道感染、反复呼吸道感染、儿童哮喘、胃食管反流诱发的咳嗽、后鼻孔滴漏综合征、支气管内膜结核等诱发的咳嗽等，这些疾病是慢性咳嗽常见病因，在诊断咳嗽变异性哮喘时需要仔细排除这些疾病。

（四）推拿治疗

推拿治疗本病的目的为减轻、缓解或治愈症状。

1. 风寒咳嗽

治法：疏风散寒，宣肺止咳。

处方与操作：推攒竹、推坎宫、运太阳、揉耳后高骨、推三关、掐揉二扇门、顺运内八卦、清肺经、推揉膻中、揉乳根、揉乳旁、揉肺俞。若风寒无汗，流清涕甚者，加拿风池、揉迎香。

2. 风热咳嗽

治法：疏风清热，宣肺止咳。

处方与操作：开天门、推坎宫、运太阳、清肺经、清天河水、推脊柱、推揉膻中、运内八卦、揉肺俞、揉乳根、揉乳旁。若痰多喘咳，加揉丰隆；肺内有干啰音，加揉小横纹；湿啰音，加揉掌小横纹。

3. 内伤咳嗽

治法：健脾养肺，止咳化痰。

处方与操作：补脾经、补肺经、运内八卦、推揉膻中、揉乳根、揉乳旁、揉中脘、揉肺俞、按揉足三里。

若阴虚咳嗽加揉二马；久咳体虚喘促者，加补肾经、推三关、捏脊；痰涎壅盛者，加揉丰隆、揉天突、按弦走搓摩。

（五）其他疗法

吸入糖皮质激素的剂量可参考轻度持续性哮喘的治疗方案。通常需要连续吸入 5～7 天，在气道炎症控制后，咳嗽症状可逐渐减轻或消失。吸入糖皮质激素的时间应至少持续 3 个月，以免复发。如果咳嗽较重，必要时可配合应用支气管扩张药（如吸入或口服β₂受体激动药）和（或）口服茶碱类药物，可以暂时缓解咳嗽症状。

（六）调护与预防

（1）加强锻炼，多进行户外活动，提高机体抗病能力。

（2）气候转变时及时增减衣服，防止过冷或过热。

（3）少带小儿去拥挤的公共场所，减少感染机会。

（4）经常开窗，流通新鲜空气。家人有感冒时，室内可用醋熏消毒，防止病毒感染。

（5）及时接受预防注射，减少传染病发生。

（6）感冒流行期间可服中药预防。配方是贯众 12g，防风 12g，荆芥 10g，每日一剂，水煎服，连服 2～3 天。

（7）多吃富含优质蛋白或维生素 C 的食物，可增加宝宝的抵抗力，如防感宝贝、花胶、苹果、橘子、葡萄等。

（8）对经常易感冒的小儿，可每天以黄芪 15g，红枣 7 枚，煎汁代茶，长期服用可增加机体免疫力，减少感冒的发生。

第五节 厌 食

厌食是指小儿较长时间不欲饮食，甚至拒食的病症。该病日久则精神疲惫，体重减轻，抗病能力低下，影响患儿生长发育，故应及时治疗。本病多发于 1～6 岁小儿。

（一）病因病机

由于平素饮食不节，喂养不当，如片面强调给予高营养的滋补食品，养成偏食习惯，以致损伤脾胃。脾主运化，胃主受纳，脾虚则运化失职，胃虚则不思饮食。《诸病源候论·哺露》："小儿乳哺不调，伤于脾胃，脾胃衰弱，不能饮食，血气减损，不荣肌肉而柴辟赢露。其脏腑之不宜，则吸吸苦热，谓之哺露也。"哺露与厌食极相类似。

（二）临床表现

1. 脾胃虚弱 不欲纳食，甚至拒食，面色萎黄，形体偏瘦，精神疲惫，全身乏力，倦怠懒言，易出汗，大便夹有不消化食物残渣。舌淡苔薄白，脉虚弱，指纹色淡。

2. 胃阴不足 不欲进食，口干，手足心热，大便秘结，小便短而黄赤，皮肤干燥缺乏润泽。舌质红或尖红少津，无苔或少苔，脉细或细数，指纹淡紫。

（三）诊断与鉴别

1. 年龄 若是 1 岁以下的婴儿，特别是新生儿发现有明显食欲低下者，多为疾病所致，应该引起重视，可能是由败血症、结核病、佝偻病和各种营养缺乏症等。年纪稍大的小儿要特别留意其饮食的习惯和平时的生活情况，家庭环境等；因为家庭环境较好的家庭，小儿容易养成不好的进食习惯，喜欢吃零食等，都有可能引起厌食症。

2. 食欲不振的程度 如果是轻度的食欲不振可能是因为零食过多或者天气、心情不好等原因等所致；若情况比较严重，可能是厌食症或者其他潜在疾病。

3. 有无症状出现　若患儿有轻度食欲不振，但是依然活泼、愉快，多属正常情况。若伴有疲倦、精神萎靡、低热者，多系结核或其他感染。伴有腹痛和便血者应注意胃及十二指肠溃疡、寄生虫等。伴反应迟钝，皮肤粗糙，少汗和发育不良者，应注意甲状腺功能低下。伴多汗、肋骨串珠、方额、颅骨软化等骨骼改变系佝偻病。

4. 微量元素缺乏　通过微量元素的检查，可以帮助找到是因为哪种微量元素缺乏引起的厌食症，也有助于判断。

5. 与畏食相鉴别　虽然这两者都是食量减少，但畏食者的食欲正常、饥肠辘辘，只是由于各种各样的原因（如口咽溃疡、牙痛、吞咽困难或腹痛等）进食时觉不适，畏惧和拒绝进食而致食量减少，这些患儿在消除了上述病因后食量便可恢复正常。

（四）推拿治疗

推拿治疗本病的目的为增进食欲，改善症状，治愈疾病。

1. 脾胃虚弱

治法：健脾胃，助运化。

处方与操作：补脾经、运内八卦、摩中脘、摩腹、揉脾俞、揉胃俞、揉足三里、捏脊。

2. 胃阴不足

治法：滋养胃阴。

处方与操作：补脾经、补胃经、揉二马、运板门、运内八卦、揉脾俞、揉胃俞、运内劳宫、清天河水、清大肠。

（五）其他疗法

（1）停用引起胃肠反应的抗生素及其他药物。

（2）补充微量元素，如缺锌引起的厌食，可给予口服锌制剂。此外，还可膳食补给，多吃动物内脏。

（3）给予助消化药、胃动力药，对于严重顽固性厌食症可考虑激素疗法。

（六）调护与预防

（1）规律饮食。少吃零食，少饮高热量饮料，定时进食。

（2）平衡膳食。合理选择食谱，做到粗细调剂，荤、素菜搭配，让孩子吃杂、吃全；讲究花式品种，纠正孩子不爱吃面食，"爱荤不爱素"或"爱素不爱荤"的偏食习惯；鱼要去刺，肉要去骨，菜要切碎煮烂，纤维较粗的要切成小丁、小丝、小块，以适应孩子消化器官尚未完全成熟的特点；多进含微量元素（锌、铁、铜、碘等）丰富的食物，如动物肝脏、瘦肉、蛋黄、鱼类、豆类及豆制品、花生、油菜等食物。

（3）创造一个安静愉快的进食环境。进食要有固定的地方，有适合孩子的餐具、桌椅，让孩子自己坐着吃饭；大人不要谈论与就餐无关的事，更不能让孩子东跑西跑，边吃边玩，分散了吃饭的注意力；父母决不能在孩子吃饭时训斥孩子。有事尽量放到饭后处理，如果非要解决不可，也务必和蔼耐心，切忌粗暴简单而破坏良好气氛。

（4）适应新环境、养成新习惯。当孩子突然改变环境和生活习惯时，家长应帮助其逐步适应新的环境和新的生活习惯。

第六节　疳　证

疳证是指喂养不当或病后失调，导致小儿脾胃虚损，运化失常，脏腑失养，气液干枯的一种慢性病症。临床主要表现为形体消瘦、面黄发枯、精神萎靡、嗜食异物、二便不调等。本病起病缓慢，病程缠绵，影响小儿生长发育，多发于3岁以内的婴幼儿。现代医学所说的"小儿营养不良"与疳证的临床表现相似。小儿营养不良是指摄食不足或摄入的食物不能充分消化吸收。

（一）病因病机

本病的病因多为乳食不节，伤及脾胃。脾主运化，胃主受纳，小儿乳食不节，过食肥甘生冷，伤及脾胃，脾胃失司，受纳运化失职，升降不调，乃成积滞。积滞日久，脾胃更伤，转化为疳；或脾胃虚寒，则乳食难于腐熟，而使乳食停积，壅聚中州，阻碍气机，时日渐久，致使营养失调，患儿赢瘦，气血虚衰，发育障碍。

乳食积滞与脾胃虚弱互为因果，积滞可伤及脾胃，脾胃虚弱又能产生积滞，故临床上多互相兼杂为患。此外，感染虫症和某些慢性疾病也常为本病的原因。

（二）临床表现

1. 主症

（1）疳气证：形体略瘦，或体重不增，面色萎黄少华，毛发稀疏，纳呆少食，腹胀，性急易怒，大便干稀不调，舌质淡，苔薄白，脉细，指纹淡。

（2）疳积证：明显消瘦，面色萎黄少华或面白无华，腹胀膨隆，腹有青筋，纳呆，烦躁易怒，揉眉，挖鼻，疲倦乏力，大便干稀不调，舌质淡，苔白厚腻，脉细滑，指纹紫滞。

（3）干疳证：明显消瘦，枯瘦如柴，面色萎黄或苍白，头发稀疏枯黄，腹凹如舟，精神萎靡，懒言少语，冷漠呆滞，夜寐不安，头大，项细，厌食，哭声无力，便溏或清稀，舌质淡，苔少，脉沉细弱，指纹隐伏不显。

2. 兼症

（1）眼疳证：兼见夜盲，两目干涩，畏光羞明，黑睛浑浊，白翳遮睛，眼角赤烂，眼痒。

（2）口疳证：兼见口舌生疮，糜烂，口臭，面红，烦躁，夜卧不宁，五心烦热，进食时哭闹，小便短黄。

（3）疳肿胀证：兼见全身肿胀，眼睑浮肿，颜面肿，神倦，肢冷，小便短少，面白无华。

（三）推拿治疗

（1）清补脾经，揉板门，推四横纹，揉中脘，摩腹，揉天枢，按揉足三里，捏脊。本法适用于疳气证。

（2）推脾土，揉板门，摩腹揉脐，捏脊，揉足三里。本法适用于疳积证。

（3）补脾经，推三关，揉外劳宫，运内八卦，掐四横纹，分推腹部，揉腹，点中脘，揉足三里，捏脊。本法适用于干疳证。

（四）其他疗法

1. 内治法

（1）疳气证

治则：调脾助运。

主方：资生健脾丸加减。

方药：党参、豆蔻、黄连、白术、莲子、神曲、茯苓、橘红、焦山楂、甘草、广藿香、炒麦芽、山药、砂仁、桔梗、薏苡仁。

（2）疳积证

治则：消积理脾。

主方：肥儿丸加减。

方药：人参、白术、茯苓、焦六神曲、焦山楂、炒麦芽、大腹皮、槟榔、黄连、胡黄连、甘草。

（3）干疳证

治则：补气益血。

主方：八珍汤加减。

方药：党参、黄芪、白术、茯苓、甘草、熟地黄、当归、白芍、川芎、陈皮、砂仁、焦六神曲。

（4）眼疳证

治则：养血柔肝，滋阴明目。

主方：石斛夜光丸加减。

方药：石斛、天冬、生地、枸杞子、菊花、白蒺藜、蝉蜕、木贼、青葙子、夏枯草、川芎、枳壳。

（5）口疳证

治则：清心泻火，滋阴生津。

主方：参苓白术散合泻心导赤散加减。

方药：党参、茯苓、白术、薏苡仁、黄连、栀子、连翘、灯心草、竹叶、生地、麦冬、玉竹。

（6）疳肿胀证

治则：健脾温阳，利水消肿。

主方：参苓白术散合真武汤加减。

方药：党参、茯苓、白术、附子、生姜、白芍、薏苡仁、白扁豆、猪苓、泽泻。

2. 药物外治法

（1）芒硝、生大黄、生山栀、杏仁、桃仁。共为细末，加面粉适量，用鸡蛋清、葱白汁、醋、白酒各少许，调成糊状，敷于脐部，外用纱布覆盖、胶条固定。1日1次，连用3～5日。本法用于疳积证。

（2）莱菔子适量研末，用水调和，贴敷于神阙，外用纱布覆盖、胶条固定。1日1次，7日为1个疗程。本法用于疳积证。

（五）调护与预防

（1）提倡母乳喂养，乳食定时定量，按时按序添加辅食，供给多种营养物质，以满足小儿生长发育的需要。

（2）合理安排小儿生活起居，保证充足的睡眠时间，经常户外活动，呼吸新鲜空气，多晒太阳，增强体质。

（3）纠正饮食偏嗜、过食肥甘滋补、贪吃零食、饥饱无常等不良饮食习惯。

（4）发现体重不增或减轻，食欲减退时，要尽快查明原因，及时加以治疗。

第七节　便　秘

便秘是小儿常见病之一，是指大便秘结不通，排便次数减少或排便时间延长，或欲大便而艰涩不畅的一种病症。

（一）病因病机

1. 饮食不节　过食油腻荤腥，或素食、饮水过少，以致胃肠积热，气滞不通，或于热病后耗伤津液，导致肠道燥热，津液失于输布而不能下润，于是大便秘结，难以排出。

2. 先天禀赋不足，素体虚弱　病后气血亏损，气虚则肠腑传导无力，血虚则津少而肠道失养干涩，以致大便排出困难。

3. 诊断要点　结合患儿症状，排便频次、大便形态质地、排便顺畅与否即可诊断。

4. 诊断与鉴别　结合查体、腹部X线、钡剂灌肠检查等，与先天性巨结肠、机械性肠梗阻等器质性病变相鉴别。

（二）推拿治疗

1. 实秘

治则：理气行滞，清热通便。

处方：清大肠、退六腑、按揉阳池、运内八卦、摩腹、推下七节骨、按揉足三里、搓摩胁肋。

方义：运内八卦顺气行滞，理气疏肝；按揉阳池、推下七节骨配退六腑以通便清热。

2. 虚秘

治则：滋阴润燥，益气养血。

处方：补脾经、清大肠、推三关、揉上马、按揉阳池、揉肾俞、捏脊、按揉足三里。

方义：补脾经、捏脊、推三关、按揉足三里调中健脾，补养气血，强壮身体；按揉阳池、清大肠，配揉脐、揉上马、揉肾俞润燥滋阴，理肠通便。

（三）辨证分型

1. 实秘　大便干结，小便短赤，面红身热，口臭，唇红，不欲饮食，胸胁痞满，腹部胀痛不适，舌质红苔黄燥，指纹色紫。

2. 虚秘　时有便意，大便努挣难下，形体瘦小，面色㿠白，神疲乏力，气短，舌淡苔薄，指纹色淡。

（四）其他疗法

1. 中药成药

补中益气口服液：<6岁5ml，>7岁10ml，1日2～3次，口服。用于虚证便秘。

保和丸：1～3岁1g，4～6岁2g，7～9岁3～4g，10～14岁5～6g，1日2次，温开水送服。用于实证便秘。

2. 针灸疗法

主穴：大肠俞、天枢、支沟、上巨虚。

配穴：实证加合谷、曲池；虚证加脾俞、肺俞。

1日1次，针刺。虚证针后加灸。

（五）调护与预防

（1）嘱小儿多食粗纤维类蔬菜及粗粮，如杂粮、蔬菜、带纤维多的食品，忌食辛辣、炒香类食品。另须小儿养成定时排便的习惯。

（2）脾胃虚弱、少食而便少者应注意扶养胃气。

（3）多参加体育活动。

第八节　腹　　泻

小儿腹泻是指由各种原因引起的，以大便次数增多、粪质稀薄如水样为特征的胃肠道功能紊乱综合征。本病一年四季皆可发生，夏秋季节发病率高。若治疗不当，迁延日久会影响小儿的生长发育。重症患儿还可产生脱水、酸中毒等一系列严重症状，甚则危及生命。故临诊时必须十分注意。

（一）病因病机

1. 感受外邪　腹泻的发生与气候有密切关系。寒、湿、暑、热之邪皆能引起腹泻，而皆可与湿邪相兼为病。脾喜燥恶湿，湿困脾阳，使运化不健，湿盛则濡泻，而对饮食水谷的消化、吸收发生障碍。

2. 脾胃虚弱　小儿脏腑娇嫩，脾常不足，且运化力弱，饮食不知自节，脾胃负担相对较重，一旦遇到外来因素的影响就能导致脾胃受损，则水反而为湿，谷反而为滞，使水谷不得运化，水湿滞留，下注肠道而为腹泻。

3. 内伤乳食　由于喂养不当，饥饱无度，或突然改变食物性质，或恣食油腻、生冷；或饮食不节，导致脾胃损伤，运化失职，不能腐熟水谷而致腹泻。

现代医学认为，小儿腹泻的内因是婴幼儿消化系统发育不成熟，功能不完善，神经调节功能较差，胃酸与消化酶分泌较少，酶的活力低等，外因则可为饮食失调或感受寒冷，或肠道内感染致病性大肠埃希菌、病毒、真菌或原虫等，严重者可由水和电解质紊乱而引起脱水和酸中毒等危症。

（二）诊断要点

结合饮食不节或乳食不节，或感受外邪之病史，结合大便次数的增多和性状的改变，结合便常规及病原学检查即可诊断。

（三）诊断与鉴别

本病需与痢疾相鉴别。痢疾起病急，便黏液脓血，里急后重，腹痛明显。便常规见脓细胞、红细胞，可见吞噬细胞；大便培养有痢疾杆菌生长。

（四）推拿治疗

1. 寒湿泻

治则：温中散寒，化湿止泻。

处方：补脾经、揉脐、推三关、补大肠、揉外劳宫、推上七节骨、揉龟尾、按揉足三里。

方义：配补脾经、揉脐与按揉足三里健脾化湿，温中散寒；推三关、揉外劳宫温阳散寒；补大肠、推上七节骨、揉龟尾温中止泻。

腹痛、肠鸣重者加揉一窝风、拿肚角；体虚加捏脊；惊惕不安加清肝经、掐揉五指节。

2. 湿热泻

治则：清热利湿，调中止泻。

处方：清脾胃、清大肠、清小肠、退六腑、揉天枢、揉龟尾。

方义：清脾胃清中焦湿热；清大肠、揉天枢清利肠腑湿热积滞；退六腑、清小肠清热利尿除湿；揉龟尾理肠止泻。

3. 伤食泻

治则：消食和中，导滞助运。

处方：补脾经、运内八卦、揉板门、清大肠、揉中脘、摩腹、揉龟尾、揉天枢。

方义：运内八卦、揉中脘、揉板门、补脾经、摩腹健脾和胃，行滞消食；揉龟尾理肠止泻；清大肠、揉天枢疏调肠腑积滞。

4. 脾虚泻

治则：健脾益气，温阳止泻。

处方：补脾经、推三关、补大肠、摩腹、推上七节骨、揉脐、捏脊、揉龟尾。

方义：推三关、摩腹、揉脐、捏脊温阳补中；补脾经、补大肠健脾益气，固肠实便；推上七节骨、揉龟尾温阳止泻。

肾阳虚者加补肾经、揉外劳宫；腹胀加运内八卦；久泻不止者加按揉百会。

（五）辨证分型

1. 寒湿泻　大便清稀多沫，色淡不臭，肠鸣腹痛，面色淡白，口不渴，小便清长，苔白腻，脉濡，指纹色红。

2. 湿热泻　腹痛即泻，急迫暴注，色黄褐热臭如蛋花汤样，口渴，或伴呕恶，或发热烦躁，尿少色黄，苔黄腻，脉滑数，指纹色紫。

3. 伤食泻　腹痛胀满，泻前哭闹，泻后痛减，大便量多酸臭，夹有乳凝块或不消化食物，口臭纳呆，或伴呕吐酸馊，苔厚或垢腻，脉滑。

4. 脾虚泻　久泻不愈，或经常反复发作，面色苍白，食欲不振，便稀夹有奶块及食物残渣，或每于食后即泻，舌淡苔薄，脉濡。若腹泻日久不愈，进而可损及肾阳，症见面色㿠白，大便水样，次数频多，四肢厥冷，舌淡苔白，脉软弱无力。甚者出现腹泻不止、完谷不化、四肢逆冷、脉微欲绝、昏不识人等津竭阳脱之症。

根据腹泻之轻重，现代医学将其分为轻型（单纯性消化不良）和重型（中毒性消化不良）。重型伴有显著的全身症状，临床症状皆较重，可急性起病，亦可由轻型转变，腹泻一般每天大于 10 次，便中含大量水分。患儿食欲低下，常并发呕吐、发热等，体重很快下降，若不及时治疗，可逐渐出现脱水和酸中毒的症状，甚至可危及生命，故在临床中必须严密观察病情变化。

（六）其他疗法

1. 中药成药
藿香正气口服液：<3 岁 5ml，>3 岁 10ml，1 日 2 次，口服。用于风寒泻。
附子理中丸：3～6 岁 1.5g，1 日 3 次；>6 岁 3g，1 日 2 次。温开水送服。用于脾肾阳虚泻。

2. 针灸疗法
针法：取足三里、中脘、天枢、脾俞。实证用泻法，虚证用补法，1 日 1～2 次。
灸法：取足三里、中脘、神阙。隔姜灸或艾条温和灸，1 日 1～2 次。用于脾虚泻、脾肾阳虚泻。

3. 西医疗法
脱水患儿要采取液体疗法。

（七）调护与预防

（1）注意饮食卫生，不吃生冷不洁之品，夏季应多喂水。同时要乳食有节、饥饱有度。
（2）在泄泻期间应少吃粗纤维的蔬菜和难以消化的食品，饮食宜清淡，必要时可禁食 6～12 小时，可饮用淡盐水和糖水。
（3）在泄泻期间要勤换尿布，多翻身，防止逆行性尿路感染或继发性肺炎等并发症。

第九节　夜　啼

小儿夜啼是指小儿白天如常，入夜则经常啼哭不眠，时哭时止，或每夜定时啼哭，甚则通宵达旦，民间俗称"哭夜郎"。患此症后，持续时间少则数日，多则经月。本病多见于半岁以内的婴幼儿。

（一）病因病机

小儿夜啼以脾寒、心热、惊骇、食积等为发病原因。

1. 脾寒　本病的发生，多由先天不足或后天失调而导致脏腑受寒所致。婴儿素体虚弱，脾常不足。寒邪内侵，潜伏于脾，或脾寒内生，寒邪凝滞，气血不通，不通则痛。夜间属阴，脾为阴中之阴，阴盛则脾寒愈甚，故入夜腹痛而啼哭。

2. 心热　乳母孕期嗜食肥甘，或过食辛热之物，以致余热遗于胎儿；或邪热乘于心，心火过旺，或肝胆热盛，故内热烦躁而啼哭。

3. 惊骇 患儿偶见异物，或乍闻异声，暴受惊恐所致。小儿神气不足，心气怯弱。若受惊吓则神志不宁而散乱，心志不宁则烦躁，神不守舍而惊惕不安，夜间惊啼不眠。

4. 食积 婴儿乳食不节，内伤脾胃，运化功能失司，乳食积滞中焦而胃不和，胃不和则卧不安，因而入夜啼哭。

（二）诊断要点

可根据患儿症状、病史诊断，但需要排除其他疾病及不适引起的啼哭，必要时应辅以相关检查。

（三）诊断与鉴别

本病应与不适、拗哭相鉴别。

（四）推拿治疗

1. 脾脏虚寒
治则：温中健脾。
处方：补脾经、推三关、摩腹、揉中脘。
方义：补脾经、摩腹、揉中脘健脾温中；推三关温通周身阳气。

2. 心经积热
治则：清心导赤。
处方：清心经、清小肠、清天河水、揉总筋、揉内劳宫。
方义：清心经、清天河水清热退心火；清小肠导赤而泻心火；揉总筋、揉内劳宫清心经热。

3. 惊骇恐惧
治则：镇惊安神。
处方：揉小天心、推攒竹、清肝经、揉五指节。
方义：清肝经、揉小天心、推攒竹镇惊除烦；揉五指节安神。

4. 乳食积滞
治则：消食导滞。
处方：清补脾经（先清后补）、清大肠、摩腹、揉中脘、揉天枢、揉脐、推下七节骨。
方义：清补脾经以健脾利湿；清大肠、推下七节骨清利肠腑，泻热通便；摩腹、揉中脘、揉天枢、揉脐健脾和胃，消食导滞。

（五）辨证分型

1. 脾寒 夜间啼哭，睡喜伏卧，四肢欠温，食少便溏，神怯困倦，痛时屈腹，啼哭声软，面色青白，唇舌淡白，苔薄白，脉沉细，指纹淡红。

2. 心热 夜间啼哭，喜仰卧，见灯火则啼哭愈甚，且伴烦躁，面赤唇红，心神不宁，哭声粗壮，小便短赤，大便秘结，舌尖红、苔薄，脉数有力，指纹青紫。

3. 惊骇 夜间啼哭，睡中易醒，梦中啼哭，声惨而紧，紧偎母怀，呈恐惧状，面红或泛青，惊惕不安，心神不宁，脉象唇舌多无异常变化。

4. 食积 夜间啼哭，厌食吐乳，嗳腐泛酸，腹痛胀满，睡卧不安，大便酸臭，舌苔厚腻，指纹紫滞。

（六）其他疗法

1. 药物外治   艾叶、干姜粉适量，炒热后用纱布包裹，熨小腹部，用于脾胃虚寒证。

2. 针灸疗法

针刺：取穴中冲，不留针，浅刺出血。此法用于心经积热证。

艾灸：取穴神阙，用艾条温灸，以皮肤潮红为度。此法用于脾寒气滞证。

（七）调护与预防

（1）注意防寒保暖，但勿衣被过暖。

（2）不用将婴儿抱在怀中睡眠，养成良好的睡眠习惯。

第十节   汗   证

汗证指安静状态或正常环境下，小儿全身或局部无故多汗，甚至大汗淋漓的一种疾病，多发生于 5 岁以内小儿，属于儿科常见病之一。人体通过出汗，能够调节体温，滋润皮肤，排出废物。小儿生长速度快，代谢旺，较之成人更易出汗。《幼科发挥·诸汗》谓："头汗者，乃清阳发越之象，不必治。"只有出汗太多，消耗津气，才称汗证。传统可分为自汗和盗汗两种，但小儿多同时兼有，不必划分过细。

小儿汗证与疾病无明显相关性，也可称为功能性多汗或单纯性出汗。疾病引起的多汗，例如甲亢、肿瘤等，多伴有基础病的临床症状。小儿汗证可见于西医感染性疾病、自主神经功能紊乱、佝偻病等。

（一）病因病机

汗证为阴阳失调。汗出过多示阳热太盛，这是实证的基本病机。脏腑热盛，邪热蕴蒸，阳气闭郁等均属于此。小儿饮食过多荤腥，少吃蔬菜，湿热中阻，食物停于胃肠，郁而化热，或热病伤津耗阴可致汗证。

正常人汗出有度，因为腠理固护。小儿脏腑娇嫩，阳气不足，气虚卫表不固也会出汗，这是虚证的基本病机，多见于先天禀赋不足，心肾阳衰，或反复感冒、厌食、胃炎，气虚无力统摄汗液的患儿。

（二）诊断要点

（1）正常环境或者安静状态时，全身或局部无故汗出过多。

（2）实证有内热征象，虚证有虚象。

（3）每因天气炎热、衣被过厚、吮吸过急、哭闹、运动等出汗，并无疾病者，均不属于病态。

（三）推拿治疗

治则：汗证主因阴阳失调而致，治疗总宜调和阴阳，实证当清热、潜阳、养阴，虚证当补益阳气、固表止汗、调和营卫。

处方：揉太阳、清补肺经、心肝同清、清天河水、揉二人上马、拍肺经（沿手太阴肺经上肢循行部位，节律性拍之，以潮红为度）。

方义：揉太阳疏风解表，调和营卫；补肺经，补肺气，实卫表；清肺经透达邪热；拍肺经循行部位清肃肺脏，与清补肺经相须为用；揉二人上马根据"肾为阴阳之根"和"卫气出于下焦"而设，能益肾气、固卫表、退虚火、止汗出；心肝同清，清天河水为清法代表，泻热止汗。全方切中汗证虚实病机，重在清泻和固表，为各种汗证基本方。

（四）辨证分型

1. 肺卫不固　小儿常以自汗为主，伴盗汗。以上半身汗出，动则尤甚，反复感冒，神疲乏力，面色少华，舌淡，苔薄，脉浮为特征。治宜固表止汗。基本方重点为补肺经，补肾经，拍肺经循行部位。加揉肺俞、补脾经各 1～3 分钟。

2. 邪热迫蒸　以头汗和手心汗为主。以身热、口臭、小便黄少、舌质红、苔黄、脉滑为特征。治宜清热泻火。基本方重点为清天河水，清肺经，清肾经。加退六腑 1～3 分钟，清天柱骨至局部潮红。

3. 气阴两虚　以盗汗为主，常伴自汗。以汗出较多、形体消瘦、夜啼，或低热、口干、手足心热、哭声无力、舌淡、苔少、脉细数为特征。治宜益气清虚火。基本方重点为清补肾经，推揉肾顶，揉二人上马。加水底捞月 1～3 分钟，纵向轻抚脊柱 1 分钟。

（五）其他疗法

本病采用中药疗法治疗，方法如下。
（1）碧桃干 10g，糯稻根 15g，大枣 10 枚，水煎服。
（2）浮小麦、麻黄根各 15g，凤凰衣 10g，水煎服。

（六）调护与预防

（1）小儿应多晒太阳，多去户外活动，增强自身体质。
（2）汗出太多，应即时饮水补液。水果汁含丰富维生素，早、晚各饮一杯对止汗补液有益。
（3）勤换衣被，保持皮肤清洁与干燥。汗后避免直接吹风，慎用辛散药物。

第十一节　遗　尿

遗尿是指 3 岁以上的儿童在睡眠中不知不觉地将小便尿在床上，又称"尿床"。3 岁以下的儿童由于脑髓未充，智力未健，或正常的排尿习惯尚未养成，而产生尿床者不属病理现象。

遗尿症必须及早治疗，如病延日久，就会妨碍儿童的身心健康，影响发育。

（一）病因病机

儿童遗尿，多由先天肾气不足，下元虚冷所致。《诸病源候论》曰："遗尿者，此由膀胱虚寒，不能约水故也。"肾主闭藏，开窍于二阴，职司二便，与膀胱互为表里；如肾与膀胱之气俱虚，不能制约水道，因而发生遗尿。

另外，由于各种疾病引起的脾肺虚损，气虚下陷，也可以出现遗尿症。尤在泾说："脾肺气虚，不能约束水道而病为不禁者，《金匮》所谓'上虚不能制下者也。'"饮食入胃，经脾的运化散精，上归于肺，然后通调水道，下输膀胱，保持正常的排尿功能。肺为水之上源，属上焦，脾胃为中焦，脾肺气虚，则水道制约无权，因而发生遗尿。

（二）临床表现

小儿遗尿以原发性遗尿占大多数，其中尤以夜间遗尿最常见，以男孩多见；夜间遗尿者约有半数每晚尿床，甚至每晚遗尿 2～3 次，白天过度活动、兴奋、疲劳或躯体疾病后往往遗尿次数增多，日间遗尿较少见。遗尿患儿常常伴夜惊、梦游、多动或其他行为障碍。

（三）诊断要点

诊断原发性遗尿的原则主要为排除继发性遗尿的各种病因。注意有无遗传因素，遗尿是否由婴儿开始，后来才出现者及日间有排尿症状者可能为继发性遗尿。同时有便秘或神经系统疾病者可能继发于神经源性膀胱的反流性肾病。

（四）推拿治疗

1. 下元虚寒

症状：寐中遗尿，小便量多，味淡，色清，伴神疲乏力，善惊易恐，舌淡苔白，脉沉细。

治则：温补下元，缩尿止遗。

处方：补肾阳，补脾，清天河水，分阳，推三关，顺运内八卦，平肝，清补肺，补膀胱，运水入土，揉二人上马、左端正，正捏脊，揉颤百会，揉关元，搓命门、肾俞。

2. 肺脾气虚

症状：寐中遗尿，量比下元虚寒型少，味淡，少气懒言，易外感，不思饮食，泄泻，四肢欠温。

治则：健脾益气，固涩止遗。

处方：补肾阳，补脾，补肺，清天河水，分阳，推三关，顺运内八卦，平肝，补膀胱，运水入土，揉二人上马、左端正，正捏脊，揉颤百会，揉关元，搓命门、肾俞。

3. 肝经湿热

症状：遗尿，量少，次多，味臊，色黄，多见于午睡之时，伴面赤唇红，烦躁，舌红苔黄，脉弦。

治则：清热利湿，疏肝止遗。

处方：平肝，取天河水，分阴，补肾阴，清六腑，逆运内八卦，运水入土，清三焦，清大小肠，搓擦百会，倒捏脊。

（五）其他疗法

丙米嗪：为中枢神经兴奋剂，可减轻睡眠深度，每晚口服。本品适用于觉醒障碍型。

奥昔布宁：别名尿多灵，能降低膀胱内压、增加容量，减少不自主性的膀胱收缩，入睡前口服。本品适用于昼夜尿频型。

麻黄碱：睡前口服，可增加膀胱颈部和后尿道的收缩力，同时有兴奋中枢作用。本品可用于混合型。

去氨加压素：是一种人工合成的抗利尿激素，别名弥凝，睡前口服。本品适用于夜间多尿型。

（六）调护与预防

养成良好的作息制度和卫生习惯，避免过度疲劳，掌握尿床时间和规律，夜间用闹钟唤醒患儿起床排尿 1～2 次。白天睡 1～2 小时，白天避免过度兴奋或剧烈运动，以防夜间睡眠过深。在整个疗程中，要树立信心。逐渐纠正害羞、焦虑、恐惧及畏缩等情绪或行为，照顾到患儿的自尊心，多劝慰、鼓励，少斥责、惩罚，减轻他们的心理负担，这是治疗成功的关键。要正确处理好引起遗尿的精神因素，通过病史了解导致遗尿的精神诱因及可能存在的心理矛盾，对于可以解决的精神刺激因素，应尽快予以解决，对原来已经发生或现实客观存在主观无法解决的矛盾和问题，要着重耐心地进行教育、解释，以消除精神紧张，以免引起情绪不安。晚饭后避免饮水，睡觉前排空膀胱内的尿液，可减少尿床的次数。

第十二节　小儿肌性斜颈

小儿肌性斜颈是指以头向患侧斜、前倾，颜面旋向健侧为特点。临床上，除极个别视力障碍的代偿姿势性斜颈、脊柱畸形引起的骨性斜颈和颈部肌麻痹导致的神经性斜颈外，一般系指一侧胸锁乳突肌痉挛造成的肌性斜颈。

（一）病因病机

本病的病因尚未完全明了，但与损伤有关，如分娩时一侧胸锁乳突肌因受产道或产钳挤压出血，血肿机化形成挛缩；或分娩时胎儿头位不正，阻碍一侧胸锁乳突肌血运供应，使该肌缺血性改变而致；或由于胎儿在子宫内头部向一侧偏斜所致。

肌性斜颈初起病理可见纤维细胞增生和肌纤维变性，最终全部为结缔组织所代替。

（二）诊断要点

（1）在出生后，颈部一侧发现有梭形肿物（有的经过半年后，肿物可自行消退），以后患侧的胸锁乳突肌逐渐挛缩紧张，突出如条索状。

（2）患儿头部向患侧倾斜，而颜面部旋向健侧。

（3）少数患儿仅见患侧胸锁乳突肌在锁骨的附着点周围有骨疣样改变的硬块物。

（4）病久患侧的颜面部发育受影响，健侧一半的颜面部也会发生适应性的改变，使颜面部不对称。晚期患儿，一般伴有代偿性的胸椎侧凸。

（三）临床表现

患儿出生时并无异常，7～10 天后发现颈部胸锁乳突肌中下 1/3 处有肿块隆起，质坚硬，呈圆形或椭圆形，底部不固定可以移动。按之则婴儿哭闹，头倒向患侧，下颌转向健侧。肿块无红、肿、热、痛。2～3 个月后肿块逐渐缩小，6 个月后逐渐消失。大部分患儿不遗留斜颈；少数患儿肌肉远段为纤维条索所代替，头部因挛缩、肌肉牵拉向患侧偏斜，头与面部因不正常的位置可产生继发性畸形。肌肉缩短的一侧，患侧面部长度变短，面部增宽，可能由于地心引力和伴随着骨的生长发育，面部更加不对称，健侧面部明显肥大，患侧眼外眦至口角间的距离比对侧变短，两眼和两耳不在同一平面。

（四）诊断与鉴别

应考虑颈椎畸形、颈椎外伤半脱位、单侧性颈部感染所致淋巴结炎，视力不正常，颈部双侧肌力不对称，颈髓肿瘤和肌痉挛所致的获得性斜颈及姿势性斜颈，先天性肌性斜颈表现不典型或经保守治疗无效，或颈部出现疼痛的应考虑其他罕见原因导致的斜颈。

1. 产伤锁骨骨折　产伤引起锁骨骨折后 7～10 天出现骨痂。骨痂呈球形，在锁骨上，较固定，有压痛，颈部斜向患侧，X 线片可发现锁骨骨折及骨痂，可明确诊断。

2. 先天性颈椎畸形　这些畸形包括颈椎半椎体、颈椎间融合、棘突间融合、颈椎关节不对称等。颈部外观粗短，活动减少，但无肿块。颈椎 X 线片可以明确。

3. 颈椎半脱位　颈椎半脱位多见于 2～3 岁小儿，既往颈部正常，在损伤、咽喉部炎症或无特殊原因下突然出现斜颈。颈部肌肉痉挛，活动消失，颈椎 X 线片可见半脱位。

4. 习惯性斜颈　长期以来头习惯向一侧倾斜，胸锁乳突肌无挛缩、头亦可活动自如，颈椎亦无畸形。

（五）推拿治疗

目的：纠正头歪畸形，改善和恢复颈部活动功能。

治法：舒筋活血通络，软坚散结消肿。

处方与操作：①患儿取坐位或仰卧位，医者于患侧的胸锁乳突肌施用推揉法，可用拇指螺纹面揉，或示、中、环指螺纹面揉 5～6 分钟。②捏拿患侧胸锁乳突肌往返 3～5 分钟，用力宜轻柔。③牵拉扳颈法：医者一手扶住患侧肩部，另一手扶住患儿头顶，使患儿头部渐渐向健侧肩部牵拉倾斜，逐渐拉长患侧胸锁乳突肌，幅度由小渐大，在生理范围内反复进行数次。④再于患侧胸锁乳突肌施推揉法 3～5 分钟。⑤最后配合轻拿肩井 3～5 次结束。

（六）其他疗法

手术治疗：手法治疗无效，面部出现畸形者需手术治疗。手术治疗的目的是矫正外观畸形，改善颈部的伸展和旋转功能。对 12 岁以上的患儿即便手术治疗，面部的不对称也很难恢复。术后要佩带矫形石膏托、颈托以维持中立位或矫枉过正位至少 6 周，在伤口愈合后继续采用伸展治疗，以防复发。

（七）调护与预防

（1）在日常生活中采用与头面畸形相反方向的动作以矫正，如喂奶、睡眠的枕垫或用玩具吸引患儿的注意力等。

（2）家属可经常在患侧胸锁乳突肌做相反方向的被动牵拉伸展运动。

（3）嘱其家属予以揉患儿胸锁乳突肌，每日操作 10 余分钟，施术时配用介质，用力宜轻柔。

第十三节 小儿脑性瘫痪

小儿脑性瘫痪简称小儿脑瘫，是指出生后 1 个月内，由各种原因造成的，非进行性中枢性运动功能障碍。本病可伴有智力低下、惊厥、听觉与视觉障碍及学习困难等多种脑部症状的脑损伤后遗症，属中医学"五迟""五软""胎弱""胎怯"及"痿证"等范畴。《医宗金鉴·幼科心法》说："小儿五迟之证，多因父母气血虚弱，先天有亏，致儿生下筋骨软弱，行步艰难，齿不速长，坐不能稳，皆肾气不足之故。"

（一）病因病机

现代医学认为，本病系先天性大脑发育不良或多种脑损伤而致的后遗症。本病与以下因素有关：①妊娠期，胎儿发育异常、胎儿期中毒、宫内感染、染色体异常等遗传病、胎儿期脑损伤、前置胎盘、母亲吸烟嗜酒或精神受刺激、母亲糖尿病及妊娠高血压综合征等。②围生期，产伤、窒息缺氧、急产、早产、过期产、脐带绕颈、巨大儿、多胎、低体重儿、颅内出血、核黄疸等。③新生儿期，脑炎、脑膜炎、脑外伤、败血症、一氧化碳中毒、重度肺炎等。

中医学认为，造成小儿脑瘫的病因分为先天与后天两个方面因素。先天因素所致的脑髓不充与后天因素所致的脑髓受损是本病的根本病因病机。

先天因素：多由于先天禀赋不足，也分为以下两个方面。①父母精血虚损，或年高得子，致胎儿先天精血不足，脑髓失充。②孕妇孕期因调摄失宜，或药治不慎，或堕胎不成而成胎等因素损伤胎元，伤及脑髓。

后天因素：多责之于分娩难产产伤，或生后窒息，或患温热病，或中毒，或脑部外伤等诸多因素，致瘀血、毒浊伤及脑髓。

脑为元神之府，髓之海，脑髓不充或受损，神失其聪，智力低下，反应迟钝，语言不清，咀嚼无力，时流涎水，四肢无力，手软不能握持，足软不能站立，导致本病。

（二）诊断要点

详细询问产伤史及各种脑炎病史有助于诊断。患儿的主要症状变现为智力低下、发育迟缓、脑功能障碍。集中表现为四个异常。①运动发育落后或异常：主要表现在粗大运动与精细运动两个方面。②肌张力异常：表现为肌张力增高、降低、不变与不均衡，同时伴有肌力的改变。③反射异常：痉挛性脑瘫表现为深反射活跃或亢进，可引出踝阵挛及病理反射，但小年龄组患儿主要观察反射是否呈对称。反射异常主要表现为原始反射延迟消失，立直反射减弱或延迟出现，平衡反射延迟出现。④姿势异常：脑瘫患儿的异常姿势主要表现为四肢和躯干的非对称性姿势，与肌张力异常、原始反射延迟消失有关。

脑瘫婴儿的临床表现大多开始于前 6 个月，呈非进行性、中枢性运动障碍。出生后几天即有可能出现脑损伤症状，如出生后十分安静、哭声微弱或持续哭闹、入睡困难、吃奶无力或呛奶、吞咽困难等，但难以被发现。1 个月时即可见到身体发软及自发运动减少，这是肌张力低下的症状。头围异常，这是脑的形态发育的客观指标，脑损伤儿往往有头围异常。体重增加不良、哺乳无力，往往是由于脑损伤使肌张力异常所致，则会出现固定姿势，如角弓反张、蛙位、倒"U"字形姿势等，在出生后 1 个月就可见到。如果 2 个月不能微笑、4 个月不能大声笑，可诊断为智力低下。3~4 个月的婴儿有斜视及眼球运动不良时，可提示脑损伤可能。手握拳，伴身体扭转，可提示锥体外系损伤。4 个月后当出现俯卧位不能竖头或抬头不稳，或不能坐立时才被发现。4~5 个月不能伸手抓物、可诊断为智力低下或脑瘫。6 个月以后仍然存在注视手，可考虑为智力低下。被动运动时出现异常姿势。重症者多伴智力与言语障碍。临床上常常将之分为肌力低下型软瘫与痉挛型硬瘫，前者以伸张反射亢进、肌张力增高为主要临床特征，后者以肌张力低下、肌力降低为主要临床特征。有些脑损伤较轻微，在婴儿早期往往无明显症状。

根据病史，患儿的临床症状、体征，结合脑电图、神经诱发电位、脑超声及头颅 CT、MRI 等相关检查，可进行明确诊断。

中医将小儿脑瘫分为肝肾不足与脾胃虚弱两种证型。肝肾不足表现为发育迟缓，坐立、行走、生齿等明显迟于正常同龄小儿，筋脉拘急，屈伸不利，性情急躁易怒，舌质红，脉弦；脾胃虚弱表现为肢体软弱，肌肉松弛，神情呆滞，智力迟钝，面色苍白，神疲乏力，食少不化，唇淡，舌淡苔薄白，脉沉迟无力。

（三）诊断与鉴别

1. 精神发育迟滞　精神发育迟滞即所谓的"智力低下""弱智"，是指个体在发育时期内（18 岁以前），一般智力功能明显低于同龄水平，同时伴有适应行为的缺陷。早期症状往往表现为运动、认知、语言等能力普遍性发育落后，可能伴有肌张力偏低，但没有异常姿势及病理反射。

2. 脊髓性肌萎缩症　脊髓性肌萎缩症为脊髓前角运动神经元变性疾病，根据发病年龄及严重程度分为不同类型。婴儿型在新生儿期或稍后发病，哭声弱，咳嗽无力，肢体活动减少，进行性四肢无力，近端重、远端轻，对称性分布，可见肌束细颤，病情进展较快，往往因呼吸肌受累导致感染引起死亡。中间型起病稍晚、进展慢，早期腱反射消失为重要特点，肌电图检查可以确诊。

3. 肌营养不良　在 1~2 岁开始发病，患儿 1 岁前发育正常，1 岁会走，但后期走不稳，进行性肌无力，不能跑跳，上下楼梯困难，蹲起困难等，后期不能行走，关节挛缩变形。

4. 遗传代谢病　涉及体内各种物质代谢，临床症状变化多样，早期诊断十分困难。该病通常有反复加重的特点，常因饮食因素或感染诱发，常因运动滞后而误认为脑瘫。

（四）推拿治疗

1. 治疗原则　中医的治疗原则为健脑益智，疏经通络。西医的治疗目的为改善肌力，降低肌肉高张力，改善关节畸形，促使肢体功能恢复。

2. 基本治疗　操作部位可选头颈部、背腰部及四肢部。因本病较为复杂，根据不同的症状，选择不同的操作部位，为求更全面的治疗效果，所以操作时间会长，常规手法操作应在 40 分钟左右。

（1）头颈部

手法：推法、抹法、分法、按法、揉法、拿法、捏法等。

取穴：百会、四神聪、太阳、鱼腰、四白、印堂、风池、风府等。

操作：患儿取仰卧位或抱坐位，施术者位于床头一侧或面对患儿，以两手拇指指腹开天门、分推前额、推坎宫，反复操作；接上势，术者以一指点揉百会、四神聪、太阳、鱼腰、四白、印堂、风池、风府等穴；姿势同上，术者一手托起患儿头部，拿捏颈项部 1～2 分钟。若学龄前期以上患儿可配合拿五经法，即左手虎口处扶其前额，以右手屈曲的五指端，自前发际拿至后枕部，往返 5～6 遍，再以扫散法施于头两侧足少阳胆经，由前发际摩擦至后发际，往返 3～5遍，以有热感为度。此法有健脑开窍、提神醒脑、疏通脑络气血之功。

四肢部先用拿捏、按揉、擦法等手法放松患肢 5～10 分钟，然后进行穴位操作。穴位以选取手足阳明经穴为主。病在上肢者，取肩髎、曲池、手三里、外关、合谷等穴位；病在下肢者，取环跳、承扶、髀关、伏兔、足三里、阳陵泉、解溪等穴位。采用点按或按揉法，每穴约 1 分钟。

（2）背腰部

手法：摩法、揉法、推法、按法、拿法、拍法、捏脊法等。

取穴：大杼至关元的膀胱经穴及督脉经穴。

操作：①患儿俯卧位，将两手上举至头之两侧或两手置于躯干之两侧，两足自然平伸。施术者先用手掌摩、揉法，自背至腰有节律地操作，沿督脉及脊柱两侧往返。此法可调节中枢矫正脊柱畸形。术者再以两拇指同时按揉两侧膀胱经及督脉经穴，并重点按揉腰阳关、肾俞、脾俞、肝俞、腰俞、命门、脊中、身柱、大椎等，以增补元气，填精生髓，并能增强腰肌之力量，再捏脊数遍，以平衡阴阳，调和脏腑。②患儿取侧卧位，医生位于其背后。术者一手按拿患儿肩部，另一手按住髂部，两手一推一拉，用扳法逐渐相反用力，使腰部旋转至最大限度。用力要缓和，以逐渐拉大腰部的旋转度，有效地牵张躯干各部肌肉，促进翻身动作和躯干平衡功能。③患儿取俯卧位，术者以手掌轻轻拍其腰背部，自上而下数次即可。④捏脊法由尾椎捏至大椎3～5 遍。

背腰部的治疗，对患儿的坐、翻身和四肢运动功能有很重要的作用。因为脑瘫患儿由于肌力平衡失调，致使肢体扭转，姿势不对称。这一系列手法，既可以矫正脊柱的畸形，又促进腰髋的旋转能力。

（3）上肢部

手法：按法、揉法、拿法、捏法、搓法、抖法、捻法及被动运动等。

取穴：肩井、肩髃、曲池、手三里、合谷、外劳宫等。

操作：脑瘫患儿由父母呈抱坐位或仰卧位。医生用一手拇指端按肩井、肩髃、曲池、手三里、内关、外关、合谷、外劳宫各 0.5～1 分钟，以疏通经络气血。再拿捏患儿上肢肌束（手法宜轻柔）以舒筋活血。然后握住患儿双手，使其双臂外展，在胸前缓慢交叉，如此反复数遍，再做肩、肘、腕、掌指、指间关节的屈伸或环转运动等。幅度应由小到大，在各关节的正常生理活动范围内进行，用力宜轻柔灵巧。最后捻揉或搓揉患儿手背与手指，往返数次，搓、抖患儿上肢各 1～2 遍。双侧下肢应用同样方法操作数次。

（4）下肢部

手法：按法、揉法、推法、拿法、捏法、拍法及被动运动等。

取穴：环跳、秩边、巨髎、承扶、髀关、伏兔、风市、阳陵泉、足三里、悬钟、承山、解溪、昆仑穴等。

操作：脑瘫患儿取仰卧位。施术者以双手拇指分别按、揉下肢的上述穴位，各 0.5～1 分钟。然后术者拿捏痉挛的股内收肌群、股四头肌肌群、股二头肌肌群等，以缓解痉挛。待痉挛缓解后，对患儿的髋关节、膝关节、踝关节、趾间关节做屈、伸、摇等运动，幅度由小到大，用力轻柔灵巧，如此反复数次。再用手掌轻轻拍击下肢肌束，往返 3～5 遍，最后搓抖下肢 1～2 遍结束。双侧下肢应用同样方法操作数次。如足外翻畸形或足下垂畸形者，推拿操作完毕后，应在患处予以矫正。

（五）辨证施治

1. 肝肾不足　应补益肝肾，养血滋阴。在基本治疗手法上，加补肾经、补脾经各 500 次，按揉悬钟穴 50～100 次。

2. 脾胃虚弱　应健运脾胃，益气养血。在基本治疗手法上，加补脾经 500 次，摩腹 10 分钟，按揉足三里 50～100 次。

（六）其他疗法

（1）6 岁以上患儿可配合功能训练等现代康复方法。患儿语言障碍者，可增加语言训练。

（2）针灸治疗可选百会、四神聪、夹脊、悬钟、足三里、合谷等穴位，辨证加减，每日 1 次，每次 30 分钟。

（七）调护与预防

1. 定期产前检查　对患有严重疾病或接触了致畸物质者，妊娠后可能危及孕妇生命安全或严重影响孕妇健康和胎儿正常发育的，应在医生指导下，终止怀孕。若在检查中发现胎儿患有严重的遗传性疾病或先天性缺陷、孕妇患有严重疾病，继续妊娠会严重危害孕妇健康甚至生命安全的，均应妥善处理。孕妇远离 X 线。此外，孕妇应避免接触有毒物质，不能过度饮酒，否则会使胎儿的脑部受到损害。

2. 增加营养　不要偏食、挑食，荤素要合理搭配，粗细粮轮食，要多食富含蛋白质。脂肪、葡萄糖、核酸、维生素、微量元素的食品。

3. 做好孕期保健　已婚妇女在受孕后的 280 天中，是胎儿在母体内吸收营养，逐渐发育成长的时期，遗传、感染、营养不良及其他理化因素，均可导致胎儿发育不良或致先天性缺陷，因而整个孕期的保健对于母婴的健康都是十分重要和必要的。

4. 应预防早产、难产　医护人员应认真细致地处理好分娩的各个环节，做好难产胎儿的各项处理。

5. 预防脑部疾病　胎儿出生后 1 个月内要加强护理、合理喂养，预防颅内感染、脑外伤等。

第十章

妇 科 病 症

第一节 月 经 不 调

月经不调是指月经的周期、经色、经量、经质等发生异常，有时可伴有其他症状的一类疾病，临床上可分为月经先期、月经后期、月经先后无定期、月经延长、月经过多、月经过少等型。月经先期：周期缩短，经期提前 7 天以上，甚至 10 余日一行，且连续 3 个月经周期以上，又称为月经超前、经行先期、经早。月经后期：周期延长，经期错后 7 天以上，甚至 3～5 个月一行，且连续 3 个月经周期以上，又称为经行后期、经期错后、经水过期、经迟。月经先后不定期：周期延长或缩短，即经期或提前或错后 7 天以上，先后不定，且连续 3 个周期以上，又称为经水先后无定期、月经愆期、经乱等。

（一）病因病机

1. 月经先期

（1）血热：可分为阳盛血热、阴虚血热、肝郁血热。多因素体阳盛或阴虚，或感受热邪，或过食辛辣食物，过服暖宫助阳的药物，或失血伤阴，或久病伤阴，或忧思郁结、久郁化火，热蕴胞宫，血热妄行，血海不宁，先期而下。

（2）气虚：可分为脾气虚、肾气虚。多因素体虚弱，年少肾气未充，或饮食失节，或劳倦过度，或思虑过极，或绝经前肾气虚弱，或久病肾气虚衰，或多产房劳，损伤脾气，心脾两虚，肾气虚衰，统摄无权，冲任不固，月经则先期而至。

2. 月经后期

（1）血寒：分为虚寒和实寒。素体阳虚，或病久伤阳，或经期产后外感寒凉，或过食生冷、冒雨涉水，阳虚内寒，寒邪乘虚搏于冲任，血虚寒凝，留滞胞宫，血海不能按时而满，导致经行后期。

（2）血虚：素体虚弱，大病久病，长期失血，或耗伤阴血，或产育过多，或脾气虚弱生血无源，以致冲任血虚，血海不足不能按时满溢，而致经行后期。

（3）气滞：素体忧虑，或情志抑郁，气机不宣，气滞血瘀，血行不畅，血海不能满盈，发生经行后期。

3. 月经先后无定期

（1）肝郁：肝藏血，主疏泄，如情志抑郁或恼怒伤肝，气郁不疏，以致肝气逆乱，疏泄无主，藏血不足，冲任失调，气机逆乱，导致血海蓄溢失常，则经行先后无定期。

（2）肾虚：肾者，先天之本，生化之源，主封藏。如肾气素弱，或房劳过度，肾气不足，或久病伤肾，冲任虚损，以致肾气不充，生化不利，闭藏失职，冲任失调，血海蓄溢失常，可出现经行先后无定期。

月经不调，主要以虚实、寒热、气血、肝肾、瘀阻为病变原因，在周期的变化上，并发经量、经色、经质的症状。

（二）诊断要点

临床主要表现在月经的经期、经量、经色、经质等异常变化。经期异常表现为缩短、延长、先后不定期等，经量异常表现为过多或过少，经色异常表现为颜色的深浅。经质异常表现为稠黏、清稀、有瘀块、气味臭秽等。以经期异常为主，其他量、色、质伴随出现，并可伴有少腹胀满，疼痛不适，乳房胀满疼痛，时有头痛、恶心呕吐、二便失常等症状。

1. 月经先期　月经提前，不足 21 天，并且连续 3 个月经周期以上出现的，可伴经量过多。可请专科医生做妇科查体，并明确既往病史。

（1）血热：经期提前 7 天以上，甚则一月经行两次。量多，色紫黏稠，面红口干，心烦胸闷，小便短黄，大便干燥，舌苔薄黄，脉浮数或滑数；或量可少可多，色红，质稠，两颧潮红，手心热，咽干口燥，舌质红，苔黄少，脉细数。

（2）气虚：量多，色淡红，清稀，神疲心悸，气短懒言，小腹空坠感，便溏纳少，舌质淡，苔薄白，脉细数；或经量可多可少，色暗淡，质清晰，伴头晕目眩，腰膝酸软，面色无华晦暗，舌暗淡，苔润白，脉沉细。

2. 月经后期　月经周期延后 7 天以上，严重者可 3～5 个月一次，可伴有经量、经色、经质的改变。连续 3 个月经周期以上出现者。

（1）血寒：经期延后，量少，色暗红有块，小腹绞痛拒按，得热痛减，面青畏寒肢冷，舌质淡，苔薄白，脉沉紧；或量少，色淡红，质清稀，腹痛喜按喜暖，可伴小便清长，大便稀溏，面色苍白，舌淡苔白，脉沉迟或细弱。

（2）血虚：经期延后，量少，色淡红，质清稀，小腹空痛绵绵，可伴头晕眼花，面色萎黄，皮肤不润，心悸失眠，舌淡苔薄，脉虚细弱。

（3）气滞：经期延后，经量少，色暗红或有血块，小腹胀痛，精神抑郁不畅，可伴乳房胀痛，胸痞不舒，善太息，舌苔黄或薄白，脉弦涩或弦数。

3. 月经先后无定期　请专科医师协助妇科检查，子宫大小是否异常。

（1）肝郁：月经不按周期来潮，或先或后，经量或多或少，色暗红，可有血块，若行而不畅，可伴有胸胁、乳房、小腹胀痛，精神抑郁，胸闷不舒，常太息，食少嗳气，苔薄黄或薄白，脉弦。

（2）肾虚：经行或先或后，经量少，色暗淡，质清稀，面色晦暗，头晕耳鸣，腰膝酸软，夜尿多，舌淡苔薄，脉沉细弱。

（三）诊断与鉴别

1. 月经先期与经间期出血　经间期出血即在两次月经中间发生阴道出血，有规律，较月经量少，可持续数小时或 2～7 天自行停止。

2. 月经后期与早孕　月经周期以往正常而突然停闭，当考虑既往婚育史，并询问是否伴有早孕反应等。结合尿液、血液等妊娠实验，彩色超声检查。

3. 月经先后无定期与绝经前后诸证　了解患者的年龄是两者的主要鉴别要点，绝经前后诸证发生的年龄多在 45～55 岁，经期紊乱，先后不定，同时可伴有头晕耳鸣，心烦易怒，烘热汗出，手足心忽热忽凉，甚至情志失常等。

（四）推拿治疗

1. 治疗原则 调理肝、脾、肾三脏，通调冲、任二脉为主。血热：清热凉血；气虚：补气摄血调经；血寒：温经散寒调经；血虚：养血调经；气滞：理气调经；肝郁：疏肝理气，解郁调经；肾虚：补肾调经；脾虚：补脾益气调经。

2. 基本治法

（1）腹部操作

1）取穴及部位：中脘、关元、气海、中极、气冲及阿是穴。

2）主要手法：一指禅推、按揉、拿、点按、推摩、掩等手法。

3）操作方法：患者取仰卧位。先用按揉、拿法等作用于腹部，以肌肉放松为度；再用一指禅推或点按法作用于中脘、气海、关元、中极、气冲及阿是穴等穴，每穴操作约 1 分钟，以得气为度；然后摩腹，实证顺摩，虚证逆摩，时间为 5 分钟；推摩法难度较高，效果更佳，以透热得气为度；掩法以温热为度。

（2）腰背部操作

1）取穴及部位：脾俞、肝俞、肾俞、华佗夹脊、八髎及阿是穴等。

2）主要手法：按揉、㨰、一指禅推、擦、点按、弹拨、擦、拍打等手法。

3）操作方法：患者取俯卧位。先用按揉、㨰等手法作用于腰背部，尤其以背部两侧膀胱经为主，放松局部肌肉；再用一指禅推法或点按、弹拨等手法施术于上述各穴位上，每穴操作约 1 分钟，以得气为度；然后竖擦腰背部，横擦肾俞至命门一线，横擦八髎，以透热为度。

（3）下肢部操作

1）取穴及部位：血海、足三里、阴陵泉、阳陵泉、三阴交、太冲、太溪等。

2）主要手法：按揉、拿、擦、点按、弹拨、拍打等手法。

3）操作方法：患者取仰卧位。先用按揉、拿、擦等手法作用于下肢部，以局部肌肉放松为度；再用点按、弹拨等手法施术于上述各穴位，每穴位操作约 1 分钟，以得气为度。然后再次放松下肢部。

最后以拿肩井、拿风池、拍打法结束整套推拿治疗。

（五）辨证施治

1. 血热 用点按、弹拨法操作于曲池、血海、大敦、行间、解溪等穴，每穴操作约 1 分钟。

（1）实热：在基本治法取穴基础上加章门、期门、大敦、行间及胁肋部。患者取仰卧位，用指按揉法在大敦、行间操作，每穴 1 分钟；取坐位时，先用按揉法在章门、期门施术，每穴 1 分钟；最后搓揉胁肋，以透热为度。

（2）虚热：在基本治法穴位基础上加水泉、三阴交、太溪、涌泉。俯卧位，用指按揉法在水泉、三阴交、太溪施术，每穴 1 分钟。然后用擦法在涌泉穴操作，以透热为度。

2. 气虚 用按揉、弹拨法操作于膻中、气海、关元、足三里等穴，每穴操作约 1 分钟。用按揉法在脾俞、胃俞操作，每穴 1 分钟。最后选用掌振法施术于腹部，每次 5 分钟。

3. 血寒 用掌按法施术于神阙，持续按压 0.5～1 分钟，连续操作 3～5 次，当患者自觉下腹部出现热感为度。一指禅推中脘、神阙、膈俞、肝俞等穴，每穴约 1 分钟。竖擦膀胱经，横擦肾俞—命门—肾俞一线，横擦八髎，以皮肤透热为度。

4. 血虚　患者取仰卧位，用拇指点按揉、弹拨足三里、三阴交、脾俞、胃俞、地机等，每穴约 1 分钟。在腹部用掌按法，施术于中脘、气海，每穴持续按压约 1 分钟，连续操作 3～5 次，以腹部出现热感为度。患者取俯卧位，施术者站于患者身侧，用按揉法在膈俞、肝俞、脾俞操作，每穴 1 分钟。

5. 肝郁　用拇指按揉、弹拨法施术于膻中、章门、期门、气海、膈俞、肝俞等，每穴约 1 分钟。搓摩法施术于患者胁肋部，5～10 次，以透热为度。

6. 肾虚　患者取仰卧位，施术者站于患者身侧，用掌按法在关元操作约 1 分钟，重复施术 3～5 次，以小腹部透热为度；用拇指按揉双侧太溪、涌泉，持续施术 1 分钟，然后沿足底纵轴用掌擦法，以透热为度；患者取俯卧位，用拇指按揉、弹拨法施术于肾俞、命门、八髎等穴，每穴约 1 分钟；用擦法施术于背部华佗夹脊和足太阳膀胱经两侧，然后横擦肾俞—命门—肾俞一线，并横擦八髎，均以透热为度。

7. 气滞　患者取仰卧位，施术者位于患者足侧，用点法在蠡沟、太冲操作，每穴 1 分钟。用按揉法在膈俞、肝俞操作，每穴 1 分钟。患者取坐位，施术者位于其对面，用按揉法在章门、期门操作，每穴 2～3 分钟，以透热为度。

（六）其他疗法

1. 针刺治疗　取穴膻中、中脘、气海、关元、归来、膈俞、肝俞、脾俞、肾俞、次髎、足三里、阴陵泉、三阴交、太冲及阿是穴等，以上诸穴用平补平泻法，留针 30 分钟，10 次为 1 个疗程。

2. 热敏灸疗法　取穴神阙、气海、关元、肾俞、命门、八髎及阿是穴等，以上诸穴以循经灸、往返灸、雀啄灸、定灸四个步骤施灸，至灸感消失为度。每天 1 次，10 次为 1 个疗程。

3. 耳针疗法　耳针疗法可选用皮质下、内分泌、内生殖器、子宫、肾、肝、脾等穴，每次选穴 2～4 个；或者选用上述穴位，用磁珠、王不留行籽进行贴敷、按压。

4. 中药汤剂治疗　中药汤剂治疗可选用补中益气汤、固阴煎、清经散、两地汤、丹栀逍遥散、当归地黄饮、大补元煎、温经汤、乌药汤、苍附导痰丸、逍遥散、举元煎、保阴煎、失笑散等。

（七）调护与预防

（1）嘱患者经期注意休息，不宜过度疲劳或剧烈运动，保持心情舒畅，避免情志过极。

（2）嘱患者调节饮食，忌食生冷寒凉或辛辣之品，或忌过食肥甘厚味。

（3）嘱患者注意经期卫生，随天气环境变化增减衣物，宜保暖，避风寒。

第二节　痛　　经

痛经是指妇女在经期或行经前后，出现周期性小腹部、腰骶部疼痛，甚至剧痛难忍，严重者可致昏厥的一种病证，亦称"经行腹痛"。本病以青年妇女较为多见。现代医学的原发性痛经及子宫内膜异位症、子宫腺肌病、盆腔炎等引起的继发性痛经，均可依据本节内容辨证论治。

（一）病因病机

本病多因生活所伤、情志不和、六淫为害。痛经的发生与冲任、胞宫的周期性生理变化密切相关。其主要病机有二：一是由于寒邪凝滞、肝郁气滞、湿热郁结等病因，致使瘀血阻络，客于胞宫，损伤冲任，气血运行不畅，故"不通而痛"。二是由于素体肝肾亏虚，气血不足，经期前后血海满而溢泄，气血骤虚，冲任及胞宫失养，故"不荣则痛"。以上两者皆可使痛经发作。

常见的分型有气滞血瘀、寒湿凝带、湿热蕴结、气血虚弱、肝肾虚损。

1. 气滞血瘀 忧思郁怒，素性抑郁，或恼怒或所欲不遂，均可使肝气郁滞，气机不利，气滞血瘀，血不畅行，阻碍气机流畅。以致冲、任经脉不利，经血滞于胞中而作痛。

2. 寒湿凝滞 多因久居阴湿之地，加以感受寒邪，或月经期间冒雨涉水、游泳，或月经前期贪食生冷，以致寒湿之邪或从外感或由内生，寒湿客于冲任胞宫，导致经血凝滞、运行不畅，发生痛经。

3. 湿热蕴结 素体湿热内蕴，或经期、产后感受湿热邪气，调养不慎，与血相结，流注下焦，蕴结胞中，稽留于冲任，以致气血凝滞不畅，经行之际，气血下注冲任，胞脉气血更加壅滞，"不通则痛"，故致痛经。

4. 气血虚弱 素体脾胃虚弱，化源不足，或大病久病之后，或失血过多，气血俱虚，冲任气血虚少，胞脉空虚，行经后血海空虚不能濡养冲任、胞脉而致痛经，或体虚阳气不振，气机不利，不能运血，经行滞而不畅，亦可导致痛经。

5. 肝肾虚损 素体禀赋虚弱，肝肾亏虚，或因多产房劳，损及肝肾，或久病及先天之本，肾精亏耗，水不涵木，肝阴亦虚，以致精亏血少，冲任不足。胞脉失养，于行经之后，经血更虚，冲任胞脉失于濡养，不荣则痛，而致痛经。

（二）诊断要点

1. 了解既往病史 既往有经行腹痛史；精神刺激过度紧张，生活工作学习压力过大；经期产后冒雨涉水、过食寒凉；有不洁房事；子宫腺肌病、子宫内膜异位症、盆腔炎性疾病、宫颈狭窄等病史或妇科手术史。

2. 症状 腹痛多发生在行经前1天，经行第1天疼痛感达到高峰，可呈阵发性、痉挛性胀痛，可伴下坠、寒凉感。疼痛常可放射至腰骶部、肛门、阴道及股内侧。疼痛严重者可出现面色苍白，出冷汗，手足发凉，恶心呕吐，甚至昏厥等。也有少数患者月经将结束或结束后1～2天才开始出现腹痛或腰腹痛。

3. 检查 可请专科医师做妇科检查。结合盆腔彩超、磁共振成像、腹腔镜、宫腔镜、造影等检查明确痛经的原因。

4. 分型

（1）气滞血瘀：经前或经期中，小腹胀痛拒按，经量少，经行不畅，经色紫暗可夹有血块，块下痛减，伴胸胁、乳房作胀，舌质紫暗或见瘀点，脉沉涩。

（2）寒湿凝滞：经前或经期中小腹冷痛拒按，得热痛减，经量少，经色暗黑有块，可伴畏寒肢冷身痛，面色青白，舌暗，苔白腻，脉沉紧。

（3）气血虚弱：经后或经期中小腹部隐痛喜按，按之痛减，经量少，经色淡，质清稀，可伴神疲乏力，面白苍白无华，或失眠多梦、头晕心悸、纳少便溏等，舌淡苔薄，脉虚细弱。

（4）肝肾虚损：经后或经期中，小腹绵绵作痛喜按，腰骶部酸胀疼痛，经量少，经色暗淡、质稀薄；或有耳鸣、头晕、眼花、失眠健忘，或潮热颧红，舌淡红，苔薄白或薄黄，脉沉细。

（5）湿热蕴结：经前或经期中，小腹胀痛或刺痛，可伴腰骶胀痛，痛处固定，月经量多有块，有时经期延长，月经淋漓不净，伴有带下量多，色黄质稠腥臭，可伴低热，小便赤黄，神疲乏力，舌苔黄腻，脉滑数。

（三）诊断与鉴别

1. 子宫肌瘤　一般疼痛较轻，妇科检查可发现子宫胀大、表面平滑或呈结节状。

2. 急性阑尾炎　以右下腹疼痛、麦氏点压痛及反跳痛为主，并有发热，白细胞数增高，麦氏征阳性等临床表现。

3. 卵巢恶性肿瘤　腹痛为持续性胀痛，无周期性，妇科检查时卵巢呈实质感，表面凹凸不平，体积亦较大。

4. 膀胱炎　除小腹疼痛外，还有尿痛、尿频、尿急，终末血尿、脓尿及低热、尿道分泌物增多的临床表现，根据症状和尿液检查可区别。

5. 异位妊娠　月经量突然减少，宫内无妊娠囊，宫旁有包块。

6. 盆腔炎　下腹疼痛伴阴道分泌物增多，宫颈举摇痛，子宫压痛，附件增厚、压痛，或可触及痛性包块。

（四）推拿治疗

1. 治疗原则　总的治疗原则为调理冲任，通调气血。气滞血瘀型应疏肝理气，活血化瘀；寒湿凝滞型应散寒祛湿；气血虚弱型应益气养血，补血止痛；肝肾虚损型应益肝养肾，填精补血。

2. 基本治法

（1）腹部操作

1）取穴及部位：气海、关元、阿是穴等。

2）主要手法：一指禅推、按揉、拿、摩、掩等手法。

3）操作方法：患者取仰卧位。先采用按揉、拿法在腹部施术；再用一指禅推（实证疼痛拒按者）或点按法在气海、关元及阿是穴等操作约1分钟，以得气为度；最后用掌摩法摩腹，实证顺摩，虚证逆摩，时间约5分钟，透热为度。

（2）腰背部操作

1）取穴及部位：肝俞、膈俞、脾俞、胃俞、肾俞、腰阳关、八髎、阿是穴等。

2）主要手法：一指禅推、𢬵、擦、点按、弹拨等手法。

3）操作方法：患者俯卧位。先用按揉、𢬵、擦法等作用于腰骶部，尤其是两侧膀胱经，使局部肌肉放松；再用一指禅推或点按弹拨上述穴位，每穴约1分钟，以得气为度；然后竖擦腰背部，横擦肾俞至命门，横擦八髎，以透热为度；最后以拍打法结束。

（五）辨证分型

1. 气滞血瘀　患者取仰卧位，按揉或弹拨膻中、章门、期门、肝俞、膈俞、血海、阴陵泉、地机、三阴交、太冲等穴，每穴约1分钟；患者取坐位，施术者先用按揉法在章门、期门操作，每穴1分钟，然后搓揉胁肋部，以透热为度。

2.寒湿凝滞 患者取俯卧位，施术者点按或弹拨肺俞、膈俞、脾俞、肾俞；患者取仰卧位，点按弹或拨神阙、气海、关元、血海、足三里、阴陵泉、三阴交等，每穴约1分钟；患者取俯卧位，施术者直擦背部膀胱经，横擦腰部肾俞至命门，命门至肾俞，横擦八髎，均以透热为度。

3.气血虚弱 首先点按或弹拨中脘、气海、关元、脾俞、地机、足三里等穴。然后捏脊7~10遍，擦膀胱经，以透热为度。最后掌振腹部，以得气为度。

4.肝肾虚损 点按或弹拨肝俞、肾俞、地机、三阴交、照海、太溪、涌泉等穴，每穴约1分钟，得气为度；直擦背部膀胱经，横擦腰部肾俞至命门，均以透热为度。

（六）其他疗法

1.针刺疗法 取穴膻中、肝俞、膈俞、脾俞、肾俞、血海、阴陵泉、地机、三阴交、太冲等，平补平泻，留针30分钟，每日1次，10天为1个疗程。

2.热敏灸疗法 本法同本章第一节"月经不调热敏灸疗法"。

3.耳针疗法 耳针疗法可选用子宫、内生殖器、神门、肝、肾、腹、卵巢、内分泌、交感、皮质下等穴，每次选用2~4穴；或选取上述耳穴，采用磁珠、王不留籽行按压，双耳可交替。

4.中药汤剂治疗 中药汤剂治疗可选少腹逐瘀汤、膈下逐瘀汤、清热调血汤、圣愈汤、益肾调经汤等。

（七）调护与预防

（1）可在经行前一周推拿治疗3次，连续治疗3个周期。

（2）嘱患者注意经期保暖，避免寒冷，忌食生冷，注意经期卫生。

（3）嘱患者适当休息，调节情绪，心情愉快，避免忧郁、恼怒和过度疲劳。

（4）禁止经期房事及剧烈运动。

第三节 闭 经

闭经又称经闭，为发育正常的女子，最小16岁，最大超过18岁，虽有第二性征发育但是无月经来潮，或已经超过14岁既没有月经来潮也无第二性征发育，或已月经来潮而又中断达3个周期或6个月以上的一种病证。又称"女子不月""月事不来""经水不通""经闭"等。现代医学将其分为原发性闭经和继发性闭经。如果是因为精神因素影响或生活工作环境变迁等出现停经且无其他症状，3个月以内可以自然恢复，不属闭经范围。妊娠期、哺乳期暂时性的停经，绝经期以后的停经，或有的少女初潮2年内偶尔出现月经停闭现象，均属生理现象。

（一）病因病机

闭经可分为虚实两类。虚者，多因肝肾不足，精血两亏，或因气血虚弱，血海空虚，无血可下；实者，多因气滞血瘀，痰湿阻滞，冲任不通，经血不得下行，而致闭经。所以，冲任气血失调就是其主要病机。

1.肝肾不足 先天禀赋不足，肾气未盛，精气不足而致天癸未充，肝血虚少，冲任失于充养，无以化为经血，而致闭经。或后天失养，精血不足，或因房劳过度，久病、多产，损及肝肾，精血匮乏，胞宫无血可下，冲任失养，而成闭经。

2. 气血亏虚 脾胃素弱，或饮食劳倦，或思虑过度，损及心脾，或大病久病，产后失血过多损伤津液，或哺乳期过长，或久患虫积伤血，或误用汗下，都可以导致冲任血少，血海空虚，而成闭经。

3. 气滞血瘀 情志内伤，所欲不遂，肝气郁滞，肝失疏泄，导致气滞血瘀，或因经期、产后护理不当，寒邪入侵胞宫，凝滞胞脉，或内伤生冷寒凉，血寒瘀滞，冲任受阻，经血不得下行，而致闭经。

4. 痰湿阻滞 素体肥胖，多痰多湿，痰湿壅盛阻滞经道，或脾阳失运，聚湿成痰，痰湿阻滞冲任，壅滞胞脉，经血不得下，而致闭经。

（二）诊断要点

首先，要了解患者的病史。月经初潮年龄及月经延迟时间，月经后期病史；或反复刮宫史、产后出血史、异位妊娠史、避孕史、结核病史；或生活工作过度紧张劳累、精神刺激史；或有不当节食减肥史；或有环境改变、疾病影响、使用药物（如避孕药、镇静药、抗抑药、激素类）；肿瘤放化疗史；妇科手术史等。

闭经的症状：女性年龄超过 16 岁，虽有第二性征发育但无月经来潮，或年龄超过 14 岁，尚无第二性征发育及月经；或月经来潮后停止 3 个周期或 6 个月以上。应注意体格发育和营养状况，有无厌食、恶心，有无周期性下腹疼痛，有无体重改变（肥胖或消瘦），有无婚久不孕、痤疮、多毛、头痛、复视、溢乳、烘热汗出、烦躁、失眠、阴道干涩、毛发脱落、畏寒肢冷、性欲减退等症状。

全身检查、妇科检查应请相关妇科医师协助完成。

根据闭经不同的证型，临床上有不同的表现，分述如下。

1. 肝肾不足 女子 16 岁后，尚未行经，或迟晚初潮，或月经后期，经量少，且色淡，并逐渐闭经，体质虚弱，腰膝酸软，头晕目眩耳鸣，或口干舌燥，烦躁易怒，潮热盗汗，两颧暗红，舌质红或舌淡苔少，脉细弦或细涩。

2. 气血亏虚 月经逐渐后延，经量也随之减少，而渐至停经，或头晕眼花，心悸气短，神倦肢疲，食欲不振，毛发不泽或易脱落，羸瘦，面色萎黄，舌质淡，苔少或薄白，脉沉缓或细弱。

3. 气滞血瘀 月经数月不行，精神抑郁，烦躁易怒，胸胁胀满，少腹胀痛或拒按，舌边紫暗或有瘀点，脉沉弦或沉涩。

4. 痰湿阻滞 月经停闭，形体肥胖，胸胁胀满，呕恶痰多，神疲倦怠，带下量多色白，面浮足肿，苔白腻，脉滑。

（三）诊断与鉴别

（1）早孕表现为既往月经正常而突然停经，常伴有厌食、恶心、呕吐、倦意等早孕反应，脉多滑，妇科检查见宫颈着色，子宫体增大，质软，乳房增大，乳晕暗黑而宽，妊娠试验为阳性。

（2）44～54 岁的妇女出现月经停闭，无其他不适症状，为生理性闭经。

（3）闭经在现代医学上涵盖了很多疾病，如多囊卵巢综合征、闭经泌乳综合征、卵巢早衰、席汉综合征等。需根据病史、症状、体征，结合辅助检查加以鉴别。安全起见还是应该请专业医师协助诊断。

（四）推拿治疗

1. 治疗原则 本病的治疗原则为补益肝肾，补气养血，化瘀通经，除湿祛痰。

2. 基本治法

（1）小腹部操作

1）取穴及部位：气海、关元、阿是穴等。

2）主要手法：一指禅推、点、按、擦、按揉、拿、摩等手法。

3）操作方法：患者取仰卧位。先用一指禅推、按揉、拿等手法作用于局部，以放松肌肉；再用点按法作用于以上诸穴，以得气为度，每穴操作约 2 分钟；然后摩腹，实证顺摩，虚证逆摩，时间约 5 分钟，擦法以透热为度。

（2）腰背部操作

1）取穴及部位：肝俞、脾俞、肾俞、八髎、阿是穴等。

2）主要手法：一指禅推、滚、点按、弹拨、擦法。

3）操作方法：患者取俯卧位。先用按揉、一指禅推、滚等手法作用于背部、腰骶部，以放松局部肌肉；再用点按、弹拨等手法施术于以上诸穴，以得气为度；然后竖擦腰背部，横擦肾俞—命门一线，横擦八髎，以透热为度；最后以拍打法结束。

（3）下肢部操作

1）取穴及部位：血海、阴陵泉、足三里、三阴交、太冲等。

2）主要手法：滚、点按、弹拨、擦法。

3）操作方法：患者取俯卧位。先用按揉、擦法等作用于背部、腰骶部，以放松局部肌肉；再用点按、弹拨法等施术于以上诸穴，以得气为度；然后竖擦下肢部，以透热为度；最后以拍打法结束。

（五）辨证分型

本病可分为肝肾不足、气血虚弱、肝气郁结、寒凝血瘀、痰湿阻滞五种证型。

（六）其他疗法

1. 针灸疗法 本法同本章第一节"月经不调针灸疗法"。

2. 热敏灸疗法 本法同本章第一节"月经不调热敏灸疗法"。

3. 耳针疗法 耳针疗法可选用神门、皮质下、子宫、卵巢、附件、肝、内分泌、肾、三焦、交感、下腹等穴，可依据耳穴的阳性反应选取穴位进行操作；也可用王不留行籽或者磁珠贴耳按压，双耳交替。

4. 中药方剂 中药方剂可选大补元煎、左归丸、十补丸、参苓白术散、归肾丸、膈下逐瘀汤、温经汤、丹溪治湿痰方等。

（七）调护与预防

（1）嘱患者注意避受风寒，注意饮食卫生，勿食生冷食物。

（2）嘱患者加强营养，注意身体锻炼。

（3）嘱患者保持心情愉快，避免不良情志刺激。

第四节　绝经前后诸证

绝经前后诸证是指妇女从生育年龄向老年过渡的一段时期，因卵巢功能减退、雌激素水平下降引起的以自主神经功能紊乱和代谢障碍为主的一系列症候群。

患者多为 40 岁后的绝经期或绝经后的妇女，绝经是其重要标志，症状持续 1～2 年，有时可长达 5～20 年。有 85%的妇女有症状，但大都能自行缓解，其中严重的占 10%～15%，会影响生活和工作，需要积极治疗。

临床试验表明，其发生与卵巢功能减退、雌激素水平降低有直接关系，并且其症状的发生、发展还受神经类型、性格、环境、精神状态等因素的影响。

（一）病因病机

一般认为，卵巢功能衰退是引起围绝经期代谢变化和出现临床症状的主要因素。妇女进入围绝经期以后，卵巢功能开始衰退，卵泡分泌雌激素和孕激素的功能降低，以致下丘脑-垂体-卵巢轴活动改变，卵泡刺激素（FSH）、黄体生成激素（LH）分泌量有代偿性增加。

绝经前后妇女的内分泌平衡状态发生变化，导致自主神经系统中枢的功能失调，因而产生不同程度的自主神经系统功能紊乱的临床症状。症状的出现与雌激素分泌减少的速度和程度有关，即雌激素减少越迅速，围绝经期症状就越严重。当雌激素减少到不能刺激子宫内膜时，月经即停止来潮，第二性征逐渐退化，生殖器官慢慢萎缩，其他与雌激素代谢有关的组织，也同样出现萎缩现象。

本病属中医学"脏躁"范畴，多因妇女年近绝经前后，肾气渐衰，天癸将竭，冲任亏虚，精血不足，脏腑失养，而出现肾之阴阳偏盛偏衰现象。肾阴不足，不能上济心火，导致心肾不交，则见失眠；不能涵养肝木，肝阳上亢，则烦躁头晕。肾阳虚惫，命门火衰不能温煦脾土，脾失健运，痰湿阻滞，故浮肿乏力。此外，不少患者与情志抑郁、肝气不疏有关。其病变脏腑主要在肾，并可累及心、肝、脾三脏。

（二）诊断要点

1. 临床症状

（1）心脑血管系统：阵发性潮红及潮热，即突然感到胸部、颈部及面部发热，同时上述部位皮肤片状发红，然后出汗、畏寒，有时扩散到脊背及全身，历时数秒到数分钟，发作次数不定，每天数次至数十次，时热时冷，影响情绪、工作及睡眠。可出现短暂性高血压，以收缩压升高为主且波动较明显，有时伴心悸、胸闷、气短、眩晕、耳鸣、眼花等症状。

（2）神经精神系统：性格改变、情绪波动、烦躁不安、消沉抑郁、焦虑、恐惧、失眠、多疑、记忆力减退、注意力不集中、思维和语言不统一，甚至轻生。

（3）泌尿生殖系统：月经紊乱（血量增多或减少、周期缩短或延长）、阴道干涩、性交疼痛、性欲减退、阴道炎、尿道炎、外阴炎、外阴瘙痒、外阴白斑、膀胱炎、乳房萎缩、乳腺增生、尿失禁，性器官和第二性征逐渐萎缩。

（4）骨骼肌肉系统：广泛性骨质疏松、肌肉酸胀痛、乏力、关节足跟疼痛抽筋、身材变矮、关节变形、易骨折、指甲变脆、脱发。

（5）皮肤黏膜系统：干燥瘙痒、弹性减退、光泽消失、水肿、皱纹、老年斑、口干、口腔溃疡、眼睛干涩、皮肤感觉异常（麻木、针刺、蚁行等）。

（6）消化功能系统：恶心、咽部异物感、嗳气、胃胀不适、腹胀、腹泻、便秘。

2. 中医分型 中医学根据绝经前后诸证的临床表现将其分为以下几型。

（1）肝肾阴虚：头晕耳鸣，烦躁易怒，烘热汗出，五心烦热，心悸不安，腰膝酸软，记忆减退，倦怠嗜卧，情志异常，恐惧不安，或皮肤瘙痒，或如蚁行，或感麻木、口干咽燥，大便干结，月经紊乱，经量多少不定，或淋漓不绝，色紫红，质稠，舌红少苔，脉细数。

（2）心肾不交：月经紊乱，心悸怔忡，失眠多梦，烦躁健忘，头晕耳鸣，腰酸腿软，口干咽燥，或见口舌生疮，舌红而干，少苔或无苔，脉细数。

（3）脾肾阳虚：面色晦暗，精神萎靡，形寒肢冷，腰酸如折，纳少便溏，面浮肢肿，尿清长而频，白带清稀量多，月经量多，或淋漓不止，色淡质稀，舌淡胖大，苔白滑，舌边有齿痕，脉沉迟无力。

（4）心脾两虚：头晕目眩，心悸失眠，多梦易惊，神疲体倦，少气懒言，腹胀食少，健忘，经量多或淋漓不断，舌淡，脉细软无力。

（5）阴阳俱虚：时而烘热汗出，时而畏冷，眩晕耳鸣，失眠多梦，手足心热，心悸自汗，纳少便溏或便秘，神疲肢肿，腰膝酸软，尿余沥不尽，月经紊乱，舌淡苔白，脉沉细。

（6）阴血亏虚：神志错乱，性情异常，喜常人所恶，恶常人所喜，善悲欲哭，呵欠频作，坐立不安，心悸神疲，时有欠伸，神不自主，或沉默少言，多思善虑，舌淡白，苔薄，脉弦细。

（7）肝郁脾虚：情志抑郁不伸，心烦易怒，嗳气频作，胁腹胀痛，食欲不振，腹泻便溏，月经紊乱，经行小腹胀痛，或有血块，舌淡苔薄，脉弦。

（8）冲任不固：月经周期紊乱，出血量多，行经时间长，精神恍惚，肢体乏力，腰膝酸软，小腹不适，舌质淡而胖大，苔薄白，脉沉细弱。

（9）气郁痰结：精神忧郁，情绪不稳，善疑多虑，失眠、胸闷，咽中似异物哽塞不适，多咯痰，体胖乏力，嗳气频作，腹胀不适。舌淡，苔白腻，脉弦滑。

（三）诊断与鉴别

绝经前后诸证是许多器质性疾病的好发年龄阶段，一些绝经前后诸证的症状也常常是某些器质性疾病的先兆症状，因此，认真地进行鉴别诊断是十分重要的。本病需与心血管、泌尿生殖系统等的器质性疾病和神经精神疾病相鉴别，本病多伴有月经紊乱，且发病年龄在绝经期前后。

1. 冠心病 绝经前后诸证由于自主神经功能紊乱使血管舒缩功能失调也会出现心前区疼痛、心悸等酷似冠心病心绞痛的症状。

（1）冠心病心绞痛，胸前下段或心前区突发的压榨性或窒息性疼痛，且向左臂放射，持续时间很少超过 10～15 分钟，口服硝酸甘油后 1～2 分钟内疼痛可缓解或消失。绝经前后诸证心前区疼痛是持续性钝痛，口服硝酸甘油后疼痛不能缓解。

（2）心绞痛与体力活动和情绪激动有关，而绝经前后诸证与体力活动无关，仅与情绪、精神有关。

（3）心电图检查，冠心病多有改变，绝经前后诸证无变化。

2. 高血压

（1）血压升高呈持续性，收缩压、舒张压都超过正常水平；绝经前后诸证仅收缩压升高，舒张压正常，一天中波动较大，睡眠后血压往往降至正常范围。

（2）常伴有头晕、头痛、心悸等心血管症状；而绝经前后诸证则伴有阵热潮红、多汗等自主神经功能紊乱的症状。

（3）常有胆固醇升高、眼底或心电图改变；绝经前后诸证则有雌激素（或睾酮）水平下降，眼底血管及心电图多无变化。

3. 食管癌 绝经前后诸证的患者常常感到咽喉部有异物感，吞之不下，吐之不出，但不影响吞咽，经各种检查找不到器质性病变，这种现象是由于内分泌功能紊乱，使中枢神经系统控制失调，造成自主神经功能紊乱而引起的咽部或食管上段肌肉异常收缩。此时应与食管癌相鉴别，食管癌的症状是进行性吞咽困难，患者多有进行性消瘦，食管钡剂 X 线检查、纤维食管镜或食管拉网检查等可发现病理改变。

4. 宫颈及子宫肿瘤 绝经前后诸证多发生于绝经前期，此时是宫颈癌、子宫肌瘤的好发年龄，因此也应注意鉴别。只要定期做妇科检查，必要时做宫颈刮片活检和子宫内膜活检不难排除。

（四）推拿治疗

1. 治疗原则 绝经前后诸证所表现的证候以虚为主，涉及脏器较多，临证当仔细审证求因，分别施治。推拿对本症的治疗原则是"调和阴阳，补肾安神"，并根据其病因病机，进行辨证论治。肝肾阴虚者宜滋肾柔肝、育阴潜阳，心肾不交者宜滋阴降火、交通心肾，脾肾阳虚者宜温肾健脾，心脾两虚者宜益气养心，阴阳俱虚者宜补肾扶阳、滋养冲任，阴血亏虚者宜养心安神，肝郁脾虚者宜疏肝健脾、调理冲任，冲任不固者宜健脾益肾、固摄冲任，气郁痰结者宜解郁化痰、行气散结。

2. 基本治法

（1）胸腹部操作

1）取穴及部位：膻中、中脘、气海、关元、中极。

2）主要手法：一指禅推法、揉摩法。

3）操作方法：患者取仰卧位，医者坐其右侧，用右手一指禅推法分别施治于膻中、中脘、气海、关元、中极，每穴 2～3 分钟，接着用顺时针揉摩法施治于胃脘部及下腹部，分别为 5 分钟。

（2）腰背部操作

1）取穴及部位：厥阴俞、膈俞、肝俞、脾俞、肾俞、命门、背部督脉、背部膀胱经第一侧线。

2）主要手法：一指禅推法、按揉法、擦法。

3）操作方法：患者取俯卧位，医者坐或立其体侧，用一指禅推法或拇指按揉法施于厥阴俞、膈俞、肝俞、脾俞、肾俞、命门，每穴 2 分钟。然后用小鱼际擦法擦背部督脉和背部膀胱经第一侧线及肾俞、命门穴，以透热为度。

（3）头面及颈肩部操作

1）取穴及部位：太阳、攒竹、四白、迎香、百会、风池、肩井。

2）主要手法：拿法、一指禅推法、揉法、抹法、按揉法。

3）操作方法：患者取坐位，医者随操作改变而变更体位，用拇指与示指对称拿风池及项部 2 分钟，五指拿顶（由前发际向后发际移动）5～10 次，用一指禅推法或鱼际揉法施治于前额部 5 分钟，用分抹法施于治前额、目眶及鼻翼两旁 5～10 次，两拇指同时按揉太阳、攒竹、四白、迎香各半分钟，拇指按揉百会半分钟，拿肩井 5～10 次。

（五）辨证施治

1. 肝肾阴虚

（1）揉按志室、血海、阴陵泉、三阴交、太溪、太冲各半分钟。

（2）先推一侧桥弓 20 次，再推另一侧。

2. 心肾不交

（1）揉按天枢、内关、合谷、肺俞、心俞、血海、三阴交、太溪各半分钟。

（2）搓擦涌泉，以透热为度。

3. 脾肾阳虚

（1）揉按天枢、曲池、合谷、足三里、阳陵泉、丰隆、悬钟、委中、承山、昆仑各半分钟。

（2）掌振关元，横擦八髎，以透热为度。

4. 心脾两虚

（1）揉按劳宫、通里、内关、合谷、心俞、血海、足三里、阴陵泉、悬钟、三阴交各半分钟。

（2）搓擦涌泉，以透热为度。

5. 阴阳俱虚

（1）揉按合谷、足三里、阳陵泉、血海、阴陵泉、三阴交、太溪、太冲、悬钟各半分钟。

（2）横擦八髎，搓擦涌泉，以透热为度。

6. 阴血亏虚

（1）按揉劳宫、通里、内关、合谷、心俞、血海、足三里、悬钟、三阴交、太冲各半分钟。

（2）搓擦涌泉，以透热为度。

7. 肝郁脾虚

（1）揉按内关、足三里、阳陵泉、丰隆、悬钟、三阴交、太冲各半分钟。

（2）搓擦涌泉，横擦八髎，以透热为度。

8. 冲任不固

（1）揉按合谷、足三里、阳陵泉、阴陵泉、三阴交、太溪、太冲各半分钟。

（2）掌振关元，横擦八髎，搓擦涌泉，以透热为度。

9. 气郁痰结

（1）揉按支沟、合谷、足三里、天突、丰隆、三阴交、太溪、太冲各半分钟。

（2）横擦八髎，搓擦涌泉，以透热为度。

（六）其他疗法

针刺疗法：关元、气海、天枢、中脘以针刺，1 日 1 次。

（七）调护与预防

围绝经期是每个妇女都必须经过的时期，是正常生理过程。应以客观、积极的态度对待这时期所出现的自主神经功能紊乱症状，消除忧虑。推拿治疗本病的疗效肯定，适合各种症状。现临床上针对绝经前后诸证主要是采用激素替代疗法，但是单用雌激素治疗，子宫内膜癌的发病率可增加 4～5 倍，加用孕激素治疗，对全身症状的减轻有协同作用，并对子宫内膜也有保护作用。

第五节 带 下 病

带下的量明显增多，色、质、气味发生异常，或伴全身、局部症状者，称为"带下病"，又称"下白物""流秽物"，相当于西医学的阴道炎、子宫颈炎、盆腔炎、妇科肿瘤等疾病引起的带下增多。

（一）病因病机

本病的主要病因是湿邪，如《傅青主女科》说："夫带下俱是湿症。"湿有内外之别。外湿指外感之湿邪，如经期涉水淋雨，感受寒湿，或产后胞脉空虚，摄生不洁，湿毒邪气乘虚内侵胞宫，以致任脉损伤，带脉失约，引起带下病。内湿的产生与脏腑气血功能失调有密切的关系：脾虚运化失职，水湿内停，下注任带；肾阳不足，气化失常，水湿内停，又关门不固，精液下滑；素体阴虚，感受湿热之邪，伤及任带。总之，带下病系湿邪为患，而脾肾功能失常又是发病的内在条件；病位主要在前阴、胞宫；任脉损伤，带脉失约是带下病的核心机制。《妇人大全良方》中指出："人有带脉，横于腰间，如束带之状，病生于此，故名为带。"临床常见分型有脾阳虚、肾阳虚、阴虚挟湿、湿热下注、湿毒蕴结五种。

1. 脾阳虚 饮食不节，劳倦过度，或忧思气结，损伤脾气，运化失职，湿浊停聚，流注下焦，伤及任带，任脉不固，带脉失约，而致带下病。

2. 肾阳虚 素禀肾虚，或恣情纵欲，肾阳虚损，气化失常，水湿内停，下注冲任，损及任带，而致带下病。若肾阳虚损，精关不固，精液滑脱，也可致带下病。

3. 阴虚挟湿 素禀阴虚，相火偏旺，阴虚失守，下焦感受湿热之邪，损及任带，约固无力，而为带下病。

4. 湿热下注 脾虚湿盛，郁久化热，或情志不畅，肝郁化火，肝热脾湿，湿热互结，流注下焦，损及任带，约固无力，而成带下病。

5. 湿毒蕴结 经期产后，胞脉空虚，忽视卫生，或房事不禁，或手术损伤，以致感染湿毒，损伤任带，约固无力，而成带下病。

（二）诊断要点

带下病辨证主要根据带下量、色、质、气味，其次根据伴随症状及舌脉，辨其寒热虚实。带下量多色白或淡黄，质清稀，多属脾阳虚；色白质清稀如水，有冷感者属肾阳虚；量不甚多，色黄或赤白相兼，质稠或有臭气为阴虚挟湿；带下量多色黄，质黏稠，有臭气，或如泡沫状，或色白如豆渣状，为湿热下注；带下量多，色黄绿如脓，或浑浊如米泔，质稠，恶臭难闻，属湿毒重证。临证时尚需结合全身症状及病史等综合分析，方能做出正确的辨证。

（三）诊断与鉴别

（1）赤带与经间期出血、经漏有别。赤带，带下色赤，与月经周期无关；经间期出血常发生在月经周期的中间，有周期性；经漏为月经点滴而出，淋漓不尽。

（2）脓浊带下质黏如脓样，且有臭味，由热毒损伤任、带二脉血气所致，但与阴疮排出的脓液有别，阴疮则为妇人阴户生疮，初起阴户一侧或双侧肿胀疼痛，继则化脓溃疡，脓液量多，臭秽而稠，两者可通过妇科检查而鉴别。

（3）带下如五色夹杂，如脓似血，奇臭难闻，当警惕癌变。应结合必要的检查以明确诊断。

（四）推拿治疗

1. 治疗原则 本病的治疗原则以健脾、升阳、除湿为主，辅以疏肝固肾。

（1）胸腹部操作

1）取穴及部位：章门、期门、中脘、气海、关元、曲骨、横骨、神阙、水道、带脉。

2）主要手法：一指禅推法、揉法、摩法、按揉法。

3）操作方法：患者取仰卧位，两下肢微屈，医者立于一侧，用一指禅推法或按揉法沿章门、期门、中脘、气海、关元操作，约 5 分钟，然后重点在小腹进行摩腹、揉脐 10 分钟，按揉曲骨、横骨、神阙、水道、带脉各半分钟。

（2）腰背部操作

1）取穴及部位：膈俞、肝俞、脾俞、胃俞、大肠俞、小肠俞、关元俞、胞肓、命门、八髎、督脉。

2）主要手法：一指禅推法、按揉法、擦法。

3）操作方法：患者取仰卧位，医者立于一侧，用一指禅推法或按揉法施于膈俞、肝俞、脾俞、胃俞、大肠俞、小肠俞、关元俞、胞肓各半分钟，然后直擦督脉，横擦命门、八髎，以透热为度。

（五）辨证分型

1. 脾阳虚型 本型治疗可用一指禅推法推脾俞。

2. 肾阳虚型 本型治疗可用一指禅推法推肾俞、命门。

（六）其他疗法

艾灸：取关元、气海，灸法，20 分钟。

（七）调护与预防

注意保暖，注意阴道卫生。

第六节　妇　人　腹　痛

妇人腹痛是指女性内生殖器官、周围结缔组织及盆腔腹膜发生的慢性炎症，常由急性盆腔炎治疗不彻底或因患者体质差，病情迁延所致。本病也有未经急性盆腔炎的过程，而直接表现为慢性盆腔炎。此症是妇科的常见病、难治病，当机体抵抗力下降时可引起急性发作。

本病与中医学"腹痛""带下病""痛经"及"癥瘕"等病的某些症状相似。

（一）病因病机

女性生殖道在解剖、生理上具有比较完善的自然防御功能。在健康妇女阴道内虽有某些病原体存在，但不一定引起炎症，而慢性盆腔炎是由以下几种情况所致。

1. 产后或流产后感染　患者产后或小产后体质虚弱，宫颈口经过扩张尚未很好的关闭，此时阴道、宫颈中存在的细菌有可能上行感染盆腔；如果宫腔内尚有胎盘、胎膜残留，则感染的机会更大。

2. 妇科手术感染　行人工流产术、放环或取环手术、输卵管通液术、输卵管造影术、子宫内膜息肉摘除术，或黏膜下子宫肌瘤摘除术时，如果消毒不严格或原生殖系统有慢性炎症，即有可能引起术后感染。也有的患者术后不注意个人卫生，或术后不遵守医嘱，有性生活，同样可以使细菌上行感染，引起盆腔炎。

3. 月经期不注意卫生　月经期间子宫内膜剥脱，宫腔内血窦开放，并有凝血块存在，这是细菌滋生的良好条件。如果在月经期间不注意卫生，使用不合格的卫生巾或卫生纸，或有性生活，就会给细菌提供逆行感染的机会，导致盆腔炎。

4. 邻近器官的炎症蔓延　邻近器官的炎症蔓延最常见的是发生阑尾炎、腹膜炎时，由于它们与女性内生殖器官毗邻，炎症可以通过直接蔓延，引起女性盆腔炎症。患慢性宫颈炎时，炎症也能够通过淋巴循环引起盆腔结缔组织炎。

中医学认为，本病由湿热或感受外邪所致，与肝、脾两脏有关，情志抑郁、恼怒、伤及肝脏，肝郁化火，若肝郁滞则血瘀；脾可因饮食失调，或忧思所伤，使脾运化失调，水湿停滞而成寒湿，郁久化火而导致湿热内蕴，肝脾功能失调均可导致气血郁滞，郁久形成癥瘕。

（二）诊断要点

下腹坠痛及腰骶酸痛，劳累、性交后、排便时或月经前后加剧。由于盆腔瘀血，患者可有月经增多，卵巢功能损害时可有月经失调，输卵管粘连阻塞时可致不孕。如果炎症仅限于盆腔结缔组织，输卵管并未累及，则不影响生育功能，仍旧可以怀孕。全身症状多不明显，有时可有低热，易疲劳，病程时间较长者，部分患者可有神经衰弱症状，如精神不振、周身不适、失眠等。当患者抵抗力差时，易有急性或亚急性发作。

妇科检查可见子宫常呈后位，活动受限或粘连固定。若为输卵管炎，则在子宫一侧或两侧触到增粗的输卵管，呈条索状，并有轻度压痛。若为输卵管积水或卵巢囊肿，则在盆腔一侧或两侧摸到囊性肿物，活动多受限。若为盆腔结缔组织炎时，子宫一侧或两侧有片状增厚、压痛、宫骶韧带增粗、变硬、有压痛。

中医学把本病分为肝郁湿热、血虚寒湿、气滞血瘀、癥瘕包块四型。

1. 肝郁湿热　低热缠绵，少腹一侧或两侧胀痛，腰骶酸痛沉重，神疲乏力，白带量多，质稠或黄，阴痒，月经先期量多，色鲜红，纳差，口干不欲饮，便干，尿黄，舌红，苔薄腻或舌质正常，苔薄黄，脉弦滑。

2. 血虚寒湿　少腹一侧或两侧隐痛，发凉，喜按喜暖，腰骶酸痛，月经期或疲劳后加剧，经期推迟，经量少，色紫暗夹块，白带量多，质稀，色白，便溏或正常，小便清长，舌淡或有瘀点，苔白腻，脉细缓。

3. 气滞血瘀　下腹疼痛或腰骶酸痛，月经前后加重，痛经，经前乳胀，心烦易怒，有时低热，大便秘结，白带多，少腹部可触及包块，舌质紫暗，有瘀斑，脉弦细。

4. 癥瘕包块　少腹疼痛且呈下坠感，腰骶酸胀，月经期或疲劳后加剧，性交疼痛，带下增多，少腹一侧或双侧可触及包块，婚后数年不孕，舌有紫斑，脉细弦。

（三）诊断与鉴别

慢性盆腔炎应与慢性阑尾炎相鉴别，慢性阑尾炎主要表现为间歇性右下腹部疼痛或持续性隐痛，常因剧烈活动、久站、长久行走、跑步及过饱时引起发作加重。腹痛开始多在脐周围或脐下方，数小时后即转移到右下腹部阑尾区，急性发作时右下腹疼痛剧烈，此时白细胞总数及中性粒细胞增高，部分患者有发热。右下腹部麦氏点压痛较明显。

（四）推拿治疗

1. 治疗原则　本症的推拿治疗原则是"活血化瘀、消炎止痛"，并根据其病因病机，进行辨证论治。肝郁湿热者宜清热利湿、疏肝解郁，血虚寒湿者宜温经散寒、益气活血，气滞血瘀者宜理气活血、软坚散结，癥瘕包块者宜舒筋解痉、消癥散结。

2. 基本治法

（1）胸腹部操作

1）取穴及部位：章门、期门、中脘、气海、关元、曲骨、横骨、神阙、水道、带脉。

2）主要手法：一指禅推法、揉法、摩法、按揉法。

3）操作方法：患者取仰卧位，两下肢微屈，医者立于一侧，用一指禅推法或按揉法沿章门、期门、中脘、气海、关元操作，约5分钟，然后重点在小腹进行摩腹、揉脐10分钟，按揉曲骨、横骨、神阙、水道、带脉各半分钟。

（2）腰背部操作

1）取穴及部位：膈俞、肝俞、脾俞、胃俞、大肠俞、小肠俞、关元俞、胞肓、命门、八髎、督脉。

2）主要手法：一指禅推法、按揉法、擦法。

3）操作方法：患者取仰卧位，医者立于一侧，用一指禅推法或按揉法施于膈俞、肝俞、脾俞、胃俞、大肠俞、小肠俞、关元俞、胞肓各半分钟，然后直擦督脉，横擦命门、八髎，以透热为度。

（五）辨证施治

1. 肝郁湿热

（1）点按血海、三阴交、丘墟、太溪、水泉、太冲各半分钟。

（2）轻叩脊柱两侧及骶髂部。

2. 血虚寒湿

（1）点按百会、合谷、温溜、府舍、归来、气冲、血海、足三里、三阴交各半分钟。

（2）掌振下腹约2分钟。

3. 气滞血瘀

（1）按揉府舍、归来、气冲、血海、阴陵泉、地机、三阴交、丘墟、太冲各半分钟。

（2）弹拨腹部包块5分钟。

（3）轻叩脊柱两侧及腰骶部。

4. 癥瘕包块

（1）按揉府舍、归来、气冲、血海、足三里、三阴交各半分钟。

（2）弹拨腹部包块5分钟。

（3）掌振下腹约 2 分钟。

（六）其他疗法

艾灸：关元、气海，灸法，20 分钟。

（七）调护与预防

盆腔炎尤其是慢性盆腔炎是临床常见的妇科疾病。在我国，由于个人卫生条件及医疗条件的限制，或在妇科小手术和计划生育手术中无菌操作观念淡漠，加之广泛应用宫内节育器时患者不注意个人卫生等原因，使盆腔炎的发病率很高。

随着对外交流的日益频繁，性病在我国的发病率呈逐年升高趋势，因此而引起的盆腔炎也在增多。这种情况在性意识淡薄、性生活混乱以致性病高发的地区更加明显。慢性盆腔炎病情常较顽固，易与周围粘连，抗炎药物不易进入，因而，不容易彻底治愈，推拿治疗本病能促进局部炎症反应的吸收，增强抗炎效果，并且可以治疗和预防输卵管、卵巢粘连，包块的形成。

第七节　产 后 身 痛

妇女产褥期间，出现肢体酸痛、麻木、重着者，称为产后身痛，又称"产后关节痛"或"产后痛风"。本症是分娩后的常见症状之一，古代医籍论述颇多。由于产后体质发生变化，使本症具有多虚夹瘀的特点。

（一）病因病机

本病的发病机制主要是产后血虚、血瘀、风寒或因肾虚而致胞脉失养。

1. 血虚　产后伤血，四肢百骸空虚，筋脉关节失于濡养，以致肢体麻木，甚或疼痛，或因血少气弱，运行无力，以致血流不畅，迟滞而痛。

2. 血瘀　产时胞衣残留、恶露不净或情志不畅，肝气郁结，气机不宣，瘀血内停所致血络闭阻，筋脉不通，以致肢体腰腹刺痛抽搐。

3. 风寒　产后百节开张，血脉流散，气血俱虚，营卫失调，若起居不慎，则风、寒、湿邪乘虚而入，留着经络、关节，使气血运行受阻，瘀滞而作痛。风邪偏盛则痛无定处，寒邪独盛则疼痛剧烈，宛如锥刺，湿邪偏盛则肢体肿胀，麻木重着。

4. 肾虚　素体肾虚，产生精血俱虚，胞脉失养。胞脉虚则肾气亦虚，故腰脊酸痛，腿脚乏力。足跟是足三阴经脉所过之处，故肾虚则足跟痛。

（二）诊断要点

1. 产后血虚身痛　全身酸痛，关节屈伸不利，肢体酸楚、麻木，面色苍白，头晕眼花，心悸怔忡，体倦乏力，恶露量多、色淡质稀，舌淡红，少苔，脉细无力。

2. 产后血瘀身痛　遍身疼痛，呈胀痛或掣痛或针刺样疼痛，面紫唇暗，恶露量少、色暗、质黏有块，或伴少腹痛，拒按，舌边略青，苔薄腻，脉弦涩。

3. 产后风寒身痛　遍身疼痛，关节屈伸不利，项背不舒，恶寒拘急，或痛无定处，或疼痛剧烈，宛如锥刺，或肢体肿胀，麻木重着，步履艰难，得热则舒，纳少，时有咳嗽咳痰，恶露减少，少腹时痛，舌淡，苔薄白，脉细缓。

4. 肾虚 产后腰背酸痛，腿脚乏力，或足跟痛，舌淡红苔薄，脉沉细。

（三）诊断与鉴别

本病的特点是产后肢体酸痛、麻木、重着，局部无红、肿、灼热等现象，临证时应与风湿性关节炎、类风湿关节炎相鉴别。

（四）推拿治疗

1. 治疗原则 本病的治疗原则为调理气血，舒筋止痛。血虚者宜养血益气，温经通络；血瘀者宜益气活血，散瘀通络；风寒者宜祛风散寒，活血温经；肾虚者宜补肾强腰，健筋壮骨。

2. 基本治法

（1）颈肩四肢部操作

1）取穴及部位：风池、大椎、风门、肺俞、肩井、曲池、合谷、血海、足三里、三阴交。

2）主要手法：按揉法、拿法、擦法。

3）操作方法：患者取坐位，医者随操作部位而移动，先拿风池，按揉大椎、风门、肺俞、曲池、合谷各半分钟，然后拿肩井、横擦大椎。患者取仰卧位，医者站于一侧，点按血海、足三里、三阴交各半分钟，然后屈伸活动四肢各关节。

（2）胸腹部操作

1）取穴及部位：中脘、气海、关元、神阙。

2）主要手法：一指禅推法、揉法、摩法、按揉法。

3）操作方法：患者取仰卧位，两下肢微屈，医者立于一侧，用一指禅推法或按揉法沿中脘、气海、关元操作，约 5 分钟，然后重点在小腹进行摩腹、揉脐 10 分钟。

（3）腰背部操作

1）取穴及部位：膈俞、肝俞、脾俞、肾俞、胞肓、命门、八髎、督脉。

2）主要手法：一指禅推法、按揉法、擦法。

3）操作方法：患者取仰卧位，医者立于一侧，用一指禅推法或按揉法施于膈俞、肝俞、脾俞、肾俞、胞肓各半分钟，由下至上捏脊 7~10 次，然后直擦督脉，横擦命门、八髎，以透热为度。

（五）辨证施治

1. 产后血虚身痛

（1）点按百会、神庭、内关、劳宫、太冲各半分钟。

（2）轻叩脊柱两侧及腰骶部。

2. 产后血瘀身痛

（1）按揉百会、府舍、归来、阴陵泉、地机、丘墟、气冲各半分钟。

（2）掌振下腹约 2 分钟。

3. 产后风寒身痛

（1）按揉百会、府舍、归来、气冲各半分钟。

（2）轻叩脊柱两侧及腰骶部。

4. 产后肾虚身痛

（1）按揉府舍、归来、气冲、太溪各半分钟，直擦涌泉，以透热为度。

（2）掌振下腹约 2 分钟。

（六）其他疗法

艾灸：关元、气海，灸法，20 分钟。

（七）调护与预防

产后身痛临床并不少见，因其有自愈倾向，故未引起足够重视。但因其在产褥期间发病，多影响婴儿的喂养及母亲的身体恢复，迁延日久会引起身体质量下降，可引发其他疾病，近年来，本病已开始得到重视，但主要以对症治疗为主，药物疗效不确切，副作用较大。而推拿治疗因其疗效肯定，治疗方便，被越来越多的妇女所接受。

第八节　产　后　缺　乳

缺乳是指产后乳汁分泌不足，不能满足婴儿生长发育的需要，或产后乳汁分泌甚少乃至全无。

中医学又称之为"产后乳少""乳汁不行"。有关本病的记载，最早见于隋代《诸病源候论》，其出现在产后二三天至半个月内，甚至整个哺乳期均可出现，临床新产妇发生缺乳最常见。在产后一周内，由于分娩失血，气血耗损，出现暂时的乳汁缺少为正常生理现象，当机体气血恢复后，乳汁会很快充盈并泌出。

（一）病因病机

中医学认为，乳汁由气血所化生，其分泌依赖肝气的疏散与调节。故缺乳多因气血亏虚、肝郁气滞或痰气壅阻所致。

1. 气血亏虚　素体脾胃虚弱，孕期产后营养失调，或产后忧虑伤脾，气血生化之源不足，或因产妇年龄大，气血渐衰或因产时产后失血过多，产妇劳累过度都可导致气血亏损，造成泌乳无源，因而乳汁甚少或全无。

2. 肝郁气滞　情志忧郁或产后七情所伤，肝失条达，气机不畅，乳络、乳脉塞滞，使乳汁运行受阻。

3. 痰气壅阻　素体脾肾阳虚，水湿不化，积食生痰或产后膏粱厚味，脾伤失运，湿浊成痰，痰气壅阻，乳络不通而致乳汁少。

此外，尚有精神紧张、睡眠不足、劳逸失常、营养不良、哺乳方法不善等，均可影响乳汁分泌。

（二）诊断要点

产后乳汁分泌量少或全无，以不能满足喂养婴儿的营养需要为主要表现。

1. 气血亏虚　产后乳少，甚或全无，乳汁清稀，乳房柔软，无胀感，面色少华或苍黄，皮肤干燥，畏寒神疲，食少便溏，头晕耳鸣，心悸气短，腰酸腿软，或溲频便干，舌淡少苔，脉虚细。

2. 肝郁气滞 产后乳少，或突然不行，乳汁浓稠，乳房胀硬，甚则胀痛引及胸胁，精神抑郁，胸胁不舒，胃脘胀满，纳少嗳气，舌苔薄黄，脉弦细或数。

3. 痰气壅阻 身体肥胖，乳少而稀薄或点滴全无，乳房柔软无胀感，胸闷，食多便溏，面色少华，舌质淡或胖，苔薄白稍腻，脉沉细而弱。

（三）诊断与鉴别

本病的特点是产后排出的乳汁量少，甚或全无，不能满足婴儿需要，应与乳痈、缺乳相鉴别。乳痈初起恶寒发热，乳房红肿热痛，继则化脓溃破成痈，缺乳则无此症。

（四）推拿治疗

1. 治疗原则 本病的治疗原则为健脾生血，通络下乳。气血亏虚者宜益气养血，肝郁气滞者宜疏肝解郁，痰气壅阻者宜解郁化痰、行气散结。

2. 基本治法

（1）胸腹部操作

1）取穴及部位：乳根、天溪、食窦、屋翳、膻中、中脘、气海、关元。

2）主要手法：揉法、摩法。

3）操作方法：患者取仰卧位，医者坐其右侧，用揉法、摩法施于乳房及周围的乳根、天溪、食窦、屋翳、膺窗、膻中，约 10 分钟，然后手掌轻按乳房上部或两侧施以振法 2 分钟，按揉中脘、气海、关元，每穴 2～3 分钟，接着以顺时针揉摩法施于胃脘部及下腹部，分别为 5 分钟。

（2）腰背部操作

1）取穴及部位：肝俞、脾俞、胃俞、背部督脉、背部膀胱经第一侧线、膀胱经第二侧线。

2）主要手法：一指禅推法、按揉法、擦法。

3）操作方法：患者取俯卧位，医者坐或立其体侧，用一指禅推法或拇指按揉法施于肝俞、脾俞、胃俞，每穴 2 分钟，然后用小鱼际擦法擦背部督脉和背部膀胱经第一、二侧线，以透热为度。

（五）辨证施治

1. 气血亏虚

（1）揉按内关、合谷、血海、足三里、悬钟、三阴交、太冲各半分钟。

（2）捏脊 7～10 遍。

2. 肝郁气滞

（1）揉按肝俞、阳陵泉、悬钟、三阴交、行间、太冲各半分钟。

（2）搓擦涌泉，横擦八髎，以透热为度。

3. 痰气壅阻

（1）揉按支沟、丰隆、解溪、太白各半分钟。

（2）横擦八髎，搓擦涌泉，以透热为度。

（六）其他疗法

艾灸：关元、气海，灸法，20 分钟。

（七）调护与预防

推拿治疗此病疗效肯定，应用广泛。也可通过食疗和药膳的方法来增加乳汁分泌量。产妇应注意适当运动，保持心情开朗。

第九节 乳 痈

乳痈又称急性乳腺炎，是由细菌侵入乳管和乳腺组织而引起的急性炎症。患者多为产后1～2个月的哺乳期妇女，尤其是初产妇。

乳痈病名最早见于晋代《刘涓子鬼遗方》，在妊娠期发生的称为内吹乳痈，在哺乳期发生的称为外吹乳痈。推拿对本病初期的治疗效果很好。本病当以预防为主。

（一）病因病机

本病多因产妇乳头发育不良（过小或内陷），妨碍哺乳，或乳汁过多不能完全排空，或乳管欠通畅，影响排乳，致使乳汁瘀积，而利于病菌入侵繁殖。其致病菌大多为金黄色葡萄球菌，也有少数为链球菌。感染途径有两种：一种是细菌自乳头破损或皲裂处侵入，沿淋巴管蔓延全乳腺叶间和乳腺小叶间的脂肪、纤维组织，引起脓性蜂窝织炎。一种是病菌直接侵入乳管，上行至乳腺小叶，停留在乳汁中，继而扩散至乳腺实质，而引起乳汁的积滞，常促使急性炎症的发生。

中医学认为，本病多由乳汁瘀积或肝胃不和而致。

1.乳汁瘀积 乳头破损、畸形或内陷，哺乳时剧痛，影响充分哺乳，或因乳汁多而婴儿不能吸空，或断乳不当，乳汁壅滞，结块不散。或因风热毒邪外袭，均可致乳汁瘀滞，乳络不畅，日久败乳成脓。

2.肝胃不和 情志内伤，肝气不疏，或产后饮食不节，脾胃积热，致肝胃不和，蕴积而成肿块，热盛内腐而成脓。

（二）诊断要点

（1）患者多为哺乳期妇女，尤其以初产妇为多见，发病前多有乳头皲裂破损史及乳汁瘀积不畅史。

（2）局部症状表现为乳房红肿热痛化脓，患侧腋窝淋巴结可有肿大。

（3）全身症状表现为寒战、高热、烦躁、乏力、便干等。

（4）实验室检查示白细胞计数升高，特别是中性粒细胞数明显增加。

（5）化脓时局部抽吸可有脓性分泌物。

（三）诊断与鉴别

本病应注意与炎性乳腺癌相鉴别。炎性乳腺癌好发于妊娠或哺乳期女性，由于其来势凶猛，转移出现早且广泛，患者常于1～3年内死亡。两者的主要鉴别点如下。

（1）两者均可见到乳房部的红、肿、热、痛等炎症表现，但急性乳腺炎的皮肤红肿可较局限，亦可较广泛，颜色为鲜红；而炎性乳腺癌时皮肤改变广泛，往往累及整个乳房，其颜色为暗红或紫红色。急性乳腺炎时皮肤呈一般的凹陷性水肿；而炎性乳腺癌的皮肤水肿则呈"橘皮样"。

（2）两者均可见到腋下淋巴结肿大，但急性乳腺炎的腋下淋巴结相对比较柔软，与周围组织无粘连，推之活动性好；而炎性乳腺癌的腋下淋巴结肿大而质硬，与皮肤及周围组织粘连，用手推之不活动。

（3）从全身症状来看，急性乳腺炎常有寒战、高热等明显的全身性炎症反应；而炎性乳腺癌通常无明显全身炎症反应，如伴有发热，则为低热或中等热度。

（4）从病程来看，急性乳腺炎病程短，可在短期内化脓，抗炎治疗有效，预后好；而炎性乳腺癌则病情凶险，一般不成脓，不发生皮肤溃破，却可累及同侧的颈部及手臂，甚至可侵及对侧乳房，抗炎治疗无效，预后差。

炎性乳腺癌和急性乳腺炎在初期比较难鉴别，随着病情的发展其不同点越来越明显。因此，初期出现乳房红肿热痛的患者应及时诊治，以免延误病情。

（四）推拿治疗

1. 治疗原则　乳痈初起阶段主要为乳汁瘀积，热毒内盛，推拿治疗原则为疏肝清热，通乳消肿。

2. 基本治法

（1）胸腹部操作

1）取穴及部位：乳根、天溪、食窦、屋翳、膺窗、膻中、中脘、天枢、气海。

2）主要手法：揉法、摩法。

3）操作方法：患者取坐位，医者用一只手在乳房红肿处轻轻用揉、摩法施于乳房及周围的乳根、天溪、食窦、屋翳、膺窗、膻中，约2分钟，再自乳根部向乳头方向推进数次，然后用右手拇指、示指轻捻乳头，同时左手按压乳中穴，再以双手轮换轻按乳房，使乳汁流出，反复进行3～5次，可使瘀积的乳汁充分排出。然后患者仰卧，医者按揉中脘、天枢、气海穴，每穴2～3分钟，接着用顺时针揉摩法施于胃脘部及腹部，分别为5分钟。

（2）腰背部操作

1）取穴及部位：肝俞、脾俞、胃俞。

2）操作方法：一指禅推法、按法、揉法。

3）操作方法：患者取俯卧位，医者坐或立其体侧，用一指禅推法沿背部膀胱经第一、二侧线反复操作，然后用拇指按揉法施于肝俞、脾俞、胃俞，每穴2分钟。以有酸胀感为度。

（3）肩、项及上肢操作

1）取穴及部位：风池、肩井、少泽、合谷。

2）主要手法：按法、拿法、揉法。

3）操作方法：患者取坐位，医者先按、揉其风池，再沿颈椎两侧向下到大椎两侧，往返按揉30遍，然后拿风池、肩井、少泽、合谷各半分钟。

（五）辨证分型

1. 肝郁气滞　乳头属足厥阴肝经，肝主疏泄，能调节乳汁的分泌。若情志内伤，肝气不疏，厥阴之气失于疏泄，使乳汁发生壅滞而结块；郁久化热，热胜肉腐则成脓。脉弦滑、弦涩，舌苔薄白或略黄，舌边尖。

2. 胃热壅滞　乳房属足阳明胃经，乳汁为气血所生化，产后恣食肥甘厚味而致阳明积热，胃热壅盛，导致气血凝滞，乳络阻塞而发生痈肿。脉洪数有力，或滑，舌苔黄，舌质红。

3. 乳汁瘀滞　乳头破损或凹陷，影响哺乳，致乳汁排出不畅，或乳汁多而婴儿不能吸空，造成余乳积存，致使乳络闭阻，乳汁瘀滞，日久败乳蓄积，化热而成痈肿。舌红，苔黄，脉细涩。

（六）其他疗法

1. 放血疗法　取膈俞、肝俞及疼痛敏感反应点 2～3 个，毫针刺入 1～1.5 寸后摇大针孔，挤出血数滴，每日 1 次。

2. 中药外敷　将大青叶 100g，芙蓉叶 50g，乳香 50g，没药 50g，黄连 50g，大黄 50，黄柏 50g，白矾 50g，铜丹 50g，钢绿 50g，胆矾 50g 与基质处方白凡士林 400g，香油 350g 制成膏剂，取适量大青膏外敷初期乳痈处，外用无菌纱布及医用胶布固定，24 小时换药 1 次，直至症状及结块消失。

（七）调护与预防

患者做好妊娠期的乳头保健工作，保持乳头清洁，哺乳时避免露乳当风，注意胸部保暖，养成良好的哺乳习惯，防止乳汁潴留，注意要乳儿口腔卫生，不让要乳儿口含乳头睡眠，及时医治乳头破损或皲裂，待伤口愈合后再行哺乳等。

第十节　乳　　癖

乳癖又称为乳房囊性增生症，是与内分泌相关的非炎症、非肿瘤的腺内组织增生。临床以乳房部出现胀满疼痛，疼痛时轻时重，肿块隐结于乳房内部不容易被发现为特点。乳癖是青中年妇女的常见病和多发病，病程较长，少数病例可发生癌变。

（一）病因病机

乳癖主要是由内分泌激素失调所致，雌激素与孕激素平衡失调，表现为黄体酮孕激素分泌减少，雌激素量相对增多，致使雌激素长期刺激乳腺组织，而缺乏孕激素的节制与保护作用，乳腺导管和小叶在周而复始的月经周期中，增生过度而复旧不全，从而导致乳癖的发生。中医学认为，乳癖多因情志内伤，肝郁痰凝，痰瘀互结乳房，或因肝肾不足，冲任失调，痰湿内结所致。

1. 肝郁痰凝　平素情志抑郁，气滞不疏，气血蕴结于乳络，不通则痛，而引起乳房疼痛；肝气犯胃，脾失健运，导致气滞血瘀挟痰结聚而成乳中结块。

2. 冲任失调　肾气不足，冲任失调，气血瘀滞，积瘀聚于乳房，引起乳房疼痛而结块。

（二）诊断要点

（1）一侧或两侧乳房出现单个或多个肿块，有周期性乳房疼痛，与情绪及月经周期关系明显，月经来潮前一周左右症状加重，行经后肿块及疼痛明显减轻，连续 3 个月不能自行缓解。

（2）排除生理性乳房疼痛，如经前轻度乳房胀痛、青春期乳痛及仅有乳痛而无肿块的乳痛症。

（3）乳房内可触及单个或多个大小不等的不规则结节，质韧，多位于外上象限，结节与周围组织无粘连，可被推动，常有轻度触痛，腋下淋巴结不大。

（4）诊断不明者利用 X 线、B 超、红外线热象图等辅助检查，必要时行肿块针吸细胞学检查及局部活组织病理检查，以排除乳腺癌、乳腺纤维腺瘤等。

（三）诊断与鉴别

乳癖患者若临床表现不典型或没有明显的经前乳房胀痛，仅表现为乳房肿块者，特别是单侧单个、质硬的肿块，应与乳腺纤维腺瘤及乳腺癌相鉴别。

1. 乳腺纤维腺瘤 乳腺纤维腺瘤的乳房肿块大多为单侧单发，肿块多为圆形或卵圆形，边界清楚，活动度大，质地一般韧实，亦有多发者，但一般无乳房胀痛，或仅有轻度经期乳房不适感，无触痛，乳房肿块的大小性状不因月经周期而发生变化，患者年龄多在 30 岁以下，以20～25 岁最多见。此外，在乳房的钼靶 X 线片上，乳腺纤维素瘤常表现为圆形或卵圆形密度均匀的阴影及其特有的环形透明晕，亦可作为鉴别诊断的一个重要依据。

2. 乳腺癌 乳腺癌的乳房肿块质地一般较硬，有的坚硬如石，肿块大多为单侧单发，肿块可呈圆形、卵圆形或不规则形，可长到很大，活动度差，易与皮肤及周围组织发生粘连，肿块与月经周期及情绪变化无关，可在短时间内迅速增大，好发于中老年女性。此外，在乳房的钼靶 X 线片上，乳腺癌常表现为肿块影、细小钙化点、异常血管影及毛刺等，也可以帮助诊断。肿块针吸乳腺癌块可找到异型细胞。最终诊断需以组织病理检查结果为准。

（四）推拿治疗

1. 治疗原则 乳癖的推拿治疗原则为疏肝解郁，调摄冲任，散结止痛。肝郁痰凝者宜解郁化痰，冲任失调者宜温化痰湿。

2. 基本治法

（1）胸腹部操作

1）取穴及部位：乳根、膻中、中脘、天枢、气海。

2）主要手法：揉法、摩法。

3）操作方法：患者取仰卧位，医者轻轻用揉、摩法施于乳房及周围的乳根、膻中，约 2分钟，然后，医者按揉中脘、天枢、气海，每穴2～3分钟，接着用顺时针揉摩法施于胃脘部及腹部，分别为 5 分钟。

（2）腰背部操作

1）取穴及部位：肝俞、脾俞、胃俞。

2）主要手法：一指禅推法、按法、揉法。

3）操作方法：患者取俯卧位，医者坐或立其体侧，用一指禅推法沿背部膀胱经第一、二侧线反复操作，然后用拇指按揉法施于肝俞、脾俞、胃俞，每穴 2 分钟，以有酸胀感为度。

（3）肩、项及上肢操作

1）取穴及部位：风池、肩井、天宗、曲池、内关。

2）主要手法：按法、拿法、揉法。

3）操作方法：患者取坐位，医者先按、揉其风池，再沿颈椎两侧向下到大椎两侧，往返按揉30遍，然后拿风池、肩井，点按天宗、曲池、内关各半分钟。

3. 辨证加减

（1）肝郁痰凝

1）按揉小腿内侧胫骨后缘（足三阴经）5分钟。

2）重点按压阴陵泉、蠡沟、太冲，每穴约1分钟。

（2）冲任失调

1）按揉肾俞、丰隆、足三里、三阴交各半分钟。

2）横擦腰骶，以透热为度。

（五）辨证分型

1. 肝郁痰凝　乳房一侧或双侧有单个或多个肿块，经期症状明显，情绪低落，多愁善感，月经不畅，饮食不佳，可伴有口苦咽干、胁肋胀痛症状，脉弦涩，舌苔薄白，舌质暗淡。

2. 肝肾亏虚　冲任不和，乳房包块，一侧或双侧，月经量少，不定期，色淡，精神不佳，面色无华，腰膝酸软，舌苔红，舌质嫩，脉细，尺脉沉迟无力。

（六）其他疗法

中药外敷：芒硝200g，冰片10g，黄柏30g。先将黄柏焙干，再与芒硝、冰片共研细末。以上为3~5次用量，视肿块大小而定。用时取药1份平铺在三层纱布上，其范围与肿块大小相似，包起敷于患处，再用乳罩固定。待粉末变硬后更换一份。一般敷3~4日即可。

药线点灸：采用患处梅花穴（即定准肿块四周为4个穴位，再加中间1个穴位）还可选加膻中、期门、丰隆、足三里等。每天1次，10天为1个疗程，经期停灸。

（七）调护与预防

患者注意平素保持心情舒畅，调整生活节奏，减轻各种压力，注意建立低脂饮食、不吸烟、不喝酒、多活动等良好的生活习惯；注意防止乳房部的外伤等。

第十一章

五官科病症

第一节　近　视

近视，中医病名，是眼在调节松弛状态下，平行光线经眼的屈光系统的折射后焦点落在视网膜之前的一种病症。古代医籍对本病早有认识，称为目不能远视，又名能近怯远症，至《目经大成》始称近视。由先天生成，近视程度较高者又称近觑。近视的发生与遗传、发育、环境等诸多因素有关，但确切的发病机制仍在研究中。

（一）病因病机

（1）过用目力，久视伤血，血伤气损，以致目中神光不能越于远处。

（2）肝肾两虚，禀赋不足，神光衰弱，光华不能远及而仅能视近。

（二）临床表现

远看不清楚，喜欢把书报置于近眼前阅读，如在-3.0 屈光度以下的轻度近视，眼底与玻璃体可正常。中度近视与高度近视常并发玻璃体变性、液化、浑浊，患者眼前呈黑影飘动，状如蚊蝇，故名飞蚊症。近视眼的前后轴延长，可呈现眼球突出的外貌。近视眼如不戴眼镜，在近距离工作或阅读时，易产生肌性眼疲劳，出现视物双影、眼胀痛、头痛、恶心等症。

1. 肝肾亏虚　目视昏暗，眼易疲劳，视力减退，进展期则表现为双目疼痛，伴腰酸乏力，头晕耳鸣等症，舌红，脉沉细。

2. 脾胃虚弱　视物模糊，双目疲劳，眼痛，前额痛，视力下降，神疲乏力，手足欠温，纳食减少，大便溏薄，舌质淡，脉软弱。

3. 心气不足　视近清楚，视远模糊，瞳仁无神，视力减退，面色无华，可伴心悸不宁、失眠心烦、气短乏力，舌尖红少苔，脉微弱或间止。

（三）诊断要点

（1）凡近视力正常，远视力明显减退，或视力表检查低于1.0（5.0 对数视力表），并用凹透镜能加以矫正的，即可诊断为近视。

（2）临床上把-3.0 屈光度以内者，称为轻度近视；-3.0～-6.0 屈光度者，称为中度近视；-6.0 屈光度以上，并导致眼底改变者，称为高度近视。

（四）诊断与鉴别

鉴别真性近视和假性近视，除到医院验光外，简便的方法可在 5 米远处挂一国际标准视力表，先确定视力，然后戴上 300 度的老花镜，眺望远方，眼前会慢慢出现云雾状景象，半小时后取下眼镜，再查视力，如视力增强，可认为是假性近视；如视力依旧或反而下降，你可按这种方法每天进行一次，连续重复三天，如视力仍无改善，就可以确定为真性近视。

（五）推拿治疗

1. 治疗原则　本病的治疗原则为疏经通络，解痉明目。肝肾亏虚者，治以滋补肝肾；脾胃虚弱者，治以补益脾胃；心气不足者，治以养心安神。

2. 基本治法

（1）取穴及部位：推拿治疗本病可选太阳、阳白、印堂、睛明、攒竹、鱼腰、丝竹空、四白、养老、光明。

（2）手法：推拿治疗本病的手法有一指禅推法、揉法、抹法。

（3）操作：患者取仰卧位，双目微闭，医者坐在患者右侧。医者用一指禅推法从右侧太阳穴处开始，慢慢地推向右侧阳白穴，然后经过印堂、左侧阳白穴，推到左侧太阳穴处为止。再从左侧太阳穴开始，经左侧阳白、印堂、右侧阳白穴，到右侧太阳穴为止，反复操作 5～6 遍。

用双手拇指端或中指端轻揉双侧睛明、攒竹、鱼腰、丝竹空、太阳等穴，每穴 1～2 分钟。用双手拇指指腹分抹上下眼眶，从内向外反复分抹 3 分钟左右。用拇指指端按揉养老、光明，每穴 1～2 分钟。

（4）辨证加减

1）肝肾亏虚：拿风池穴 3 分钟左右；指按揉肝俞、肾俞各 1～2 分钟；横擦肾俞、命门，以透热为度。

2）脾胃虚弱：指按揉脾俞、胃俞、中脘各 1～2 分钟；点按足三里、三阴交各 1～2 分钟，以有酸胀感为度。

3）心气不足：指按揉心俞、膈俞各 1～2 分钟；点按神门、内关各 1～2 分钟，以有酸胀感为度。

（六）其他疗法

1. 针灸治疗　以局部取穴（即眼部穴位）为主，全身取穴为辅的取穴原则，根据患者体质与病情的需要，选出 2～3 个穴位组，定期轮换使用穴位。

（1）体针：常用下列数组穴位：承泣、睛明、四白、肩中俞，头维、球后、睛明、光明、太冲，照海、丝竹空等，每天针刺 1 组，轮换取穴，10 次为 1 个疗程。

（2）耳针：常取穴神门、肝、脾、肾、眼、目 1、目 2 或在耳区寻找痛点，或用王不留行籽等压穴，每天自行按摩 3～4 次。

（3）梅花针：用梅花针轻轻打刺太阳穴；或打刺背部脊椎两侧（华佗夹脊），每日 1 次，10 次为 1 个疗程。

2. 验光配镜　配镜的原则是选用使患者获得最佳视力的最低度数镜片。

（七）调护与预防

（1）养成良好的用眼习惯，阅读和书写时保持端正的姿势，眼与书本应保持 30cm 左右的距离，不在走路、乘车或卧床情况下看书。

（2）学习和工作环境照明要适度，照明应无眩光或闪烁，黑板不反光，不在阳光照射或暗光下阅读或写字。

（3）定期检查视力，对验光确诊的近视应佩戴合适的眼镜以保持良好的视力及正常调节与集合。

（4）加强体育锻炼，注意营养，增强体质。

第二节　斜　视

斜视（squint）是指两眼不能同时注视目标，属眼外肌疾病，可分为共同性斜视和麻痹性斜视两大类。共同性斜视以眼球无运动障碍、第一眼位和第二眼位斜视度相等为主要临床特征；麻痹性斜视则有眼球运动受限，复视，可为先天性，也可因外伤，或全身性疾病导致。

（一）病因病机

1. 调节学说　眼的调节作用与眼的集合作用是互相联系的，一定的调节带来相应的集合。常常由于调节-集合反射过强，其内直肌的作用有超出外直肌的趋向，而形成共同性内斜视。近视眼看近目标时少用或不用调节，集合力同时减弱，因此其内直肌的张力减低，有时就形成了共同性外斜视。

2. 双眼反射学说　双眼单视是条件反射，依靠融合功能来完成，是后天获得的。如果在这个条件反射形成的过程中两眼视力不同，一眼视力受到明显的感觉或运动障碍，妨碍了双眼单视的功能，就会产生一种眼位分离状态，即斜视。

3. 解剖学说　某一眼外肌发育过度或发育不全、眼外肌附着点异常，眼眶的发育、眶内筋膜结构的异常等，均可导致肌力不平衡而产生斜视。

4. 遗传学说　临床上常见在同一家族中有许多人患有共同性斜视，斜视可能与遗传因素有关。

（二）临床表现

斜视的患者因为眼位不正，其注意一个物体时，此物体影像于正常眼落在视网膜中心凹上，斜视眼则落在中心凹以外的位置，如此视物就会出现复视情形；一眼影像受到抑制，丧失两眼之单一视功能与立体感，有的还会导致视力发育不良而造成弱视。

1. 内斜视　眼位向内偏斜，出生至 6 个月内发生者称为先天性内斜视，其偏斜角度通常很大。后天性内斜视又分为调节性与非调节性，调节性内斜视常发生在 2～3 岁儿童，患儿通常会伴中高度远视，或是异常的调节内聚力与调节比率。

2. 外斜视　眼位向外偏斜，一般可分为间歇性外斜视与恒定性外斜视。间歇性外斜视因患者具有较好的融像能力，大部分时间眼位可由融像能力维持在正常位置，只有偶尔在阳光下或疲劳走神的时候，才表现出外斜的眼位。有些儿童还表现为在强烈的太阳光下常会闭一只眼睛。

间歇性外斜视常会发展成恒定性外斜视。

3. 上下斜视 眼位向上或向下偏斜，比内斜视和外斜视少见，上下斜视常伴头部歪斜，即代偿头位。

（三）诊断要点

1. 询问病史 详细询问患者的年龄、准确的发病时间、发病原因或诱因、斜视发展情况、做过何种治疗、有无家族史等。

2. 眼外观检查 注意患者眼位偏斜的方向和程度，睑裂是否等大，颜面是否对称，有无代偿性头位。

3. 视力检查及屈光检查 详细检查患者远、近视力及矫正视力。对于高度近视和散光者及青少年患者，必须散瞳后进行屈光检查。

4. 遮盖试验 遮盖试验可简单准确地对斜视进行定性检查。

5. 检查眼球的运动 观察六个主要运动方向，以确定每条眼肌的功能有无异常。

6. 斜视角检查 斜视角分为第一斜视角和第二斜视角。健眼注视时，斜眼偏斜的角度称为第一斜视角；斜眼注视时，健眼偏斜的角度称为第二斜视角。测量第一斜视角、第二斜视角可协助麻痹眼的诊断，临床上常用的定量测量斜视角的方法有角膜映光法、同视机检查法、三棱镜加遮盖法等。

7. 其他 此外，还有斜视计测量斜视角法、马氏杆-三棱镜检查法、视野计测量法等。

（四）推拿治疗

1. 目的 推拿治疗本病的目的为解痉松肌，调节筋脉，明目祛风。

2. 方法

（1）取坐位，用拇指抹眼眶周围5分钟，再用中指指腹端按揉攒竹、睛明、承泣、瞳子髎、鱼腰、球后（眶下缘外1/4与内3/4交界处）、丝竹空各1分钟。

（2）取坐位，按上法内斜延长按揉睛明达2分钟；外斜延长按揉瞳子髎达2分钟；上斜延长球后按揉时间达2分钟；下斜延长鱼腰按揉时间达2分钟。

（3）用拇指、示指、中指拿风池、合谷各1分钟。

（五）其他疗法

手术治疗：斜视治疗的年龄越小，治疗效果越好。斜视手术不仅为了矫正眼位、改善外观，更重要的是建立双眼视功能。手术时机以6～7岁前为最佳。术后通过双眼视训练以增强和保持稳定的立体视功能。

（六）调护与预防

（1）在小儿的日常带养中，在外，要注意避免和消除容易引起斜视的条件，注意用眼卫生，避免小儿近距离注视，避免总是从同一个方向看物体，小儿看书写字时间不宜过长，并养成正确的坐姿。

（2）防止外界因素的刺激，如发热、惊吓、外伤等。

第三节　上睑下垂

眼睑下垂是由上睑提肌功能不全或丧失，以致上睑不能提起或提起不全，致使下垂的上睑挡住部分或全部瞳孔，而发生视力障碍。患者因睑裂变窄，常皱起前额皮肤以提高眉部，借用前额肌开大睑裂，常抬头仰视。患者若系儿童，且上睑下垂超过瞳孔，有引起患眼弱视的可能。本病有单侧或双侧之分，先天和后天之别。中医学称为"中胞下垂""睑皮垂缓""胞垂""睑废"等。

（一）病因病机

中医学认为，本病由先天不足，发育不全，脾肾两虚，胞睑失养，或脾气虚弱，血不荣筋，睑肌松弛，或脾虚生痰，风痰阻络而致胞睑弛缓，也可由外伤所致。

现代医学认为，本病可由上睑肌或第三神经核发育不全、动眼神经麻痹、癔症性的上睑下垂引起。

（二）诊断要点

诊断依据以双眼自然睁开向前平视时，上睑覆盖角膜上缘超过2mm而影响视物，上睑不能上提或上提不充分为诊断要点。

（三）诊断与鉴别

1. 交感神经麻痹性眼睑下垂　眼睑下垂程度轻微，眼球运动无显著异常改变，上举动与眼球上转运动能协调。瞳孔缩小，眼球内陷，患侧下眼睑线比健侧高，患侧半面无汗，皮肤温度升高。

2. 动眼神经麻痹性眼睑下垂　上眼睑下垂程度显著，下眼睑无异常，瞳孔散大，眼球无内陷，向内、向上、向下运动受限。上眼睑运动落后于眼球运动。

3. 重症肌无力眼睑下垂　下垂程度随着疲劳而加重，早晨下垂程度较轻，夜晚程度较重，且常合并眼外肌功能减弱及复视。新斯的明试验可鉴别。

（四）推拿治疗

1. 治疗原则　本病的治疗原则为通经活络，调和气血。先天不足者宜补肾健脾；后天性者宜益气升阳；癔症性者宜疏肝解郁。

2. 取穴及部位　推拿治疗本病可选睛明、印堂、鱼腰、丝竹空、太阳、瞳子髎、阳白、完骨、翳风、风池、大椎、大杼。

3. 主要手法　推拿治疗本病的主要手法有一指禅推法、抹法、点法、按法、揉法、拿法、擦法。

4. 操作方法

（1）局部：患者取仰卧位，双目微闭。医者用一指禅推法从印堂至睛明，然后沿上眼眶经攒竹、鱼腰、丝竹空、太阳至瞳子髎，再沿下眼眶至睛明，反复操作5~6遍。在额部阳白处施抹法，往返操作3分钟左右。点按睛明、阳白、鱼腰、太阳、百会，每穴1~2分钟。

（2）项背部：患者取俯卧位。医者先按揉完骨、翳风各 1~2 分钟；然后拿风池，并沿颈椎两侧向下至大椎两侧，往返操作 3 分钟左右；再在两肩及颈部施滚法约 3 分钟，重点在大椎、大杼穴处；最后拿肩井穴 1 分钟左右。

（五）辨证分型

1. 先天不足，肝肾亏虚　眼睑下垂，闭合无力，眼神无光，神疲色衰，发育迟缓，多伴有五迟五软，发育缓慢，一派虚损不足之证，多见于新生婴儿。

2. 脾气不足，中气下陷　眼睑下垂无力，时轻时重，多伴有体倦乏力，面色无华，少气懒言，少腹胀满，大便溏，小便多，舌苔光滑，舌质暗淡，脉沉缓无力，脾脉尤弱。

（六）其他疗法

神经干电刺激疗法取眶上神经与面神经刺激点（位于耳屏上切迹与眼外角连线中点，即面神经的分布点），眶上神经接负极，面神经接正极。每次 20 分钟左右，隔日 1 次，10 次为 1 个疗程，间隔 5 天，再行第 2 个疗程。

（七）调护与预防

避免眼及面部受风吹和寒冷刺激，注意保暖，治疗的同时可做患眼的矫正训练，有助于巩固双眼视觉。

第四节　溢　泪　症

溢泪症，是指泪液无制，溢出眼外的一种病症，为眼科常见病症之一。多由泪道系统发生障碍（如泪小点、泪小管、鼻泪管等狭窄或阻塞）所致，也可由泪点、瓣膜、泪囊等功能不全及炎症引起。中医学又有"迎风流泪""泪出""泪目"等名称。一般分为冷泪与热泪，热泪治疗较易，冷泪病程较长，治疗较难。

（一）病因病机

本病可由肝血不足，目窍空虚，风寒乘虚侵入泪道，或肝经蕴热，复感风邪，风热相搏，上攻于目而发。或房劳过度，精血亏耗，虚火上炎于泪道，或阴损及阳，泪液无制而发本病。现代医学认为泪道狭窄、阻塞、功能不全和炎症可致使泪液外溢。

（二）诊断要点

以泪液分泌量正常，泪道排出泪液受阻为诊断要点。

（三）诊断与鉴别

冷泪多由泪点位置异常、泪道狭窄或阻塞、泪囊虹吸功能不良等所致，热泪多为急性结膜炎、角膜炎、虹膜睫状体炎等的兼证之一。

（四）推拿治疗

1. 治疗原则　本病的治疗原则为祛风明目、益气止泪。

2. 取穴及部位　推拿治疗本病可选睛明、肝俞、肾俞、风池、头临泣、目窗。

3. 主要手法　推拿治疗本病的主要手法有点法、抹法、一指禅推法、按揉法、拿法。

4. 操作方法　患者取仰卧位。医者用点法点按睛明、头临泣、目窗，每穴约2分钟。再施用抹双柳手法5分钟左右。患者取俯卧位。医者用一指禅推或指按揉肝俞、肾俞各2分钟左右，然后提拿风池穴3分钟左右。

（五）辨证分型

1. 肝肾精亏，血不养睛　眼干眼涩，迎风流泪，视物不清，畏光，久视疲惫，腰膝酸软，潮热盗汗，五心烦热。舌红，苔黄，脉细涩无力。

2. 肝火上炎，风热外袭　眼泪外溢，目赤，烦躁，视物不清，口苦咽干，两胁胀痛。舌红，苔黄，脉弦数。

（六）其他疗法

中药熏洗：用桑叶、菊花、玄明粉、枯矾、青盐适量煎水，先熏后洗。

耳针：治疗选用穴位为眼、脾、肝、肾、肾上腺，用耳穴埋针法5～7天。

（七）调护与预防

注意眼部卫生，防止细菌病毒感染。患者擦拭眼泪时，应向上轻轻拭之，不可向下擦拭，防止泪点外翻。

第五节　颞颌关节紊乱症

颞颌关节紊乱症是指以颞下颌关节疼痛、活动受限、关节区弹响为主症的一种口腔科常见病症。颞颌关节，也称颞下颌关节，又称下颌关节，俗称是挂钩。下颌骨头和肌肉的连接关节构成口上颌，下颌骨头和肌肉的连接关节有一定的稳定性和多方向的活动性。本病具有反复发作的特点。本病属中医学"颌痛""颊痛""口噤不开""颊车骱伤筋""弹响颌"等范畴。

（一）解剖

颅骨的滑膜关节为颞下颌关节，又称下颌关节，由下颌骨的下颌头与颞骨的下颌窝和关节结节构成。其关节面表面覆盖的是纤维软骨。关节囊松弛，上方附着于下颌窝和关节结节的周围，下方附着于下颌颈，囊外有外侧韧带加强。

关节囊内有纤维软骨构成的关节盘，盘呈椭圆状，上面如鞍状，前凹后凸，与关节结节和下颌窝的形状相对应。关节盘的周缘与关节囊相连，将关节腔分为上、下两部分。关节囊的前部较薄弱，下颌关节易向前脱位。

颞下颌关节属于联合关节，两侧必须同时运动。下颌骨可做上提下降、前进后退和侧方运动。其中，下颌骨的上提和下降运动发生在下关节腔，前进和后退运动发生在上关节腔，侧方运动是一侧的下颌头对关节盘做旋转运动，而对侧的下颌头和关节盘一起对关节窝做前进运动。张口是下颌骨下降并伴有向前的运动，故张大口时，下颌骨体降向下后方，而下颌头随同关节盘滑至关节结节下方。

（二）病因病机

本病的发病原因目前尚未完全阐明，可能与以下因素有关。

1. 颞颌关节损伤或运动过度　因遭受打击、跌仆等外伤，可使关节受到创伤，或突然张口过度（如打呵欠）、经常咀嚼硬物、唱歌说话过多、口腔手术时间过久等，使关节周围肌肉过度疲劳，产生水肿，日久则形成轻度的瘢痕，而致颞颌关节运动障碍。

2. 颞颌关节周围肌肉过度兴奋或抑制　过度的兴奋与抑制，致使周围的肌筋组织产生紧张或松弛，而使颞颌关节功能紊乱。

3. 牙齿咬合功能的紊乱　牙齿咬合与颞颌关节的功能活动有着密切的关系，牙齿相互咬合关系是协调的互动关系，当这种关系出现紊乱时，则会反射性地引起颞颌关节周围肌群的痉挛而发生本病。

4. 神经、精神因素　神经衰弱患者、更年期妇女及精神紧张等，可使颞颌关节周围的神经、肌肉经常处于过度兴奋状态，容易劳损而发生本病。

（三）临床表现

1. 疼痛　单侧或双侧颞颌部疼痛，以酸痛为主，咀嚼活动、张口刷牙时加重。疼痛有时可放射到眼眶、颊、额、枕、颈、肩等处。

2. 关节弹响　患者在张口闭口活动时均可出现颞颌关节弹响声，响声可发生在下颌运动的不同阶段，可为清脆的单响声或碎裂的连响声。

3. 张口受限　患者不能做张口动作，不敢大笑、打呵欠及咬较硬食物，严重者甚至牙关紧闭。

部分患者可出现传导性耳鸣、耳聋、耳痛、眼胀畏光、眩晕、头痛、心悸以及放射性疼痛，病程较长时，可出现面部外形多不对称，张口时下颌偏斜，下颌左右侧运动受限。

（四）检查

X 线检查，常可发现关节间变窄、关节面增生硬化、骨质破坏、囊样变等。同时还可以通过闭口位、开口位观察髁突的位置关系。

（五）诊断与鉴别

1. 诊断依据　以颞颌关节区疼痛、痉挛、张口受限、弹响等为诊断要点，结合 X 线摄片可明确有无骨组织损伤。

2. 鉴别诊断　颞颌关节脱位者可见口半开不能闭合、咬食不便、流涎等症状。双侧脱位者可见下颌骨下垂、向前突出；单侧脱位者可见口角㖞斜，下颌骨向健侧倾斜，X 线摄片可见骨组织位置改变。

（六）推拿治疗

1. 治疗原则　本病的治疗原则为舒筋通络，理筋整复。

2. 基本治法

（1）取穴及部位：推拿治疗本病可选颊车、下关、翳风、合谷、面颊部等。

（2）主要手法：推拿治疗本病的主要手法有按揉法、挤压法、一指禅推法、擦法等。

（3）操作方法

1）松筋法：患者取正坐或仰卧位。先以指按揉面颊部约2分钟，以舒松关节周围肌肉，再以一指禅推颊车、下关、翳风，点揉合谷，约3分钟。

2）调整法：医生两手拇指分别置于两侧颊车处，两手的其余四指扣托住下颌骨的下缘。然后以两拇指按揉颊车，两手同时轻微地活动下颌。如有半脱位者，患者常可感到有轻微的弹跳感。若下颌骨向健侧偏歪，咬合关系异常者，则让患者正位，医生站其身后，一手掌大鱼际按在患侧颞部和髁突处，另一手掌按在健侧下颌部，令患者做张口和闭口运动，同时医生两手相对用力挤按，调整其咬合关系。

3）理筋法：在患侧颞颌部用大鱼际擦法，以透热为度。

（七）其他疗法

1. 穴位注射 用当归注射液或红花注射液4ml、2%普鲁卡因1ml混合后分别注射于阿是穴、下关、耳门或颊车等穴，穴位交替使用。每日1次。

2. 中药沙袋热敷 桃红四物汤加减：桃仁、红花、川芎、当归、赤芍、没药、细辛、丝瓜络、络石藤适量，装入袋内，缝好后蒸热，敷于患部，每日1次，每次15分钟，连续10～15天。

3. 物理治疗 用红外线或微波局部照射，时间30分钟。

（八）调护与预防

调节生活节奏和秩序，保持心情舒畅，注意保护下颌关节，勿大张口，避免咀嚼生冷坚硬的食物，防止突然用力咀嚼，尽量吃软食，以免加重关节的负担；冬季时注意面部防寒保暖；应避免张口时间太长。

第六节 咽 喉 炎

咽喉炎，临床中分急性咽喉炎和慢性咽喉炎两种。急性咽喉炎由风热邪毒而致，以咽喉部红、肿、痛，咽喉不适为主要症状，又称为风热喉痹、红喉；慢性咽喉炎多由急性咽喉炎治疗不当，拖延日久所致；或久病体虚，肺、脾、肾三脏虚损而致声音不扬，甚至嘶哑失声。

（一）病因病机

急性咽喉炎常因气候急剧变化，起居不慎，肺卫失固，风热邪毒乘虚侵犯，由口鼻直袭咽喉，内伤于肺，相搏不去，致咽喉肿痛，又称为喉痹。

慢性咽喉炎多由急性咽喉炎治疗不当或未治疗，邪气传里，加之肺肾亏虚，津液不足，虚火上炎，循经上熏，犯及咽喉所致，也最为多见。接触刺激较强、异味较重及嗜食烟酒辛辣之物是造成本病的诱因。

（二）诊断要点

1. 急性咽喉炎

（1）风热外侵，肺经有热：初起时，咽部干燥灼热，微痛，吞咽感觉不利，其后疼痛逐渐加重，有异物阻塞感，全身症见发热，恶寒，头痛，咳嗽痰黄，苔薄白或微黄，脉浮数。检查：咽部微红，微肿，随症状加重，悬雍垂色红，肿胀，喉底红肿，或有颗粒突起。

（2）邪毒传里，肺胃热盛：咽部疼痛逐渐加剧，痰涎多，吞咽困难，言语艰难，咽喉哽塞感。全身症见高热，口干喜饮，头痛剧烈，痰黄而黏稠，大便秘结，小便黄，舌赤苔黄，脉数有力。检查：咽部及喉核红肿，悬雍垂肿胀，颌下有臖核，压痛。

2. 慢性咽喉炎　本证病情较缓，症状较轻，自觉咽中不适，微痛，干痒，灼热异物感，常有"咔嗒"的动作。咽痒之时，常引起咳嗽、恶心、干呕等病状。全身有阴虚火旺症状表现，如盗汗、心烦、五心烦热等。检查：咽微暗红，喉底处血络扩张，有散在的颗粒。少数患者悬雍垂肥厚增长等。

（三）诊断与鉴别

与失声相鉴别，急性失声以声音不扬，甚至嘶哑失声为本病的主要症状。慢性失声即长时间的声音不扬，甚至嘶哑失声为主要症状。

（四）推拿治疗

1. 治疗原则　本病的治疗原则为清利咽喉。

2. 取穴及部位　推拿治疗本病可选大椎、风门、曲池、合谷、少泽、鱼际、少商、天突、内庭。

3. 主要手法　推拿治疗本病的主要手法有点法、按法、揉法。

4. 操作方法　用点、按、揉法施于大椎、风门，使被治疗者有疼痛难忍的感觉；然后按、揉曲池、合谷、少泽、鱼际、少商、天突、内庭等穴位，每穴治疗1～2分钟，压力由轻至重。

（五）辨证分型

1. 风热外侵，肺经有热　一指禅推云门、中府、曲池以清热。

2. 风热头痛，邪毒传里，肺胃热盛　一指禅推中脘、肺俞以解肺胃之热。

（六）其他疗法

拔罐：膀胱经拔罐，留罐10分钟。

（七）调护与预防

推拿治疗本病效果良好，但在治疗中应少食刺激性食品。减少或避免过度的发音、讲话等。注意休息，坚持锻炼，增强体质。

第七节　牙　　痛

牙痛又称齿痛，是以牙体本身及牙周组织疾病引起疼痛为主要症状的一种口腔科常见疾病，可发生于任何年龄。关于牙痛的记载见于《太平圣惠方》。牙与肾和骨、髓之间的关系密切。《诸病源候论》曰："牙齿皆是骨之所终，髓之所养，而手阳明之脉入于齿，脉虚髓气不足，风冷伤之，故疼痛也。"牙痛属中医学"牙宣""骨槽风"的范畴，可见于现代医学的"龋齿"

"牙髓炎""牙周炎""牙本质过敏"等疾病的某一个病理阶段。

（一）病因病机

本病的病因多为外感风热，或内伤食滞，郁而化热，或肺肾阴虚，虚火上炎。外感风火邪毒，伤及牙床及牙龈，邪聚不散，气血凝滞，瘀阻脉络，不通则痛；胃火素盛，又嗜食辛辣，食滞胃脘，郁而化热，引动胃火循经上扰，灼伤牙床及牙龈，脉络受损，血瘀气滞，不通则痛；先天禀赋不足，或后天久病伤气，或年迈体衰，肾主骨，齿为骨之余、髓之养，肾阴不足，骨髓空虚，虚火上炎，灼铄牙龈而为病。

（二）临床表现

1. 风热牙痛　牙齿疼痛，呈阵发性，遇风发作，患处遇冷痛减，遇热则痛重，牙龈红肿，全身常伴有发热、恶寒、口渴。舌质红，苔白而干，脉浮数。

2. 胃火牙痛　牙齿疼痛剧烈，牙龈红肿较甚，甚至渗血、出脓，肿连腮颊，头痛，口渴引饮，口气臭秽，大便秘结。舌苔黄腻，脉洪数。

3. 虚火牙痛　牙齿隐隐作痛或微痛，牙龈微红、微肿，久则龈肉萎缩，牙齿浮动，咬物无力，午后痛甚。全身可见腰背酸痛，头晕眼花，口干不欲饮。舌质红嫩，无苔，脉多细数。

（三）诊断与鉴别

1. 诊断依据　牙痛是口腔科疾病的一个常见症状，本身并不独立成病。

2. 鉴别诊断　三叉神经痛：疼痛部位在头面部三叉神经分布区域内，发病骤发骤停，为闪电样、刀割样、烧灼样、顽固性、难以忍受的剧烈性疼痛。说话、刷牙时突然出现阵发性剧烈疼痛，历时数秒或数分钟，疼痛呈周期性发作。

（四）推拿治疗

1. 治疗原则　本病的治疗原则为消肿止痛。

2. 主要手法　推拿治疗本病的主要手法有点法、按法、揉法等。

3. 取穴与部位　推拿治疗本病可选地仓、颊车、下关、合谷、内庭、太冲及疼痛局部。

4. 操作

（1）患者取坐位或仰卧位，点、按或按揉内庭、太冲、合谷，每穴1分钟，力量稍重，以有得气感为度。

（2）患者取仰卧位，点、按地仓、颊车、下关及阿是穴，每穴1分钟，压力由轻到重，以局部痛减为度；大鱼际轻揉面部肿痛部位，时间为5分钟，以患者感觉舒适为度。

（五）辨证分型

1. 风热牙痛　牙齿疼痛呈阵发性，遇风发作，遇冷痛减，牙龈红肿，伴发热、恶寒、口渴。舌质红，苔白而干或微黄，脉浮数。

治法：疏风清热，消肿止痛。

手法：一指禅推法、拿法、按法、揉法等。

取穴与部位：在推拿治疗的基础上，加大椎、曲池、合谷、商阳、少商。

操作：在推拿治疗的基础上，加拿风池，按揉大椎、曲池、手三里、合谷、商阳、少商等穴，每穴 1 分钟，以有得气感为度。

2. 胃火牙痛 牙齿疼痛剧烈，牙龈红肿明显，甚则肿连腮颊，头痛，口气臭秽，大便秘结。舌苔黄腻，脉洪数。

治法：泻腑清热，消肿止痛。

手法：一指禅推法、摩法、按法、揉法等。

取穴与部位：在推拿治疗的基础上，加迎香、缺盆、中脘、天枢、足三里。

操作：在推拿治疗的基础上，摩腹 3～5 分钟，按揉迎香、缺盆、中脘、天枢、足三里、三阴交等穴，每穴 1 分钟，以有得气感为度。

3. 虚火牙痛 牙痛隐隐或微痛，牙龈微肿，久则龈肉萎缩，咬物无力，伴心烦易怒、腰背酸痛、咽干口燥。舌质红，苔少，脉细数。

治法：滋阴补肾，消肿止痛。

手法：一指禅推法、提法、按法、揉法、擦法等。

取穴与部位：在推拿治疗的基础上，加肺俞、肾俞、中府、尺泽、太溪。

操作：在推拿治疗的基础上，按揉中府、尺泽、列缺、太溪等穴，每穴 1 分钟，以有得气感为度；从下到上捏脊 3～5 遍，按揉肺俞、肾俞，每穴 1 分钟，以有得气感为度；擦命门、肾俞、八髎，以透热为度。

（六）其他疗法

1. 中药含漱 露蜂房 5g，白矾 3g。水煎待温，含漱。1 日 4 次，每日 1 剂，用至痛除。

2. 冷敷疗法 用湿冷毛巾或冰袋、冰块敷近牙痛部位的脸颊部。每次约 15 分钟，每天 3～4 次，可起缓解疼痛的作用。

3. 隔姜灸疗法 鲜姜 1 片，艾绒 2～3 壮。鲜姜片切成五分硬币大小，置合谷穴或牙痛穴（掌面第 3、4 掌骨距掌指纹 1 寸处），艾炷放姜片上，连灸 2～3 壮。左侧牙痛灸右侧穴，右侧牙痛灸左侧穴。仍不止，可同时灸颊车、下关、丝竹空，上颌牙痛还可配四白，下颌牙痛还可配承浆。

（七）调护与预防

（1）坚持早、晚刷牙，保持口腔卫生，避免生冷、辛辣等刺激性食物对牙齿的直接刺激。

（2）做适度的口腔肌群锻炼，如叩齿、舔齿等运动。

（3）注意防治原发病，如积极预防龋齿、牙髓炎、牙龈炎等疾病，在急性期需及时配合抗感染治疗。

第十二章

皮肤科病症

牛 皮 癣

银屑病俗称牛皮癣，是一种慢性炎症性皮肤病，病程较长，有易复发倾向，有的病例几乎终身不愈。该病发病以青壮年为主，对患者的身体健康和精神状况影响较大。临床表现以红斑、鳞屑为主，全身均可发病、以头皮，四肢伸侧较为常见，多在冬季加重。

（一）病因病机

1. 遗传　相当一部分患者有家族性发病史，有的家族有明显的遗传倾向。一般认为有家族史者约占 30%。发病率在不同人种差异很大。银屑病是遗传因素与环境因素等多种因素相互作用的多基因遗传病。本病患者的某些 HLA 抗原出现率显著增高。银屑病与其他疾病（如类风湿关节炎、特应性皮炎等）遗传位点可能存在重叠。

2. 感染　许多学者从体液免疫（抗链球菌组）、细胞免疫（外周血及皮损 T 细胞）、细菌培养和治疗等方面均证实链球菌感染与银屑病发病和病程迁延有关。对于银屑病患者，金黄色葡萄球菌感染可使皮损加重，这与金黄色葡萄球菌外毒素的超抗原有关。本病的发生与病毒（如 HIV 病毒）和真菌（如糠秕马拉色菌）感染虽然有一定关系，但其确切机制尚未能最后证实。

3. 免疫异常　大量研究证明，银屑病是免疫介导的炎症性皮肤病，其发病与炎症细胞浸润和炎症因子有关。

4. 内分泌因素　部分女性患者妊娠后皮损减轻甚至消失，分娩后加重。

5. 其他　精神神经因素与银屑病的发病有一定关系。饮酒、吸烟、药物和精神紧张可能会诱发银屑病。

（二）诊断要点

1. 寻常性银屑病　为最常见的一型，多为急性发病。其典型表现为境界清楚、形状大小不一的红斑，周围有炎性红晕，稍有浸润增厚，表面覆盖多层银白色鳞屑。鳞屑易于刮脱，刮净后显出淡红发亮的半透明薄膜，刮破薄膜可见小出血点（奥斯皮茨征）。皮损好发于头部、骶部和四肢伸侧面。部分患者自觉不同程度的瘙痒。

2. 脓疱性银屑病　较少见，分为泛发性和掌跖性。泛发性脓疱性银屑病是在红斑上出现群集性浅表的无菌性脓疱，部分可融合成脓湖。全身均可发病。以四肢屈侧和皱褶部位多见，口腔黏膜可同时受累。急性发病或突然加重时常伴有寒战、发热、关节疼痛、全身不适和白细胞计数增多等全身症状。多呈周期性发作，在缓解期往往出现寻常性银屑病皮损。掌跖性脓疱性银屑病皮损局限于手足，对称发生，一般状况良好，病情顽固，反复发作。

3.红皮病性银屑病　又称银屑病性剥脱性皮炎，是一种严重的银屑病。常由外用刺激性较强药物，长期大量应用糖皮质激素，减量过快或突然停药所致。表现为全身皮肤弥漫性潮红、肿胀和脱屑，伴有发热、畏寒、不适等全身症状，浅表淋巴结肿大，白细胞计数增高。

4.关节病性银屑病　又称银屑病性关节炎。银屑病患者同时发生类风湿关节炎样的关节损害，可累及全身大小关节，但以末端指（趾）节间关节病变最具特征性。受累关节红肿疼痛，关节周围皮肤也常红肿。关节症状常与皮肤症状同时加重或减轻。血液类风湿因子为阴性。

（三）诊断与鉴别

与湿疹相鉴别：湿疹可因天气变化而出现，可自愈。

（四）推拿治疗

治则：补虚润燥。

拍法：以患者对疼痛刺激能忍耐的强度施行拍法。病久者辨证取穴。

（五）辨证分型

血热型：一指禅推肺俞、曲池。

血瘀型：一指禅推血海、足三里、三阴交。

（六）其他疗法

夹脊穴刺络。

（七）调护与预防

嘱患者忌口辛辣刺激。

保　健　篇

第十三章

保 健 推 拿

第一节　全身保健推拿

全身保健推拿指运用推拿或自我推拿的方法，结合功法或导引等，调整人体的生理功能、病理状态的推拿方法。其目的是消除疲劳、防病强身、保健养生、健美容颜、抗衰延年；其特点是在中医辨证的基础上，以特定部位和穴位的推拿为主，配合推拿功法和肢体活动。具有调和气血、调整脏腑功能、疏通经络等作用。

一、操作顺序和基本手法

（一）俯卧位

1. 全身

（1）放松，背臂对角牵压，臂跟牵压。

（2）分推肩背、腰臂双下肢。

（3）按揉肩背至小腿部并推足底。

（4）点按脊椎长强穴。

2. 头颈部

（1）拿颈项、弹拨颈及韧带。

（2）点揉风池、风府穴。

（3）点揉风府，循督脉至百会。

（4）按揉、指搓、弹叩头部。

（5）合掌夹闭提拿颈肌。

3. 肩背及上肢

（1）揉、拿、弹拨肩至上臂，点揉肩外俞、肩井。

（2）分推肩臂。

（3）按揉肩背部。

（4）揉肩胛。

（5）掌推肩胛。

（6）揉弹拨天宗。

（7）用指腹弹拨、肩胛内缘，按揉肩周，环揉肩峰至前臂。

（8）拿揉上肢。

（9）揉拿弹拨腋部肌群，肱二、三头肌。

（10）点按手厥阴心包经。

（11）拿揉擦上肢。

（12）拍击手臂。

（13）捻扯手指。

（14）牵拉抖臂。

（15）双手上下搓臂。

（16）按上述顺序［（3）～（16）］做另一侧上肢。

4. 背及腰骶

（1）直推背及腰部。

（2）揉大椎至长强。

（3）横推腰部。

（4）叠掌按揉腰骶部。

（5）弹拨足太阳膀胱经至臀部。

（6）掌拨臀部肌群。

（7）点按足太阳膀胱经，腰眼、环跳。

（8）掌跟按揉腰骶部。

（9）揉、擦放松后背。

（10）按上述顺序［（5）～（9）］做另一侧。

（11）捏拿夹脊。

（12）掌推肩背至足底。

5. 下肢

（1）臀跟牵压。

（2）分推后侧大腿至足跟。

（3）揉下肢后侧。

（4）拿下肢（前、后、外）侧。

（5）弹拨下肢外侧。

（6）点按下肢三（前、后、外）侧经穴。

（7）擦下肢三侧（前、后、外）经穴。

（8）下肢运动类手法。

（9）拔伸抖动下肢。

（10）双掌揉震背腰肌。

（11）双掌交叉顿挫整脊。

（12）双拇指交叉挤按夹脊穴。

（13）指腹叩击腰背部。

（14）虚掌叩拍腰背部。

（15）掌推肩背至足底。

（二）仰卧位

1. 头面部

（1）点按印堂，循环任脉至百会。

（2）点按攒竹、鱼腰、睛明、阳白、四白、巨髎、迎香、颊车、上关、下关、水沟、承浆。

（3）开天门（轮推前额正中线）。

（4）分阴阳（运抹前额左右）。

（5）挤捏双眉。

（6）揉运太阳。

（7）对揉脸颊部。

（8）搓手洗面，弹拍脸部。

（9）按揉头部。

（10）搓拿头部。

（11）扣弹击头部。

（12）头部放松按摩。

2. 颈部

（1）托枕揉拿颈部。

（2）点揉风府、风池。

（3）托顶胸椎。

（4）搭肩抬颈。

（5）点按肩井。

（6）弹拨斜方肌。

3. 胸部（男医生为女性操作可免）

（1）分推胸胁部。

（2）揉摩膻中。

（3）按压中府、云门。

（4）直推胸骨。

4. 腹部

（1）横斜摩腹部。

（2）分抹腹部。

（3）抓拿腹部。

（4）团摩脐周。

（5）狮子滚绣球。

（6）点按天枢、气冲。

（7）推下丹田。

5. 上肢

（1）牵拉手臂。

（2）按揉弹拨肩周。

（3）点按手厥阴心包经。

（4）捻扯手指。

（5）擦动手臂。

（6）搓臂擦掌。

（7）摇转肩、肘、腕关节。

（8）抖甩肩臂。

（9）叩拍击全臂。

二、禁 忌 证

（1）皮肤破损者，不宜推拿，如湿疹、疮疡、烧烫伤、开放性疮口等。

（2）有出血性倾向的患者，不宜推拿，如恶性贫血、紫斑病、血小板减少等。

（3）有传染性疾病和感染性疾病的患者，不宜推拿。

（4）严重心脑血管、恶性肿瘤等危重患者，不宜推拿。

（5）骨关节、骨质有疾病者慎用。

（6）精神病患者慎用。

（7）妊娠和月经期妇女的腹部、腰部、合谷等部位慎用。

（8）身体特别虚弱者、醉酒者、过度疲劳者、过度饥饿者或吃饱饭半小时以内者，皆不宜推拿。

（9）诊断不明者不宜推拿。

三、注 意 事 项

（1）应先轻后重，由浅入深，循序渐进，使体表有个适应的过程，切勿用暴力，以免擦伤皮肤。其原理是机械能转化为热能，这样能使被按摩的部位毛细血管扩张，血流增快，改善局部的营养状况。

（2）在按摩操作过程中，应该做到全身肌肉放松，呼吸自然，宽衣松带，这样可使全身经脉疏通，气血流畅。在四肢、躯干、胸腹按摩时，最好直接在皮肤上进行或隔着薄的衣服，以提高效果。

（3）保健按摩最好在空气流通、温度适宜的室内进行，每日可做多次，有益无害。

第二节　美容保健推拿

美容保健推拿主要介绍面部美容法。颜面是人体脏腑经气的外在表现，面部美容保健推拿亦需中医辨证来实施。由内至外，通过脏腑经气的调整，达到美容消斑、祛皱、养颜及延缓自然衰老速度的作用。

一、操作顺序和基本手法

（1）摩腹。搓掌令热，摩脐下3寸1～3分钟。

（2）揉中脘。掌揉脐上4寸中脘1～3分钟。

（3）摩膻中。用三指（示、中、环）摩前正中线，平第4肋间处1～3分钟。

（4）摩印堂。用三指摩两眉间中点印堂1～3分钟。

（5）按揉合谷。用拇指按揉虎口近第2指骨中点处合谷1分钟。

（6）推前额。用拇指自中间向两侧推至太阳穴数次，并揉太阳穴。

（7）按揉头维。用拇指按揉两侧头维穴（头侧部，额角发际上 0.5 寸）1 分钟。

（8）揉眼周。依眼轮匝肌顺序揉 1～3 分钟。

（9）点揉颧髎、下关、颊车。用两指（示、中指）点揉颧髎穴（目外眦直下，颧骨下缘凹陷）、下关（耳前，颧弓与下颌间凹陷）、颊车（下颌角前上方一横指，咀嚼时咬肌隆起高点），各 1 分钟。

（10）揉耳前三穴。用拇指揉耳门（耳屏上切迹前方，下颌骨髁突后缘，张口凹陷处）、听会（耳屏间切迹前）、听宫（耳屏前，下颌骨髁突后），各 1 分钟。

（11）梳头。用五指由前发际向后发际梳拿头顶、头侧 10 余次。

（12）拿三阴交用三指（拇、示、中指）自三阴交拿至太溪 1 分钟。

（13）按揉足三里。用拇指按揉足三里 1～3 分钟。

（14）擦涌泉。用拇指擦涌泉，以透热为度。

二、禁　忌　证

妊娠和月经期妇女的腹部、腰部、合谷穴等部位慎推拿。

三、注　意　事　项

每日 1 次。不可随意乱用护肤、美容品，少食辛辣刺激品。

第三节　儿科保健推拿

小儿保健推拿是在小儿无病情况下，根据小儿的生理特点而设计和采用的，有助于小儿生长发育和健身的推拿方法。隋代《诸病源候论》中就有了导引按摩防治疾病的记载。唐代著名医家孙思邈在《备急千金要方》中记载了丰富的儿童保育内容，用推拿防治小儿疾病的条目共计 15 条，提到"小儿虽无病，早起常以膏摩囟上及手足心，甚避风寒"，这是应用按摩防治小儿疾病的最早文字记载。到了明清时期小儿推拿已发展成独立体系，将中医学的整体观、脏腑学说、阴阳学说、五行学说等融入小儿推拿学科，奠定了小儿保健推拿的理论基础，其间小儿保健推拿方法亦在民间广为流传。小儿保健推拿法是由人体穴位及手法组合而成的一种治疗方法。其操作简便易行，患儿非常容易接受，用之可以健脾胃，通经络，强身健体。既可预防疾病，又可治疗疾病。

一、操作顺序和基本手法

1. 补脾经　操作者左手固定小儿拇指于半屈曲位，右手拇指自小儿拇指桡侧指尖推向指根部（一般情况下不分男女，均推小儿的左手）。一般为 300～500 次，能健脾、助消化。

2. 分推膻中　用两拇指自两乳头连线的中点向两乳头分推 50～100 次，具有调理肺气、预防肺部疾病的作用。

3. 摩腹

分推腹阴阳：用两拇指自剑突（胸骨下端）沿肋弓缘向两旁分推 30～50 次。

摩腹：用掌心或四个手指头（除拇指外），以小儿肚脐为中心，肚脐至剑突的一半距离为半径做圆周按摩 5 分钟。能温阳散寒，补益气血，健脾和胃，助消化，温补下元，止泻通便。

4. 揉脐 用示指或掌根在脐眼处轻揉 5 分钟。

5. 按揉足三里

部位：双膝盖外侧凹陷下行 3 寸，胫骨前嵴外一横指处。

操作：患者取平卧位或坐位，医者以双手拇指指腹同时按揉，时间为 2～3 分钟。

作用：足三里是胃经合穴，按揉足三里有调理脾胃、增进食欲、镇痉止痛、疏通经络的作用。

6. 按揉三阴交

部位：双足内踝上 3 寸。

操作：患者取平卧位或坐位，医者以双手拇指指腹同时按揉，时间为 2～3 分钟。

作用：三阴交属足太阴脾经穴，按揉三阴交能活血脉，通经络，疏下焦，利湿热，通调水道，对尿频、遗尿、惊风有良好疗效。

7. 分推肩胛骨 用两拇指分别在两肩胛骨内缘从上向下做八字形推动，分推 50～100 次。

8. 按揉脾俞

部位：第 11 胸椎（第 11、12 胸椎棘突间）下，旁开 1.5 寸。

操作：患者取俯卧位，医者以右手示指、中指指腹分别置于两侧脾俞按揉，时间为 2～3 分钟。

作用：脾俞属足太阳膀胱经穴，按揉脾俞能治疗脾胃虚弱、乳食内伤、消化不良等症。

9. 脊（脊柱）

部位：自大椎至长强呈一线。

操作：患者取俯卧位，医者双手拇指指腹桡侧顶住皮肤，示指、中指前按，与拇指同时用力提拿皮肤，并捻动向前，自患儿长强（尾椎骨）至大椎止。3 岁以下小儿连捏 3 遍，第 4 遍捏 3 下将皮肤提一下，可听到一响声，（称捏三提一法）；3 岁以上小儿连捏 4 遍，再捏 3 提 1，捏脊前先捏脊椎及两侧膀胱经部位，再用掌根或拇指指腹抚摩几遍，以疏通气血。

作用：脊椎属督脉，督脉贯脊属脑络肾，督率阳气，统摄真气，捏脊自下而上捏提能调理阴阳，通经络，活气血，培元气，具有强身健体之功效。

二、禁 忌 证

（1）皮肤发生烧伤、烫伤、擦伤、裂伤及生有疥疮者，局部不宜推拿。

（2）某些急性感染性疾病，如蜂窝织炎、骨结核、骨髓炎、丹毒等患者不宜推拿。

（3）各种恶性肿瘤、外伤、骨折、骨头脱位等患者不宜推拿。

（4）某种急性传染病，如急性肝炎、肺结核病等患者不宜推拿。

（5）严重心脏病、肝病患者及精神病患者，慎推拿。

三、注 意 事 项

（1）一般宜在每晚睡前进行，每天 1 次，10 次为 1 个疗程，可以连续治疗 2～3 个疗程或间歇性治疗（休息 3 天后，继续进行第二个疗程）。

（2）患病期间可暂停，待愈后再进行。

（3）平时应注意调节饮食，不宜过食生冷或暴饮暴食，起居有规律。

（4）适用于 0～6 岁的小儿，对 0～3 岁的小儿效果尤佳。

第四节 足底保健推拿

人的身体借由新陈代谢的作用，达到排除体内废物和毒素的目的，包括五脏六腑、淋巴系统、大小肠和皮肤组织等。如果这些器官功能失常或减弱，平常是看不出的，甚至感觉不到。由于人体的特殊构造，所有器官都有神经连接至足部，其末梢神经区，就是所谓的反射区。临床试验证明，人的双足合并正是人体器官组织立体分布的缩影。当体内器官或腺体异常时，其足部反射区就会有痛点形成，外部刺激痛点，自然也会加快排除沉积在组织周围的毒素和废物，因而达到治疗的效果。但反射区并不仅存于足底，在手、耳、颜面中也有存在。

一、操作顺序和基本手法

（一）操作顺序

足部按摩要有顺序，以免出现遗漏。完整的区域性连续按摩，通常从头部反射区开始。因为中枢神经主控着全身各器官组织的功能，而头就是神经系统的最高级综合中枢。肢体的动作、内脏的感觉和许多精神功能活动，都由脑部来控制。

按摩时要突出重点反射区，一般是：先做左足再做右足，从上而下、由内而外，即先做足内侧，再依次做足背、足外侧、足底，然后依据当时个体所表现出来的病理现象，加强特别需要的一些反射区，作为重点按摩。最后再以手掌在足内侧由足踝往足趾，轻轻抚摩足背 3～5 下，在足外侧以手刀方式（在足外侧用手掌），由足趾至足跟抚摩几下，有顺气的效果。按摩的方向应尽可能由远而近，这样有利于促进血液和淋巴的回流。当然这个顺序也不是固定的，每个人可以根据适合自己的方式进行。

（二）基本手法

1. 单示指扣拳法 按摩者示指关节弯曲，其余四指半握拳，拇指固定在中指上顶住弯曲的示指，以示指中节近侧第 1 指间关节背侧为施力点，定点顶压。

2. 单示指勾掌法 按摩者的中指、环指、小指的第 1、2 指关节屈曲呈 90°紧扣于掌心，示指第 1 指关节屈曲，第 2 指关节屈曲呈 45°，示指末节指腹指向掌心，拇指指关节微微屈曲，虎口张大，形成与示指对峙的架势，以示指第 1 指关节屈曲 90°后顶点的拇指侧为发力点。

3. 双示指刮压法 按摩者以手示指弯曲，用双手示指侧缘同时施力刮压。

4. 拇指指腹按压法 此方法是用拇指指腹为着力点进行按压。

二、禁　忌　证

急性病患者，血液病患者，身体极其虚弱者，处于月经期、妊娠期患者，严重心脏病患者、皮肤病、传染病患者，骨质疏松症患者等不宜进行足底按摩。

三、注　意　事　项

（1）足底按摩并不是越痛越好，太用力会导致皮下受伤，最好的力度是介于不痛和痛之间，有点痛的力度刚刚好。

（2）足底按摩的时间也不是越长越好，建议每次长于 15 分钟，但最长不要超过 1 小时。

（3）涌泉、太白、太冲是常按摩的三个穴位，但是如果找不准穴位，也没关系，穿上袜子踩在凹凸不平的指压板上也可以起到按摩的作用。

（4）饭后 1 小时以后再做按摩，夏天按摩完后，不要立即对着风扇吹足。

参 考 文 献

白久泉，徐才伟，陈伟，等. 2012. 旋转定点复位手法在寰枢椎半脱位患儿中的疗效观察 [J]. 亚太传统医药，8（12）：201-202.

柏树令，应大君. 2013. 系统解剖学 [M]. 8版. 北京：人民卫生出版社.

曹仁发，钱霖，周信文，等. 1992. 推拿功法与治病 [M]. 上海：上海科学技术文献出版社.

陈芳，季之颖. 2005. 陈昭定教授治疗小儿遗尿症经验 [J]. 中国中医急症，14（5）：453-453.

陈富超，袁桂霞，方宝霞. 2005. 小儿夜间遗尿症的药物治疗 [J]. 儿科药学杂志，11（6）：8-9.

陈佳. 2014. 越婢汤治疗遗尿症逼尿肌不稳定的机理探讨 [D]. 成都：成都中医药大学.

陈庆昭，陈家鑫. 2011. 肺俞穴敷贴治疗小儿咳嗽临床效果观察 [J]. 中国全科医学，14（1）：110-111.

陈裕国. 2006. 清肺止咳、祛风化痰法治疗小儿咳嗽变异性哮喘的临床研究 [D]. 南京：南京中医药大学.

邓会英，高岩. 2006. 小儿原发性夜间遗尿症的治疗进展 [J]. 国际儿科学杂志，33（6）：391-393.

段竹梅，周素丽. 2003. 中药治疗小儿咳嗽变异型哮喘36例 [J]. 山东中医杂志，22（9）：546-546.

樊粤光. 2008. 中医骨伤科学 [M]. 北京：高等教育出版社.

范炳华. 2016. 推拿治疗学 [M]. 北京：中国中医药出版社.

冯斌，郑宏，郑启仲. 2013. 郑启仲教授运用经方治疗小儿咳嗽经验 [J]. 中华中医药杂志，（8）：2318-2319.

冯天有. 1977. 中西医结合治疗软组织损伤 [M]. 北京：人民卫生出版社.

付国兵，戴晓晖，国生. 2010. 推拿调治气血的原理初探 [J]. 按摩与康复医学（上旬刊），1（2）：7-9.

顾磊. 2014. 散瘀活血方剂联合坐姿旋转手法保守治疗退行性腰椎滑脱症效果分析 [J]. 中国乡村医药，21（18）：37-38.

郭怀明，郭中华. 2011. 小儿疳疾知多少 [J]. 按摩与康复医学（中旬刊），2（29）：183-183.

郭郡浩. 1999. 推拿治疗适应症近况 [J]. 按摩与导引，（1）：9-10.

姜拯坤. 2013. "筋骨并重，骨正筋柔"思想在推拿手法中的体现 [J]. 湖北中医杂志，35（5）：41-42.

蒋凯彪，毛书歌，程坤，等. 2013. 提拉推顶法治疗寰枢关节半脱位31例临床观察 [J]. 中医药导报，19（5）45-47.

金星明. 1994. 儿童功能性遗尿症的行为治疗 [J]. 国外医学：儿科学分册，（2）：96-98.

黎春，刘军. 2008. 运用杏蒌汤加减治疗小儿咳嗽20例 [J]. 光明中医，23（8）：1210-1210.

李国芳. 2016. 俞景茂教授治疗小儿遗尿症经验介绍 [J]. 中医儿科杂志，（4）：12-15.

李先晓，李德修. 2010. 小儿推拿秘笈 [M]. 北京：人民卫生出版社.

李晓丽. 2015. 《内经》推拿疗法的理论研究 [D]. 济南：山东中医药大学.

李义凯，翟伟. 2012. 推拿学 [M]. 北京：科学出版社.

林方梅. 1953. 中医的疳疾与治疗 [J]. 中医杂志，（10）：9-10.

刘家琦. 1999. 实用眼科学 [M]. 人民卫生出版社：598-634.

刘克敏，散丽娟. 2014. 运动学 [M]. 2版. 北京：华夏出版社.

刘晓安，杨恩华. 2009. 中医药治疗退行性腰椎滑脱85例 [J]. 现代中西医结合杂志，18（6）：633-634.

刘艳，郑志勇. 2006. 浅谈《温病条辨·疳疾论》[J]. 江西中医药，47（7）：543-543.

刘正华. 1997. 经络穴位诊法 [M]. 北京：中医古籍出版社.

罗才贵. 2008. 推拿学 [M]. 上海：上海科学技术出版社.

罗有明，罗金殿，2008. 双桥老太罗有明 [M]. 北京：人民卫生出版社.

莫亚仿. 2009. 仰卧定位旋转法治疗寰枢关节失稳所致的颈性眩晕 106 例 [J]. 中国中医药科技, 16 (6): 436.

潘峰, 叶田, 刘岚. 2004. 针刺加艾灸治疗小儿遗尿症 56 例 [J]. 针灸临床杂志, 20 (12): 26-26.

戎萍, 赵玉生, 马融, 等. 2012. 中药治疗小儿遗尿症临床研究技术要点 [J]. 中华中医药杂志, (8): 2052-2056.

邵铭熙. 2006. 实用推拿手册 [M]. 2 版. 北京: 人民军医出版社.

沈颖, 刘小梅. 2013. 儿童遗尿症的诊治进展 [J]. 北京医学, 35 (1): 33-35.

宋柏林, 于天源. 2012. 推拿治疗学 [M]. 北京: 人民卫生出版社.

孙广仁. 2002. 中医基础理论 [M]. 北京: 中国中医药出版社.

王建民, 段森林, 雷桂煊. 1996. 推拿治疗小儿疳疾 [J]. 实用医技杂志, (7): 513-514.

王军, 刘艳, 谭曾德, 等. 2011. 中国现代推拿病谱的文献研究概述 [J]. 中医药信息, 28 (4): 151-153.

王书君, 王绍美, 邱艳兴, 等. 2014. 加味补阳还五汤联合手法治疗退行性腰椎滑脱症 [J]. 中国实验方剂学杂志, 20 (10): 216-219.

王雅儒. 1962. 脏图点穴法 [M]. 石家庄: 河北人民出版社.

王之虹. 2012. 推拿手法学 [M]. 北京: 人民卫生出版社.

王之虹. 2012. 新编中国推拿 [M]. 北京: 人民卫生出版社.

王之虹, 于天源. 2012. 推拿学 [M]. 北京: 中国中医药出版社.

王志敏. 2012. 安金理肺汤治疗小儿咳嗽变异性哮喘临床研究 [J]. 中医临床研究, (17): 22-23.

魏碧华, 刘岱富. 2008. 针刺 "四缝穴" 对患 "疳疾" 儿童病例的探讨 [J]. 内蒙古中医药, 27 (19): 23-23.

吴岚. 1995. 针刺四缝穴治疗小儿疳疾 56 例 [J]. 中国针灸, (S2): 133-134.

徐虹, 曹琦. 2003. 儿童遗尿症病因病机的研究和治疗进展 [J]. 中国中西医结合杂志, (10): 793-794.

徐峥, 李金龙, 樊大钊. 2016. 中药汽浴疗法联合手法整复治疗退行性腰椎滑脱症的效果观察 [J]. 中国疗养医学, 25 (2): 150-151.

闫永彬, 丁樱. 2009. 从 "伏风暗瘀" 论治小儿咳嗽变异型哮喘探析 [J]. 中华中医药杂志, (5): 606-608.

严隽陶. 2009. 推拿学 [M]. 2 版. 北京: 中国中医药出版社.

严振国. 2007. 正常人体解剖学 [M]. 2 版. 北京: 中国中医药出版社.

杨辉. 2009. 加味三子养亲汤治疗小儿咳嗽 60 例临床观察 [J]. 中国医药导报, 6 (24): 76-77.

杨霁云. 2005. 小儿夜间遗尿症发病机制及诊治进展 [J]. 实用儿科临床杂志, 20 (5): 385-387.

姚勇志, 王力宁, 吴曙粤, 等. 2013. 729 例特禀体质小儿咳嗽证型分布规律研究 [J]. 云南中医学院学报, (5): 30-35.

余勇, 马君蓉. 2011. 马君蓉教授治疗遗尿症经验 [J]. 中医临床研究, 3 (19): 85-86.

俞大方. 1985. 推拿学 [M]. 上海: 上海科学技术出版社.

张汉臣. 1962. 小儿推拿学概要 [M]. 北京: 人民卫生出版社.

张明才, 石印玉, 黄仕荣. 2013. "骨错缝筋出槽" 与颈椎病发病关系的临床研究 [J]. 中国骨伤, 26 (7): 557-559.

赵金风, 张文献, 张荣申. 2005. 角度牵引、手法治疗寰枢关节错缝 [J]. 颈腰痛杂志, 26 (1): 80-81.

赵小蓉. 2008. 针灸配合推拿治疗疳疾 [J]. 四川中医, (8): 115-116.

钟雯, 曹锐. 2017. 筋骨辨证-筋骨并重 [J]. 实用中医内科杂志, 31 (2): 73-76.

周学龙. 2008. 寰枢关节半脱位的结构因素及其伴发症状概述 [J]. 医学综述, 14 (18): 2794-2796.

Sato K. 1989. The configuration of the laminas and facet joints in degeneration spondylolisthesis a clinicora-diologic study [J]. Spine, (14): 1265.

Wortzman G. 1968. Rotatory fixation of the atlantoaxial joint rotational atlantoaxial subluxation [J]. Radiology, (90): 479.